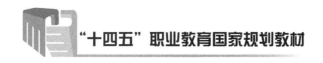

"十三五"江苏省高等学校重点教材（编号：2016-2-046）

基础药学服务

第三版

向　敏　缪丽燕　主编

Basic Pharmaceutical Care

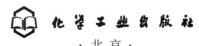

·北京·

内 容 简 介

《基础药学服务》为适应大健康战略背景下药学服务工作内容的变化，结合新版《国家执业药师资格考试大纲》，在第2版教材基础上改编而成。全书共17章，内容与医院药房及社会药房工作岗位紧密联系，涵盖了药学服务的理论知识、岗位技能和拓展内容，包括药学服务道德与服务礼仪、药品基础知识、药学服务基础计算、给药方法与途径、治疗药物监测与个体化给药、用药安全、特殊人群的用药、常见病症的健康管理、居家用药指导、医院药房和社会药房岗位技能、用药评价、用药咨询与健康教育、智慧药学服务、常用医学检查指标、医疗器械基本知识等内容，既贴近药学服务岗位需要，又体现行业最新发展。同时，配套实训项目，融入适量临床案例及执业药师考试真题，具有较强的实用性与针对性。

本教材可供全国高职高专药学、药品经营与管理、药品服务与管理等专业使用，也可供从事药学服务各岗位人员提高专业理论知识以及临床药师、执业药师、基层药师培训用。

图书在版编目(CIP)数据

基础药学服务/向敏，缪丽燕主编. —3版. —北京：化学工业出版社，2022.1（2024.8重印）
高等职业教育教材 "十三五"江苏省高等学校重点教材
ISBN 978-7-122-40243-1

Ⅰ.①基… Ⅱ.①向… ②缪… Ⅲ.①药物学-高等职业教育-教材 Ⅳ.①R9

中国版本图书馆 CIP 数据核字（2021）第 226766 号

责任编辑：旷英姿　王　芳　　　　　　装帧设计：王晓宇
责任校对：王鹏飞

出版发行：化学工业出版社（北京市东城区青年湖南街13号　邮政编码100011）
印　　装：高教社（天津）印务有限公司
787mm×1092mm　1/16　印张22　字数551千字　2024年8月北京第3版第3次印刷

购书咨询：010-64518888　　　　　　　　售后服务：010-64518899
网　　址：http://www.cip.com.cn
凡购买本书，如有缺损质量问题，本社销售中心负责调换。

定　价：59.00元　　　　　　　　　　　　　　　　　　　版权所有　违者必究

编写人员名单

主　编：向　敏　缪丽燕

副主编：孟彦波　虞燕霞　李　文

编　委（以姓氏拼音为序）：

包健安（苏州大学附属第一医院）　　陈　蓉（苏州大学附属第一医院）

程宗琦（苏州大学附属第一医院）　　顾继红（苏州大学附属第一医院）

杭　曦（苏州卫生职业技术学院）　　黄　逸（苏州卫生职业技术学院）

黄晨蓉（苏州大学附属第一医院）　　李　文（赣南卫生健康职业学院）

梁　睿（苏州卫生职业技术学院）　　马丽萍（广西南宁技师学院）

孟彦波（邢台医学高等专科学校）　　缪丽燕（苏州大学附属第一医院）

邵明鸣（苏州市立医院）　　　　　　王　未（苏州大学附属第一医院）

王锦淳（江苏卫生健康职业学院）　　吴纪凯（苏州卫生职业技术学院）

夏　瀛（重庆医药高等专科学校）　　向　敏（苏州卫生职业技术学院）

徐天兰（华润江苏医药有限公司）　　虞　勋（苏州大学附属第一医院）

虞燕霞（苏州市立医院）　　　　　　张春歌（苏州大学附属第一医院）

张晶晶（苏州大学附属第一医院）　　郑晓娴（苏州大学附属第一医院）

周　玲（苏州大学附属第一医院）　　周巧霞（苏州九龙医院）

朱建国（苏州大学附属第一医院）

前 言

随着科学技术的进步和医药卫生事业的发展,可供临床选用的药物越来越多,同时大众对健康的要求越来越高。出于对药物使用安全性的需要,社会公众不再满足药师仅仅为他们提供质量保证的药品,而是要求提供安全、有效的药学服务。健康中国战略的推行,药学服务模式正向以"患者为中心"的模式改变,药师有责任与医师、护师一起通过实施药学服务,提高药物治疗的疗效,降低不良反应,保障人民群众的用药安全。

第3版《基础药学服务》教材是在第2版教材基础上,课程团队根据药学服务岗位新变化进行修订完善而成。本教材总体设计思路打破以知识传授为主要特征的传统学科课程模式,转变为以工作任务为中心组织课程内容,让学生在学习具体项目的过程中学会完成相应工作任务并构建相关理论知识,发展职业能力。第3版教材分为基础理论、岗位技能和药学服务拓展三大篇,基于强化立德树人的需要,将药学职业道德内容独立作为一章。当今智慧药学服务在医院药学得到了长足应用,因此将智慧药学服务纳入教材,还增加居家药学服务、药物经济学评价等内容。第3版教材继续保留第2版中药品基础知识、药学服务计算知识、给药方法与途径、血药浓度监测、特殊人群用药、用药安全、常见病症的健康管理、常见慢性疾病的居家用药指导、常规医疗器械基本知识、用药咨询与健康教育等内容。因此,新版教材更好地涵盖了药学专业学生所需药学服务的知识与技能,更贴近药学服务岗位需要。教材注重体现"三基"(基本理论、知识、技能)、"五性"(思想性、科学性、启发性、先进性、适用性)和"三特定"(特定对象、要求、限制)原则,继续注重药学人文教育,采取知识链接方式,引入大量阅读材料,兼具趣味性、实用性和拓展性。注重实用性与前沿性,关注学生的学习体验,每章章节之前均设有学习目标,使学生学习目标更明确。按照学习需要,引入大量临床案例,培养学生临床药学服务思维。章节末的学习小结,梳理章节重点。每个章节,根据理论内容重新整合部分实训项目,使之更加符合学生对知识的认知掌握,符合高职学生知识构建特点。按照最新《国家执业药师资格考试大纲》要求编写目标检测,增加综合分析题型,保持与执业资格考试题型一致,加强训练,使"教、学、练"一体化,也为学生以后参加执业资格考试奠定基础。

本教材编写团队是一支校企深度合作的团队,有来自教学一线的骨干教师和来自药学服务一线的资深临床药师。在原有参与的苏州卫生职业技术学院、重庆医药高等专科学校、江苏卫生健康职业学院、邢台医学高等专科学校等单位基础上,新增了赣南卫生健康职业学院、广西南宁技师学院参加。行业参与单位除苏州大学附属第一医院、苏州市立医院、苏州九龙医院等三甲医院外,新增了华润江苏医药有限公司参与。

本书第2次印刷有机融入党的二十大精神,培养学生社会主义核心价值观,激发学生爱岗敬业、救死扶伤的职业使命感和无私奉献精神。

本教材可供全国高职高专药学、药品经营与管理、药品服务与管理等专业使用,也可供从事药学服务各岗位人员提高专业理论知识以及临床药师、执业药师、基层药师培训用。由于编者水平和能力有限,书中难免有疏漏之处,恳请广大读者批评指正,以便总结经验,修订完善。

编者

目 录

001 上篇
基础理论篇

第一章 绪论 ………………………………………………………………………………… 001

第一节 概述 …………………………………………………………………………… 002
一、药学服务的概念 ……………………………………………………………… 002
二、药学服务的对象 ……………………………………………………………… 002
三、药学服务的内容 ……………………………………………………………… 003
四、执业药师与药学服务 ………………………………………………………… 004

第二节 药学服务的开展 ……………………………………………………………… 005
一、专业知识 ……………………………………………………………………… 005
二、专业技能 ……………………………………………………………………… 006
三、药学服务效果 ………………………………………………………………… 007

第三节 药学服务的发展 ……………………………………………………………… 008
一、药学服务产生的背景 ………………………………………………………… 008
二、国外药学服务发展状况 ……………………………………………………… 009
三、国内药学服务发展现状 ……………………………………………………… 010

目标检测 ………………………………………………………………………………… 011
实训一 认识药学服务 ………………………………………………………………… 014

第二章 药学服务道德与服务礼仪 ……………………………………………………… 015

第一节 药学服务道德 ………………………………………………………………… 015
一、职业道德与药学服务道德 …………………………………………………… 015
二、药学服务道德的基本原则 …………………………………………………… 015
三、药学服务道德的规范与范畴 ………………………………………………… 016
四、药学服务道德评价 …………………………………………………………… 017

第二节　药学服务礼仪 …… 017
一、服务礼仪概念与基础 …… 017
二、服务礼仪的特征与原则 …… 018
三、服务礼仪的一般要求 …… 019
四、沟通技巧与纠纷处理 …… 020
目标检测 …… 021
实训二　药学服务礼仪训练 …… 024

第三章　药品基础知识 …… 027

第一节　处方基础知识 …… 027
一、概述 …… 027
二、处方调剂操作规程 …… 029
三、处方审核 …… 030
四、医院处方点评管理 …… 039

第二节　药品说明书 …… 039
一、概述 …… 039
二、药品说明书的内容 …… 040
三、药品说明书术语解读 …… 041

第三节　药品标识 …… 044
一、药品标识物 …… 044
二、药品标识物相关信息 …… 045

第四节　药品分类与管理 …… 048
一、药品的分类方法 …… 048
二、药品的管理方法 …… 051

目标检测 …… 054
实训三　如何阅读药品说明书 …… 056
实训四　处方审核与调配 …… 058

第四章　药学服务基础计算 …… 063

第一节　量纲分析 …… 063
一、量纲分析的概念 …… 063
二、量纲分析注意事项 …… 064

第二节　溶液浓度计算及换算 …… 065
一、溶液浓度计算 …… 065

二、溶液的稀释与混合 ··· 066
第三节 特殊人群用药剂量计算 ··· 069
一、按年龄估算老年人、儿童用药剂量 ·· 069
二、按小儿体重计算儿童用药剂量 ·· 069
三、按小儿体表面积计算小儿用药剂量 ·· 070
四、肾功能减退患者药物剂量的调整 ··· 071
第四节 抗生素及维生素计量单位换算 ·· 072
一、抗生素效价与质量换算 ··· 072
二、维生素质量换算 ·· 072
第五节 补液计算 ·· 073
一、补液量估算 ·· 073
二、电解质补充量估算 ··· 074
三、肠外营养的能量配比计算 ·· 075
目标检测 ··· 076
实训五 肾功能不全患者用药剂量调整计算 ·· 078

第五章 给药方法与途径 ·· 080

第一节 给药途径及其选择 ··· 080
一、概述 ··· 080
二、给药途径监测 ··· 081
第二节 常见制剂的给药方法 ·· 082
一、口服剂型 ··· 082
二、吸入制剂 ··· 083
三、外用制剂 ··· 083
四、注射制剂 ··· 085
第三节 给药时间及用药提示 ·· 086
一、给药时间 ··· 086
二、用药提示 ··· 087
目标检测 ··· 090
实训六 药物给药途径的选择 ··· 092

第六章 治疗药物监测与个体化给药 ··· 094

第一节 治疗药物监测 ·· 094
一、概述 ··· 094

二、需要进行 TDM 的药物 ……………………………………………………… 096
　　三、是否进行 TDM 的判断原则 ………………………………………………… 098
　　四、TDM 监测的工作流程 ………………………………………………………… 098
　第二节　个体化给药 …………………………………………………………………… 100
　　一、个体化给药的概念 …………………………………………………………… 100
　　二、制订个体化给药方案的基本方法 …………………………………………… 100
　　三、药物基因组学与个体化给药 ………………………………………………… 102
　目标检测 …………………………………………………………………………………… 104
　实训七　苯妥英钠血药浓度监测 ………………………………………………………… 106

第七章　用药安全 …………………………………………………………………… 109

　第一节　药物警戒 ……………………………………………………………………… 109
　　一、定义 …………………………………………………………………………… 109
　　二、药物警戒信号 ………………………………………………………………… 110
　　三、药物警戒的工作内容 ………………………………………………………… 110
　第二节　药品不良反应 ………………………………………………………………… 111
　　一、药品不良反应相关概念 ……………………………………………………… 111
　　二、药品不良反应的分类及其特点 ……………………………………………… 111
　　三、药品不良反应监测 …………………………………………………………… 114
　第三节　药源性疾病 …………………………………………………………………… 119
　　一、引起药源性疾病的因素 ……………………………………………………… 119
　　二、常见药源性疾病 ……………………………………………………………… 121
　　三、药源性疾病诊断及治疗 ……………………………………………………… 123
　第四节　用药错误 ……………………………………………………………………… 125
　　一、概述 …………………………………………………………………………… 125
　　二、用药错误的防范 ……………………………………………………………… 126
　目标检测 …………………………………………………………………………………… 128
　实训八　药品不良反应报告的模拟填报 ………………………………………………… 131

第八章　特殊人群的用药 …………………………………………………………… 133

　第一节　妊娠期和哺乳期妇女用药 …………………………………………………… 133
　　一、妊娠期的药代动力学特点 …………………………………………………… 133
　　二、胎盘的药代动力学特点 ……………………………………………………… 134
　　三、胎儿的药代动力学特点 ……………………………………………………… 134

四、药物对胎儿危险性的分级标准 …… 135
　　五、妊娠妇女用药注意事项 …… 136
　　六、哺乳期用药注意事项 …… 136
　第二节　小儿用药 …… 138
　　一、新生儿用药特点 …… 138
　　二、儿童用药特点 …… 139
　　三、小儿用药禁忌 …… 140
　第三节　老年人用药 …… 141
　　一、老年人用药的药动学及药效学特点 …… 141
　　二、老年人用药注意事项 …… 142
　第四节　肝功能不全者用药 …… 143
　　一、肝功能不全时药动学和药效学特点 …… 143
　　二、肝功能不全患者用药原则 …… 144
　第五节　肾功能不全者用药 …… 144
　　一、肾功能不全时药动学与药效学特点 …… 144
　　二、肾功能不全患者用药原则 …… 145
　　三、肾功能不全时给药方案的调整 …… 145
　　四、肾功能不全病人的药物选择 …… 145
　第六节　驾驶员用药 …… 146
　第七节　器官移植患者用药 …… 148
　　一、免疫抑制剂使用原则 …… 148
　　二、免疫抑制剂用药方案及药物监护 …… 148
　目标检测 …… 149
　实训九　妊娠期妇女用药指导训练 …… 151

中篇　岗位技能篇

第九章　常见病症的健康管理 …… 153

　第一节　发热 …… 154
　　一、概述 …… 154
　　二、临床表现 …… 154

  三、药物治疗 …………………………………………………………………………… 154
  四、用药注意事项 ………………………………………………………………………… 155
 第二节 消化不良 ………………………………………………………………………… 156
  一、概述 …………………………………………………………………………………… 156
  二、临床表现 ……………………………………………………………………………… 157
  三、药物治疗 ……………………………………………………………………………… 157
  四、用药注意事项 ………………………………………………………………………… 158
 第三节 腹泻 ……………………………………………………………………………… 159
  一、概述 …………………………………………………………………………………… 159
  二、临床表现 ……………………………………………………………………………… 159
  三、药物治疗 ……………………………………………………………………………… 159
  四、用药注意事项 ………………………………………………………………………… 160
 第四节 视疲劳 …………………………………………………………………………… 162
  一、概述 …………………………………………………………………………………… 162
  二、临床表现 ……………………………………………………………………………… 162
  三、治疗 …………………………………………………………………………………… 162
  四、用药注意事项 ………………………………………………………………………… 163
 第五节 急性结膜炎 ……………………………………………………………………… 163
  一、概述 …………………………………………………………………………………… 163
  二、临床表现 ……………………………………………………………………………… 163
  三、药物治疗 ……………………………………………………………………………… 164
  四、用药注意事项 ………………………………………………………………………… 164
 第六节 荨麻疹 …………………………………………………………………………… 165
  一、概述 …………………………………………………………………………………… 165
  二、临床表现 ……………………………………………………………………………… 165
  三、药物治疗 ……………………………………………………………………………… 165
  四、用药注意事项 ………………………………………………………………………… 166
 第七节 口腔溃疡 ………………………………………………………………………… 167
  一、概述 …………………………………………………………………………………… 167
  二、临床表现 ……………………………………………………………………………… 167
  三、药物治疗 ……………………………………………………………………………… 167
  四、用药注意事项 ………………………………………………………………………… 169
 第八节 便秘 ……………………………………………………………………………… 170
  一、概述 …………………………………………………………………………………… 170
  二、临床表现 ……………………………………………………………………………… 170
  三、药物治疗 ……………………………………………………………………………… 170
  四、用药注意事项 ………………………………………………………………………… 172
目标检测 ………………………………………………………………………………………… 173

实训十　感冒合理用药指导训练 ……………………………………………………… 175

第十章　居家用药指导 ……………………………………………………………… 180

第一节　居家药学服务 ……………………………………………………………… 180
一、概述 ……………………………………………………………………………… 180
二、家庭药师 ………………………………………………………………………… 181
三、家庭药师工作内容和规范 ……………………………………………………… 181

第二节　高血压 ……………………………………………………………………… 182
一、概述 ……………………………………………………………………………… 182
二、治疗原则 ………………………………………………………………………… 183
三、治疗药物的选择 ………………………………………………………………… 183
四、用药指导及患者教育 …………………………………………………………… 185

第三节　高脂血症 …………………………………………………………………… 187
一、概述 ……………………………………………………………………………… 187
二、治疗原则 ………………………………………………………………………… 188
三、治疗药物的选择 ………………………………………………………………… 188
四、用药指导与患者教育 …………………………………………………………… 189

第四节　支气管哮喘 ………………………………………………………………… 191
一、概述 ……………………………………………………………………………… 191
二、治疗原则 ………………………………………………………………………… 191
三、治疗药物的选择 ………………………………………………………………… 191
四、用药指导与患者教育 …………………………………………………………… 193

第五节　糖尿病 ……………………………………………………………………… 194
一、概述 ……………………………………………………………………………… 194
二、治疗原则 ………………………………………………………………………… 195
三、治疗药物的选择 ………………………………………………………………… 195
四、用药指导与患者教育 …………………………………………………………… 196

第六节　痛风 ………………………………………………………………………… 199
一、概述 ……………………………………………………………………………… 199
二、治疗原则 ………………………………………………………………………… 200
三、治疗药物的选择 ………………………………………………………………… 200
四、用药指导与患者教育 …………………………………………………………… 200

第七节　骨质疏松 …………………………………………………………………… 202
一、概述 ……………………………………………………………………………… 202
二、治疗原则 ………………………………………………………………………… 203
三、治疗药物的选择 ………………………………………………………………… 203

四、用药指导与患者教育 ……………………………………………………………… 203
目标检测 ……………………………………………………………………………… 205
实训十一　高血压病的用药指导 ……………………………………………………… 208

第十一章　医院药房岗位技能 …………………………………………………… 210

第一节　调剂岗位技能 ……………………………………………………………… 210
一、调剂岗位工作内容 …………………………………………………………… 210
二、调剂岗位基本要求 …………………………………………………………… 211
三、调剂岗位注意事项 …………………………………………………………… 211

第二节　静脉用药调配岗位技能 …………………………………………………… 212
一、静脉用药调配岗位工作内容 ………………………………………………… 212
二、静脉用药调配岗位基本要求 ………………………………………………… 214
三、静脉用药调配岗位注意事项 ………………………………………………… 214

第三节　药库岗位技能 ……………………………………………………………… 215
一、药库岗位工作内容 …………………………………………………………… 215
二、药库岗位基本要求 …………………………………………………………… 217
三、药库岗位注意事项 …………………………………………………………… 217

第四节　临床药师技能 ……………………………………………………………… 218
一、临床药师工作内容 …………………………………………………………… 218
二、临床药师基本要求 …………………………………………………………… 218
三、临床药师工作注意事项 ……………………………………………………… 219

第五节　医疗机构制剂岗位技能 …………………………………………………… 219
一、医疗机构制剂岗位工作内容 ………………………………………………… 219
二、医疗机构制剂岗位基本要求 ………………………………………………… 221
三、医疗机构制剂岗位注意事项 ………………………………………………… 221

第六节　医院药房其他岗位 ………………………………………………………… 222
一、审方药师岗位 ………………………………………………………………… 222
二、信息药师岗位 ………………………………………………………………… 222

目标检测 ……………………………………………………………………………… 223
实训十二　静脉用药处方审核练习 …………………………………………………… 225

第十二章　社会药房岗位技能 …………………………………………………… 227

第一节　药品陈列 …………………………………………………………………… 227
一、药品陈列的原则 ……………………………………………………………… 227

二、药品陈列的分类方法 ………………………………………………………… 229
　　三、陈列药品的流程 ……………………………………………………………… 230
　　四、药品陈列的形式 ……………………………………………………………… 231
　　五、陈列的技巧 …………………………………………………………………… 231
　　六、药品标价签填写 ……………………………………………………………… 232
　第二节　药品贮存 ………………………………………………………………… 232
　　一、药品贮存的工作流程 ………………………………………………………… 232
　　二、在店药品的养护 ……………………………………………………………… 233
　第三节　西药零售过程 …………………………………………………………… 233
　　一、西药零售的准备工作 ………………………………………………………… 233
　　二、西药零售过程 ………………………………………………………………… 235
　　三、西药处方药零售的质量控制点 ……………………………………………… 236
　第四节　中药零售 ………………………………………………………………… 238
　　一、中药零售的准备工作 ………………………………………………………… 238
　　二、中药处方药调配过程 ………………………………………………………… 238
　　三、中药处方药零售的质量控制 ………………………………………………… 238
　目标检测 …………………………………………………………………………… 240
实训十三　认识社会药房 …………………………………………………………… 242

下篇
药学服务拓展篇

第十三章　用药评价 …………………………………………………………… 244

第一节　概述 ……………………………………………………………………… 244
　　一、药品临床评价 ………………………………………………………………… 245
　　二、治疗药物有效性评价 ………………………………………………………… 247
　　三、治疗药物安全性评价 ………………………………………………………… 247
第二节　药物的经济学评价 ……………………………………………………… 248
　　一、药物经济学概念 ……………………………………………………………… 248
　　二、药物经济学评价的应用 ……………………………………………………… 249
　　三、药物经济学评价方法 ………………………………………………………… 250
第三节　基于循证医学的用药评价 ……………………………………………… 251

  一、循证医学概念 ………………………………………………………………………… 251
  二、循证医学的要素与证据分类 ………………………………………………………… 252
  三、循证医学方法在用药评价中的应用 ………………………………………………… 252
目标检测 …………………………………………………………………………………………… 253
实训十四 抗抑郁药物的经济学评价 ………………………………………………………… 256

第十四章 用药咨询与健康教育 ……………………………………………………… 259

第一节 用药咨询 ……………………………………………………………………… 259
  一、药物咨询的基本要素 ………………………………………………………………… 259
  二、用药咨询的主要内容 ………………………………………………………………… 260
  三、用药咨询过程中的注意事项 ………………………………………………………… 263
第二节 健康教育 ……………………………………………………………………… 265
  一、健康的概念 …………………………………………………………………………… 265
  二、用药咨询中的健康教育 ……………………………………………………………… 265
目标检测 …………………………………………………………………………………………… 267
实训十五 患者用药咨询情景模拟 ……………………………………………………………… 270

第十五章 智慧药学服务 ………………………………………………………………… 272

第一节 概述 …………………………………………………………………………… 272
  一、智慧药学的概念 ……………………………………………………………………… 272
  二、药学信息资源 ………………………………………………………………………… 273
第二节 智慧药学服务的应用 ………………………………………………………… 276
  一、智慧化药品供应保障体系 …………………………………………………………… 276
  二、智慧化临床药学服务 ………………………………………………………………… 278
  三、智慧药学服务的未来发展 …………………………………………………………… 281
目标检测 …………………………………………………………………………………………… 282
实训十六 认识智慧药学服务 …………………………………………………………………… 285

第十六章 常用医学检查指标 …………………………………………………………… 286

第一节 血液检查 ……………………………………………………………………… 286
  一、白细胞计数 …………………………………………………………………………… 286
  二、白细胞分类计数 ……………………………………………………………………… 287

  三、红细胞计数 ··· 290

  四、血红蛋白 ··· 291

  五、血小板计数 ··· 291

  六、红细胞沉降率 ·· 292

 第二节 尿液检查 ··· 293

  一、尿液酸碱度 ··· 294

  二、尿比重 ·· 294

  三、尿蛋白 ·· 295

  四、尿糖 ··· 296

  五、尿胆红素 ··· 297

  六、尿胆原 ·· 297

  七、尿液隐血 ··· 298

  八、尿沉渣白细胞 ·· 298

  九、尿肌酐 ·· 299

  十、尿尿酸 ·· 299

  十一、尿淀粉酶 ··· 300

 第三节 肝功能检查 ··· 300

  一、丙氨酸氨基转移酶 ··· 300

  二、天门冬氨酸氨基转移酶 ·· 301

  三、血清 γ-谷氨酰转移酶 ·· 301

  四、血清碱性磷酸酶 ·· 302

  五、血清总蛋白、白蛋白和球蛋白 ······································ 302

 第四节 肾功能检查 ··· 304

  一、血清尿素氮 ··· 304

  二、血肌酐 ·· 305

 第五节 常用血生化检查 ·· 306

  一、淀粉酶 ·· 306

  二、血清总胆固醇 ·· 306

  三、三酰甘油 ··· 307

  四、低密度脂蛋白 ·· 308

  五、高密度脂蛋白 ·· 309

  六、血糖 ··· 309

  七、糖化血红蛋白 ·· 310

 第六节 细菌药敏试验 ··· 310

  一、细菌药敏试验报告 ··· 310

  二、药物敏感性预测 ·· 311

  三、注意事项 ··· 311

目标检测 ··· 312

实训十七 血常规检测报告分析训练 ·· 314

第十七章 医疗器械基本知识 ·· 316

第一节 概述 ·· 316
 一、医疗器械的定义 ·· 316
 二、使用医疗器械的目的 ·· 316
 三、医疗器械的基本质量特性 ·· 317
 四、医疗器械的分类 ·· 317
 五、医疗器械的监督管理 ·· 317
第二节 常用医疗器械 ·· 318
 一、卫生材料及敷料 ·· 318
 二、体温计 ·· 320
 三、血压计 ·· 321
 四、家用血糖仪 ·· 323
 五、一次性使用无菌医疗器械 ·· 325
 六、天然胶乳胶橡胶避孕套 ·· 326
目标检测 ·· 327
实训十八 电子血压计的使用 ·· 329

目标检测参考答案 ·· 331

参考文献 ·· 336

上篇
基础理论篇

第一章 绪论

《基础药学服务》
课程介绍

学习目标

1. 掌握药学服务概念和内容；熟悉药学服务对职业道德、专业知识和专业技能的要求；了解药学服务国内外发展情况。
2. 能初步熟悉药学服务的具体工作。
3. 培养学生初步树立良好的药学服务意识。

案例导入

患者，男，59岁，诊断为右肺腺癌四期且双侧胸腔积液。患者入院后，进行抽胸腔积液，服用唑来膦酸、厄洛替尼片治疗。患者为 EGFG 受体敏感突变型，服用厄洛替尼（150 mg, p.o., bid），3 天后，在进行大便检测时，血药浓度在正常范围内，但发现其厄洛替尼含量高，患者及其家属认为该药价格高且吸收不好，因此拒绝继续服用该药。

问题：1. 作为一名药师，你如何处理？
2. 为了提高患者用药的依从性，药师如何提供药学服务？

随着社会发展和医药科技的进步，大众对健康的需求不断提高，如何合理使用药物成为社会关注的焦点。药学专业人员如何运用所学的专业知识，有效地预防药源性疾病、合理利用医药资源日益受到重视。药学服务的发展主要经历了三个阶段，即传统的药品供应为中心的阶段，参与临用药实践、促进合理用药为主的临床药学阶段和更高层次的以患者为中心，强调改善患者生命质量的药学服务阶段。药学服务反映了现代医疗服务模式和健康的新观念，体现"以人为本"的宗旨，是时代赋予药师的使命，同时也是社会发展和药学技术进步的结果。

第一节 概述

药学服务概述

一、药学服务的概念

药师是社会中一个特殊的职业群体,其职责是为患者提供质量合格的药品,指导其合理用药和开展药学监护,收集药品不良反应信息,并依据所掌握的药学知识和信息为广大的患者提供药学服务,提高用药的安全性和有效性。药学服务(pharmaceutical care)是药师应用药学专业知识向公众提供直接的、负责任的、与药物治疗全过程相关的技术服务,包括向医务人员、患者及其家属提供药物选择、药物使用、药物安全性等方面的信息和指导,以帮助患者提高药物治疗的安全性、有效性、依从性和经济性,最终达到改善和提高人类生活质量的目的。

"药学服务"一词起源于20世纪70年代,其理念源自"为药物使用负责的思想,以区别于之前单纯的药品调配工作"。1987年,海普乐(Hepler)在美国药学院联合会(American Association of Colleges of Pharmacy,AACP)的年会上首次提出"在未来的20年中,药师应在整个卫生保健体系中表明自己在药物使用控制方面的能力"。1990年,Hepler与斯特兰德(Strand)正式确定药学服务含义:药学服务是围绕提高生活质量这一既定目标,直接为公众提供负责任的、与药物治疗相关的服务。药学服务的对象涉及面很广,但其服务中心是患者,是一种以患者为中心的主动服务。注重关心或关怀,要求药学人员在药物治疗过程中,关心患者的心理、行为、环境、经济、生活方式、职业等影响药物治疗的各种社会因素。目的是使患者得到安全、有效、经济、合法的治疗药物,达到身心全面康复的目的,实现人类生活质量的改善和提高。

药学服务在完成传统的处方调剂、药品检验、药品供应外,是一种更高层次的临床实践,必须在患者药物治疗全程中实施并获得效果,涵盖了患者用药相关的全部需求,包括选药、用药、疗程跟踪、用药方案与剂量调整、不良反应规避、疾病防治及健康教育等内容。

二、药学服务的对象

药学服务的对象是广大公众,包括患者及其家属、医护人员和卫生工作者、药品消费者和健康人群。其中尤为重要的人群包括:

(1)用药周期长的慢性病患者,或需长期或终身用药者,如糖尿病、高血压、高脂血症患者,需要长期用药控制并发症。

(2)病情和用药复杂,患有多种疾病,需同时合并应用多种药品者,如老年患者常合并多种疾病,用药较多,应特别关注。

(3)特殊人群,如特殊体质者、肝肾功能不全者、过敏体质者、小儿、老年人、妊娠及哺乳期妇女、血液透析者、听力障碍、视觉障碍人士等,如肾功能不全患者,使用经肾排泄药物(氨基糖苷类抗生素)时应特别关注。

(4)用药效果不佳,需要重新选择药品或调整用药方案、剂量、方法者,如高血压患者未来将血压控制在合理范围内,需要根据降压效果调整用药方案,尤其在更换降压药时,需要特别留意。

(5)用药后易出现明显的药品不良反应者,如服用降糖药患者容易出现低血糖反应。

(6)使用创新药物或生物类似物的患者。

药学服务过程中,尤其要关注药品本身的性质,如使用治疗指数低、安全范围窄的药物,如强心苷类、氨茶碱类药物,用药时应注意监测。对特殊剂型、特殊给药途径药物,如阿托品、毒扁豆碱、毛果芸香碱等滴眼液有一定的不良反应,滴眼后应该压迫泪囊区1～2min,以避免药物流入鼻腔吸收中毒。

临床医师在为患者制订用药方案及护士在临床给药时,需要了解药物的配伍、注射剂溶剂选择、溶解和稀释浓度、静脉给药速度、药物不良反应、配伍禁忌、药物相互作用等,同样是药学服务的重点对象。

 课堂活动

如何理解药学服务是一种实践活动?哪些人群是药学服务的重点对象?

三、药学服务的内容

药学服务是一种实践,药师必须在患者治疗过程中实施服务并获得效果。不管是预防性的、治疗性的或恢复性的,无论是在医院药房还是社会药房,无论是住院患者还是门诊患者、急诊患者,药学服务要直接面向需要服务的患者,渗透于医疗保健行为的方方面面和日常工作中。因此,药学服务工作有许多具体任务,包括以下方面:

1. 处方调剂

调剂是药师直接面对患者的最基本的工作,提供正确的处方审核、调配(包括静脉药物配置)、复核和发药并提供用药指导,是药物合理治疗的最基础的保证,也是药师所有工作中最重要的工作,是联系医、药、患的最重要的纽带。值得注意的是,随着药师工作的转型,调剂工作要将"具体操作经验服务型"向"药学知识技术服务型"转变。

2. 药物治疗管理

药学服务要求药师在药物治疗全过程中为患者争取最好的结果,即要求运用其药物知识和专业特长、最新药物信息和药物检测手段,结合临床实际,参与合理的用药方案的制订和实施。药物治疗的对象是患者,达到优化药物治疗、提高患者治疗结局和优化资源使用的效果。在目前的药物临床治疗的实践中,仍存在不合理用药的事件,药物资源的浪费较为严重。药师应与临床医师和护士一起,把医疗、药学、护理有机地结合在一起,以患者为中心,通过药学服务,提高患者的依从性,获得最佳的治疗效果和承受最低的治疗风险,共同承担医疗责任。药物治疗管理包括执行患者的用药评估或全面的药物审查、制订治疗计划、监测药物治疗的有效性和安全性、核查患者用药依从性等内容,是范围较广的专业活动。近年来,药师们利用专业知识来改善患者的药物治疗管理,尤其在慢病患者的治疗方面取得了良好的效果。

3. 个体化药物治疗

在药物动力学原理指导下,应用先进的药物监测、药物基因组学分析技术进行治疗药物监测(therapeutic drug monitoring,TDM)。在TDM指导下,根据患者的具体情况,监测患者用药全过程,分析药物代谢动力学参数,与临床医师一起制订和调整合理的个体化用药方案,达到提高药物疗效、降低不良反应、节约药物治疗费用的目的。个体化药物治疗是药物治疗发展的必然趋势,也是药师参与临床药物治疗,提供药学服务的重要方式和途径。

4. 研究和评价药物利用

药物利用研究和评价是对全社会的药品市场、供给、处方及其使用进行研究,重点研究药物引起的医药的、社会的和经济的后果以及各种药物和非药物因素对药物利用的影响。其目的是用药的合理化，包括医疗方面评价药物的治疗效果以及从社会、经济等方面评价其合理性以获得最大的社会效益和经济效益。药物利用研究是保证药学服务的指南，药物经济学、循证医学等的评估是提供药学服务、保证合理用药的科学信息基础和决策依据，药物临床评价是指导临床用药，提供药学服务的具体实践。药师结合临床、参与临床药物治疗需要进行药物利用研究和评价。

5. 监测和报告药物不良反应

药物不良反应是一个关系到人民生命与健康的全局性问题。药物不良反应的监测和报告是把分散的不良反应病例资料汇集起来，并进行因果关系的分析和评价。其目的是及时发现、正确认识不良反应，并采取相应的防治措施，减少药源性疾病的发生以及保证不良反应信息渠道畅通和准确，保证科学决策，发挥药物不良反应监测工作的"预警"作用。

6. 提供药学信息服务

提供药学服务、保证药物治疗的合理性必须建立在及时掌握大量和最新药物信息的基础上，提供信息服务是药学服务的关键。执业药师在提供药学服务时应经常收集整理国内外药物治疗方面的研究进展和经验总结等药学信息，包括各类药物的不良反应，合理用药，药物相互作用，药物疗效，药物研究和评价信息，以便针对药物治疗工作中的问题提供药学信息服务。通过开展药物咨询、提供药学信息服务，可以促进医药合作，保证患者用药的安全、有效和经济。

7. 参与健康教育，提高用药依从性

健康教育是医务人员通过有计划、有目的的教育活动，向人们介绍健康知识、进行健康指导，促使人们自觉地采纳有益于健康的行为和生活方式，消除或减轻影响健康的危险因素，预防疾病、促进健康和提高生命质量。对公众进行健康教育是药学服务工作的一项重要内容。药师开展药学服务，既为患者个人服务，又为整个社会国家健康教育服务。在为患者提供药物治疗的同时，还要为患者及社区居民的健康提供服务。通过开展健康知识讲座、提供科普教育材料以及提供药学咨询等方式，传播相关自我保健知识。重点宣传合理用药的基本常识，目的是普及合理用药的理念和基本知识，提高患者用药依从性。所谓用药依从性是指患者服药行为与医嘱的一致性，药师向患者提供有关药物知识是患者用药依从性的先决条件。

 导入案例分析

由于环境变化，肺癌发生率越来越高，其临床用药面临很多问题。作为一名临床药师，为患者提供用药咨询和用药指导的药学服务是重要的工作职责。本案中，药师应先了解该患者的治疗方案，熟悉厄洛替尼的临床用药注意事项。具体分析，患者为 EGFG 受体敏感突变型，是属于厄洛替尼的一线适应证，且刚服用药物，血药浓度能达到治疗浓度，说明治疗能产生作用。因此，药师应该给患者做好解释工作，建议其继续服用，提高依从性。各位同学作为未来的药师，必须掌握扎实的专业知识与技能，熟悉一定的医学相关知识，以患者为中心，才能提供良好的药学服务，为大众健康服务。

四、执业药师与药学服务

执业药师是通过全国统一考试，取得《执业药师资格证书》并经注册登记，在药品生产、经营、使用单位中执业的药学技术人员。

在临床治疗方面，药师可通过处方调剂、用药指导和用药咨询等药学服务工作，减少医疗差错、增进患者用药质量方面提供专业保障；医疗机构药师通过参与临床治疗方案制订、血药浓度监测、药物配伍禁忌审核及修改建议、药学信息服务、个体化给药等方式，提高用药经济性、安全性和合理性，为患者健康服务。药品零售企业是直接面对消费者提供药品和用药服务的终端环境，其服务能力和质量，与大众的健康密切相关。社会药房的药师可以利用其掌握的药学专业知识与技能，为公众提供高效、优质、易得、连续的药物服务和健康支持。同时，药师应积极走进社会，为社区群众建立药历和健康档案，在整体健康服务工作中发挥作用。

由于药学服务是一个系统持续的工作，各个领域的执业药师都需要建立以患者为中心的服务理念，主动参与到药学服务工作中，保障公众正确、安全、有效、合理用药服务。基于以上原因，药师应当保持终身学习的习惯，不断丰富自身的专业知识和实践经验，不断提高沟通能力，开展各项具体药学服务实践，才能保证患者用药的安全性、有效性和经济性，才能为药物对人类发挥最理想的作用提供保障。

 知识链接

我国执业药师资格考试制度介绍

执业药师资格考试是指经全国统一考试合格，取得《执业药师资格证书》的考试。考试实行全国统一大纲、统一考试、统一注册、统一管理、分类执业。考试分为药学、中药学两个专业类别。药学类考试科目为药学专业知识（一）、药学专业知识（二）、药事管理与法规、药学综合知识与技能，四个科目均为客观科目。中药学类考试科目为中药学专业知识（一）、中药学专业知识（二）、药事管理与法规、中药学综合知识与技能，四个科目均为客观科目。

第二节 药学服务的开展

药学服务是围绕公众健康这一目标切实地为服务对象解决问题。药学服务必须符合"高质、高效、易得、连续"的要求。因此，药师除了必须具备丰富的专业知识和较强工作能力外，还必须具备人文修养、娴熟的交流技巧、丰富的社会经验和职业道德。关于职业道德具体见第二章。

一、专业知识

1. 药学专业知识

药师必须具备扎实的药学专业知识，包括药理学、药剂学、药物化学、药物分析、药物治疗学、药事管理学等。虽然不同岗位对药师所要求熟练掌握的知识不同，但是在药学服务岗位的药师必须具有药学专业背景，这也是执业药师最重要的本领，也是医疗团队中药师的优势。

2. 医学专业知识

拥有较好的医学专业知识是提供优质药学服务必备条件之一。因此,药师需要学习掌握与药物治疗相关的基础医学和临床医学知识,拓宽知识面,才能理解医师的临床思维,协助医师实现临床用药方案,更好地完成患者用药教育,提高患者治疗的顺应性。

二、专业技能

1. 药品调剂技能

调剂(审方、调配处方和发药)是药师的基本工作,药师按照医师处方或医嘱,调配药品并进行用药交代。药品调剂工作,是联系医、药、患的最重要的纽带。在社会药房,执业药师可根据不同患者及不同病情,从患者用药安全出发,向患者提供用药指导服务。及时、准确地为患者提供合格药品是开展药学服务的基础,是做好其他工作的前提,也是药师的最基本技能。

2. 药物咨询技能

药物咨询服务是药学工作的一项重要内容,是药学服务工作新模式的具体体现,用药咨询直接关系到求询者的用药安全及身心健康,是连接药师、医师、护士、患者之间的桥梁和纽带,可以提高药物治疗的安全性,是对诊疗过程的补充和完善,是指导患者合理用药的平台。用药咨询也是药学工作的重要组成部分,是药学人员展现自我、实现自我价值的舞台。药师可以通过当面用药指导、电话咨询、书信咨询、邮件咨询、网络在线咨询等形式,为患者提供用药指导,促进用药安全。

3. 药品管理技能

药品是特殊商品,与人的生命安全直接相关。只有符合质量标准的合格药品才能保证疗效。因此,药师必须具备良好的药品管理能力,能进行药品验收(包括品名、规格、数量、批号、有效期、质量状况、包装、标签、说明书上应有的规定内容和标识等),到验收合格后按照贮存要求上架、定位摆放、标志清晰。能按照管理要求对药品进行正确的养护和管理,保证贮存和发放的药品质量合格。

4. 药物警戒技能

药品不良事件、用药错误和药品质量缺陷等都会带来药品的风险。药品不良反应是合格药品在正常用法用量下出现的与用药目的无关的有害反应。用药错误是合格药品在临床使用全过程中出现的、任何可以防范的用药不当。药品质量缺陷是由于药品质量不符合国家药品标准造成对患者的损害。药师必须具备良好的药物警戒能力,能主动收集药品不良反应,当获知或发行可能与用药有关的不良反应后应对详细记录、分析和处理,填写《药品不良反应/事件报告》,并通过国家药品不良反应监测信息网络报告。

5. 沟通技能

沟通是人与人之间信息的传递过程。与患者保持良好的沟通,对提高医院药学服务质量,减少医患摩擦具有重要的作用。药师应练就较好的沟通技能,为患者提供用药指导,有利于疾病治疗,提高用药的依从性、有效性和安全性,降低药品不良反应的发生率。因此,药师应该注重仪表、言谈和行为规范,注重对患者的心理疏导,讲究语言交流的技巧,运用"同理心",善于倾听,才能为患者提供良好的药学服务。

6. 药历书写技能

药历是药师为参与药物治疗和实施药学服务而为患者建立的用药档案,其源于病历,但又有别于病历。药历由药师填写,作为动态、连续、客观、全程掌握用药情况的记录,内容包括其监护患者在用药过程中的用药方案、用药经过、用药指导、药学监护计划、药效表现、不良反应、治疗药物监测、各种实验室检查数据、对药物治疗的建设性意见和对患者的健康教育忠告。书写药历是药师进行规范化药学服务的具体体现。药历是客观记录患者用药史和药师为保证患者用药安全、有效、经济所采取的措施，是药师以药物治疗为中心，发现、分析和解决药物相关问题的技术档案，也是开展个体化药物治疗的重要依据。书写药历要客观真实地记录药师实际工作的具体内容，咨询的重点及相关因素。此外，还应注意的是，药历的内容应该完整、清晰、易懂，不用判断性的语句。药历的作用在于保证患者用药安全、有效、经济，便于药师开展药学服务。

7. 投诉应对能力

患者对医疗服务不满达到一定程度时就可能通过投诉来宣泄这种不满的情绪。在药学服务过程中，经常遇到棘手问题是接待和处理患者的投诉。患者投诉在一定意义上属于危机事件，需要及时处理。正确妥善处理患者投诉，可以改善药师的服务，增进患者对药师工作的信任。首先，应畅通患者投诉渠道：当投诉的意见得到及时反映，情绪得到有效疏导，问题得到圆满解决时，患者才会满意。而让患者及时反映其诉求，投诉渠道的畅通至关重要。如在门诊设立患者接待室并设专职人员，设立意见箱、电子信箱、投诉电话，公示医疗投诉程序，明确相关部门处理职责，使患者投诉有部门管，处理有人抓，意见有反馈。建立起医与患一座理解、沟通之桥。其次，认真做好投诉调查。投诉调查是有效处理患者不满的依据。既要充分尊重患者意见，又要坚持实事求是，重事实、重证据，调查者应认真分析原因，根据制度规定做出合情合理合规的处理意见并拿出整改意见。最后，应妥善处理患者投诉。投诉处理是一项集心理学、伦理学、社会学于一体并要求工作人员有较高道德修养、业务水平、工作能力等综合素质的工作。要做到礼貌接待，真诚聆听，认真记录，审慎判断，迅速反应，及时处理。遇到情绪失控的患者要耐心说服，即使患方言辞激烈，也要冷静理智，不要与其争执，以防激化矛盾。对抱有不良目的的投诉要有理有节，据理力争，保护医护人员不受侵害。处理患者投诉没有一定之规，一定要以法律法规为准则，以技术规范为依据，尽可能不影响医院声誉，以化解矛盾、解决矛盾为目标，最终达到医患满意的结果。

三、药学服务效果

1. 治疗学效果

药学服务的治疗效果主要体现为以下几个方面：①改善病情或症状：如疼痛、发热、哮喘、高血压、高血脂、高血糖等。②减少和降低发病率、复发率、并发症、死亡率等。③缩短住院时间，减少急诊次数和住院次数。④提高治疗依从性，帮助患者按时、按量、按疗程使用药物。⑤指导患者按照正确的使用方法应用药品。⑥帮助公众提高健康意识。

2. 安全性效果

预防药品不良反应发生，降低药源性疾病的发生率。

3. 经济学效果

节约治疗费用，提高治疗效益/费用的比值，节约治疗费用，减少医药资源的浪费。

4. 患者用药依从性

良好的药学服务可以提高患者用药依从性，提高临床治疗效果。

5. 满意度

患者对药学服务的满意度是药师提供的药学服务符合或超出患者期望的心理感知程度。优良药学服务的效果必能提高患者的满意度。

知识链接

八星药师

世界卫生组织和国际药学联合会共同提出,良好药学教育的结果是培养八星药师,即①健康服务的提供者(A care-given),药师必须为患者提供高质量的药学服务,提供与药物治疗和药物使用有关的教育、信息和建议,并且与其他健康服务的提供者和睦相处。②沟通者(A communicator),药师必须知识渊博,当与健康专家和公众交流时要足够自信。③管理者(A manager),药师必须有效地管理资源和信息,确保药品和医疗服务的可获得性和有效性,并且能否服从他人管理。④决策者(A decision maker),药师必须具有评价、分析能力,能够对使用资源的最优方案作出决策。⑤引导者(A leader),药师在公共福利机构中应当具有一定的引导地位,并在其引导工作中显示出一定的同情心。⑥教育者(A teacher),每个药师都必须参与到培养和教育未来执业药师的工作当中,指导药学实习生进行药学实践活动。⑦研究者(A researcher),每位药师必须是研究者,在自己的岗位上发现问题,解决问题,形成研究课题。⑧终身学习者(A life-long leader),每一位药师必须知道如何学习,从在校学习开始,持续的学习应当贯穿整个药师生涯。

第三节 药学服务的发展

一、药学服务产生的背景

大众对健康要求的日益提高,如何合理用药是社会密切关注的焦点。人口老龄化,人类疾病谱的变化,医疗实践中以患者为中心的服务模式,社会和科技文化的迅猛发展,迫切要求药师提供高质量药学服务。

1. 人们对提高生命质量的期望

21世纪,社会老龄化和环境污染等社会问题导致各种慢性疾病的患病率逐渐上升以及人类疾病谱发生变化,如心血管病、代谢性疾病、神经性疾病等器官衰老相关的疾病成为常见病和多发病。2006年,全球60岁以上人口为6.5亿。预计到2025年,全球60岁以上人口将达12亿,到2050年达到20亿,约占全球人口的22%。美国公布的前三位死亡原因为心血管病、恶性肿瘤和脑血管病,占总死亡原因的67.7%。这些因素导致更多的人群不得不长期依赖药物治疗,需要更多用药方面的指导。同时,物质文化生活水平的提高使人们对提高生命质量的期望越来越高,如何更有效、安全、经济地使用药物成为倍受大众广泛关注的课题。

2. 社会公众对药学服务的需求

医药科学的迅速发展,新药层出不穷,用药复杂性越来越高,用药引起的社会问题也越来越多。20世纪,药源性疾病接连发生,如"反应停""二甘醇""欣弗""毒胶囊"等药害事件给人类的教训极其惨痛。出于对药物使用安全性的需要,社会公众对药师不再满足于仅仅为他们提供安全有效的药物,而且要求提供安全有效的药物治疗。提高药学服务水平,在整个卫生保健体系中发挥药师在药物治疗、药物信息等方面的优势是整个社会对药学服务迫切需求。

3. 药品分类管理制度的建立

药品分类管理是国际通行的管理办法。根据药品安全性、有效性原则，依照药品的品种、规格、适应证、剂量及给药途径的不同，将药品分为处方药和非处方药并做出相应管理规定，其根本目的是保障大众用药安全有效。我国于1999年7月22日，颁布了《处方药与非处方药分类管理暂行办法》，此后定期修改公布《国家非处方药目录》名单，并相继建立了一整套管理法规。药品分类管理制度的确立和深化，非处方药的合理应用，使得药师在自我药疗中的作用更加突出。药品分类管理制度的建立为实施药学服务提供了重要的制度保障。

4. 药学学科的发展

随着社会的发展和科技的进步，药学学科得到快速发展。药物作用机制和靶位的阐明，药学基因组学和治疗药物监测促进了个体化给药方案实施。药物治疗方面的知识越来越完善，药学信息对合理用药进行了解释和设计，药物经济学对药物治疗方案成本-效果进行比较和选择，循证医学为研究药物疗效、不良反应等提供了重要依据。药学与临床医学、护理学并称为现代药物治疗模式的三大支柱。药物治疗学、药物经济学、生物药剂学、药学信息学以及相关学科如生物技术、信息技术等学科的发展为药学服务奠定了理论基础。

5. 药学技术人员素质的提高

药师是药学服务的主体，药师必须具备扎实的药学专业知识、临床医学基础知识及开展药学服务工作的实践经验和能力，并具备药事管理与法规知识及良好的职业道德。同时，还应有良好的交流沟通能力、药历书写能力和技巧，以及一定的应对投诉能力和技巧。为满足药学服务岗位对药学技术人才的要求，许多医药院校调整了其专业课程体系，增加了药学服务所需要的医学基础、药物治疗学、药物经济学等实践性和应用性较强的课程，使其知识结构更加符合从事药学服务的要求。药师素质的提高与队伍的壮大为实施药学服务提供了重要的人才保障。事实证明，药师提供药学服务，可以减少药物不良反应、药源性疾病的发生，降低医疗服务费用，能更好地保障公众的用药安全。

二、国外药学服务发展状况

以美国为代表的西方国家药学工作者，最早提出了"药学服务"这一概念，并迅速得到其他国家药学工作者认可，一些医院药学工作逐渐从单纯配方发药转向对临床医护人员和患者提供药学服务。

美国于1965年开始逐步建立了临床药师服务体系，美国医院药师协会（ASHP）曾对其历年来的工作进行回顾，指出临床药学的发展可分为三个阶段。第一个阶段，在20世纪50～80年代，当时临床药师们主要在医院里开展工作，以确保患者合理用药为主要内容，工作关系是药师-医师-患者，药师对患者的治疗质量不承担直接责任，这一时期可称为以医院学服务为主的临床药学阶段。第二个阶段，在20世纪80～90年代，临床药学的工作实践范围逐渐扩大，药师参与对患者的具体治疗工作，并且更注重于直接面对患者进行服务，同时临床药师们的目光开始转向医院以外患者的药物治疗，如已涉及在健康中心开展合理用药工作，可称为从临床药学向药学服务的过渡时期。第三个阶段，在20世纪90年代以后，临床药师的职业观念发生了根本的改变，认为药学服务的对象是人而不是药物，将过去整天和药物打交道，以药物为中心的服务模式，转变为直接和患者打交道，以患者为中心的工作模式，进而扩展了药师的职能，拓宽了实践工作范围。现在的临床药师已开始直接面向患者、面向所有的医疗机构、面向整个社会，他们不仅为到医院就诊的患者，而且为社区居民提供药学服务，关心全体用药者的身心健康和后果，协助和指导人们接受最佳的药物治疗，开始全面的、全方位的药学服务，旨在推进整个社会的合理用药，提高医疗质量和人民的生活健康水平，同时降低卫生资源的消耗。这一时期也就是目前国际上提出的药学服务阶段。

英国采取国民医疗保健制度，从20世纪70年代开始推行药学服务，开始药师对患者用药的监护工作。其药学服务分为基本药学服务、高级药学服务和药学增值服务等三类，基本药学服务由国家进行管理，要求社区药房必须提供调剂服务、再调剂服务、诊疗管理服务、支持自我治疗服务、过期药品管理、用药健康教育等。高级药学服务内容包括药物使用回顾和处方干预服务、吸入装置定制服务和医疗器械使用回顾服务。在前面两项基础上，不同药师还提供附加药学服务，如处方补充服务、特殊专科药品服务、特定疾病药物管理服务、药品评价和依从性服务等。在医院从事药学服务主要有两种药学专业背景人员，一种是药学硕士毕业的药师，另一种是经过2~3年药学专科教育的药学技术员，药学技术员在药师的指导下从事具体处方操作工作，如调配药品、核对患者自带药品、转抄处方等，为临床药师承担部分工作，以便临床药师有更多时间参与临床治疗工作。

日本实行医药分离模式，出台了《医疗服务法》《药事法》《药师法》《国家卫生保险标准》等法规，对药事管理比较规范。日本药学服务也是从20世纪60年代起步。临床药学也称为医疗药学，医院药师服务为收费服务，国家健康保险还给临床药学某些项目承保。从1994年起，日本开始要求为住院患者提供综合药学监护，内容包括住院患者的药物治疗指导、患者出院前的用药指导、综合药学服务、药物信息服务等，药师也参与急诊会诊等。日本医院药师流动性较大，药师在任何岗位上都要承担或协助部分临床药学工作，水平高、经验丰富的药师则需负责各病区的药学监护。日本的调剂服务工作精确到秒计算，也收取调剂药品费用（按照调剂时间的点数收费）。日本社会药店除零售非处方药外，还开展处方调配服务，但主要限于药品零售。

总之，国外药师开展药学服务主要是按照WHO发布的《药师在自我保健和自我药疗中的作用》的规范进行，药师作为健康促进者，向患者及其他医药专业人员提供质量合格药品和优良药学服务。

三、国内药学服务发展现状

随着药学服务理念的引入，药学服务意识逐渐增强并得到发展，药学服务基本工作模式已经从"保障药品供应为主"转向"以技术服务为主"，工作重心由"物"转向"人"。

我国医疗机构临床药学服务始于20世纪60年代，1964年全国药剂学研究工作经验交流会上，汪国芬、张楠森等药师首次提出在国内医院开展临床药学工作的建议。到70年代末80年代初，国内一些大型医院根据各自的条件，逐渐开展了不同程度的临床药学服务工作。1987年，华西医科大学率先设立临床药学专业，随后更多医药类院校开设了临床药学专业或研究方向，培养临床药学人才。2002年，医疗管理部门颁布的《医疗机构药事管理暂行规定》，提出"逐步建立临床药师制"，要以服务患者为中心，以临床药学为基础，做好药学技术服务和相关药品管理，开展以合理用药为核心的临床药学工作，参与临床疾病诊断、治疗，提高药学技术服务，提高医疗质量。2005年，卫生主管部门启动临床药师岗位项目，借鉴国外经验，加速专科专职临床药学人才培养。2018年，国家颁布了《关于加快药学服务高质量发展的意见》，提出各级医疗单位应进一步提高对药学服务重要性的认识，推进分级诊疗建设；构建上下贯通的药学服务体系，加快药学服务转型；提供高质量药学服务，加强药师队伍建设，充分调动药师队伍积极性；积极推进"互联网＋药学服务"健康发展等措施。2020年2月，国务院同意六部委印发《关于加强医疗机构药师管促进合理用药的意见》，更进一步加强了药学服务，加大药品使用改革力度，全链条推进药品领域改革，促进合理用药，满足人民群众日益增长的医疗卫生健康需要产生积极作用。

虽然多种原因导致我国药学服务发展缓慢，但经过几十年的不断探索和广大药学工作者的不懈努力，我国药学服务取得了很大进步。尤为值得一提的是，随着我国临床转化研究的迅速发展，也为药学工作内容拓展了新空间，也因此产生了一些专门研究岗位，如临床研究监察员（Clinical Research Associate，CRA），其主要职责是监察和报告试验的进行情况和核实数据；临床协调员（Clinical Research Coordinator，CRC），主要依据国家相关法规、研究方案、医院及公司SOP要求，在研究者的授权下，协助研究者按照试验方案完成各项临床研究，如协助研究者填写病例报告表、协助受试者筛选、入组、随访等工作。药师们从源头参与新药研究，为后期新药评价和指导合理用药奠定良好的基础。一些医院药师已参与临床药物治疗，对患者进行用药教育、监测与评估，提高了合理用药的水平。有些医疗机构已经开出药学专科门诊，如抗凝门诊、内分泌门诊等；社区药学服务在慢病管理方面进展迅速，如对哮喘、糖尿病、高血压的有效管理，服务了广大患者。总之，药学服务已经不局限于医院范围，已经走进药店、社区和公众，我国药学服务已呈现良好的发展态势。

学习小结

学习本章，应掌握药学服务概念的内涵，熟悉药学服务的具体工作内容，包括处方调剂、药物治疗管理、个体化药学治疗、研究和评价药物利用、监测和报告药物不良反应、药学信息服务、健康教育等内容，药学服务宗旨是提高药物治疗的安全性、有效性、依从性和经济性，达到改善和提高人类生活质量的目的。药师必须具备良好的职业道德和药学、医学专业知识以及专业技能，才能为服务对象（患者及其家属、医护人员和健康人群）提供优质药学服务。了解药学服务的国内外发展一般情况。

目标检测

一、最佳选择题（请选择一个最佳答案）

1. 药学服务的目的在于（　　）。
A. 提高患者的生命质量 B. 依照医师处方给患者正确用药
C. 为快速治愈患者疾病 D. 实现以药品为中心
E. 防止药源性疾病的发生

2. 药学服务的对象是（　　）。
A. 患者、患者的家属、医务人员 B. 护士
C. 患者 D. 患者的家属
E. 医生

3. 药学服务的内容不包括（　　）。
A. 开展治疗药物监测 B. 药学信息服务
C. 不良反应观察 D. 参加药学学术会议
E. 处方分析

4. 下列说法正确的是（　　）。
A. 药学服务的实践模式有多种，其目标和作用也各不相同

B. 药学服务将药物疗效置于药师工作的中心

C. 药师应更为关心工作的行为本身，而不仅仅关心工作的最终结果

D. 实施药学服务不要求专门的药物治疗知识

E. 药学服务将药物的合理应用置于药师的工作中心

5. 药学服务的意义是（　　）。

A. 提高医疗质量，改善和提高患者的生命质量　　B. 提高患者的健康水平

C. 节约有限的医药卫生资源　　D. 实现药师价值

E. 以上都是

6. 传统药学的工作内容主要是（　　）。

A. 以患者为中心　　B. 合理用药

C. 保障药品供应　　D. 保证药品质量

E. 医院制剂加工

7. 患者依从的先决条件是（　　）。

A. 药师向患者提供有关的药物知识　　B. 药师的经验

C. 药师的权威　　D. 药师与医师的合作

E. 患者自主要求用药

8. 药学服务的具体工作不包括（　　）。

A. 治疗药物监测　　B. 疾病诊断

C. 健康教育　　D. 药学信息服务

E. 药物利用研究和评价

9. 在药师应该具备的诸项专业技能中，药师的最基本工作是（　　）。

A. 处方审核　　B. 处方调剂

C. 处方点评　　D. 药品警戒技能

E. 治疗药物监测

10. 关于药学服务发展背景，下面说法中错误的是（　　）。

A. 人们对生命质量期望不断提高，对药学服务需求迫切

B. 药品分类管理制度的建立是实施药学服务的制度保障

C. 医药科技进步和药学学科的发展为药学服务提供技术支撑

D. 药学技术人员素质提高为药学服务提供人才保障

E. 提高医疗机构经济效益是实施药学服务的内在动力

二、配伍选择题（请从中选择一个与问题关系最密切的答案）

第1～5题

A. 为药物使用负责

B. 单纯调配药物

C. 以患者为中心，提高患者生命质量和生活质量

D. 根据患者的具体情况，监测患者用药全过程，分析药物代谢动力学参数，制订和调整合理的个体化用药方案

E. 一种与用药相关的实践活动

1. 药学服务是指（　　）。

2. 传统药房工作是指（　　）。

3. 药学服务宗旨是指（　　）。
4. 药学服务定位是指（　　）。
5. 监测治疗药物是指（　　）。

第 6～10 题

A. 处方审核、调配、复核和发药并提供用药指导
B. 从医疗方面评价药物的治疗效果以及从社会、经济等方面评价其合理性以获得最大的社会、经济效益
C. 分散的不良反应病例资料汇集起来，并进行因果关系的分析和评价
D. 宣传合理用药的基本常识，目的是普及合理用药的理念和基本知识，提高用药依从性
E. 开展药物咨询、提供药学信息服务，促进医药合作，保证患者用药的安全、有效和经济

6. 调配处方是指（　　）。
7. 监测药品不良反应是指（　　）。
8. 药学信息服务是指（　　）。
9. 用药健康教育是指（　　）。
10. 药物利用研究和评价是指（　　）。

三、多项选择题（从五个备选答案中选出两个或以上的正确答案）

1. 以下所列出的现代药学发展的三个阶段，正确的是（　　）。
   A. 药物治疗管理阶段
   B. 传统的药品供应为中心的阶段
   C. 以提供药物信息和知识为中心的药学服务阶段
   D. 参与临床用药实践、促进合理用药的临床药学阶段
   E. 以患者为中心、改善患者生命质量的药学服务阶段

2. 下列药学服务的重要的人群中，特殊人群是指（　　）。
   A. 血液透析者　　　　　　　　　　B. 肝肾功能不全者
   C. 小儿、老年人、妊娠及哺乳期妇女　D. 药物治疗窗窄、需要做监测的患者
   E. 应用特殊剂型、特殊给药途径者

3. 从事药学服务的药师的能力要求是（　　）。
   A. 职业道德　　　　　　　　　　　B. 专业知识
   C. 人文知识　　　　　　　　　　　D. 书写技能
   E. 专业技能

四、综合分析选择题（题目基于同一个临床情景、病例、实例或者案例的背景信息逐题展开，每题的备选项中，只有一个最符合题意）

某女性患者，60岁，因受凉后感到全身不适，伴有头痛、咽痛、咳嗽、流涕等症状，在家属陪伴下去药房购药。驻店药师根据病情判断患者感冒了，推荐了某种感冒药，并就药物如何使用对患者及其家属进行了指导。

1. 在本案例中，药学服务的主体和客体分别是（　　）。
   A. 药师，患者　　　　　　　　　　B. 患者，药师
   C. 药师，患者的家属　　　　　　　D. 药师，患者及其家属
   E. 药师，药师

2. 在此案例中，最能体现药学服务的具体工作内容是（　　）。
   A. 处方调剂
   B. 提供药学信息服务
   C. 参与健康教育
   D. 研究和评价药物利用
   E. 药品不良反应监测和报告

实训一　认识药学服务

一、实训目标

1. 掌握药学服务的概念、内容和能力要求。
2. 了解药学服务的国内外发展状况。

二、实训条件

1. 模拟药房。
2. 某三级甲等医院药学部药房。
3. 中国期刊网数据库。

三、考核要点

1. 能说出药学服务的概念、内容和能力要求。
2. 能简单叙述药学服务国内外发展状况。

四、实训内容

（一）参观药房

参观学院模拟药房及当地三级甲等医院药房，了解药师工作环境和内容，观看药师对患者的用药咨询与服务，了解药学服务实施步骤、要求，培养学生的药学服务理念。

（二）资料阅读

在中国期刊网数据库中，查阅一篇介绍药学服务的文章，并组织同学交流阅读心得。

五、实训提示

1. 通过参观模拟药房和医院药房，加深学生对药学服务概念的理解。
2. 实训后，学生能流畅表述药学服务的主要目的和从事药学服务工作人员应具备的素质。
3. 实训后，能阐述药学服务的具体内容。

六、实训思考

1. 请复习药学服务相关理论内容，学生能就如何做好药学服务，阐述自己的观点。
2. 请检索一篇关于药学服务进展的文献。

（向　敏　缪丽燕）

第二章 药学服务道德与服务礼仪

学习目标

1. 熟悉药学服务道德规范的基本内容；了解服务道德范畴的内容；熟悉药师服务礼仪要求。
2. 能熟记药学服务道德规范及药学服务道德范畴的内容；能够运用服务礼仪的沟通技巧，为患者提供满意的药学服务。
3. 培养学生形成正确的药学服务道德观念，树立良好的职业礼仪形象。

案例导入

某药品监管局执法人员接到一老年患者举报，称某医师为他开具一种治疗骨质疏松的药物，由于病情不急，排队询问人员多，医师嘱咐其可先服其他药，过一段时间再服用此药。当患者在 4 个月后想起用该药时，发现药已过期，患者要求医院退换并提出赔偿。

讨论：你认为此案例中，药师存在哪方面的问题？

第一节 药学服务道德

一、职业道德与药学服务道德

职业道德是一般社会道德在职业生涯中的具体体现，它是从事一定职业的人在工作岗位上同社会中其他成员发生联系的过程中逐渐形成和发展的。

药学服务道德是指药师在依法开展药学服务活动时必须遵循的道德标准，是一般社会道德在药学服务领域中的表现，是从事药学服务工作者的职业道德，它具有很强的专属性、广泛的适用性和鲜明的时代性。它是药学人员在药学实践中应当遵循的行为准则和规范。药师必须恪守职业道德，才能发挥药师职业内在价值，塑造药师职业信任感和公信力。

二、药学服务道德的基本原则

药学服务道德的基本原则是评价与衡量药学服务领域内所有人员的个人行为和思想品质的最高道德标准。

1. 保证药品安全有效

为患者提供安全有效的药品是药师的基本职责，也是药师事业的根本目的。药师在保证用药安全有效的前提下，尽可能地提供优质的药品和药学服务。

知识链接

《中国执业药师职业道德准则》（2009年6月修订）

1. 救死扶伤，不辱使命

执业药师应当将患者及公众的身体健康和生命安全放在首位，以我们的专业知识、技能和良知，尽心、尽职、尽责为患者及公众提供药品和药学服务。

2. 尊重患者，平等相待

执业药师应当尊重患者或消费者的价值观、知情权、自主权、隐私权，对待患者或消费者应不分年龄、性别、民族、信仰、职业、地位、贫富，一视同仁。

3. 依法执业，质量第一

执业药师应当遵守药品管理法律、法规，恪守职业道德，依法独立执业，确保药品质量和药学服务质量，科学指导用药，保证公众用药安全、有效、经济、适当。

4. 进德修业，珍视声誉

执业药师应当不断学习新知识、新技术，加强道德修养，提高专业水平和执业能力；知荣明耻，正直清廉，自觉抵制不道德行为和违法行为，努力维护职业声誉。

5. 尊重同仁，密切协作

执业药师应当与同仁和医护人员相互理解，相互信任，以诚相待，密切配合，建立和谐的工作关系，共同为药学事业的发展和人类的健康奉献力量。

2. 实行人道主义

人道主义作为伦理道德原则，在医药道德领域内，具有十分重要的意义。在新的历史条件下，表现为对患者的尊重和关心，预防和治疗疾病，保障人人享有用药的平等权利。

3. 全心全意为人民服务

药学职业道德原则要求药师应当站在国家和社会主义建设的历史高度，为社会主义现代化建设事业服务。药师在具体的药学实践过程中要真正做到全心全意为人民的健康服务，必须处理好以下三个方面的关系。

（1）正确地处理药师与服务对象的关系　药师直接服务的对象是患者。这就需要药师时刻以患者、服务对象的利益为重，以高度负责的精神确保药品质量，保证人民的生命健康。

（2）正确地处理个人利益与集体利益的关系　药师在处理个人利益与集体利益之间的冲突时，应以集体利益为重，以广大人民的生命健康利益为重，不可因个人或小集体利益损害人民群众的利益。

（3）正确地处理道德与技术的关系　药师要做到全心全意为人民的健康服务，既需要有良好的道德品质，又要有过硬的技术本领，二者缺一不可。

三、药学服务道德的规范与范畴

（一）药学服务道德规范

1. 概念与特点

药学服务道德规范是判断药师行为是非善恶的标准，也是调整药师道德关系和道德行为的准则，除具有道德一般特点外，还具有以下特点。

（1）针对性　针对药师中存在的不良道德现象提出来的具体职业道德要求。

(2) 理想性　要求药师对患者有高度责任心并乐意为药学事业献身。

(3) 现实性　是药师在药学服务实践基础上提出的,要求药师在执业过程中将患者及公众的身体健康和生命安全放在首位。

2. 基本内容

(1) 药师对服务对象的道德规范　仁爱救人,文明服务;严谨治学,理明术精;济世为怀,清廉正派。在药学服务过程中,药师应维护患者的合法权益,尤其要注重保护患者隐私,不能将患者的诊断和用药信息通过社交平台发布。

(2) 药师对社会的道德规范　坚持公益原则,维护人类健康;宣传医药知识,承担保健职责。

(3) 药学工作人员间的道德规范　谦虚谨慎,团结协作;勇于探索创新,献身医药事业。

(二) 药学服务道德的范畴

药学服务道德范畴反映了药学工作人员在药学实践中药学服务道德现象的一些最基本的概念,是对药学服务道德实践普遍本质的概括和反映,是一般道德范畴在药学实践中的应用。其基本内容如下。

(1) 良心　药学服务道德良心就是指药师在从业过程中应当时刻以职业良心来约束自己,形成强烈的道德责任感和义务感,自觉履行自己的义务,把患者的利益放在首位,为患者和社会公众服务。

(2) 责任　药学服务道德范畴的责任是指药师对患者、对他人、对社会应尽的义务。要求药师正直诚实,恪尽职守,遇事不敷衍、不推诿,对自己工作中的失误和事故,如实报告,及时纠正,绝不隐瞒。

(3) 信誉　信誉的获得主要是行为人或行为团体通过一个个具体行为所赢得的信任和赞誉。药师应当恪守职业道德,为社会公众健康服务,以获得群众信任和赞誉为动力。

(4) 职业理想　理想是人类特有的一种精神现象,是鼓舞人奋斗前进的巨大精神力量。药师应当树立职业理想,精益求精,提高自身业务水平,为社会药学服务事业发展贡献自己的力量。

四、药学服务道德评价

道德评价是依据一定的道德标准,做出的一种是非、善恶等的判断。道德评价通过人的内心信念、传统习惯、社会舆论等影响人们的行为,是一种强有力的精神力量。对于药师来说,药学服务道德评价是患者、社会其他成员依据一定的医药道德原则、规范和准则,对其的行为和活动的道德价值做出的评判。道德评价包括社会评价和自我评价。

药学服务道德评价是药师职业品质形成的重要手段,促进药学服务道德规范转化为药学服务道德情感和行为,有利于提高药师思想素质和服务质量,有利于促进药学服务事业发展。

第二节　药学服务礼仪

一、服务礼仪概念与基础

1. 礼仪的历史渊源与概念

我国是礼仪之邦,"礼"的含义是尊重,古人曰:"不学礼,无以立",礼是一项做人的基本道德标准。任何服务行业（包括医院）都必须用到服务礼仪，而服务礼仪的基础是礼仪。

服务礼仪是指服务人员在工作岗位上，通过言谈、举止、行为等对客户表示尊重和友好的行为规范和惯例。

2. 药学服务礼仪的概念

药学服务礼仪是一种建立在公共礼仪基础上的特殊礼仪，是药学工作者工作中交往艺术的学问，是药学工作者的行为规范，用以指导和协调药学工作的行为过程。它包括药师的仪容仪表、服饰、仪态、语言和岗位规范等基本内容。拥有良好的药学服务礼仪是药师必备的职业素质之一。

3. 药学服务礼仪的重要性

药学服务礼仪要求药学工作者必须有崇高的爱岗敬业精神和高尚的职业道德，是药学工作者素质、修养、行为、气质的综合反映，成为影响药学从业人员在社会公众中总体形象的关键。因此，药学工作者一定要提高认识水平，学好礼仪、用好礼仪，才能做好服务礼仪，更好地为患者服务。

二、服务礼仪的特征与原则

（一）服务礼仪的特征

1. 规范性

服务礼仪对于服务人员在工作岗位上应当遵守什么样的行为规范和标准，都有详细的规定和特殊的要求。其基本内容主要有仪容仪表规范、仪态举止规范、服务用语规范等岗位规范。

2. 可操作性

服务礼仪必须切实可用，规则简明，具体而不抽象。如有药店规定：营业员的站姿，要求合上脚跟、脚尖分开 $30°\sim 45°$，合上膝盖，双手交叉放于腹前（女性：右手在外，左手在内；男性：右手在内，左手在外），伸直背，挺起胸，收腹等服务礼仪规范要求。

3. 单向性

服务关系一种服务人员对服务对象需求的单向满足关系，从内容上讲服务就是服务人员满足服务对象需求的行为，但不能同时要求服务对象来满足服务人员自身的某些需求。药师不能无理由对患者大声斥责和表达不满情绪。

（二）服务礼仪的原则

1. 尊重的原则

孔子说："礼者，敬人也"，这是对礼仪的核心思想高度的概括。尊重的原则，是要求药师在服务过程中，要将对患者的重视、恭敬、友好放在第一位，这是礼仪的重点与核心。要尊重患者的隐私和信仰，由于国情、民族、文化背景的不同，在人际交往中，实际上存在着"十里不同风，百里不同俗"的局面。这就要求药师在服务工作中，对此有全面、准确的了解，才能够在服务过程中得心应手，避免出现差错。

2. 真诚的原则

服务礼仪所讲的真诚的原则，是要求药师在服务过程中必须待人以诚，只有如此，才能表达对患者的尊敬与友好，才会更好地被对方所理解、所接受。

3. 宽容的原则

宽容的原则的基本含义，是要求药师在服务过程中，既要严于律己，更要宽以待人。要多体谅他人，多理解他人，学会与患者进行心理换位。

4. 适度的原则

适度的原则的含义，是要求药师应用礼仪时，为保证取得成效，必须注意技巧，合乎规范，特别要注意做到把握分寸，认真得体，凡事过犹不及。

 知识链接

药学工作人员服务礼仪

1. 工作人员须仪表端庄、整洁，符合职业要求。
2. 站姿、坐姿要符合工作场地和服务对象的要求。
3. 与患者或服务对象见面应问候。
4. 迅速、正确、礼貌地接听电话。
5. 语言文明、态度和蔼、亲切自然地接待患者。不得以貌取人，不使用不尊重的语言。
6. 热情耐心地回答患者的问题，尽可能地为患者提供方便，帮助患者解决问题，不推卸责任，不推诿患者。

三、服务礼仪的一般要求

1. 精神饱满

只有热心本职工作，正确地认识和理解本行业工作的意义，才能在工作中时刻保持精神饱满这种良好的精神状态。这是药学服务人员应具备的最基本的素质。

2. 热情耐心

药学服务人员必须以热情耐心的态度接待服务对象，尤其当服务对象比较挑剔或有较多困难时，遇到麻烦时，一定要注意保持耐心、冷静。

3. 体态标准

"行为举止是心灵的外衣"，它不仅反映一个人的外表，也可以反映一个人的品格和精神气质。无论是行走、站立还是坐着，药学服务人员都应按照体态的标准严格要求自己。

4. 仪容和服饰规范

仪容是一个人最重要的外在表现，是内在美、自然美和修饰美的统一。大方、端庄、稳重的仪容，既能体现自尊自爱，又能表示对他人的尊重和礼貌。仪容包括面部化妆和穿戴、服饰等内容。基本要求有以下几个方面。①头发：应勤于梳洗，发型朴素大方，男士头发不应盖过耳部。②面部：男士剃净胡须，剪短鼻毛，不留小胡子；女士化淡妆，不使用气味浓烈的化妆品和香水。③服装配饰：应着干净整洁的工作衣（白色或浅色装）上岗，佩戴清晰的标牌，不佩戴夸张的饰物。

5. 仪态规范

待客接物落落大方，顾客进门 2 m 以内必须主动招呼，使用礼貌用语，面带微笑，语调平和，举止庄重大方，不卑不亢。药学工作者举止大方，动作干净利索，会给人以温文尔雅、彬彬有礼的感觉。

课堂活动

一名女性患者某天到某医院急诊药房取药,见药师戴着宽大的耳环、金项链,穿着很高的高跟鞋,走起路来特别响,脸上妆容厚重,令患者很不舒服。她不放心又再问了一遍用药方法,但该药师不耐烦地让患者去找医师,于是患者投诉该名药师。请从药学服务礼仪的角度分析该药师被投诉的原因。

四、沟通技巧与纠纷处理

(一)沟通与交流

在提供药学服务时,药师需要掌握以下沟通技巧,才能达到与患者有效沟通的效果:如同理心的运用,善于站在他人立场考虑问题,并将理解他人的感受运用到沟通当中,会获得较高水平的沟通效果;学会观察患者,了解患者的需求;学会有技巧和冷静耐心的聆听;尊重患者,注意语言的表达方式;适当注意运用肢体语言沟通;注意掌握与患者谈话的时间;关注如婴幼儿、老年人、少数民族和国外来宾等特殊人群用药安全等。

(二)接待投诉与纠纷处理

在药学服务过程中,经常遇到接待患者的投诉和处理纠纷。患者投诉在一定意义上属于危机事件,需要及时处理。正确妥善地处理患者的投诉,可改善药师的服务,增进患者对工作的信任。反之,不但无益于患者的药物治疗,也无益于改进药师的服务,甚至导致纠纷。

1. 投诉类型

(1)服务态度和质量 目前,我国大多数药学技术人员的服务态度仍不尽如人意,服务质量和专业水平尚待提高,服务质量的优劣直接影响患者用药依从性及药物治疗的安全性和有效性。

(2)药品数量 此类投诉占的比例较大,药学技术人员需严格执行核对制度以减少此类投诉发生。

(3)药品质量 患者在取药后发现与以往用药外观有差异,从而怀疑药品质量存在问题而投诉。对确实有质量问题的药品,药学技术人员应立即予以退换,对包装更改或品牌更换等问题导致患者有疑问的,应耐心解释。

(4)退药 患者退药原因主要与患者服药后出现不良反应、医师所开处方原因以及患者自身原因等有关。根据《医疗机构药事管理规定》指出,为保证患者用药安全,除药品质量原因外,药品一经发出,不得退换。确需退药的,应根据相关退药管理办法处理,要综合考虑医疗结构、社会药房与患者的利益,妥善处理,尊重患者要求,规范医师处方行为,减少此类投诉发生。

(5)用药后发生的不良反应 对此类投诉应会同临床药师共同应对,原则上先处理不良反应,减轻对患者的伤害。

(6)价格异议 医疗机构与社会药房应严格执行国家药品价格政策,如因国家药品价格调整,应耐心地向患者解释,如确实因价格或收费有误的,应立即查明原因并退回多收费用。

2. 投诉处理

如果投诉即时发生,要尽快将患者带离现场;接待患者的地点宜在办公室、会议室等场所，以有利于谈话和沟通；不宜由当事人来接待患者；注意接待时的举止和行为，要点是尊重和微笑；在工作中应当注意保存证据，如处方、清单、病历或电脑存储的相关信息，以应对患者的投诉。

导入案例分析

本案中的药师由于药师用药交代不全面，使患者无法正常用药而引发的纠纷。案例的发生是由多种因素造成，客观方面：药师为减少患者排队，忽视与患者的交流和必要的用药指导。有时即使药师进行了用药交代，也由于环境嘈杂、患者注意力不集中等原因，没有达到应有的效果。主观方面：药师的服务意识淡漠，不注意专业技术水平的提高和经验的积累，缺乏为患者服务的意识，近效期三个月内的药品，药师有义务告知患者。药师负责对患者提供用药全过程（此处的全过程在住院期间可实现，但是出院后无法覆盖）的药学技术服务。虽然表面上看一些纠纷可能是由于患者失误造成，但如果药师多做一些工作，很多纠纷就能避免或减少。

学习小结

学习本章，应掌握药学服务道德概念的内涵，了解药学服务道德的基本原则，熟悉药学服务道德规范的基本内容，包括药师对服务对象、对社会以及药师间的道德规范等内容，药学服务道德范畴的内容是良心、责任、信誉和职业理想。药师必须具备良好的药学服务礼仪，能够掌握与服务对象的沟通技巧，具备接待投诉与处理纠纷的能力，才能做到"以专业知识、技能和良知，尽心尽力为患者及公众提供药品和药学服务，保证公众用药安全、有效、合理"。

目标检测

一、最佳选择题（请选择一个最佳答案）

1. 药师"职业道德"要求中，最重要的是（　　）。
   A. 尊重患者隐私　　　　　　　　B. 遵循社会伦理规范
   C. 有良好的人文道德素养　　　　D. 尽力为患者提供专业、真实、准确的信息
   E. 以对药品质量负责、保证用药安全有效为基本准则
2. 药学服务道德规范除具有道德一般特点外，还具有以下特点（　　）。
   A. 规范性、针对性、现实性　　　B. 针对性、理想性、现实性
   C. 针对性、真实性、完整性　　　D. 专属性、适用性、时代性
   E. 理想性、现实性、规范性
3. 药师应对"即时投诉患者"的基本原则是（　　）。
   A. 给患者倒上一杯水　　　　　　B. 认真聆听患者倾诉
   C. 尽快将患者带离现场　　　　　D. 让患者理解，换位思考
   E. 让店长、经理或科主任去接待
4. 药学服务道德范畴包括（　　）。
   A. 良心、责任、信誉、职业理想　B. 义务、责任、情感、荣誉

C. 情感、信誉、良心、职业理想 D. 良心、义务、责任、信誉
E. 自我评价、舆论监督、社会信任、职业理想

5. 服务礼仪包括（　　）。
   A. 仪表 B. 服饰
   C. 服务语言 D. 肢体语言
   E. 以上都是

6. 药学服务沟通技巧的关键是（　　）。
   A. 同理心的应用 B. 学会观察
   C. 学会认真聆听 D. 规范服务用语
   E. 以上均是

7. 不适合接待投诉人的是（　　）。
   A. 当事人的同事 B. 主任
   C. 经理 D. 当事人
   E. 店长

8. 以下沟通技巧中，不适宜的是（　　）。
   A. 认真聆听 B. 多使用提问方式
   C. 注意非语言的使用 D. 提供信息不宜过多
   E. 关注婴幼儿、老年人、少数民族、国外来宾等特殊人群

9. 服务礼仪的特征是（　　）。
   A. 可操作性、规范性、单向性 B. 社会性、民族性、国际性
   C. 继承性、发展性、可操作性 D. 个体性、社会性、发展性
   E. 广泛性、规范性、单向性

10. 下列选项未能体现药学服务礼仪的是（　　）。
    A. 站姿端正、挺拔 B. 耐心聆听患者诉求
    C. 双手递药品给患者 D. 主动向患者问好
    E. 长时间直视患者

二、配伍选择题（请从中选择一个与问题关系最密切的答案）

第1～5题
A. 是对药学服务道德实践普遍本质的概括和反映，是一般道德范畴在药学实践中的应用
B. 是药学工作者的行为规范，用以指导和协调药学工作的行为过程
C. 是评价与衡量药学服务领域内所有人员的个人行为和思想品质的最高道德标准
D. 是患者、社会其他成员依据一定的医药道德原则、规范和准则，对医师的行为和活动的道德价值做出的评判
E. 是药师在依法开展药学服务活动时必须遵循的道德标准

1. 药学服务道德（　　）。
2. 药学服务道德范畴（　　）。
3. 药学礼仪（　　）。
4. 药学服务道德评价（　　）。
5. 药学服务道德的基本原则（　　）。

第 6～10 题

A. 对不起，这的确是药品质量问题，我给您退换

B. 这是找您的××元钱，请收好

C. 对不起，让您久等了

D. 早上好，请问您要买什么药

E. 请慢走，祝您早日康复

6. 道歉用语（　　）。

7. 解释用语（　　）。

8. 欢迎用语（　　）。

9. 收款用语（　　）。

10. 道别用语（　　）。

三、多项选择题（从五个备选答案中选出两个或以上的正确答案）

1. 药学服务道德基本原则的内容包括（　　）。

A. 实行社会主义人道主义　　　　B. 全心全意为人民服务

C. 宣传医药知识，承担保存职责　　D. 坚持公益原则，维护人类健康

E. 保证药品安全有效

2. 与患者沟通技巧包括（　　）。

A. 适当使用非语言　　　　　　　B. 认真聆听

C. 尽量使用专业术语　　　　　　D. 注意掌握时间

E. 注意观察对方表情变化

3. 应对患者投诉，正确的做法是（　　）。

A. 一般由当事人接待　　　　　　B. 保存好有形证据

C. 尽快将患者带离现场　　　　　D. 接待者语言得体

E. 尊重投诉者

四、综合分析选择题（题目基于同一个临床情景、病例、实例或者案例的背景信息逐题展开，每题的备选项中，只有一个最符合题意）

某男性患者，70岁，因鼻炎发作独自去药房购药。驻店药师根据病情推荐了某种鼻炎喷雾剂，并就药物如何使用对患者进行了指导。但患者因使用不当造成器具破坏药品损失，患者认为是药品质量问题投诉药店并要求退换，产生纠纷。

1. 在本案例中，患者投诉的类型是（　　）。

A. 药品质量问题　　　　　　　　B. 退药

C. 用药后发生严重不良反应　　　D. 价格异议

E. 药品数量

2. 在此案例中，处理这次患者投诉纠纷，下列行为不合理的是（　　）。

A. 立即将患者带离投诉现场

B. 由店长向患者解释该药品的用药操作

C. 接待人做好谈话记录，与患者家人联系，确认投诉问题所在

D. 立刻拒绝退还药品

E. 将破坏的用具保存或拍照存档

实训二 药学服务礼仪训练

一、实训目标
学会药学服务的基本礼仪。

二、实训条件
1. 模拟药房，工作服，药学服务礼仪规范相关课件与视频教学资源。
2. 同学每两人一组，分别模拟患者、药师。

三、考核要点
1. 能说出正确的药学服务仪容仪表与服饰的要求。
2. 能建立良好的药学服务礼仪的形体、仪态、表情。
3. 能够正确地使用药学服务礼仪用语。

四、实训内容

（一）仪容仪表与服饰

根据实训课件和视频，每组学生按要求整理仪容仪表并穿戴工作服，分组进行仪容仪表面对面检查点评。

检查项目	是否合格	改进方法和要求
头发		
五官		
面部妆容		
手部		
首饰与配饰		
服装		
腿部		

（二）形体仪态训练

分组根据下表进行药学服务礼仪的站姿、手势、表情练习。

实训内容	操作标准	基本要求
站姿	1. 合上脚跟、脚尖分开 30°~45° 2. 合上膝盖 3. 双手交叉放于腹前（女性：右手在外，左手在内；男性：右手在内，左手在外） 4. 伸直背，挺起胸，收腹 5. 放重心于脚掌 6. 眼光望前，表情开朗得体，面带微笑	1. 挺直、舒展，站得直，立得正，棱角分明，线条优美，精神焕发 2. 按照标准操作训练站姿，可以靠墙训练，后脑勺、双肩、臀部、小腿及脚后跟都紧贴墙壁站立，也可两人一组背靠背站立

续表

实训内容	操作标准	基本要求
手势	1. 指引：向顾客介绍、引导、指明方向时，上身稍向前倾，手指自然并拢，手掌向上斜，以肘关节为轴，指向目标 2. 展示物品：不论是口头介绍还是动手操作，应将物品正面朝向顾客，速度适中 3. 递接物品：递接物品时，应该用双手或右手，手掌向上，五指并拢，用力均匀，要做到轻而稳	简洁明快，动幅适度，动作与身体各部位对应协调，手势宜少不宜多，恰当表达即可
表情	1. 眼神：注视目光要集中、亲切、自然、坦诚；注视时间要恰当，时间不宜过长，亦不可太短，一般3~6s为宜；注视部位要得体，最好是对方眼鼻三角区，不要聚集于一处，散点柔视为宜 2. 微笑：要微笑服务、自然、诚实；嘴角微微向上翘，嘴唇略呈弧形	面对顾客注视自然得体，面带微笑，体现热情、友好、轻松、重视和尊敬

（三）服务用语训练

分组进行角色扮演，根据下表分类在教师指导下创设情境进行服务用语练习，并思考这些情境下还有哪些其他说法。

情境类别	服务用语示范	要求
招呼用语	欢迎用语： "××，您好！" "请稍等一下，我接待完这位××，就来。" 售中用语： "××先生/小姐，您慢慢选，选好了叫我一声，我先接待其他顾客。" "您想购买的药在那边，请跟我往这边走。"	与顾客打招呼要落落大方，笑脸相迎，使顾客有宾至如归的感觉，不要麻木不仁，爱答不理，不主动，不亲切
介绍用语	药品介绍： "这是品牌药品，疗效好，价格合理，一向很受欢迎。" "这是新药品，它的特点、优点……" 缺货时： "这种药暂时缺货，方便的话，请留下姓名及联系方式，一有货我们马上通知您，好吗？" "对不起，您要买的品种刚卖完，但××与它的性能同样，我拿给您看。"	要求热情、诚恳、实事求是，突出药品特点，抓住顾客心理，当好参谋，不要哗众取宠，言过其实，欺骗顾客
收款用语	"收您××元钱。" "这是找您的××元钱，请收好。" "您买东西共计××元，收您××元钱，找您××元钱，请点一下。"	要求唱收唱付，吐字清晰，交付清楚，将找款递送顾客手中，不允许扔、摔、重放
包装商品用语	"东西我已帮您装好，请不要倒置。" "您买的东西已经放在购物袋里，拿时请注意托底。" "请您带好随行物品。"	要求在包装过程中关照顾客注意事项，双手递交给顾客

续表

情境类别	服务用语示范	要求
道歉用语	"对不起，让您久等了。" "对不起，让您多跑了一趟。" "我会将您的意见反映给领导，以改进我们的工作，谢谢！" "对不起，我把票开错了，我为您重开。"	要求态度诚恳，语气温和，尤其是在接受顾客投诉时，要尽量争取顾客谅解
解释用语	"对不起，这的确是药品质量问题，我给您退换。" "对不起，按国家有关规定，已出售的药品不属于质量问题，一般是不能退换的。" "对不起，对这个药品的质量问题很难判断，请您到相关质检单位鉴定一下，如确属质量问题，我们承担相应责任。"	要求委婉、细心，用语恰当，以理服人，使顾客心悦诚服，不要用生硬、刺激过头的语言伤害顾客，不能漫不经心，对顾客不负责任
调解用语	劝解纠纷： "实在对不起，刚才那位××态度不好，惹您生气了，今后我们加强教育。" "请您放心，我们一定解决好这件事情。" 在收、找款发生纠纷： "实在对不起，由于我们的疏忽，造成差错，这是多收您的××元，请原谅。" 有顾客故意为难或辱骂时： "您这样说就不太礼貌了，我们之间应相互尊重。" "请您理解和支持我们的服务工作。"	要求和气待客，站在顾客的角度想问题，看问题，处理问题，不允许互相袒护，互相推诿，强词夺理，激化矛盾
道别用语	"这是您的药，请拿好！" "请慢走！" "请慢走，祝您早日康复！" "不客气，这是我们应该做的。"	要求谦逊有礼，和蔼亲切，使顾客感觉愉快和满意，不要不说话

五、实训提示

1. 通过观看实训课件和视频，使学生对药物服务礼仪有一个基本的认识。

2. 通过服务礼仪分解训练、情景模拟训练后，学生能在药学服务活动中提高自身的服务质量。

3. 实训后，能阐述药学服务基本礼仪的具体内容。

六、实训思考

1. 请阐述药学服务礼仪的一般要求。

2. 请复习药学服务道德和服务礼仪相关内容，阐述为何要树立良好的药学职业礼仪形象。

（马丽萍　顾继红）

第三章 药品基础知识

1. 掌握处方结构、处方书写规范和审核要点及调剂程序、药品说明书常用术语、药品标识知识；熟悉药品分类及管理方法；了解高警示药品分级及管理。

2. 初步学会审核处方要点和正确阅读药品说明书；会判断药品有效期、药品批准文号中字母的含义；能运用药品标识知识判断药品有效期、类别。知道运用特殊药品及药品分类管理办法。

3. 培养学生初步树立良好的药品质量与服务意识。

案例导入

某男性患者，12岁，发热伴有刺激性咳嗽去看门诊，医师诊断为大叶性肺炎，开具处方如下，请分析该处方是否合理。

Rp

盐酸左氧氟沙星注射液 0.2g×3 瓶
　　　　　　　　　　0.2g i.v.gtt.q.d
5%葡萄糖注射液 250mL
维生素 C 注射液　　0.5g ┐
　　　　　　　　　　　　├ i.v.gtt.q.d×3d
维生素 K_1 注射液　5 mg ┘

第一节　处方基础知识

一、概述

处方知识

1. 处方的概念和意义

处方（prescription）是医疗活动中关于药品调剂的重要书面文件。原卫生部《处方管理办法》（2007年版）中定义处方是指由注册的执业医师和执业助理医师（下简称医师）在诊疗活动中为患者开具的、由执业药师或取得药学专业技术职务任职资格的药学专业技术人员（下简称药师）审核、调配、核对，并作为患者用药凭证的医疗文书。处方包括医疗机构病区用药医嘱单。处方具有法律性、技术性和经济性的意义。

（1）法律性　《执业医师法》规定处方只能经注册执业医师和执业助理医师在注册地的医疗、预防、保健机构诊疗活动中方准开具。因开具处方或调配处方所造成的医疗差错或事故，医师和药师分别负有相应的法律责任。医师具有诊断权和开具处方权，但无调配处方权；药师具有审核、调配处方权，但无诊断权和修改处方权。

(2) 技术性　医师对患者做出明确的诊断后，在安全、有效、经济的原则下开具处方。药师应对处方进行审核，并按医师处方准确、快捷地调配，将药品发给患者应用，并进行必要的用药及贮存药品的说明。

(3) 经济性　处方既是药品消耗（尤其是贵重药品、医疗用毒性药品、麻醉药品、精神药品）等的原始资料，也作为预算及采购的依据及药品经济收入结账的凭证和原始依据，还是患者在治疗疾病，包括门诊、急诊、住院全过程中用药报销的真实凭证。

知识链接

处方笺上 R 的来历

R 是医师处方笺上的符号，意为"请取给"。R 的起源有两种说法。

1. 源于古罗马。据说 1700 年前的古罗马名医盖仑，曾历任几代罗马国王的御医，又是个博学多才的文学家和哲学家。他模仿古埃及神话中招福驱祸的医神豪拉斯的眼睛，创造出 R 符号，当作个人处方标记。这一符号迅速被后人接受，成为医师处方的独特标志。

2. 源于英国。R 是英文 recipe 的简写，意即"取下列药"。而英文 recipe 又是从拉丁文变化而来，拉丁文原意是"有求必应"。

2. 处方的种类

《处方管理办法》将处方分为麻醉药品处方、急诊处方、儿科处方和普通处方。印刷用纸根据实际需要用颜色区分，并在处方右上角上以文字注明。①普通处印刷用纸为白色。②急诊处方印刷用纸为淡黄色，右上角标注"急诊"。③儿科处方印刷用纸为淡绿色，右上角标注"儿科"。④麻醉药品和第一类精神药品处方印刷用纸为淡红色，右上角标注"麻、精一"；第二类精神药品处方印刷用纸为白色，右上角标注"精二"。

3. 处方的基本结构

处方格式由前记、正文和后记三部分组成。

(1) 前记　包括医疗、预防保健机构的名称，处方编号，费别，患者姓名、性别、年龄，门诊或住院病历号，科别或病室和床位号，临床诊断，开具日期等，并可添列专科要求的项目。麻醉药品、第一类精神药品和毒性药品处方还应当包括患者身份证号码、代办人姓名及身份证号码。

(2) 正文　处方的主要部分，以印刷在左上角的 Rp 起头，是拉丁文 recipe 的缩写，表示"请取"之意。正文包括药名、剂型、规格、数量、用法和用量。

(3) 后记　医师签名和/加盖专用签章，药品金额以及审核、调配、核对、发药的药学专业技术人员签名。各级医疗单位的处方格式可能有一定的差异，但基本上包括上述各项目。某医院处方如图 3-1。

目前，部分医疗单位已经使用电脑开具处方，根据国家《处方管理办法》(2007 年版)规定医师利用电脑开具、传递普通处方时，应当同时打印出纸质处方，其组成与手写处方一致；打印后纸质处方经签名或者加盖签章后有效。药师核发药品时，应当核对打印处方，无误调配药品，打印纸质处方与计算机处方同时收存备查。

取药窗口请看收据下方	×××××××医院处方签 普通	
费别　　　　公/自/保　　　　医疗证号　　　　　　　处方编号		
姓名　　　　　　　　　　　　性别　　　　　　　　　　年龄		
门诊或住院病历号　　　　　　科别　　　　　　　　　　自付比例		
日期		
临床诊断		
电话/住址		

Rp

医师	调配药师	药品金额：
审核药师	核对、发药药师	注射费
年-月-日	处方开具当日有效	西药

（本次诊疗药品总计：￥　　注射费总计：￥　　应付总计：￥）

图 3-1　医院处方样张

二、处方调剂操作规程

药师应当按照操作规程调剂处方药品。处方调配的一般程序是认真审核处方，准确调配药品，正确书写药袋或粘贴标签，注明患者姓名和药品名称、用法、用量；向患者交付药品时，按照药品说明书或者处方用法，进行用药交代与指导，对于不规范处方或者不能判定其合法性的处方，不得调剂。

1. 审核处方

审核处方是处方调配的重要环节，药师应确定处方内容正确无误后方可进行药品调配。药师应当认真逐项检查处方前记、正文和后记书写是否清晰、完整，并确认处方的合法性，尤其要注意处方类型（麻醉药品处方、急诊处方、儿科处方和普通处方）、开具时间、处方报销方式（公费医疗专用、医疗保险专用、自费等）医生签名或签章的规范性及备案留样的一致性。药师应当对处方进行适宜性审核，具体要求见本节处方审核内容。

2. 调配药品

处方经药师审核后才可调配，对处方所列药品不得擅自更改或代用，调配处方经过核对方可发药，处方审核、调配和核对人员应该在处方上签名或盖章，并按照处方管理规定保存处方，对效期在 6 个月以内临近有效期的药品，应该告知患者。对麻醉药品和第一类精神药品处方，处方的调配人、核对人应当仔细核对，签署姓名，并予以登记；对不符合本条例规定的，处方的调配人、核对人应当拒绝发药。药师应当对麻醉药品和第一类精神药品处方，按年月日逐日编制顺序号。调配中药饮片时，分剂量应当按"等量递减""逐剂复戥"的方法。有先煎、后下、包煎、冲服、烊化、另煎等要求的，应当另行单包并注明用法。

药师调剂处方时必须做到"四查十对"：查处方，对科别、姓名、年龄；查药品，对药名、剂型、规格、数量；查配伍禁忌，对药品性状、用法用量；查用药合理性，对临床诊断。

3. 药品交付及用药交代

调剂药师拿到调配好的药品后进行核对，在外包装上分别贴上用药标签，内容包含：姓名、用法、用量、贮存条件等；将所调配的药品逐一发放给患者，并进行用药交代。

用药交代是处方调剂的最后环节，药师应综合运用医药学知识，以简单明了、通俗易懂的语言或其他方式指导患者正确使用药物。用药交代的内容主要包括所调配药品的用法、用量、用药时间、药物剂型的正确使用、注意事项、配伍禁忌、药品存储方法及药品不良反应信息等。

三、处方审核

（一）处方审核概念

1. 处方审核定义

处方审核是指药师利用专业知识与实践技能，根据相关法律法规、规章制度和技术规范，对医师在诊疗活动中为患者开具的处方，进行合法性、规范性、适宜性审核，并做出是否同意调配与发药决定的药学技术服务。审核的处方包括纸质处方、电子处方和医疗机构病区用药医嘱单。

2. 网络处方审核

网上药店通过网络销售药品，应当由执业药师对其处方进行审核并监督调配，指导消费者合理用药。第三方平台提供者应对在平台的药品经营行为进行管理，保证符合法定要求。

（二）处方审核人员资质及软硬件要求

1. 处方审核资质要求

药师是处方审核第一责任人，应当对处方内容逐一审核。未经审核的处方不得收费和调配。审方药师应该具备以下资格才有审方权限：①取得药师及以上药学专业技术职务任职资格。②具有3年以上临床用药门诊、急诊或病区处方调剂经验，接受过处方审核相应岗位的专业知识培训并考核合格。

2. 处方审核硬件与软件要求

（1）处方审核硬件　处方审核平台需配置与医院工作相适应的审方专用服务器、提供相应的网络带宽。处方审核办公区配置满足审方工作需要的电脑，建立设备管理相关规章制度和标准操作规程。电脑连接内外网，电脑的配置需要满足全院医嘱快速审核及查阅的要求，保证查阅最新文献及指南或共识的需求。

（2）处方审核软件　医疗机构可以通过相关信息系统辅助药师开展处方审核，建议配备临床用药决策支持相关软件，一般由处方/医嘱实时自动审核、药师实时处方/医嘱审核、处方/医嘱点评、知识库维护与自定义、多院区管理、药品信息查询、统计分析和用户权限管理等八个模块组成。

合理用药影响因素较多，给药方案的确定需要全方位考虑。处方审核软件实际应用中不能完全做到有针对性的个体化分析，对于系统筛选出的不合理处方或系统不能审核的部分，应该由药师进行人工审核。药师在使用处方审方软件及人工审核的过程中应及时记录其存在的问题，适时归纳总结，定期更新完善处方审核系统规则库。

(三) 处方审核内容

根据《处方管理办法》，处方审核内容主要从处方合法性、规范性、用药适宜性等三方面进行严格审核，审核通过的处方才可进行药品调配。具体规则如下。

1. 合法性审核

合法性审核是处方审核的重要前提，应审核处方开具人是否根据《执业医师法》取得医师资格并且执业注册；处方开具时，处方医师是否符合《处方管理办法》在执业注册地点取得处方权；麻醉药品、第一类精神药品、医疗毒性药品、放射性药品、限制使用的抗感染药品处方，是否由具有相应处方资质的医师开具。

2. 规范性审核

（1）处方规则　处方规范性审核，参照《处方管理办法》（2007年版）规定的第六条，处方书写应当符合下列十二项规则（表3-1）。

表3-1　处方书写基本要求

条款	基本内容	处置措施
一	处方记载的患者一般情况、临床诊断应清晰、完整，并与病历记载相一致	沟通 上报 拒绝
二	每张处方只限于一名患者的用药	拒绝
三	处方字迹应当清楚，不得涂改	修改并签名 签修改日期
四	使用经国务院食品药品监督管理部门批准并公布的药品通用名称、复方制剂药品名称	医疗机构或者医师、药师不得自行编制药品缩写名称或使用代号
	书写药品名称、剂量、规格、用法、用量要准确规范	沟通 拒绝
	药品用法可以用规范的中文、英文、拉丁文或者缩写体书写	不得使用"遵医嘱""自用"等含糊不清字句等
五	年龄必须写实足年龄，新生儿、婴幼儿写日、月龄，必要时注明体重	
六	西药、中成药可以分别开具处方，也可以开具一张处方	中药饮片应单独开具处方
七	化学药、中成药处方，每一种药品须另起一行	每张处方不得超过5种药品
八	中药饮片处方的书写，一般应当按照"君、臣、佐、使"的顺序排列 调剂、煎煮的特殊要求注明在药品右上方，并加括号，如布包、先煎、后下等	对饮片的产地、炮制有特殊要求的，应当在药品名称之前写明

续表

条款	基本内容	处置措施
九	一般应按照药品说明书中的常用剂量使用	特殊情况需超剂量使用时，应注明原因并再次签名
十	为便于药学专业技术人员审核处方，医师开具处方时，除特殊情况外必须注明临床诊断	
十一	开具处方后的空白处应画一斜线，以示处方完毕	
十二	处方医师的签名式样和专用签章必须与在药学部门留样备查的式样一致，不得任意改动	如改动应重新登记留样备案

(2) 处方内药品剂量与数量单位　引用《处方管理办法》（2007年版）规定之第七条。药品剂量与数量用阿拉伯数字书写，采用国际法定计量单位，具体见表3-2。

表3-2　处方中药品与剂量单位的规定

重量单位	容量单位	国际单位	中药饮片	片剂	胶囊剂	丸剂	颗粒剂	溶液剂	软膏乳膏剂	注射剂注明含量	中药饮片
克（g） 毫克（mg） 微克（μg） 纳克（ng）	升（L） 毫升（mL）	IU U	克（g）	片	粒	丸	袋	支 瓶	支 盒	支 瓶	剂

(3) 处方药物用量　引用《处方管理办法》（2007年版）规定之第十九条、第二十三条、第二十四条、第二十五条，见表3-3。

表3-3　处方药物用量规定

患者类型	普通处方（每张）	急诊处方（每张）	慢性病老年病特殊情况（每张）	麻醉药品注射剂处方			第一类精神药品注射剂处方				第二类精神药品注射剂处方	
				门诊急诊（每张）	缓控释制剂（每张）	其他剂型	门诊急诊（每张）	缓控释制剂（每张）	其他剂型	哌醋甲酯（仅限于儿童多动症）	门诊急诊（每张）	慢性病特殊情况
门急诊患者	<7日	<3日	适当延长医师注明	一次常用量	<7日	<3日	一次常用量	<7日	<3日	<7日	<7日	医师注明
门（急）诊癌症疼痛患者 中度慢性疼痛患者 重度慢性疼痛患者				<3日	<15日	<7日	<3日	<15日	<7日	<15日	—	
住院患者	逐日开具 1日常用量			逐日开具 1日常用量			逐日开具 1日常用量					

(4) 处方药物名称　《处方管理办法》规定医师为患者开具处方必须使用药品通用名，

药品通用名即中国药品通用名称（CAND），由国家药典委员会按照《药品通用名称命名原则》组织制定并报国家市场监督管理总局备案的药品的法定名称，是同一种成分或相同配方组成的药品在中国境内的通用名称，具有强制性和约束性。每一种药品只有一个通用名。处方中易混淆的中文药名对照，见表3-4。

表3-4 处方中易混淆的中文药名对照

阿拉明（抗休克药）与可拉明（中枢兴奋药）	培洛克（抗菌药）与倍他乐克（心血管药）
普鲁卡因（局部麻醉药）与普鲁卡因胺（抗心律失常药）	克林霉素（抗生素类）与克拉霉素（抗生素类）
他巴唑（抗甲亢药）与地巴唑（降压药）	立复欣（抗结核药）与立复汀（抗组胺药）
异丙嗪（抗组胺药）与氯丙嗪（抗精神病药）	赛福隆（头孢噻肟钠）与赛福宁（头孢唑林）
乙酰胺（有机磷中毒解毒药）与乙琥胺（抗癫痫药）	氟嗪酸（抗菌药）与氟哌酸（抗菌药）与氟哌醇（抗精神病药）
安定（抗焦虑药）与安坦（抗胆碱药）	特美力（环丙沙星）与特美汀（替卡西林/克拉维酸钾）
阿糖腺苷（抗病毒药）与阿糖胞苷（抗癌药）	安可欣（头孢呋辛）与安可来（呼吸系统药）

（5）处方缩写词 医师在书写处方正文时，如药物的用法（包括剂量、服用时间及次数）和调配方法等内容，有时还会采用拉丁文缩写或英文缩写表示。药师应掌握处方中常用的外文缩写并理解其中文含义。处方中常见的外文缩写及其中文含义，见表3-5。

表3-5 处方中常见的外文缩写及其中文含义

给药时间		给药剂型		给药途径		单位	
缩写	中文	缩写	中文	缩写	中文	缩写	中文
q. h	每1h	Aq	水剂	i. h.	皮下的	g	克
q. 4h	每4h	Cap	胶囊	i. m.	肌内注射	kg	千克
q. d.	每日	Inj.	注射剂	i. v.	静脉注射	mg	毫克
q. n	每晚	Liq	液体	iv. gtt.	静脉滴注	μg	微克
b. i. d.	每日2次	Mist	合剂	p. o.	口服	IU	国际单位
t. i. d.	每日3次	Sol.	溶液	O. D.	右眼	L	升
q. i. d.	每日4次	Tab	片剂	O. S.	左眼	mL	毫升
q. o. d.	隔日1次	ung.	软膏剂	O. L.	左眼	U	单位
p. r. n.	必要时	Collum.	洗鼻剂	O. U.	双眼	Dim	一半
s. t.	立即	Supp.	栓剂				
a. c.	餐前	NS	生理盐水				
p. c.	餐后	OTC	非处方药				
a. m.	上午						
p. m.	下午						

3. 用药适宜性审核

药师应当对处方用药适宜性进行审核，审核内容包括：①处方用药与临床诊断的相符性；②剂量、用法和疗程的正确性；③选用剂型与给药途径的合理性；④有无重复给药现象；⑤规定必须做皮试的药品，处方医师是否注明过敏试验及结果的判定；⑥有无潜在临床意义的药物相互作用和配伍禁忌等。对住院医嘱审核还需要关注给药间隔、溶剂选择等。

（1）处方用药与临床诊断的相符性　处方用药须与临床诊断密切相符，医师开具的处方在病情与诊断栏中明确记录对患者的诊断。药师应审查处方用药与临床诊断的相符性。

1）无适应证用药：如流感的病原体主要是流感病毒 A、B、C 型及变异型，在临床上无明显感染指征（白细胞计数、C 反应蛋白正常）却给予抗菌药物治疗。

2）无正当理由超说明书用药：一般而言，超说明书用药容易导致不良反应。但临床上时有采用超说明书用药情况，在此情形下，用药时必须考虑患者利益，权衡利弊，同时必须有充分循证医学证据。

  课堂活动

> 某男，57 岁，因骨质疏松症住院，医师开出规格 10 mg 阿托伐他汀片剂，请分析此处方是否合理。

3）过度治疗用药：如滥用抗菌药、糖皮质激素、人血白蛋白、肿瘤辅助治疗药物等，无治疗指征盲目补钙等。

4）有禁忌证用药：忽略药品说明书的提示，忽略病情和患者的基础疾病。如抗胆碱药和抗过敏药用于伴有青光眼、良性前列腺增生患者，导致尿失禁；治疗感冒的减轻鼻充血药伪麻黄碱用于伴有严重高血压患者，容易导致高血压危象。

（2）用药剂量、用药方法是否正确　药师应掌握药品说明书推荐的剂量和用法。对特殊人群尤其要注意，对肝肾功能不良的患者，采用减少药物剂量或延长给药间隔时间，在保证治疗的同时，减少药品的不良反应；老年人由于肝肾功能减退，用药剂量应酌减；儿童用药应按说明书推荐剂量，或按照儿童体重或体表面积调整剂量。

  导入案例分析

> 此处方判定为用药不适宜处方。左氧氟沙星禁用于 18 岁以下患者；维生素 C 与维生素 K_1 为配伍禁忌，混合后会出现浑浊，原因是维生素 C 具有还原性，维生素 K_1 具有氧化性，配伍后会出现氧化还原反应，降低疗效。

（3）剂型选择和给药途径是否合理　药物剂型选择与临床疗效的关系非常密切。相同药物不同的剂型，药理作用可能不同，比如：硫酸镁静脉注射可用于妊娠高血压，口服则用于导泻，外用可消肿。因此，药师应掌握各种剂型及不同给药途径的特点，正确审核处方。根据临床治疗需要选择合理的给药途径，能口服不肌内注射，能肌内注射不输液。

（4）是否存在重复给药　我国药品一药多名的现象比较严重，同一通用名药品常有多种不同的商品名，少则几个，多的有几十个甚至上百个，在临床用药上存在较大的安全隐患，容易导致重复用药。在批准的中成药中,尤其是中西药复方制剂,含有化学药,这类制剂不能作为一般中成药使用。临床中药、化学药联合应用和复方制剂的出现,合并使用两种或多种药物现象增多,因此需要格外注意,避免重复用药(表3-6)。

表 3-6 常用中成药中含有的化学药成分

类别	中成药品名	含化学药成分
抗感冒药	维 C 银翘片	对乙酰氨基酚、马来酸氯苯那敏、维生素 C
补虚药	维血康糖浆	硫酸亚铁
降压药	珍菊降压片	盐酸可乐定、氢氯噻嗪
消化用药	正胃片	次硝酸铋、氧化镁、氢氧化铝
降糖药	消渴丸	格列本脲
平喘药	苏菲咳糖浆	盐酸麻黄碱、氯化铵
五官科用药	鼻炎康片	马来酸氯苯那敏
儿科用药	龙牡壮骨颗粒	维生素 D_2、葡萄糖酸钙
儿科用药	复方小儿退热栓	对乙酰氨基酚
外用药	麝香活血化瘀膏	盐酸苯海拉明、盐酸普鲁卡因

(5)对规定必须做皮试的药品,处方医师是否注明过敏试验及结果判定 有些药品如抗生素中 β-内酰胺类的青霉素等,氨基糖苷类的链霉素,以及含碘对比剂、局部麻醉药、生物制品(酶、抗毒素、类毒素、血清、菌苗、疫苗)等药品在给药后极易引起过敏反应,甚至出现过敏性休克。为安全起见,必须根据情况在注射给药前进行皮肤敏感试验,皮试后观察 15~20 min,以确定阳性或阴性反应。青霉素处方样张见图3-2。

取药窗口请看收据下方				
××××××医院处方签				普通
费别:	☑ 医保 □ 自费		处方编号:	
姓名:		性别:女 年龄:56	日期: 年 月 日	
门诊或住院病:			科别(病区/床位号):	
临床诊断:				
电话/住址:				
Rp	① 0.9%生理盐水250mL×1瓶 青霉素钠80万U×6瓶 /i.v.gtt AR(±) Sig: 640万U			
			此信息是由医师开写皮试单,经护士皮试操作观察结果反馈给医师,然后医师填写签章。药师应根据阴性标记,审核发药。	

图 3-2 青霉素处方样张

对青霉素、头孢菌素、破伤风抗毒素等易致过敏反应的药品，注意提示患者在用药前（或治疗结束后再次应用时）进行皮肤敏感试验，在明确药品敏感试验结果为阴性后，再调配药品；对尚未进行皮肤敏感试验者、结果阳性或结果未明确者拒绝调配药品，同时注意提示有家族过敏史或既往有药品过敏史者在应用时提高警惕性，于注射后休息并观察 30 min，或采用脱敏方法给药。

鉴于各药品生产企业的产品质量标准不同而对皮肤试验的要求不一，药师在用药前应仔细查阅最新版《中华人民共和国药典临床用药须知》、官方的药物治疗指南、药品说明书和国内外文献。表 3-7 仅供参考。

表 3-7 部分需要进行皮试的药物

药物名称	皮试药液浓度/mL	给药方法与剂量
青霉素钠注射剂	500 U	皮内注射 0.1 mL 划痕 1 滴
普鲁卡因青霉素注射剂	500 U	皮内注射 0.1 mL
胸腺素注射剂	25 μg	皮内注射 0.1 mL
白喉抗毒素注射剂	稀释 20 倍	皮内注射 0.1 mL
破伤风抗毒素注射剂	75 U（稀释 20 倍）	皮内注射 0.1 mL
多价气性坏疽抗毒素注射剂	250 U（稀释 20 倍）	皮内注射 0.1 mL
抗蛇毒血清注射剂	稀释 20 倍	皮内注射 0.1 mL
抗炭疽血清注射剂	稀释 20 倍	皮内注射 0.1 mL
抗狂犬病血清注射剂	20 U（稀释 20 倍）	皮内注射 0.1 mL
肉毒抗毒素注射剂	稀释 10 倍	皮内注射 0.05 mL
胸腺素生成素	0.1 mg	皮内注射 0.1 mL（0.01 mg）

（6）有无潜在临床意义的药物相互作用和配伍禁忌 药物相互作用和配伍禁忌也属于用药适宜性内容，鉴于这部分内容层次较多、篇幅较大，所以请参阅相关专业著述。

（7）住院医嘱审核 由于住院患者一般病情较复杂，给药种类较多，需要审核的内容有所增加，应关注的点与门诊处方也有所不同。住院医嘱的审核重点除以上内容外，还应包括：

1）审核药物选择适宜性：例如，外科手术患者，预防用药，原则上选择第一、第二代头孢菌素，尤瑞克林、奥扎格雷用于脑梗死的急性期，银杏二萜内酯用于脑梗死的恢复期。

2）审核给药时间间隔：例如，将 β-内酰胺类抗菌药物每天 1 次给药，这种给药方法是错误的。β-内酰胺类抗菌药物属于时间依赖性抗菌药物，大部分 β-内酰胺类抗菌药物的半衰期较短，临床疗效由血清游离的药物浓度大于最低抑菌浓度（MIC）所持续的时间决定。增加单次给药剂量一般不改善疗效，只有当血药浓度高出最低抑菌浓度 4～5 倍时疗效明显，每天 1 次给药，血药浓度提高，疗效不明显增加；药物的血药浓度高于 MIC 持续时间应大于给药期间的 40%～50% 时疗效才明显，故除头孢曲松钠、头孢尼西钠外，一般需要把 1 天总剂量间隔 6～8 h 给予。喹诺酮类、氨基糖苷类抗菌药物可每日给药 1 次，这些抗菌药物属于浓度依赖性抗菌药物，杀菌作用取决于峰浓度，与作用时间关系不密切。单次给药既可明显提高抗菌活性，又能降低细菌耐药与不良反应。抗菌药物给药频次不建议写成 bid， tid，建议医嘱为 q12 h，q8 h。

3）审核相互作用和配伍禁忌：例如，应避免繁殖期杀菌剂与速效抑菌剂联用，若必须联用，可先用杀菌剂，间隔一段时间后，再使用抑菌剂。克林霉素、红霉素、四环素与茶碱联合应用时，可抑制茶碱代谢，使其血药浓度升高，药理作用和毒性作用增强，甚至出现不良反应，因此与茶碱联用时，应适当降低茶碱剂量。

4）溶剂适宜性的选择：药物说明书明确规定调配溶剂的，应严格根据要求选择溶剂。例如，青霉素类及其酶抑制剂中除苯唑西林等有耐酸性质，可用葡萄糖注射液为溶剂外，其余均不耐酸，宜选用 pH 中性的氯化钠注射液来稀释。头孢菌素类溶剂的选择主要还是根据药物的稳定性来考虑，如头孢地秦在葡萄糖注射液中稳定性差，需用氯化钠注射液稀释。

5）溶剂量的选择：有些药物说明书明确规定了调配溶剂量，应严格根据要求进行调配。有些药物说明书未直接规定溶剂量，而是对调配后最终浓度做出了要求。溶剂量过大，药物的输注时间延长，药物分解可能导致药物疗效降低，毒性反应增加；溶剂量过小，药物浓度过高，会产生注射部位局部刺激和机体的不耐受，增加不良反应的发生率，给患者带来严重的后果。

6）审核化疗方案：例如，细胞毒药物应根据患者的体重、体表面积、年龄、肝肾功能和其他生理信息进行用药量的计算与核对。审核是否给予化疗所需的辅助药物，如预处理、水化、膀胱保护等，联合用药时给药顺序是否合理。

7）审核肠外营养液用药：医嘱各营养元素选择是否合理，计算用量是否准确。

8）审核用药疗程：超疗程用药可导致药物在体内蓄积产生毒副作用，也会给患者和社会带来沉重的医疗经济负担。例如，Ⅰ类切口手术，预防用抗菌药物疗程应控制在 24 h，有异物植入的最长不得超过 48 h，延长用药时间并不能进一步提高预防效果，且预防用药时间超过 48 h，耐药菌感染机会增加。

（8）其他用药不适宜情况　特殊处方急症处方，急症用药应使用急症处方，应在处方的左上角加写"急！"或"Cito"（急速地）。药师见此处方应优先配发药品。专用处方开写麻醉药品、精神药品、毒性药品须用专用处方。

原则上不得跨科开药，如内科医师开写妇产科用药等。处方结束和签名处方正文以下空白处以划杠作为正文结束，防止他人擅自添加。医师不可请他人代写处方内容而自己签名。

（四）审核结果

1. 审核结果的判读

处方审核结果分为合理处方和不合理处方。不合理处方包括不规范处方、用药不适宜处方及超常处方。不合理处方原因分析，见表 3-8。

表 3-8　不合理处方原因分析

序号	不规范处方	用药不适宜处方	超常处方
1	处方的前记、正文、后记内容缺项，书写不规范或者字迹难以辨认	适应证不适宜的	无适应证用药
2	医师签名、签章不规范或者与签名、签章的留样不一致	遴选的药品不适宜	无正当理由开具高价药

续表

序号	不规范处方	用药不适宜处方	超常处方
3	药师未对处方进行适宜性审核(处方后记的审核、调配、核对、发药栏目无审核调配药师及核对发药药师签名,或者单人值班调剂未执行双签名规定)	药品剂型或给药途径不适宜	无正当理由超说明书用药
4	新生儿、婴幼儿处方未写明日、月龄	无正当理由不首选国家基本药物	无正当理由为同一患者同时开具两种以上药理作用相同药物
5	西药、中成药与中药饮片未分别开具处方	用法、用量不适宜	
6	未使用药品规范名称开具处方	联合用药不适宜	
7	药品的剂量、规格、数量、单位等书写不规范或不清楚	重复给药	
8	用法、用量使用"遵医嘱""自用"等含糊不清字句	有配伍禁忌或者不良相互作用	
9	处方修改未签名并注明修改日期,或药品超剂量使用未注明原因和再次签名	其他用药不适宜情况	
10	开具处方未写临床诊断或临床诊断书写不全的		
11	单张门急诊处方超过五种药品		
12	无特殊情况下,门诊处方超过7日用量,急诊处方超过3日用量,慢性病、老年病或特殊情况下需要适当延长处方用量未注明理由		
13	开具麻醉药品、精神药品、医疗用毒性药品、放射性药品等特殊管理药品处方未执行国家有关规定		
14	医师未按照抗菌药物临床应用管理规定开具抗菌药物处方		
15	中药饮片处方药物未按照"君、臣、佐、使"的顺序排列,或未按要求标注药物调剂、煎煮等特殊要求		

2. 对审核结果的处理

(1)药师经处方审核后,认为存在用药不适宜时,应当告知处方医师,请其确认或者重新开具处方。如确需治疗需要,请医师再次确认后签上姓名和日期。

(2)药师发现严重不合理用药或者用药错误,应当拒绝调剂,及时告知处方医师并应当记录,按照有关规定报告。

(3)对审核发现的不规范处方,应及时告知相关医师,修改处方并再次签上姓名和日期。

(4) 药师应及时记录处方差错并登记处理结果。

(5) 每季度公布处方审核和处方点评结果，通报不合理处方并提出质量改进建议。

四、医院处方点评管理

1. 处方点评概念及意义

处方点评是根据相关法规、技术规范，对处方书写的规范性及药物临床使用的适宜性（药物选择、给药途径、用法用量、药物相互作用、配伍禁忌等）进行评价，发现存在或潜在的问题，制定并实施干预和改进措施，促进临床药物合理应用的过程。

处方点评一般都在医院进行，是医院医疗质量持续改进和药品临床应用管理的重要组成部分，是提高临床药物治疗学水平的重要手段。处方点评应坚持科学、公正、务实的原则。

2. 处方点评方法

国家在2010年出台了《医院处方点评管理规范（试行）》，要求医院需要建立由医院药学、临床医学、临床微生物学、医疗管理等多学科专家组成的处方点评专家组，为处方点评工作提供专业技术支持。

医院药学部门应当会同医疗管理部门，根据医院诊疗科目、科室设置、技术水平、诊疗量等实际情况，确定具体抽样方法和抽样率，其中门急诊处方的抽样率不应少于总处方量的1‰，且每月点评处方绝对数不应少于100张；病房（区）医嘱单的抽样率（按出院病历数计）不应少于总医嘱量的1%，且每月点评出院病历绝对数不应少于30份。

3. 处方点评结果判定

处方点评结果分为合格处方以及不合格处方。在点评过程中不合格处方包括不规范处方、用药不适宜处方及超常处方。表3-8中列出了以上三种情形的具体内容，符合所列条件之一，进行归类判断。比如，处方的前记、正文、后记内容缺项，书写不规范或者字迹难以辨认的属于不规范处方。

4. 对不合理处方的处理

审核发现的不合理处方，应按照《医院处方点评管理规范（试行）》进行干预处理。医院药学部门应会同医疗管理部门对处方点评小组提交的点评结果进行审核，定期公布处方点评结果，通报不合理处方；根据处方点评结果，对医院在药事管理、处方管理和临床用药方面存在的问题，进行汇总和综合分析评价，提出质量改进建议；发现可能对患者造成损害的，应当及时采取措施，防止损害发生。对不合理处方开具和审核所涉及医师和药师，采取教育培训、批评等措施；对患者造成严重损害的，卫生行政部门应当依法给予相应处罚。

第二节　药品说明书

如何阅读药品说明书

一、概述

药品说明书是药物信息情报最基本、最重要的来源。它与药品的研制、生产、销售、贮运、使用等众多环节密切相关，在药品流通领域，药品说明书可指导人们正确地销售、贮藏、保管和调剂药品，在医疗上，它是具有法律意义的重要文件，是指导临床用药、患者治疗的主要依据。药品说明书的内容是在新药研究中形成的，包括临床前研究和临床研究的各项结论，是药品报请审批的必备材料之一。生产厂家不仅对药品质量负责，而且对于产品的说明书内容是否符合要求和真实也要负责。

药品说明书是在药品注册时由申请人（药品生产企业或者研发者）提出，由国家食品药品监督管理总局审核批准的具有法律效力的文件，是上市后药品使用的依据，其内容不得自行修改。药品说明书的撰写应遵循以下原则：资料要真实、准确、科学，文字表达要简明易懂，计量单位要统一，记载项目要全面。

二、药品说明书的内容

药品说明书由药品生产企业依照国家规定格式要求，以及批准内容编写，上市销售药品的最小包装中应含有药品说明书。说明书格式、内容和撰写要求由国家药品监督管理部门制定并发布。

我国2019年颁布的《药品管理法》第49条规定，药品标签或者说明书应当注明药品的通用名称、成分、规格、上市许可持有人及其地址、生产企业及其地址、批准文号、产品批号、生产日期、有效期、适应证或者功能主治、用法、用量、禁忌、不良反应和注意事项。标签、说明书中的文字应当清晰，生产日期、有效期等事项应当显著标注，容易辨识。麻醉药品、精神药品、医疗用毒性药品、放射性药品、外用药品和非处方药的标签、说明书，应当印有规定的标志。中药制剂说明书还应包括主要药味（成分）性状、药理作用、贮藏等。

1. 化学药品说明书内容

根据国家药品监督管理局《化学药品和治疗用生物制品说明书规范细则》规定，化学药品说明书格式应注明核准和修改日期，特殊药品和外用药品等应标注标识，在说明书标题下写明：请仔细阅读说明书并在医师指导下使用等，并写出警示用语。完整的说明书应包含以下内容：【药品名称】【成分】【性状】【适应证】【规格】【用法用量】【不良反应】【禁忌】【注意事项】【孕妇及哺乳期妇女用药】【儿童用药】【老年用药】【药物相互作用】【药物过量】【临床试验】【药理毒理】【药代动力学】【贮藏】【包装】【有效期】【执行标准】【批准文号】【生产企业】。

2. 中药、天然药物说明书内容

中药、天然药物说明书格式与化学说明书格式类似，主要内容也相同，但必须注明功能主治。如某一项目尚不明确，应注明"尚不明确"字样；如明确无影响，应注明"无"。说明书应涵盖以下内容：【药品名称】（通用名称、汉语拼音）【主要成分】【性状】【功能主治】/【适应证】【规格】【用法用量】【不良反应】【禁忌】【注意事项】【孕妇及哺乳期妇女用药】【儿童用药】【老年用药】【药物相互作用】【临床试验】【药理毒理】【药代动力学】【贮藏】【包装】【有效期】【执行标准】【批准文号】【生产企业】。

课堂活动

请收集化学药品（如对乙酰氨基酚片）和中药（如复方丹参滴丸）的说明书各1份，对比2份说明书格式和内容的差别。

三、药品说明书术语解读

药品说明书的内容及所用术语,国家药品监督管理局也做出了明确详细的规范,现对其主要术语及内容阐述如下:

1. 核准日期和修订日期

核准日期是指国家市场监督管理总局批准该药品注册的日期。修订日期是指该药品说明书的修订被国家市场监督管理总局核准的日期。核准日期和修订日期印制在说明书首页左上角,修订日期位于核准日期下方。

2. 特殊药品、外用药品标识

麻醉药品、精神药品、医疗毒品和放射性药品等特殊药品和外用药品等专业标识在说明书首页右上方标注。

3. 说明书标题

"×××说明书"中的药品名称应采取通用名称,"请仔细阅读说明书并在医师指导下使用"此内容必须标注,并印刷在说明书标题正下方。

4. 警示语

该药所具有的严重不良反应、禁忌、使用对象范围及潜在危害等,有该内容的,应当在说明书标题下以醒目的黑体字注明。无该内容的,可以不列。

5. 药品名称

药品名称是药品标签上的主要内容,药品的名称又可分为通用名、商品名、外文名、汉语拼音名及其化学名称等。药品说明书不能只注明商品名,必须标明通用名。药品的通用名必须采用国家批准的法定名称并用中文显著标示,如同时有商品名,二者的比例不得小于1:2。曾用名已停止使用。剂型名称应与药典一致。对非药典收载的化学药品,其通用名需采用《中国药名通用名称》所规定的名称。

(1)通用名 药品的通用名是指在世界各国通用的名称,其特点是通用性,即不论何处生产的同种药品都可用的名称。我国在《药品管理法》中规定,凡是列入国家药品标准的名称就为药品的通用名称,也称"法定名称"。《药品管理法》规定药品的通用名不得作为药品商标使用。在药品的包装、标签及说明书上必须用中文显著标示药品的通用名。

(2)商品名(Trade Names) 又称商标名,即不同厂家生产的同一药物制剂可以起不同的名称,具有专有性质,不得仿。商标名通过注册即为注册药名(Registered Names)常用®表示。商品名在使用时要注意以下问题:①使用商品名的西药制剂必须在该商品名下方括号内标明其通用名称。药品的包装、说明书等在使用商品名时,必须注明通用名。如只印商品名,则无法断定其确切成分。②药品商品不得单独进行广告宣传。广告宣传需使用商品名时,必须同时使用通用名。

(3)外文名 为了避免药品名称的混乱对人们用药的潜在危害,世界卫生组织与各国专业术语委员密切协作,为每一种在市场上按药品销售的活性物质起一个世界范围内都可以接受的唯一名称,即药品的国际非专利名称(Intenational Nonproprietary Name,INN)。

(4)化学名 根据药品的化学结构,按照一定的命名原则所取的名称。

6. 成分

药品说明书应标明药品成分,以满足药品经营者、使用者的知情权。对单一化学药品需列出化学名称,如为盐,要列出盐的化学名称。复方制剂列出所含活性成分及其含量。制剂中如含有可能引起不良反应的辅料或成分,也需列出。中药的主要成分是指处方中所含的主要药味、有效部位或有效成分。中药复方制剂主要药味的排序要符合中医君、臣、佐、使组方原则，要与功能主治相符。

7. 性状

性状包括药品的外观、臭、味、溶解度及物理常数，依次规范性描述；性状应符合国家药品标准。

8. 药品的适应证

此项应科学客观地指出药品可用于哪些疾病的治疗或症状的改善，应按国家药品监督管理局批准内容书写，不得随意夸大，并注意区分治疗、缓解病的症状和作为疾病辅助治疗等三者间的不同，以保证用药安全有效。

9. 规格

化学药品和质量用生物制品最小计量单位（每支、每片）中含有主药的重量、含量或装量。生物制品应标明每支的效价。中药、天然药物处方药应与国家药品标准规格一致。同一药品企业生产的同一品种，如果规格或包装规格不同，应使用不同的说明书。

10. 用法用量

用药方法与用药剂量是药品说明书中的核心部分，是临床安全、有效用药的重要基础。用药方法应明确，详细列出口服、皮下注射、肌内注射、静脉注射、静脉滴注、外用、喷雾吸入、肛门塞入、阴道使用等用药途径和用药时间。应准确标明药物剂量，分清儿童、成人、老龄患者及性别的用量。有些药物的剂量分为负荷量及维持量，或必须从小剂量开始逐渐增量，或必须饭前、饭后、清晨、睡前服用者，应详细说明；需疗程用药则需注明疗程剂量、用法和期限。对需临用前配成溶液或加入静脉输液者，应特别注意列出所用溶剂配成的浓度及滴注速度，不同适应证、不同用药方法需分别列出。

11. 不良反应

药品不良反应是指药品在用于预防、诊断、治疗疾病、调节生理机能的过程中，正常用法用量的情况下出现对人体有害或与使用目的无关的反应。药品不良反应是药品说明书中最重要的组成部分之一，在药品说明书中应客观、公正、实事求是、全面列出药品可能发生的不良反应以及其发生的严重程度，发生的频率、补救措施。避免只强调药物"治病"的一面，忽视药物"致病"的另一面，这样才能最大限度地减少对人类的不利影响，为药物的安全性提供强有力的保证。

12. 禁忌

本项目是表明禁止应用该药品的人群或疾病情况，并尽量阐明其原因。与不良反应或注意事项不同，不能将其内容纳入以上两项，应按规定在说明书中单列一项。本部分内容应加粗字体印刷。

13. 注意事项

此项包括内容较多，如影响药物疗效的因素（食物、烟、酒、饮料、病史等），需要慎用的情况（肝、肾功能等），用药过程中需观察的情况（过敏反应，定期查血象，肝、肾功能等），以及用药对于临床检验的影响等。过去的说明书编写中，注意事项一栏还包括孕妇、哺乳期、儿童、老年人用药差异，药物相互作用，用药过量等内容也包括在注意事项中。按照药品监督管理局新的细则规定，应单列各项编写，尤其是"孕妇及哺乳期妇女用药""药物相互作用"两项不可缺少，如缺乏可靠实验或文献依据，应注明"尚不明确"字样，其他项如"儿童用药""老年患者用药""药物过量"，若缺乏可靠文献或实验数据，可以不写，说明书中不再保留该项标题。

14. 孕妇及哺乳期妇女用药（限处方药）

应着重说明药品对妊娠、分娩及哺乳期母婴的影响，并写明可否应用本品及用药注意事项。未进行该项实验且无参考文献的，应当予以说明。如该人群用药需注意的内容，应该在【注意事项】项下予以说明。

15. 儿童用药（限处方药）

本部分主要包括儿童由于生长发育而对于该药品在药理、毒理或药代动力学方面与成人的差异，并写明可否应用本品及用药注意事项。

16. 老年人用药（限处方药）

本部分主要包括老年人由于机体各种功能衰退而对于该药品在药理、毒理或药代动力学方面与成人的差异，并写明可否应用本品及用药注意事项。如是否对某中成药进行过该项研究，应对老年患者使用该药品的特殊情况予以说明，包括使用限制、特点监护需要、危险性、安全性和有效性等信息。

17. 药物相互作用

列出与该药产生相互作用的药品或药品类别，并说明相互作用的结果及合并用药注意事项。未进行该项试验且无可靠参考文献的，应当在该项下予以说明。

18. 临床试验

为本品临床试验概述，应当准确、客观地进行描述，包括临床使用的给药方法、研究对象、主要观察指标、临床试验结果、不良反应等。

19. 药理毒理（限处方药）

药物的药理作用包括临床药理和药物对人体作用的有关信息，也包括体外试验或动物实验的结果。毒理作用为非临床毒理研究结果，它可有助于判断药物临床安全性，一般包括致癌性、生殖毒性、遗传毒性、长期毒性和急性毒性等。

20. 药代动力学（限处方药）

化学药应当包括在体内吸收、分布、代谢和排泄的全过程及其主要的药代动力学参数，以及特殊人群的药代动力学参数或特征，说明药物是否通过乳汁分泌、是否通过胎盘屏障及血-脑屏障等。应以人体临床试验为主，如缺乏，可以列出非临床试验并加以说明。

21. 贮藏、包装和有效期

贮藏应与国家批准的该药贮藏项下内容一致。需要注明具体温度的，应按照《中国药典》中的要求进行标注。生物制品应当同时注明保存和运输的环境条件，特别应注明具体温度。

包装包括直接接触药品的包装材料和容器及包装规格，并按顺序表述。

有效期应以月为单位描述，可以表述为：××个月（×用阿拉伯数字表示）。

22. 药品的批准文号

药品的批准文号是指国家批准的该药品的生产文号，具体解释见第三节。

23. 生产企业

应当与《药品生产许可证》载明的内容一致，写清楚企业名称、生产地址、邮编、电话号码、网址等内容。

> **知识链接**
>
> **特殊剂型药物服药注意事项**
>
> 1. 糖浆剂　糖浆剂可在口咽部黏膜表面形成一层保护膜，从而快速缓解呼吸道症状，服药时不宜立即饮水，以免冲淡药物，降低药效。
>
> 2. 胶囊剂　宜用温开水送服，直接口服会使胶囊剂黏附在咽喉和食管壁上引起刺激、恶心等不适。
>
> 3. 包衣片　不宜在口中久含，以免包衣溶解影响药效，如掩盖药物味道，控制药物在一定部位释放等。
>
> 4. 泡腾片　宜溶解于温开水中后服药，如阿司匹林泡腾片、维生素C泡腾片等。
>
> 5. 粉剂　不宜直接给患者服用，应溶解在温开水中服用，避免呛入气管。

第三节　药品标识

药品标识

一、药品标识物

药品标识物是作为整体商品的药品的重要组成部分，是药品外在质量的主要体现，也是医师和药师决定用药和指导消费者购买选择的重要药品信息来源之一。对药品标识物的管理，是各国药事管理部门对药品监督管理的重要内容之一。药品的标识物包括两部分：一部分称为内包装（label），是指在药瓶、铝箔袋、锡管、铝塑泡眼上贴印的标签（俗称瓶签）；另一部分称为外包装（labeling），指外盒标签和药品说明书。图3-3是一药品的外包装盒。

（一）药品包装分类

1. 药品内包装

药品内包装是指直接与药品接触的包装，如安瓿、注射剂瓶等，也称为药包材。药包材应当能保证药品在生产、运输、贮藏和使用过程的质量并便于医疗使用。直接接触药品的包装材料和容器，应当符合药用要求，符合保障人体健康、安全的标准。对不合格的直接接触药品的包装材料和容器，由药品监督管理部门责令停止使用。

2. 药品外包装

药品外包装是指内包装以外的包装，按照由里向外分为中包装和大包装。外包装应根据药品的特性选用不易破损的包装，以保证药品在运输、贮藏、使用过程的质量。

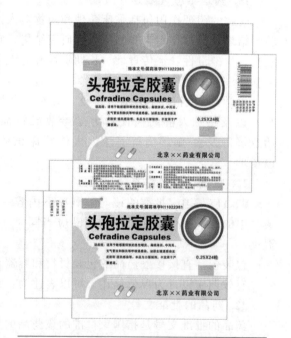

图3-3　药品外包装盒样张

3. 最小销售单元包装

药品的每个最小销售单元的包装必须按照规定印有或贴有标签并附有说明书。

(二) 药品包装的要求与作用

1. 药品包装的要求

药品包装应该根据所盛装药品的理化性质和剂型特点，分别采取不同措施。如遇光容易变质，暴露空气中容易氧化的药品，应该采取遮光密闭容器。瓶装液体药品应采取防震、防压措施。还有一些具体要求，比如药品包装必须加封口、封签、封条或者使用防盗盖、瓶盖套等；标签必须贴牢、贴正，不得与药品一起放入容器内。凡封签、标签、包装容器等有破损的，不得出厂和销售。

2. 药品包装的作用

符合国家药品包材质量要求的包装有利于保证药品质量，便于药品运输和贮存。需要冷冻、冷藏的药品包装上应当附有传感器和记录仪，全程记录药品存储温度。药品在流通中受运输条件、存储影响，药品包装应该与环境条件匹配。

二、药品标识物相关信息

1. 药品有效期

药品的有效期是药品被批准的使用期限，即指在一定的贮存条件下，能够保证药品质量的期限。我国《药品管理法》规定："未标明有效期或者更改有效期的药品按劣药论处"。根据这一规定，所有药品都要制定有效期，且应在药品说明书及标签（至每一最小包装单位上）标明该药品的有效期。有效期具体表述形式统一规定为：有效期至×年×月。

有效期并不等于保险期。因此，必须按药品性质于规定条件下予以贮存。例如，贮存温度和有效期有密切关系，温度超过规定，或保管不善，即使在有效期限内，也可能已降效或变质。

 知识链接

进口药品的失效期

进口药品的失效期，多用英文表示，也有用制造国的文字表示，如法文、日文、俄文、阿拉伯文等。

批号：我国药品的批号有一个按年月日排列的统一规定，即由批号可知其生产日期。而进口药品的批号往往由各国各厂家自行编号，多由字母与数字组成。

失效期：Expiry date (Exp. Date)；Expiration date；Expiring；Use before。

关于进口药品的失效期，各国各厂家表示方法不尽相同。大多数国家"年"用阿拉伯数字，"月"用英文缩写排在"年"之前。我国的药品批号表示法，顺序相反，即前两位表示"日"，中间两位表示"月"，后两位表示"年"。有的国家对有些药品用"Validity""Duration"来表示有效期，用"Use before"表示"在……之前使用"，如"Use before：Nov 94"即在1994年11月之前使用。有的说明书上用"Storage life"表示贮存期。

2. 药品批准文号

（1）批准文号概念 《药品管理法》规定，生产药品"须经国务院药品监督管理部门批准，并发给药品批准文号"。批准文号是国家市场监督管理总局发给生产企业批准药品生产的证明文件编号,它是药品生产合法性的标志。未经批准生产的药品以假药论处。

(2) 批准文号格式　我国现行的药品批准文号格式规定如下:国药准字+1位字母+8位数字,质量标准试行期的药品生产批准文号格式:国药试字+1位字母+8位数字。其格式和含义见表3-9和表3-10。

表3-9　国药准(试)字+1个字母

字	含义	+	字母	含义	举例
准	指国家批准正式生产的药品	+	H	化学药品	国药准字 H34022473（克霉唑乳膏）
		+	Z	中成药	国药准字 Z20040050（丁细牙痛胶囊）
		+	B	保健药品	国药准字 B20020858（大蒜油软胶囊）
		+	S	生物制品	国药准字 S10970047（人血白蛋白）
试	国家批准试生产的药品	+	F	药用辅料	国药准字 F20020032（明胶空心胶囊）
		+	J	进口分装药品	国药准字 J20130121（注射用头孢呋辛钠）

表3-10　国药准(试)字后8位数字

第1、第2位批准文号的来源		第3、第4位批准生产的公元年号	第5~8位批准当年顺序号		
10	原卫生部批准的药品	37	山东省		
19	2002年1月1日以前	41	河南省	案例一:肠胃宁胶囊(国药准字 220060120)	
20	国家食品药品监督管理总局	42	湖北省	案例二:布洛芬颗粒(国药准字 20066208)	
11	北京市	43	湖南省		
12	天津市	44	广东省		
13	河北省	45	广西壮族自治区		
14	山西省	46	海南省		
15	内蒙古自治区	50	重庆市		
21	辽宁省	51	四川省		
22	吉林省	52	贵州省		
23	黑龙江省	53	云南省		
31	上海市	54	西藏自治区		
32	江苏省	61	陕西省		
33	浙江省	62	甘肃省		
34	安徽省	63	青海省		
35	福建省	64	宁夏回族自治区		
36	江西省	65	新疆维吾尔自治区		

每种药品的每一规格发给一个批准文号。除经国家药品监督管理局批准的药品委托生产和异地加工外，同一药品不同生产企业发给不同的药品批准文号。

3. 药品批号

在规定限度内具有同一性质和质量，并在同一连续生产周期中生产出来的一定数量的商品为一批。每批药品均应编制生产批号，并将其印在药品包装上。药品的生产批号指用于识别"批"的一组数字或字母加数字，用以追溯和审查该批产品的生产历史。我国药品的批号一般用6位数字表示，前两位表示年份，中间两位表示月份，后两位有的表示产品在当月的批次。

药品批号的作用：①判断药品的生产历史；②在药品的抽样检验出现问题时，可根据药品的批号，将不合格药品的同一批次容易地查出，以保证人民的用药安全。

4. 药品商标

商标（Trade Mark）是指生产者、经营者为使自己的商品或服务与他人的商品或服务相区别，而使用在商品及其包装上或服务标记上的由文字、图形、字母、数字、三维标志和颜色组合，以及上述要素的组合所构成的一种可视性标志。世界知识产权组织（World Intellectual Property Organization，WIPO）对商标的定义为：商标是用来区别某一工业或商业企业或这种企业集团的商品的标志。

注册商标是指国家工商行政管理局商标局依照法定程序核准注册（即在商标局设置的《注册商标簿》上予以登记）的商标。按照法律的规定，商标一旦获准注册，注册人即享有该商标的专用权，任何人不经注册人同意，不得在相同或类似的商品上使用该商标或与该商标近似的商标。否则将构成商标侵权，要追究法律责任。注册商标有效期为10年。

我国《商标法实施细则》规定：药品必须使用注册商标。对进口药物不要求必须使用我国的商标，但进口药品在分装出售时，必须在其说明书或包装上注明原商标或使用分装企业的注册商标。在商标上使用的符号：通常有"TM"——商标符，指已经向商标局登记（申请注册）或持有人声明拥有权利的商品商标。Ⓡ为注册符，指已经商标局核准注册的商标。"TM"是TRADE MARK的缩写，美国的商标通常加注"TM"，并不一定是指已注册商标。Ⓡ是REGISTER的缩写，用在商标上是指注册商标的意思。我国《商标法实施条例》规定可以在商品、商品包装、说明书或者其他附着物上标明"注册商标"或者注册标记。注册标记包括注和Ⓡ。使用注册标记，应当标注在商标的右上角或者右下角。

5. 药品品牌

品牌是给拥有者带来溢价、产生增值的一种无形的资产，它的载体是用以和其他竞争者的产品或劳务相区分的名称、术语、象征、记号或者设计及其组合，增值的源泉来自消费者心中形成的关于其载体的印象。图3-4是一些世界著名的制药公司的品牌商标图。

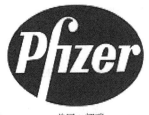

美国　辉瑞

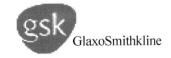

英国　葛兰素史克

图3-4

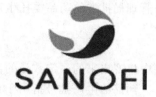
法国　赛诺菲-安万特

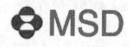
美国　默沙东

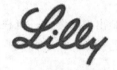
美国　礼来

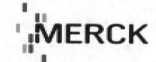
德国　默克

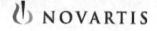
瑞士　诺华

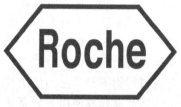
美国　强生

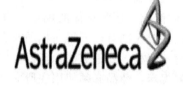
瑞士　罗氏

英国　阿斯利康

图 3-4　世界知名药企品牌商标

第四节　药品分类与管理

药品分类及其管理制度

一、药品的分类方法

药物商品是人类防病治病过程中必不可少的一大类商品，门类齐全，品种繁多，其生产、销售、消费特点各不相同。依据生产、经营、管理和使用的实际需要以及各自的特点，药物商品有多种分类方法，每种方法角度不同，各有侧重，但均以有利于本领域药物的管理和研究为目的。

1. 按药品商品来源分类

药品商品按来源不同，可分为动物性、植物性、矿物性、人工合成的药品和生物药品五大类，其中动物性、植物性和矿物性药品又可统称为天然药品。

生物药品是利用生物体、生物组织或其成分，综合应用生物学、生物化学、微生物学、免疫学、物理化学和药学的原理和方法进行加工、制造而成的一大类预防、诊断和治疗疾病的药物商品，主要包括生物制品与生化药品及其相关的生物医药产品。

生物制品是利用微生物（细菌、噬菌体、立克次体、病毒等）、微生物代谢产物、动物毒素、人或动物的血液或组织等经加工制成，作为预防、治疗、诊断特定传染病或其他有关疾病的免疫制剂以及血液制品，如抗生素、疫苗、免疫血清、重组DNA产品等。

2. 按药品剂型分类

在药剂学中，常按物质形态、分散体系或给药途径进行分类（表3-11）。

表3-11 药品按剂型分类

	制剂类型	分类	举例
药物制剂	注射剂	液体注射剂	小容量注射剂、输液剂
		固体注射剂	注射用无菌粉末
	口服制剂	固体制剂	片剂、丸剂、滴丸剂、颗粒剂等
		液体制剂	芳香水剂、糖浆剂、乳剂、合剂
	外用制剂	液体制剂	搽剂、洗剂、滴眼剂、滴鼻剂、灌肠剂等
		固体或半固体制剂	软膏剂、栓剂等
		气雾剂和喷雾剂	外用气雾剂和口腔气雾剂
	新剂型		缓释制剂、控释制剂、微型胶囊、脂质体、纳米制剂等

3. 按药品的特殊性分类

（1）特殊药品 是指需要特殊管理的药品，包括麻醉药品、精神药品、医疗用毒性药品、放射性药品和易制毒药品，这些药品标识见图3-5。

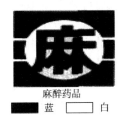
麻醉药品
■蓝 □白

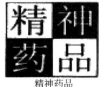
精神药品
■绿 □白

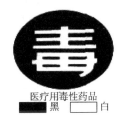
医疗用毒性药品
■黑 □白

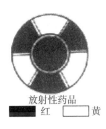
放射性药品
■红 □黄

图3-5 特殊药品标识图案

1）麻醉药品：指连续使用后易产生生理依赖性、能成瘾癖的药品。如阿片、吗啡等，医疗上使用的麻醉性镇痛药都是麻醉药品。如果不是为医疗、科研、教学上的正当需要，而是为嗜好供吸毒用，就是毒品。值得注意的是，麻醉药品与外科手术中所用的"能使感觉消失，特别是痛觉消失，以利于手术的药物"的麻醉药概念不同，勿混为一谈。根据国家发布的《麻醉药品品种目录》（2013年版）现行按麻醉药品管理的药物共有121种。

2）精神药品：指作用于中枢神经系统，使之兴奋或抑制，连续使用可产生精神依赖性的药品。精神药品与治疗精神障碍药或神经系统用药是两个不同的概念，不可混淆。根据对人体产生依赖性和危害人体健康的程度，精神药品分为第一类和第二类，《精神药品品种目录》（2013年版）共计149种。

3）医疗用毒性药品：指毒性剧烈，治疗剂量与中毒剂量相近，使用不当可使人中毒或死亡的药品。①毒性中药砒石（红砒）、白砒、砒霜、水银、生马钱子、生川乌、生草乌、生白附子、生附子、生半夏、生南星、生巴豆、斑蝥、青娘虫、红娘虫、生甘遂、生狼毒、生藤黄、生千金子、生天仙子、闹羊花、雪上一枝蒿、白降丹、蟾酥、洋金花、红粉、轻粉、雄黄，共28种。需要说明的是，上述中药品种是指原药材和饮片，不含制剂。②西药毒药去乙酰毛花苷C、阿托品、洋地黄毒苷、氢溴酸后马托品、三氧化二砷、毛果芸香碱、升汞、水杨酸毒扁豆碱、亚砷酸钾、氢溴酸东莨菪碱、士的宁、亚砷酸注射液、A型肉毒素及其制剂，共13种。

4) 放射性药品：指用于临床诊断或者治疗的放射性核素制剂或者其标记化合物。按放射性核素的不同分为13类。它们是 ^{32}磷、^{51}铬、^{67}镓、^{123}碘、^{125}碘、^{131}碘、^{131}铯、^{133}氙、^{169}镱、^{198}金、^{203}汞、^{99m}锝、^{133m}铟。

5) 易制毒药品：如麦角酸和麻黄素等物质。

(2) 普通药品　是指临床上已经广泛使用或使用多年的常规药品，如葡萄糖、乙酰水杨酸、阿莫西林等。它们一般毒性较小，不良反应较少，安全范围较大，技术含量也不高，市场上有多家企业生产或销售，产品进入市场比较容易，价格较低，临床已形成固定的用药习惯。目前，我国现有的药物商品大多为普通药品。

4. 按药品管理制度分类

药品分类管理是国际通行的管理办法。它是根据药品的安全性、有效性原则，依其品种、规格、适应证、剂量及给药途径等的不同，将药品分为处方药和非处方药并做出相应的管理规定。其核心是加强处方药的管理，规范非处方药的管理，减少不合理用药的发生，切实保证人民用药的安全有效。

(1) 处方药　处方药系指必须凭执业医师或执业助理医师处方才能购买和使用的药品。国外常用术语：Prescription Drug，Ethical (Ethic) Drug，Legend Drug 简称 R。处方药涵盖范围：国际规定管制的特殊药品（麻醉药品、精神药品、医疗用毒性药品）；新上市的新药，对其药理活性与不良反应还要进一步观察；药品本身毒性较大，如抗癌药等；治疗借助于诊断手段（光、电、核、声仪器或血、尿、粪、组织的生化分析）来确诊的疾病，并由医师开具处方，用于专属性强、病情严重而又需要医护人员监督指导使用的药品，如治疗心血管疾病的药品等；非肠道给药的制剂，主要是粉针剂、大输液及各类注射剂。

(2) 非处方药　非处方药是指不需要凭执业医师或执业助理医师处方即可自行判断、购买及使用的药品。国外常用的术语有：Nonprescfiption Drug（非处方药），Over the Counter Drug（柜台销售），其简写为OTC。目前OTC已成为国际通用的"非处方药"简称。国家非处方药专有标识：非处方药标识分甲类非处方药专有标识和乙类非处方药专有标识。甲类为红色椭圆形底阴文，乙类为绿色椭圆阴文（图3-6）。非处方药应具备应用安全、疗效确切、质量稳定和应用方便等特点。

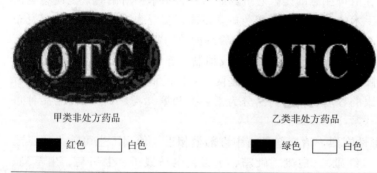

图3-6　非处方药的标识

处方药与非处方药的区别，如表3-12。

表3-12 处方药与非处方药的区别

不同点	处方药	非处方药
适用疾病类型	病情较重，需要医师	小伤病解除症状，慢性病维持治疗
取药凭证	医师处方	不需处方
取药地点	医院调剂室，药店（凭处方）	医院调剂室，药店、超市（乙类）
给药途径	根据病情和医嘱执行	口服、外用为主
专用标识	无	有
品牌保护方式	新药保护、专利保护	品牌
广告宣传范围	专业性医药报刊	大众传媒

课堂活动

药品分类训练

有如下5个药品，查询相关资料后，请按照药品商品来源、药品剂型、药品特殊性及药品管理制度等4个分类方法，将其归类：①藿香正气口服液；②维生素C片；③盐酸小檗碱片；④阿奇霉素注射液；⑤胰岛素注射剂。

二、药品的管理方法

1. 特殊药品的管理

《药品管理法》规定，在我国实行特殊管理的药品有麻醉药品、精神药品、医疗用毒性药品和放射性药品。

（1）麻醉药品和一类精神药品的贮存保管方法　①麻醉药品和一类精神药品必须严格实行专库（专柜）保管；二者可存放在同一专用库（柜）房内。麻醉药品和一类精神药品除了严格实行专库（柜）保管外，专库（柜）必须执行双人双锁保管制度，仓库内须有安全措施，如报警器、监控器。②按照药品的性质来决定贮藏条件，麻醉药品的大部分品种，特别是针剂遇光变质，故库（柜）应注意避光，采取遮光措施。③应建立麻醉药品、精神药品的专用账册，专人登记，定期盘点，做到账物批号相符，发现问题，立即报告当地卫生行政部门、公安机关、药品监督管理部门。④麻醉药品入库前，应坚持双人开箱验收、清点，双人签字入库制度。⑤要严格执行出库制度，麻醉药品、一类精神药品出库时要有专人进行核查并有第二人复核，发货人、复核人共同在单据上盖章签字。⑥由于破损、变质、过期失效，而不可供药用的品种，应清点登记，单独妥善保管，并列表上报卫生行政部门，听候处理意见。如销毁必须由卫生行政部门批准，监督销毁，并由监督销毁人员签字，存档备查，不能随便处理。⑦二类精神药品，也需要专柜加锁贮存。

（2）医疗用毒性药品的贮存保管方法　①毒性药品必须贮存于专用仓库或专柜加锁并由专人保管。库内需有安全措施，如警报器、监控器，并严格实行双人、双锁管理制度。②毒性药品的验收、收货、发货均应坚持双人开箱、双人收货发货制度并共同在单据上签名盖章。严防错收、错发，严禁与其他药品混杂。③建立毒性药品收支账目，定期盘点，做到账物相符，发现问题应立即报告当地主管部门。④对不可供药用的毒性药品，经单位领导审核，报当地有关主管部门批准后方可销毁并建立销毁档案，包括销毁日期、时间、地点、品名、数量、方法等。销毁批准人、销毁人员、监督人员均应签字盖章。

(3) 放射性药品的贮存保管方法　①放射性药品应严格实行专库（柜）、双人双锁保管，专账记录。仓库需有必要的安全措施。②放射性药品的贮存应具有与放射剂量相适应的防护装置；放置放射性药品的铅容器应避免拖拉或撞击。③严格出库手续，出库验发时要有专人对品种、数量进行复查。④由于过期失效而不可供药用的药品，应清点登记，列表上报，监督销毁，并由监督销毁人员签字备查，不得随便处理。

2. 处方药与非处方药的管理

根据《药品管理法》，国家对药品实行处方药与非处方药分类管理制度。根据药品的安全性、有效性原则，依其品种、规格、适应证、剂量及给药途径等的不同，将药品分为处方药和非处方药，非处方药分为甲、乙两类。①经营处方药、甲类非处方药的零售企业必须具有《药品经营企业许可证》。经省级药品监督管理部门或其授权的药品监督管理部门批准的其他商业企业可以零售乙类非处方药。②非处方药的包装印有国家指定的非处方药专有标识，必须符合质量要求，方便贮存、运输和使用。每个销售基本单元包装附有标签和说明书。③处方药必须凭执业医师或执业助理医师处方才可调配、购买和使用；非处方药不需要凭执业医师或执业助理医师处方即可自行判断、购买和使用。药师在调配处方药前，要对处方进行审核，根据处方管理办法，对不规范、不适宜的处方请医师修改并在修改处签字盖章，药师不得更改处方内容。④处方药与非处方药分区存放，内服药与外用药分柜存放，处方药不得采用开架自选的陈列方式。

3. 国家基本药物目录与国家基本医疗保险药品目录的管理

(1) 国家基本药物目录　"基本药物"概念由世界卫生组织于1977年提出，是指能够满足基本医疗卫生需求，剂型适宜、保证供应、基层能够配备、国民能够公平获得的药品。基本药物的主要特征是安全、必需、有效、价廉。目前，约有160个国家和地区拥有正式的基本药物目录。"国家基本药物"是适应我国基本医疗卫生需求，剂型适宜，价格合理，能够保障供应，公众可公平获得的药品。政府举办的基层医疗卫生机构全部配备和使用基本药物，其他各类医疗机构也都必须按规定优先使用基本药物。

基本药物的特征：疗效好，不良反应小，质量稳定，价格合理，使用方便等，其遴选原则是"临床必需、安全有效、质量稳定、价格合理、使用方便、中西药并重"。国家对列入基本药物的品种国家要保证生产和供应，公费医疗与劳保医疗以及社会医疗保险用药报销范围应先从《国家基本药物目录》中选用。国家基本药物目录（2018年版），分为化学药品和生物制品、中成药、中药饮片三个部分，其中，化学药品和生物制品417种，中成药268种（含民族药），共计685种。国家基本药物目录原则上3年调整一次。

(2) 国家基本医疗保险药品目录　基本医疗保险药品是为保障城镇职工医疗保险用药需要，合理控制药品费用，而规定的基本医疗保险用药的药品。其特征是临床必需、安全有效、价格合理、使用方便、市场能够保证供应。其遴选原则是《中国药典》（现行版）收载的药品；符合国家食品药品监督管理总局颁发标准的药品；国家食品药品监督管理总局批准正式进口的药品。分类及管理：《国家基本医疗保险药品目录》药品包括西药、中成药、中药饮片。这些药品在《国家基本药物目录》基础上遴选而定，并分为"甲类目录"和"乙类目录"。"甲类目录"的药品是临床必需、使用广泛、疗效好、同类药品中价格低的药品，其目录由国家统一制定,各地不得调整。"乙类目录"的药品是可供临床治疗选择使用,疗效好,同类药品中比"甲类目录"药品价格略高的药品,其目录由国家制定,各省、自治区、直辖市可根据当地经济水平、医疗需求和用药习惯,适当进行调整,增加和减少的品种数之和不得超过国家制定的"乙类目录"药品总数的15%。原则上国家目录每两年调整一次,各省、自治区、直辖市的《药品目录》也进行相应调整。

4. 高警示药品管理

高警示药品(High Alert Medications)是指药品在使用错误时,对患者有很高的造成明显伤害的危险,也被称为高危药品。高警示药品是美国医疗安全协会(Institute for Safe Medication Practices,ISMP)1995年开始使用的一种新的药品分类术语。该协会调研发现,多数致死或严重伤害的药品差错是由少数特定药物引起的。2003年ISMP第一次公布了高警示药品目录。在2008年ISMP确定的高警示药物目录中,排在前5位的高危药物分别是:胰岛素、阿片类麻醉药、注射用浓氯化钾或磷酸钾、静脉用抗凝药、高浓度氯化钠注射液(>0.9%)。中国药学会医院药学专业委员会《高危药品分级管理策略及推荐目录》,将高危药品分为A、B、C三级。

(1)高危药品分级 ①A级高危药品属于最高级别高危药品,一旦用药错误,患者死亡风险最高,必须重点管理和监护。如浓氯化钾注射液、皮下或静脉用胰岛素、高渗葡萄糖注射液(20%以上)、硫酸镁注射剂、静脉用普萘洛尔等。②B级高危药品使用频率较高,一旦用药错误,会给患者造成严重伤害,但伤害等级较A级低。如华法林、凝血酶冻干粉、静脉用催产素、放射性静脉造影剂等。③C级高危药品包含高危药品使用频率较高,一旦用药错误,导致患者伤害,但风险级别较B级低。如口服降糖药、中药注射剂、脂质体药品、口服化疗药品等。

(2)高危药品管理 为提升安全用药水平,避免这类药物对患者造成不必要的伤害,我国一些医院已经开始加强对高警示药品的管理,采用的一些措施包括:建立高警示药品目录;设立高警示药品专门贮存处,与普通日常用药区分,并设置清楚醒目的标识,专柜专用;药房发出的高警示药品必须有提示信息贴在配药瓶上,以对护理人员和患者起警示作用;建立双核对制度,在发放、取用、配制过程中由两人执行查对并签字;对一些高浓度药品限制并设立标准化的浓度;建立标准化的发药、配药等操作流程;发放高警示药品时必须进行详细交代,交代内容包括药物使用注意事项,每个药物另行制定。病区护理站如存有"高警示药品",应设立基数,护理人员每日三班清点并有完整记录,发现异常情况立即追查并报告护士长;在注射药品前护理人员对药品有不清楚或疑问时应询问医师及药师。护士注射高警示药品时应执行核对制度。在输液瓶(袋)贴上醒目的"高警示药品"标签,注射药品完整记录于病历上,并详细记录静脉滴速。如发生用药差错,应填写"用药差错记录表",及时通报差错情况并分析原因,以防同类情况再次发生。

课堂活动

高警示药品

结合已经学习过的药理学知识,思考胰岛素、阿片类麻醉药、注射用浓氯化钾或磷酸钾、静脉用抗凝药、高浓度氯化钠注射液等5种药物,为何被归类为高警示药品?这些药物临床使用出现错误时,可能导致哪些危害?

学习小结

本章内容是药学工作者必须掌握的基础专业知识，也是未来药学服务中最常用到的专业知识。学习本章，应掌握处方结构知识、处方书写规范、处方审核要点、药品说明书解读、药品标识知识，熟悉药品分类和管理方法等内容。为提高学习效果，需要同学们拓展一些学习资源，如学习国家《处方管理办法》《药品管理法》《药品经营质量规范》《药品说明书和标签管理规定》等药事管理法规知识，以利于加深对本章内容的理解，提升专业素养。

目标检测

一、最佳选择题（请选择一个最佳答案）

1. 以下项目与内容中，属于完整的处方的是（ ）。
   A. 医院名称、就诊科室和就诊日期
   B. 处方前记、处方正文和处方后记
   C. 患者姓名、性别、年龄和临床诊断
   D. 医师、配方人、核对人与发药人签名
   E. 药品名称、剂型、规格、数量和用法

2. 一般情况下，每张处方中开具的西药和中成药的总数目最多为（ ）。
   A. 2 种
   B. 3 种
   C. 4 种
   D. 5 种
   E. 6 种

3. 医生开具处方，必须使用药品的名称是（ ）。
   A. 药品商标名
   B. 药品习用名
   C. 药品通用名
   D. 药品化学名
   E. 药品俗名

4. 处方中常见外文缩写"Sig."，其含义是（ ）。
   A. 立即
   B. 溶液
   C. 必要时
   D. 软膏剂
   E. 标明用法

5. 关于处方用药剂量与剂量单位下列说法错误的是（ ）。
   A. 凡药典收载的品种，使用剂量应以《临床用药须知》剂量为准
   B. 药典未收载的，应以法定说明书所示剂量为准
   C. 医师超剂量使用应在剂量旁重签字
   D. 剂量书写一律用阿拉伯数字，用药剂量采用公制
   E. 注射剂一般注明支数、瓶数即可

6. 药品说明书是药物信息情报最基本、最重要的来源。以下哪项不属于化学药品说明书必须标明的内容？（ ）
   A. 药品名称
   B. 药品成分标识
   C. 药理作用及适应证
   D. 用法用量
   E. 功能主治

7. 药品名称是药品标签上的主要内容，药品说明书不能只注明商品名，必须标明何种名称（ ）。
   A. 通用名
   B. 商品名

C. 外文名 D. 化学名
E. 曾用名

8. 国际通用的非处方药的英文缩写是（　　）。
A. TOC B. TCO
C. OTC D. CTO
E. 以上均不对

9. 国家非处方药品目录的遴选原则是（　　）。
A. 购买方便，便于运输 B. 价格低廉，供应充足
C. 使用方便，不易变质 D. 疗效显著，患者易接受
E. 应用安全，疗效确切，质量稳定，使用方便

10. 以下药物，属于A级高危药品的是（　　）。
A. 浓氯化钾注射液 B. 华法林
C. 凝血酶冻干粉 D. 静脉用催产素
E. 阿司匹林片剂

二、配伍选择题（请从中选择一个与问题关系最密切的答案）

第1~5题
A. 3~7日量 B. 不超过2日常用量
C. 不超过2日极量 D. 不超过3日常用量
E. 不超过7日常用量处方限量

1. 普通药品（　　）。
2. 医疗用毒性药品（　　）。
3. 麻醉药品注射剂（　　）。
4. 第一类精神药品（　　）。
5. 第二类精神药品（　　）。

第6~10题
A. 是指收方、配方、核对、发药均有一人完成
B. 是指一人负责收方、配方，另一人负责核对、发药
C. 按处方书写的顺序取药，注意处方内容和配发药品的一致性
D. 应按照处方调配制度中的"三查七对"原则：查处方，对科别、姓名、年龄；查药品，对规格、用法、瓶签；查禁忌，对用量
E. 经复核，确认药品无误后，按方呼唤患者姓名，注意其性别、年龄相符后方可发药，并向患者说明用法和注意事项

6. 独立配方（　　）。
7. 协作配方（　　）。
8. 复核时（　　）。
9. 配方时（　　）。
10. 发药时（　　）。

三、多项选择题（从五个备选答案中选出两个或以上的正确答案）

1. 处方调配制度中的"四查十对"原则，其中"四查"是指（　　）。
A. 查处方 B. 查药品

C. 查标签   D. 查合理用药

E. 查禁忌

2. 一药品包装上包装数量标示为 25 mg×12 片/盒×10×30，则表示为（   ）。

A. 药品的规格是 25 mg   B. 中包装内有 10 小盒

C. 大包装中有 30 中盒   D. 药品的最小包装是 1 盒 12 片

E. 最小包装的药品规格和数量是 25 mg×12 片/盒

3. 药品说明书的意义体现在（   ）。

A. 药品说明书具有有效期

B. 是载明药品重要信息的法定文件

C. 能够用以指导安全、合理使用药品

D. 适时修改、包含最新的药物有效性和安全性信息

E. 包含药品安全性、有效性的重要科学数据、结论和信息

四、综合分析选择题（题目基于同一个临床情景、病例、实例或者案例的背景信息逐题展开，每题的备选项中，只有 1 个最符合题意）

处方用药须与临床诊断密切相符，医师开具的处方在病情与诊断栏中明确记录对患者的诊断。药师应审查处方用药与临床诊断的相符性，以加强合理用药的监控。

1. "坦洛新用于一位 65 岁女性高血压患者降压"的处方，应评判为（   ）。

A. 无适应证用药   B. 有禁忌证用药

C. 无正当理由超适应证用药   D. 无正当理由过度治疗用药

E. 联合用药不适宜且无明确指征

2. 一位患者咳嗽几日，无发热等症状，给予阿奇霉素口服，此处中应评判为（   ）。

A. 过度治疗用药   B. 无适应证用药

C. 有禁忌证用药   D. 联合用药不适宜

E. 无正当理由超适应证用药

实训三   如何阅读药品说明书

一、实训目标

1. 能熟练记忆药品说明书的结构，说出说明书包含的项目。
2. 能对同类型药物的说明书归纳比较。
3. 能正确地解读药品说明书。

二、实训条件

1. 模拟药房。
2. 模拟药店   包含 500 个品种以上的药物包装及说明书。

三、考核要点

1. 是否收集到同类药物 4 个品种的药品包装、标签、说明书。
2. 是否按照要求完成药品说明书的信息收集表。
3. 是否给予服务对象（购药人或家属）交代清楚以下内容。

（1）药品名称（商品名、通用名），理想的使用方法（给药途径、剂量、给药时间等）

和疗效。

（2）服药期间的注意事项，不良反应及其预防，药物治疗的自我监测方法，潜在的药物与药物、药物与食物之间的相互作用或其他治疗禁忌证等。

四、实训内容

1. 认识药品说明书的结构及内容

（1）从模拟药店货架上收集 4 个品种的药物的说明书，应为同一药理类型。

（2）依照药品说明书的结构及内容填写下列"药品说明书的信息收集表"。

2. 依据"药品说明书的信息收集表"的某一品种，向服务对象推荐药品，并给予指导。

药品说明书的信息收集表

结构					
1. 药品名称	通用名称				
	商品名称				
	外文名称				
	化学名				
2. 成分	成分 A	mg	mg	mg	mg
	成分 B	mg	mg	mg	mg
	成分 C	mg	mg	mg	mg
	成分 D	mg	mg	mg	mg
	成分 E	mg	mg	mg	mg
3. 性状					
4. 作用类别					
5. 适应证或功能主治					
6. 规格					
7. 用法					
8. 用量					
9. 不良反应					
10. 禁忌					
11. 注意事项	1.				
	2.				
	3. 老年人				
	4. 孕妇				
	5. 儿童				

续表

	结构			
12. 药品贮藏				
13. 有效期				
14. 批准文号				
15. 生产企业	企业名称			
	生产地址			
	电话号码			

五、实训提示

1. 通过解读说明书内容，加深对说明书基本术语的理解与掌握，提高指导患者合理用药的能力。

2. 实训后，学生能就说明书上所能获取的信息，正确地识别药品的名称（商品名、通用名、化学名）、药品的剂型、规格、临床应用、不良反应、有效期、批准文号、贮藏方法等基本信息。

3. 从说明书中了解服药期间的注意事项，药物作用机制、药物相互作用、配伍禁忌等信息。

六、实训思考

1. 请复习药品说明书内容，准确地表达说明书中各专业术语的含义。

2. 请查询国家有关《药品说明书和标签管理规定》文件，简述其主要内容。假设一名新药研发人员，如果要撰写完成说明书中所规定的适应证和不良反应的内容，你认为需要进行哪些药理实验？

实训四　处方审核与调配

一、实训目标

1. 能熟练地记忆处方调配五环节。
2. 能熟练地记忆在调剂处方过程中的"四查十对"。
3. 通过查阅医院门诊处方学生熟悉药房药品调配的程序、审核要点与注意事项。
4. 能简单开写处方。
5. 能依据处方实例，叙述处方调配过程。

二、实训条件

1. 模拟药房。
2. 模拟药店　包含500个品种以上的药物包装及说明书。
3. 实例处方及空白处方。
4. 35组案例（诊断、药品品名）。

三、考核要点

1. 考核记忆处方调配五环节"收方、划价、调配、核查和发药"。

2. 考核记忆"四查十对"。
3. 考核审阅"医院处方信息表"质量。
4. 考核叙述处方调配过程的质量。

四、实训内容

1. 记忆及考核处方调配五环节"收方、划价、调配、核查和发药"。
2. 记忆及考核"四查十对"及处方审核要点。

查处方，对科别、姓名、年龄；查药品，对药名、剂型、规格、数量；查配伍禁忌，对药品性状、用法用量；查用药合理性，对临床诊断。

3. 完成"医院处方信息表"（5张）。

医院处方信息表

四查十对		处方一	处方二	处方三	处方四	处方五
收方审核	前记					
	正文					
	后记					
查处方	科别					
	姓名					
	年龄					
查药品	药名					
	剂量					
	规格					
	数量					
查配伍禁忌	药品性状					
	用法用量					
查用药合理性	对临床诊断					

4. 规范书写处方练习：选取本项目中的处方案例素材2例，按照处方格式要求（参考本书普通空白处方），规范书写处方。

5. 对上述书写好的处方，叙述处方调配过程以及审核要点。

处方案例素材

病情及诊断	品名	规格	用法用量	备注
感冒 （呼吸内科）	阿莫西林胶囊	0.25 g×24 粒	0.5 g 4次/日　口服	男38岁
	去痛片	0.5 g×9 片	0.5 g 3次/日　口服	
	维生素C片	0.1 g×18 片	0.2 g 3次/日　口服	

续表

病情及诊断	品名	规格	用法用量	备注
急性咽炎 （呼吸内科）	六神丸	30 粒	5 粒 2 次/日　口服	女 32 岁
结膜炎；中耳炎 （五官科）	氯霉素滴眼液	10 mL×1 支	2 滴 4 次/日　点右眼	男 34 岁
	酚甘油滴耳剂	10 mL×1 瓶	2 滴 4 次/日　点右耳	
泌尿系感染 （内科）	庆大霉素注射液	4 万单位×2 mL×6 支	4 万单位 b.i.d. 皮试后肌内注射	女 36 岁
	青霉素 G 钾注射液	80 万单位×6 支	80 万单位 b.i.d. 皮试后肌内注射	
急性肝炎 （消化内科）	50%葡萄糖注射液	50%葡萄糖注射液 20 mL×2 支	50%葡萄糖注射液 20 mL×2 支 i.v. q.d.	男 42 岁
	维生素 C	维生素 C 0.5 g×2 支	维生素 C 0.5 g×2 支 i.v. q.d.	
消化性溃疡 （消化内科）	奥美拉唑胶囊	20 mg×14 粒	20 mg p.o. q.d.	女 40 岁
	硫糖铝片	0.5×60 片	1.0 g p.o. q.d.	
上呼吸道感染	青霉素注射液	80 万单位×6 支	A.S.T. 80 万单位 b.i.d. im.	男 23 岁
	对乙酰氨基酚片	0.5 g×9 片	0.5 g b.i.d p.o.	
①冠心病心绞痛 ②十二指肠溃疡 （心血管内科）	山莨菪碱片	10 mg×100 片	10 mg t.i.d p.o.	男 50 岁 不合理
	硝酸甘油片	0.5 mg×100 片	0.5 mg 舌下含化	
①急性咽炎 ②缺铁性贫血 （呼吸内科）	硫酸亚铁片	0.3 g×100 片	0.3 g t.i.d p.o.	女 28 岁 不合理
	牛黄解毒片	100 片/瓶	3 片 t.i.d. p.o.	
支气管哮喘 （呼吸内科）	5%葡萄糖注射液	5%葡萄糖注射液 500 mL	i.v. gtt　q.d.	女 53 岁 不合理
	氨茶碱注射液	氨茶碱注射液 0.25 g		
	维生素 C 注射液	维生素 C 注射液 3.0 g		
普通感冒 （呼吸内科）	对乙酰氨基酚片	0.5 g×24 片	0.5 g p.o. b.i.d.	男 40 岁
	头孢曲松注射液	1.0 g×10 支	1 g iv. drip q.d.	
	头孢他啶注射液	1.0 g×20 支	2 g iv. drip q.d.	
缺铁性贫血	硫酸亚铁片	0.3 g×1 瓶	0.3 g t.i.d.	女 25 岁
	维生素 C 片	100 mg×1 瓶	100 mg t.i.d.	

续表

病情及诊断	品名	规格	用法用量	备注
原发性高血压 （内科）	普萘洛尔片	10 mg×30 片	10 mg t.i.d. p.o.	女 57 岁
	卡托普利片	25 mg×60 片	50 mg t.i.d. p.o.	
	氢氯噻嗪片	50 mg×30 片	50 mg t.i.d. p.o.	
上呼吸道感染 （呼吸内科）	白加黑片	20 片	依照说明书使用	女 23 岁 不合理
	抗病毒冲剂	10 袋	1 袋 t.i.d. 冲服	
	泰诺感冒片	10 片	2 片 t.i.d. p.o.	
	抗病毒口服液	2 盒	1 支 p.o. t.i.d.	男 24 岁
	日夜百服宁	1 盒	1 片 p.o. t.i.d.	
	喷托维林片	25 mg×12 片	25 mg t.i.d. p.o.	男 30 岁 不合理
	氯化铵片	0.3 g×12 片	0.3 g t.i.d.	
感冒 （呼吸内科）	氧氟沙星胶囊	0.1 g×12 粒	0.1 g b.i.d.	男 39 岁 不合理
	小儿速效感冒片	2 g×12 片	2 g t.i.d. 温水冲服	
	小儿百部止咳糖浆	100 mL	10 mL t.i.d. p.o.	
普通感冒 （呼吸内科）	泰诺感冒片	0.25 g×12 片	0.25 g q.i.d. p.o.	女 34 岁
	日夜百服宁	1 盒	依照说明书使用	
胃溃疡 （内科）	法莫替丁胶囊	20 mg×24 片	20 mg b.i.d.	男 34 岁 不合理
	乳酶生片	1 盒	3 片 t.i.d. p.o.	
	复合维生素 B 液	200 mL	10 mL t.i.d. p.o.	
胃溃疡 （消化内科）	奥美拉唑胶囊	20 mg×10 粒	20 mg b.i.d.	男 42 岁 不合理
	普鲁本辛片	15 mg×15 片	15 mg t.i.d.	
	多潘立酮片	10 mg×15 片	10 mg t.i.d.	
消化性溃疡 （消化内科）	奥美拉唑胶囊	20 mg×20 粒	20 mg b.i.d.	男 32 岁
	枸橼酸铋钾颗粒	1.2 g×10 袋	1.2 g t.i.d. 冲服	
	阿莫西林胶囊	250 mg×20 粒	500 mg t.i.d. p.o	
慢性浅表性胃炎 （消化内科）	雷尼替丁胶囊	150 mg×30 粒	150 mg b.i.d. p.o	女 24 岁
	硫酸庆大霉素缓释片	40 mg×60 片	80 mg b.i.d. p.o	
	硝苯地平片	10 mg×100 片	10 mg q.i.d. 舌下含服	

五、实训提示

1. 通过本次实训，加深同学们对处方结构、处方审核要点及处方调配步骤等知识点掌握，能较快速、准确地调配处方。

2. 能初步进行处方用药合理性分析，指导患者合理用药。

六、实训思考

1. 处方案例分析:一位17岁女性患者,因发作性胃肠绞痛,到医院就诊确定为急性肠炎,医师开出以下处方,请分析是否合理?

Rp　1. 诺氟沙星胶囊　0.1 g×20 粒
　　　　　　Sig　2 粒　t.i.d.，p.o.
　　2. 蒙脱石散　3.0g×9 袋
　　　　　　Sig　1 袋 t.i.d.，冲服
　　3. 乳酸菌素片　0.3g×50 片
　　　　　　Sig.　3 片　t.i.d，p.o.

2. 处方案例分析:某42岁女性患者,因腿关节肿痛3个月就诊,既往有2型糖尿病史1年,正服用二甲双胍。初步诊断为类风湿关节炎合并2型糖尿病,医师开出以下处方,请分析是否合理?

Rp　1. 盐酸二甲双胍　0.5×30 片
　　　　　　Sig. 0.5g t.i.d.　p.o.
　　2. 醋酸泼尼松片　5mg×30 片
　　　　　　Sig. 0.5g t.i.d.　p.o.

（向　敏　郑晓娴　吴纪凯）

第四章
药学服务基础计算

> 1. 掌握药学计算基本原理和老人、小儿用药剂量调整的计算方法;熟悉溶液浓度计算及换算,补液量、电解质补充量的计算方法;了解肾功能减退患者药物剂量调整方法。
> 2. 会进行常规药学计算,能进行特殊人群(老年人、小儿)用药剂量调整。
> 3. 培养学生药物剂量关于患者生命的用药安全意识。

  案例导入

某药师欲用95%乙醇和蒸馏水配制70%乙醇1000 mL,请问应该取95%乙醇的体积是多少?

药学服务要求学生具备熟练的计算能力,这种能力要通过训练和实践才能掌握。在开始独立实践时,必须让学生意识到计算准确关系着患者的安危,因此必须掌握计算技能。

第一节 量纲分析

一、量纲分析的概念

量纲分析是一门源自物理或化学的计算方法,即根据答案要求的单位(量纲)确定问题的计算过程。它可描述为利用一系列相关单位和换算系数推导出一个答案,这个答案含有一个恰当的单位。许多正比计算可用量纲分析法解决,这种方法特别适用于静脉输液输注速度计算。

例如,执行医嘱将10 000 U肝素钠加到250 mL生理盐水中,用4 h输注。此输液将通过静脉给药装置以20滴/mL的速度滴注。输液一开始,护士要按照"滴/min"的单位设定输液装置,因此药师在标签上标示滴注速度也要用"滴/min"的单位。本例子中,量纲分析从"250 mL"和"4 h"这两条件开始,尽管"mL"和"h"间没有换算系数,但问题中已给出了两者的关系。这就需要利用其他的换算系数或相关单位把"mL/h"换算成"滴/min",其他可知的条件是20滴/mL和另一个众所周知的换算系数——60 min/h的换算系数。从250 mL/4 h开始计算,量纲分析计算如下。

$$\frac{(250 \text{ mL})}{4 \text{ h}} \frac{(20 \text{ 滴})}{\text{mL}} \frac{(1 \text{ h})}{60 \text{ min}} = \frac{20.8 \text{ 滴}}{\text{min}}$$

因为护士不能计数 20.8 滴/min，所以用最接近的整数 21 滴/min。

二、量纲分析注意事项

（1）儿童口服液体的剂量用"茶匙"标示一般不准确，所以用毫升来指导患者用药。因为误将"mL"标记为"茶匙"会产生5倍的剂量误差，有必要二次核对剂量单位。

（2）制剂的百分含量表示方法为：a. 固体剂型中的固体成分，用 g/100 g 表示；b. 液体溶剂中的液体药物，用 mL/100 mL 表示；c. 液体溶剂中的固体成分，用 g/100 mL 表示。

（3）除非另有规定，注射剂浓度一般用 mg/mL 表达。有时，少数注射剂百分比标签用 g/100 mL，而不用 mg/100 mL 表示。从前比率浓度用于表示稀释溶液的浓度，如 1：1000 的肾上腺素，以下方法可以明确地表示出比率浓度：a. 在固体剂型中的固体成分，用 g/1000 g 表示；b. 在液体溶剂中的液体药物，用 mL/1000 mL 表示；c. 在液体溶剂中的固体成分，用 g/1000 mL 表示。

（4）效价单位用在表示胰岛素和其他天然产物，它表示的是一批次天然药物的生物活性，而不是重量。一般情况下，效价单位需要换算成 mg 或 μg 表示。

（5）各种电解质用毫摩尔表示，它能表示电解质的正电荷或负电荷数量。毫摩尔被定义为：

$$1 \text{ 毫摩尔} = 1 \text{ 毫摩尔质量}/\text{化合价}$$

例如：

$$1 \text{ 毫摩尔 } NaHCO_3 = 84 \text{ mg}/1 = 84 \text{ mg}$$
$$1 \text{ 毫摩尔 } Na_2CO_3 = 106 \text{ mg}/2 = 53 \text{ mg}$$
$$1 \text{ 毫摩尔 } CaCl_2 \cdot 2H_2O = 147 \text{ mg}/2 = 73.5 \text{ mg}$$

【例 4-1】一天摄入 12 mg β-胡萝卜素可防治各种癌症。如果一个国际单位（U）的 β-胡萝卜素相当于 0.485 μg。那么，请问多少毫克的 β-胡萝卜素相当于含 25 000 U？

解　$25\,000 \text{ U} \times \dfrac{0.485 \text{ μg}}{1 \text{ U}} \times \dfrac{1 \text{ mg}}{1000 \text{ μg}} = 12.1 \text{ mg}$　（β-胡萝卜素）

知识链接

量纲分析

量纲分析（dimensional analysis），是 20 世纪初提出的在物理领域中建立数学模型的一种方法。量纲分析就是在量纲法则的原则下，分析和探求物理量之间的关系。

通过量纲分析可以检查反映物理现象规律的方程在计量方面是否正确，甚至可提供寻找物理现象某些规律的线索。

各种物理量之间存在着关系，说明它们的结构必然由若干统一的基础成分所组成，并按各成分的多寡形成量与量间的千差万别，正如世间万物仅由百余种化学元素所构成。物理量的这种基本构成成分统称为量纲。

例如：物理学研究物质在时空中的演化和运动，一切定量问题离不开质量、时间和长度这三种基本量。一切其他导出量的量纲可按定义或客观规律表成这三种基本量的量纲组合。

第二节 溶液浓度计算及换算

一、溶液浓度计算

1. 百分浓度

百分浓度有3种表示方法：质量分数（w）、体积分数（φ）、质量浓度（ρ）。

在药物计算中一般以质量浓度来表示——指单位体积中溶质的质量，单位为g/mL，计算式如下：

$$\rho = \frac{溶质质量（g）}{溶液体积（mL）} \tag{4-1}$$

【例4-2】盐酸普鲁卡因注射液每支10 mL中含盐酸普鲁卡因0.2 g，其百分浓度是多少？

解 $\rho = \frac{溶质质量}{溶液体积} = \frac{0.2}{10} = 0.02$（g/mL）

即该制剂的百分浓度为0.02 g/mL。

【例4-3】如配制3%硼酸溶液500 mL洗眼睛，需硼酸多少克？

解 由题意已知浓度为3%，溶液体积为500 mL，根据公式，需要硼酸=500×3%=15（g）

即取硼酸15g，溶于500mL重蒸馏水中。

推理：

有时要根据给药剂量求需要滴注多少液体。其计算公式如下：

$$滴注液体积 = \frac{剂量}{滴注液质量浓度} \tag{4-2}$$

【例4-4】某患者需静脉滴注氯唑西林1.5 g，要求用0.9%氯化钠液配制成2%溶液滴注，其滴注液体积是多少？

根据式（4-2），滴注液体积=$\frac{1.5}{0.02}$=75（mL）

即：滴注液体积为75 mL。

【例4-5】某患者需静滴地西泮15 mg，应取0.5%地西泮注射液多少毫升？

根据式（4-2），应取地西泮注射液体积=$\frac{0.015}{0.005}$=3（mL）

即：应取0.5%地西泮注射液3 mL。

推理：有时会碰到知道某药的含量和体积，问用一定剂量时需要取多少体积，计算公式如下：

$$滴注液体积 = \frac{给药剂量}{质量浓度} \tag{4-3}$$

【例4-6】患者需注射阿托品0.6 mg，现有注射液为每支1 mg/2 mL，需取多少毫升？

解 依据式（4-3），去取阿托品注射液体积=$\frac{0.6}{1/2}$=1.2（mL）

即：需取现有注射液1.2 mL。

2. 物质的量浓度

一些离子，特别是磷酸盐，其化合价和离子数量会随着溶液的pH发生改变。磷酸盐缓冲液的浓度单位一般用毫摩尔/毫升（mmol/mL）来表示，剂量单位用毫摩尔（mmol）表示。

1 L 溶液中含溶质的物质的量称为物质的量浓度（c），在医学上以 mmol/L 为单位来表示，其计算公式如式（4-4）；如计算某容积中含溶质的物质的量（n），其计算公式如式（4-5）。

$$c(\text{mmol/L}) = \frac{W \times 1000}{MV} \qquad (4\text{-}4)$$

$$n(\text{mmol}) = \frac{W \times 1000}{M} \qquad (4\text{-}5)$$

式中，W 表示溶质质量，g；M 表示溶质的摩尔质量，g/mol；V 表示溶液容积，L。

【例 4-7】0.009 g/mL 氯化钠注射液 500 mL 中含氯化钠 4.5 g，求钠离子（Na^+）的 n(mmol) 及 c(mmol/L)（已知 NaCl 分子量=58.45）。

解 已知 $W=4.5$ g；$V=500$ mL$=0.5$ L；溶质的摩尔质量 M 为 58.45 g/mol

由式（4-4）得：$c(Na^+) = \dfrac{4.5 \times 1000}{58.4 \times 0.5} = 154.1$ （mmol/L）

由式（4-5）得：0.009 g/mL 氯化钠溶液 500 mL 中 $n(Na^+) = \dfrac{4.5 \times 1000}{58.45} = 77$ （mmol）

即该注射液 500 mL 中 $n(Na^+)$ 为 77 mmol，$c(Na^+)$ 为 154.1 mmol/L。

【例 4-8】试计算 2.5 g 氯化钙的物质的量为多少？（$CaCl_2 \cdot 2H_2O$ 分子量为 147）。

解 由题意已知 $W=2.5$ g。由式（4-5）得：

$$n = \frac{W \times 1000}{M} = \frac{2.5 \times 1000}{147} = 17.0 \text{ （mmol）}$$

即 2.5 g 氯化钙为 17.0 mmol。

3. 比例浓度

比例浓度是以 1 份溶质质量（或体积）比溶液体积份数表示溶液中溶质浓度，常以 1∶X 表示。在应用中求比例浓度的溶质质量（或体积）的计算公式为：

$$W = \frac{1 \times V}{X} \qquad (4\text{-}6)$$

式中，W 表示溶质质量；X 表示比例浓度的溶液体积份数；V 表示欲配制溶液的体积。

【例 4-9】欲配制 1∶5000 高锰酸钾溶液 2000 mL 洗胃，应称取高锰酸钾多少克？

解 由题意已知 $X=5000$；$V=2000$ mL。由式（4-6）得：

$$W = \frac{1 \times V}{X} = \frac{1}{5000} \times 2000 = 0.4 \text{ （g）}$$

即称取 0.4 g 高锰酸钾加入 2000 mL 温开水中即可。

二、溶液的稀释与混合

1. 溶液的稀释

稀释是指浓溶液添加溶剂后变成稀溶液的过程。溶液稀释时，体积变大，但其溶质含量保持不变。据此，可以得到以下稀释公式：

$$c_1 V_1 = c_2 V_2 \qquad (4\text{-}7)$$

式中，c_1 和 V_1 分别表示浓溶液的浓度和体积；c_2 和 V_2 分别表示稀释后溶液的浓度和体积。

计算时应注意浓度表示法和体积单位的一致性。

【例4-10】配制75%（mL/mL）乙醇溶液2000 mL，试问应取95%（mL/mL）乙醇多少毫升？加水多少毫升？

解 由题意知$c_1=95\%$；$c_2=75\%$；$V_2=2000$ mL，求V_1。
由式（4-7）得：
$$V_1=\frac{c_2V_2}{c_1}=\frac{75\%\times2000}{95\%}=1579\text{（mL）}$$

需加水量：$2000-1579=421$（mL），即应取95%乙醇溶液1579 mL，加水421 mL。

【例4-11】现有35 mmol/L氯化钾注射液10 mL，能配5 mmol/L氯化钾注射液多少毫升？

解 由题意知$c_1=35$ mmol/L；$V_1=0.01$L；$c_2=5$ mmol/L，求V_2。
由式（4-7）得：
$$V_2=\frac{c_1V_1}{c_2}=\frac{35\times0.01}{5}=0.07\text{（L）}=70\text{（mL）}$$

即能配制5 mmol/L氯化钾注射液70 mL。

2. 溶液的混合

当混合两种不同浓度并计算时，可使用一种简捷的方法——混合平均法。当两种或多种不同浓度的溶液相互混合后常用混合平均法计算浓度，它计算的是加权平均。同种溶液而浓度不同的两份溶液混合后，溶质的量应等于混合前两份溶液的溶质之和。计算式如下：
$$V_1+V_2=V$$
$$c_1V_1+c_2(V-V_1)=cV \quad (4-8)$$

式中，c_1为浓溶液的浓度；V_1为浓溶液的体积；c_2表示稀释液的浓度；V_2表示稀释液的体积；c表示混合后溶液的浓度；V表示混合后溶液的体积。

【例4-12】欲配制25%葡萄糖注射液500 mL，计算需50%和5%葡萄糖注射液各多少毫升？

解 由式（4-8）得：$V_1+V_2=500$（mL）
$50\%V_1+5\%(500-V_1)=25\%\times500=125$（mL）
所以：$V_1=222$ mL；$V_2=500-222=278$（mL）
即需50%葡萄糖注射液222 mL，5%葡萄糖注射液278 mL。

导入案例分析

> 临床上常会遇到各种溶液稀释问题，浓度为70%乙醇液常作为消毒剂使用，按照溶液稀释公式$c_1V_1=c_2V_2$计算，应该取95%乙醇体积为736 mL。进行稀释计算的核心是溶液稀释时，体积变大，但其溶质含量保持不变。

3. 等渗浓度计算

渗透压是指两种不同浓度的溶液被一种理想的只能通过溶剂而不能透过溶质的半透膜隔开，溶剂从低浓度溶液向高浓度溶液转移，促使其转移的力即渗透压。根据血浆成分可计算出正常人血浆总渗透浓度为298 mmol/L。临床上规定：渗透浓度在280~310 mmol/L的溶液为等渗溶液。渗透浓度小于280 mmol/L的溶液是低渗溶液。静脉注射低渗溶液，会引起红细胞被水分子胀破而发生溶血；如果静脉注射高渗溶液，则可能引起红细胞失水皱缩。因此，很多静脉注射溶液需要调节成等渗溶液。脊髓腔内注射，由于易受渗透液的影响，必须调节为等渗制剂。一些眼用溶液、肌内注射溶液的渗透压也需要调节到一定范围内。调节等渗溶液的计算方法如下。

（1）**冰点降低数据法**　一般情况下，血浆或泪液的冰点值为$-0.52℃$，根据物理化学原理，任何溶液其冰点降到$-0.52℃$，即与血浆或泪液等渗。

当已知某药物1%溶液的冰点下降值，配制等渗溶液所需要的药量计算公式为：

$$W=0.52V/(100b)$$

式中，V为配制等渗溶液体积；b为该药1%冰点下降值；W为所需要加入的药量。

当某药溶液是低渗时，需要加入其他药物调节等渗，计算公式为：

$$W=(0.52-bc)V/(100b')$$

式中，W为需要添加的其他药物的量；b为主药的1%冰点下降值；c为主药浓度，%；V为所配制溶液的体积；b'为所添加药物的1%冰点下降值。

在相关《药剂学》工具书中，有"药物水溶液的冰点降低与氯化钠等渗值表"，可以查询常见药物1%冰点下降值。

【例4-13】配制1%盐酸地卡因注射液100 mL等渗溶液，需加氯化钠多少克。已知：盐酸地卡因$b=0.109$，0.9%氯化钠溶液的b值为0.578。

解　第一步　计算配制100 mL盐酸地卡因等渗溶液，需要加入盐酸地卡因的量：

$$W=0.52/0.109=4.8\ (g)$$

即4.8%盐酸地卡因是等渗液。

第二步　计算将1%盐酸地卡因调整为等渗时需要加入的氯化钠的量：

$$W=(0.52-0.109×1)×100/(100×0.578)=0.711\ (g)$$

即需加入氯化钠0.711 g。

（2）**氯化钠等渗法**　指与1 g药物成等渗的氯化钠质量。如硼酸的氯化钠等渗量为0.47，即1 g硼酸与0.47 g氯化钠可产生相等的渗透压。

配制等渗溶液所需的药物公式为：

$$W=0.9\%V/E$$

式中，W为配制等渗溶液所需加入的药物量；V为所配制溶液的体积；E为1 g药物的氯化钠等渗量。

等渗调节剂用量公式为：

$$W=(0.9-cE)V/100$$

式中，W为配制等渗溶液需要加入的氯化钠的量，g；V为溶液的体积，mL；E为1 g药物的氯化钠等渗量；c为溶液中药物浓度，%。

【例4-14】配制1%盐酸普鲁卡因500 mL，调节成等渗溶液需要氯化钠多少克？

解　查表得盐酸普鲁卡因的氯化钠等渗量为0.21。

配成盐酸普鲁卡因等渗溶液需要盐酸普鲁卡因的量为：

$$W=0.9\%×500/0.21=21.43\ (g)$$

浓度为4.29%。

因1%盐酸普鲁卡因为低渗溶液，需要加入氯化钠配成等渗溶液，加入氯化钠的量为：

$$W=(0.9-1×0.21)×500/100=3.45\ (g)$$

即需要氯化钠3.45 g。

第三节 特殊人群用药剂量计算

特殊人群用药剂量计算

药物治疗受到许多因素的影响,其中年龄是重要的因素之一。这是由于从婴儿到老年人的生长过程中,人体在生物化学方面经历了无数难以观察的变化。老年人由于器官功能减退,对药物的代谢和排泄能力变差,用药量应较成年人减少。儿童正处于生长发育时期,尤其幼儿,各器官的功能发育尚未完善,对药物的代谢和排泄能力较差,用药量也应相应减少。老年人、小儿用药的计算方法有以下几种。

 知识链接

特殊人群用药

特殊人群用药一般指妊娠期、哺乳期妇女用药、小儿用药、老年人用药、肝病患者用药、肾功能不全患者用药、胃病患者用药等类型。由于特殊人群在生理、病理上的特殊性,决定了在用药时必须予以特殊的考虑。

一、按年龄估算老年人、儿童用药剂量

按年龄估算老幼剂量的主要方法如表4-1。但该表仅供参考,使用时应根据患者的体质、病情和药理作用的强弱及不良反应的轻重等方面的具体情况酌情决定。

60岁以上的老年人,一般可用成年人剂量的3/4。小儿用药剂量比成年人小,一般可根据年龄按成年人剂量折算;对毒性较大的药物,应按体重计算,或者按体表面积计算。

表4-1 老年人和儿童用药剂量折算表

年龄	剂量	年龄	剂量
初生~1个月	成年人剂量的1/18~1/14	6~9岁	成年人剂量的2/5~1/2
1~6个月	成年人剂量的1/14~1/7	9~14岁	成年人剂量的1/2~2/3
6~12个月	成年人剂量的1/7~1/5	14~18岁	成年人剂量的2/3~全量
1~2岁	成年人剂量的1/5~1/4	60~80岁	成年人剂量的3/4
2~4岁	成年人剂量的1/4~1/3	80岁以上	成年人剂量的1/2
4~6岁	成年人剂量的1/3~2/5		

二、按小儿体重计算儿童用药剂量

1. 计算方法

这是儿科最常用的方法。如已知成年人剂量,可按下列公式计算:

$$小儿剂量 = \frac{成人每日(或每次)剂量 \times 小儿体重(kg)}{60(kg)} \qquad (4-9)$$

$$小儿剂量 = \frac{成人每日(或每次)剂量 \times 小儿体重(kg)}{50(kg)} \qquad (4-10)$$

式（4-10）可转化为简单的口算法，即成人剂量的 2 倍与儿童体重相乘，将乘积的小数点前移两位，即得儿童剂量。

部分药物在药物说明书中已按体重（kg）注明小儿用药剂量，故只需将每次或每日的每 1 kg 剂量乘以小儿体重（kg），即可得出小儿的每次或每日剂量。

$$每次（或每日）剂量 = 每次（或每日）药量(kg) \times 小儿体重(kg) \tag{4-11}$$

注：此法较简单，但计算结果对婴儿可能略偏低，年长儿则偏高，故应视情况调整。

2. 小儿体重计算法

儿童体重在不能直接称量的情况下，可按年龄来推算。

$$1 \sim 6 个月小儿体重(kg) = 3kg(初生时)体重 + 月龄 \times 0.6 \tag{4-12}$$

$$7 \sim 12 个月小儿体重(kg) = 3kg(初生时)体重 + 月龄 \times 0.5 \tag{4-13}$$

$$1 岁以上小儿体重(kg) = 2 \times 年龄 + 7 \sim 8 \tag{4-14}$$

也可用以下公式计算：

$$1 \sim 6 个月小儿体重(kg) = 3kg(初生时)体重 + 月龄 \times 0.7 \tag{4-15}$$

$$7 \sim 12 个月小儿体重(kg) = 3kg(初生时)体重 + (月龄 - 6) \times 0.5 + 6 \times 0.7 \tag{4-16}$$

具体选用公式可根据小儿发育情况而定。

根据体重计算儿童剂量，方法简单易行，但易出现幼儿求得的剂量偏低，年长儿求得的剂量偏高的现象，所以上述公式仅供参考。若按体重计算剂量超过成年人剂量时，则以成年人剂量为限。

三、按小儿体表面积计算小儿用药剂量

1. 计算方法

$$小儿剂量 = \frac{成年人剂量}{1.73(m^2)} \times 小儿体表面积(m^2) \tag{4-17}$$

注：体表面积计算法，对小儿用药剂量比较准确，可在得知体重情况下从表 4-2 查知。

2. 体表面积（m^2）计算法

$$体表面积(m^2) = \frac{4 \times 体重(kg) + 7}{体重(kg) + 90} \tag{4-18}$$

$$体表面积(m^2) = 0.0128 \times 体重(kg) + 0.0061 \times 身长(cm) - 0.1529 \tag{4-19}$$

$$体表面积(m^2) = 0.035 \times 体重(kg) + 0.1 \tag{4-20}$$

$$体表面积(m^2) = (年龄 + 5) \times 0.07 \tag{4-21}$$

注：式（4-20）限体重 30kg 以下小儿。

体重与体表面积粗略估算见表 4-2。

以上各种计算方法，只注意了量的差别，忽略了儿童和老年人的生理特点，如儿童对强心苷、阿托品等耐受性较大，对吗啡、乙醚等较敏感；老年人多有动脉粥样硬化，对升压药比较敏感。所以，应用药物时必须结合具体情况全面考虑。

表 4-2 体重与体表面积粗略估算

体重/kg	体表面积/m²	体重/kg	体表面积/m²	体重/kg	体表面积/m²
3	0.21	5	0.29	7	0.39
4	0.25	6	0.33	8	0.42

续表

体重/kg	体表面积/m²	体重/kg	体表面积/m²	体重/kg	体表面积/m²
9	0.46	14	0.62	20	0.80
10	0.49	16	0.70	25	0.90
12	0.56	18	0.75	30	1.10

四、肾功能减退患者药物剂量的调整

肌酐是一种内源性物质，由肌肉内磷酸肌酸无酶裂解产生，产量与肌肉量成正相关；肾脏的重吸收和分泌程度较低，它只经肾小球滤过，而不被肾小管重吸收。当肾功能不良时，由于肾小球滤出减少或不滤出，使血中肌酐含量上升。肌酐清除率是一个很有用的指标，它可用于估计肾功能减退的程度。

1. 内生肌酐清除率公式

$$Ccr = (140 - 年龄) \times 体重(kg) / [72 \times Scr(mg/dL)] \tag{4-22}$$

或：

$$Ccr = (140 - 年龄) \times 体重(kg) / [0.818 \times Scr(\mu mol/L)]$$

式中，Ccr 为内生肌酐清除率，$mL/(min \cdot 1.73m^2)$；Scr 为血肌酐，mg/dL 或 $\mu mol/L$。内生肌酐清除率计算过程中应注意血肌酐的单位为 mg/dL 或 $\mu mol/L$。

女性按计算结果 $\times 0.85$。

2. 临床意义

(1) 内生肌酐清除率低于参考值的 80% 以下者，则表示肾小球滤过功能减退。

(2) 内生肌酐清除率低至 $51 \sim 70 \ mL/(min \cdot 1.73m^2)$，为肾功能轻微损害。

(3) 内生肌酐清除率 $31 \sim 50 \ mL/(min \cdot 1.73m^2)$，为中度损害。

(4) 内生肌酐清除率 $30 \ mL/(min \cdot 1.73m^2)$ 以下，为重度损害。

(5) 内生肌酐清除率低至 $11 \sim 20 \ mL/(min \cdot 1.73m^2)$，为早期肾功能不全。

(6) 内生肌酐清除率低至 $6 \sim 10 \ mL/(min \cdot 1.73m^2)$，为晚期肾功能不全。

(7) 内生肌酐清除率低于 $5 \ mL/(min \cdot 1.73m^2)$，为肾功能不全终末期。

肾功能损害的程度以内生肌酐清除率最具参考价值，并可根据内生肌酐清除率调整给药剂量及给药时间间隔。

【例 4-15】患者男性，血肌酐 $132 \ \mu mol/L$，体重 $65 \ kg$，$172 \ cm$，年龄 25 岁，计算内生肌酐清除率。

解 $Ccr(男性/1.73m^2) = [(140 - 年龄) \times 体重(kg)] / [0.818 \times Scr(\mu mol/L)]$
$= [(140 - 25) \times 65] / (0.818 \times 132) = 69 [mL/(min \cdot 1.73m^2)]$

已知雷尼替丁推荐的给药方案：

Ccr 给药方案

$50 \sim 100 \ mL/(min \cdot 1.73m^2)$ 每 12 h 150 mg

$< 49 \ mL/(min \cdot 1.73m^2)$ 每 24 h 150 mg

即该患者应每 12 h 服用 150 mg 雷尼替丁。

> **知识链接**
>
> **肌酐**
>
> 肌酐是肌酸的代谢产物，在成人体内含肌酐约 100 g，其中 98% 存在于肌肉，每日约更新 2%。人体血液中肌酐的生成可有内、外源性两种，如在严格控制饮食条件和肌肉活动相对稳定的情况下，血浆肌酐的生成量和尿的排出量较恒定，其含量的变化主要受内源性肌酐的影响，而且肌酐大部分是从肾小球滤过，不被肾小管重吸收，排泌量很少，故单位时间内，肾脏把若干毫升血浆中的内生肌酐全部清除出去，称为内生肌酐清除率（Ccr）。内生肌酐清除率试验，可反映肾小球滤过功能和粗略估计有效肾单位的数量，故为测定肾损害的定量试验。因其操作方法简便，干扰因素较少，敏感性较高，为目前临床常用的较好的肾功能试验之一。

第四节 抗生素及维生素计量单位换算

一、抗生素效价与质量换算

抗生素按照生产和提纯方法不同可分成天然、半合成和全合成抗生素，前两者依据性质的不同，分别以质量（重量）或效价单位表示，期间剂量与效价的换算有一定比例。

理论效价是指抗生素纯品的质量与效价单位的折算比率，多以其有效成分的 1 μg 作为 1 IU（国际单位），如链霉素、土霉素、红霉素等以纯游离碱 1 μg 作为 1 IU。少数抗生素则以其某一特定的盐 1 μg 或一定重量作为 1 IU，如青霉素 G 钠盐以 0.61 μg 为 1 IU；青霉素 G 钾盐以 0.6329 μg 作为 1 IU；盐酸四环素和硫酸依替米星 1 μg 为 1 IU。

原料含量的标示是指，抗生素原料在实际生产中混有极少的但质量标准许可的杂质，不可能为纯品。如乳糖酸红霉素的理论效价是 1 mg 为 672 IU，但《中华人民共和国药典》规定 1 mg 效价不得少于 610 IU，所以产品的效价在 610～672 IU，具体效价需在标签上注明，并在调配中进行换算。

二、维生素质量换算

维生素 A 的计量常以视黄醇当量（RE）表示，WHO 于 1960 年规定，每 1U 维生素 A 相当于 RE 0.344 μg。《中华人民共和国药典临床用药须知》（2020 年版）规定，食物中的维生素 A 含量用视黄醇当量（RE）表示，1U 维生素 A＝0.3 μg 维生素 A＝0.3RE。

维生素 D 每 40000 U＝1 mg。即每 400U＝10 μg。

维生素 E 的剂量也可以生育酚当量表示，每 3～6 mg 维生素 E 等于生育酚当量 5～10U。《中华人民共和国药典临床用药须知》（2020 年版）规定，维生素 E 现多以生育酚当量（alpha TE）替代单位（U），维生素 E 1U 相当于 1 mg dl-α 生育酚酰醋酸，相当于 0.7 mg dl-α 生育酚，相当于 0.8 mg dl-α 生育酚酰醋酸。

第五节 补液计算

体液是指分布在细胞内和细胞外的液体。体内电解质主要是无机盐;非电解质主要为葡萄糖和尿素等。正常人体液的含量、分布和组成都保持相对稳定,它对维持正常生理功能十分重要。疾病状态下,如腹泻、呕吐、外伤、手术和外环境变化等因素可引起水和电解质代谢紊乱,使体液含量、分布和组成发生变化。如果这种变化很大,就会影响正常的生理功能,甚至危及生命。因此,纠正水、电解质平衡用药的计算是临床治疗必须掌握的基本功。

一、补液量估算

1. 正常体液总量估算

$$BF(男性) = W \times 0.60 \tag{4-23}$$
$$BF(女性) = W \times 0.55 \tag{4-24}$$
$$BF(儿童) = W \times 0.65 \tag{4-25}$$
$$BF(周岁婴儿) = W \times 0.70 \tag{4-26}$$
$$BF(足月新生儿) = W \times 0.80 \tag{4-27}$$

式中,BF 表示正常体液总量,L;W 表示体重,kg。

2. 单纯脱水患者的补液计算

根据正常体液总量和血清钠离子浓度,计算公式为:

$$每日补液量(L) = \frac{BF \times 测得血清 Na^+ (mmol/L) - 142 \times K + 推测继续丢失量 + 1.5}{142} \tag{4-28}$$

式中,BF 为正常体液总量,L;142 为正常血清钠浓度,mmol/L;K 为推测累积丢失量的安全系数,一般为 0.5 或 0.33;1.5 为每日生理需水量,L。

【例 4-16】 某女性患者,体重为 60kg,测得血清钠离子浓度为 150 mmol/L,推测丢失量为 1.2L,K 取 0.5,求每日补水量。

解 由式(4-24)和式(4-28)得:

$$每日补液量 = \frac{60 \times 0.55 \times 150 - 142 \times 0.5 + 1.2 + 1.5}{142} = 3.63(L)$$

即该患者每日补液量约 3630 mL。

3. 烧伤患者补液量计算

(1) 方法 1

$$补液总量(mL) = 胶体液[烧伤面积(\%) \times 体重(kg)] + 电解质液[烧伤面积(\%) \times 体重(kg) \times 1.0] + 基础水分需要量 \tag{4-29}$$

上述补液方法,只能作为初步估计。每个患者对补液的需求是不同的,应根据临床和实验室检查的各项监测指标进行调整。

(2) 方法 2(成人简化公式)

第 1 个 24 h:
$$输液总量 = 烧伤面积 \times 100 \tag{4-30}$$

输液总量扣除基础水分需要量 2000 mL 后,余量的 1/3 补充胶体液,2/3 补充电解质液。

第 2 个 24 h:基础水分需要量不变,胶体液和电解质液均为第 1 个 24 h 的半量。

【例4-17】某烧伤患者，体重70kg，烧伤面积40%（Ⅱ度），求第1个24 h应补液多少？

解 按式（4-29）计算：胶体液 = 40×70 = 2800（mL）

$$电解质液 = 40×70×1.0 = 2800(mL)$$

$$基础水分需要量 = 2000(mL)$$

即该患者第1个24 h应给予胶体液2800 mL，电解质液2800 mL，5%葡萄糖注射液2000 mL，补液总量为7600 mL。

4. 扩容时右旋糖酐-40用量估算

$$血容量缺少量(mL) = 正常血容量 - \frac{正常血容量 \times 正常血细胞比容}{实测 HCT} \quad (4-31)$$

指血细胞比容的正常参考值，男：0.40~0.50L/L（40%~50%），女：0.37~0.45L/L（37%~45%）。

$$右旋糖酐-40用量(mL) = \frac{血容量缺少量}{1.5} \quad (4-32)$$

【例4-18】某男性患者，体重50 kg，血细胞比容为56%，假定正常血细胞比容为0.42，求需要用右旋糖酐-40多少毫升？（已知正常男性血容量相当于其体重的6%~7%，本题中取6%。）

解 正常血容量 = 50×6% = 3000（mL）

根据式（4-31）和式（4-32）得：

$$血容量缺少量 = 3000 - \frac{3000 \times 0.42}{0.56} = 750(mL)$$

$$右旋糖酐-40用量 = \frac{750}{1.5} = 500(mL)$$

即需用右旋糖酐-40 500 mL。

二、电解质补充量估算

1. 代谢性酸中毒碱性液补给量计算

代谢性酸中毒是比较常见的临床综合征，可见于多种临床情况，休克、酮症、尿毒症、严重腹泻、某些肾小管疾病、水杨酸中毒、甲醇中毒、乙醇中毒、氯化铵摄入过多、静脉内高营养摄入过量等均可能诱发此症。代谢性酸中毒时，若HCO_3^-低于25 mmol/L以下，可适当补碱。常用的碱性药物有5%碳酸氢钠注射液。

5%碳酸氢钠用量的计算为：

$$5\% 碳酸氢钠用量(mL) = [正常 HCO_3^- - 实测 HCO_3^-(mmol/L)] \times 0.25 \times W \quad (4-33)$$

【例4-19】某酸中毒患者，体重50 kg，测得HCO_3^-为15 mmol/L，需补5%碳酸氢钠注射液多少毫升？

解 按式（4-33）得：(25-15)×0.25×50 = 125（mL）

即需补5%碳酸氢钠注射液125 mL。

2. 代谢性碱中毒补酸量计算

$$2\% 氯化铵用量(mL) = (实测 HCO_3^- - 25 \text{ mmol/L}) \times 体重 \times 0.25 \times 2.2 \quad (4-34)$$

【例4-20】某代谢性碱中毒患者，体重60 kg，测得血清HCO_3^-为35 mmol/L，求需补2%氯化铵注射液多少毫升？

解 由式（4-34）得：

$$2\% 氯化铵用量(mL) = 10 \times 60 \times 0.25 \times 2.2 = 330 (mL)$$

即需用2%氯化铵注射液330 mL。

3. 缺钠时钠补给量计算

$$补氯化钠量(mmol) = [142 - 测得血清 Na^+ (mmol/L)] \times 体重 \times 0.6 \quad (4-35)$$

【例4-21】某女性患者，体重55 kg，测得血清 Na^+ 为 120 mmol/L，应补氯化钠多少毫摩尔？合0.9%氯化钠注射液多少升？

解 由式（4-35）得：

$$补氯化钠量 = 55 \times 0.6 \times (142 - 120) = 726 (mmol)$$

$$合 0.9\% 氯化钠注射液量 = \frac{726}{154} = 4.7 (L)$$

即应补0.9%氯化钠注射液4.7L。

4. 缺钾时补钾量的计算

$$补氯化钾量(mmol) = [5 - 血清 K^+ (mmol/L)] \times 体重 \times 0.2 \quad (4-36)$$

【例4-22】某男性患者，体重75 kg，测得血清 K^+ 为 3.0 mmol/L，应补10%氯化钾注射液多少毫升？

解 补氯化钾量 = $(5 - 3.0) \times 75 \times 0.2 = 30$ (mmol)。折合 KCl 2.26g。

10%氯化钾注射液 2.26/10% = 22.6 (mL)

注：补钾剂量、浓度和速度应根据病情和血钾浓度及心电图缺钾图形改善等而定。

三、肠外营养的能量配比计算

肠外营养是指营养物从肠外如静脉、肌肉、皮下、腹腔内等途径供给，其中以静脉为主要途径，故也可称为静脉营养。肠外营养剂主要组成为糖、脂肪、氨基酸、电解质和维生素，其供给量因患者疾病状态不同而不同，一般成年人热量需求为 24~32 kcal/(kg·d)，应根据患者的体重计算营养配方。

1. 葡萄糖、脂肪、氨基酸与热量

1 g葡萄糖提供4 kal热量，1 g脂肪提供9kal热量，1 g氮提供4 kal热量，但氨基酸转化成蛋白质时不能提供热量。

2. 糖、脂肪、氨基酸的配比

在肠外营养中最佳的能量来源应是由糖和脂肪所组成的双能源系统，蛋白质（氨基酸）不是主要的功能物质，而是人体合成蛋白质及其他生物活性物质（抗体、激素、酶类）的重要底物。

（1）热氮比 热量与氮的比例一般为150 kcal：1 g N，当创伤应激严重时，应增加氮的供给，甚至可以调整氮的供给达到100 kcal：1 g N，以满足代谢支持的需要。

（2）糖脂比 葡萄糖和脂肪作为提供能量的主要物质，一般情况之下，70%的非蛋白热量由葡萄糖提供，而30%由脂肪乳剂提供。当创伤等应激时候，血糖浓度增高，机体对糖利用下降，而脂肪廓清加快，可以适当增加脂肪乳剂的供给而相对减少葡萄糖的利用，两者可提供能量各占50%。

学习小结

药物剂量关系到患者的用药安全，因此药学服务计算能力特别重要。本章内容有一定难度，重点掌握药学计算基本原理和老年人、小儿用药剂量调整的计算方法；熟悉溶液浓度计算及换算，补液量、电解质补充量和肠外营养的能量配比的计算方法。要求学习之后，掌握溶液浓度调整、等渗液调整及特殊人群（老年人、小儿）用药剂量调整的计算。

目标检测

一、最佳选择题（请选择一个最佳答案）

1. 两种浓度混合的换算治疗需用 10％葡萄糖注射液 1000 mL，现有 5％和 50％葡萄糖注射液，问如何配制（　　）。
   A. 取 5％葡萄糖注射液 500 mL，50％葡萄糖注射液 500 mL
   B. 取 5％葡萄糖注射液 600 mL，50％葡萄糖注射液 400 mL
   C. 取 5％葡萄糖注射液 700 mL，50％葡萄糖注射液 300 mL
   D. 取 5％葡萄糖注射液 889 mL，50％葡萄糖注射液 111 mL
   E. 以上均不正确

2. 一巨幼细胞贫血患儿肌内注射维生素 B_{12}，一次 25～50 μg，应抽取 0.5 mg/mL 的药液（　　）。
   A. 0.025～0.05 mL
   B. 0.05～0.10 mL
   C. 0.10～0.20 mL
   D. 0.15～0.30 mL
   E. 0.20～0.40 mL

3. 小儿呼吸道感染服用琥乙红霉素颗粒，剂量为 30～50 mg/(kg·d)，分 3～4 次服用，则体重为 20 kg 的儿童一次剂量为（　　）。
   A. 175～250 mg 或 125～225 mg
   B. 200～333 mg 或 150～250 mg
   C. 215～350 mg 或 175～270 mg
   D. 225～375 mg 或 200～300 mg
   E. 250～375 mg 或 225～325 mg

4. 某溶液浓度为 1∶100，其含义是（　　）。
   A. 100g 溶液中含有 1 g 溶质
   B. 100 mL 溶液中含有 1 g 溶质
   C. 100 mL 溶液中含有 1 mL 溶质
   D. 1L 溶液中含有溶质为 0.1mol
   E. 100 mL 溶液中含有的溶质为 1 mol

5. 《中国药典》用高氯酸液滴定枸橼酸乙胺嗪片（规格 100 mg/片）取供试品 10 片，精密称定得 2.000 g，精密称取 0.5000 g，依法滴定，消耗 0.1000 mol/L 的高氯酸液 6.40 mL，每 1 mL 的高氯酸（0.1 mol/L）相当于 39.14 mg 枸橼酸乙胺嗪，该供试品含量相当标示量为（　　）。
   A. 99.5％
   B. 103.3％
   C. 100.2％
   D. 101.0％
   E. 99.0％

6. 检查维生素 C 中的重金属时，若取样量为 1.0g，要求含重金属不得过百万分之十，应吸取标准铅溶液（每 1 mL 相当于 0.01 mg 的铅）（　　）。
   A. 0.2 mL
   B. 0.4 mL
   C. 2 mL
   D. 1 mL
   E. 20 mL

7. 已知对乙酰氨基酚成人剂量 1 次 400 mg。一个体重 10 kg 的 11 个月的婴儿感冒发热，按体表面积计算该患儿一次剂量应为（　　）。

A. 60 mg B. 80 mg
C. 100 mg D. 120 mg
E. 140 mg

8. 欲用 95％乙醇和蒸馏水配制 70％乙醇 1000 mL，应该取 95％乙醇体积为（　　）。

A. 500 mL B. 665 mL
C. 700 mL D. 737 mL
E. 889 mL

9. 将 0.5 g 氨茶碱注射剂加入 5％葡萄糖注射液 250 mL 中，临床要求给药速度是 60 mg/h，输注速度应该是（　　）。

A. 10 mL/h B. 30 mL/h
C. 20 mL/h D. 60 mL/h
E. 83.3 mL/h

10. 患者入院诊断为肺部感染，病原学检查为耐甲氧西林金黄色葡萄球菌，使用万古霉素 1000 mg/次，静脉滴注，每 12 h 应用 1 次。为了使血栓静脉炎发生风险最小化，临床需要将万古霉素的浓度稀释为 4 mg/mL，在配制过程中，需要 5％葡萄糖注射液的容量是（　　）。

A. 250 mL B. 48 mL
C. 100 mL D. 480 mL
E. 800 mL

二、综合分析选择题（题目基于同一个临床情景、病例、实例或者案例的背景信息逐题展开，每题的备选项中，只有一个最符合题意）

患者，女，68 岁，体重 54 kg，因慢性阻塞性肺疾病急性加重再次入院。入院后生化检查 ALT 20 U/L，血肌酐（Scr）1.8 mg/dL（159.12 μmol/L）。痰培养为铜绿假单胞菌，临床选用头孢他啶。查询头孢他啶药品说明书，成年人常用剂量为 1 日 1.5～6g，分 2～3 次给药，肌酐清除率为 31～50 mL/min 时，剂量为每 12 h 1 g；肌酐清除率为 16～30 mL/min 时，剂量为每 24 h 1 g；肌酐清除率为 6～15 mL/min 时，剂量为每 12 h 0.5g；肌酐清除率为≤5 mL/min 时，剂量为每 48h 0.5g。

1. 成年男性的肌酐清除率计算公式为 Ccr＝(140－年龄)×体重/(72×Scr)，成年女性的肌酐清除率为男性的 0.85，该患者的肌酐清除率是（　　）。

A. 25.5 mL/min B. 30.0 mL/min
C. 34.0 mL/min D. 40.0 mL/min
E. 47.2 mL/min

2. 该患者使用头孢他啶的剂量应为（　　）。

A. 每 8h 2g B. 每 12 h 1 g
C. 每 24 h 0.5g D. 每 24 h 1 g
E. 每 48h 0.5 g

三、计算题

1. 有位患者想再调配下列药物

处方：氢可酮片 10/650　60 片

用法：疼痛时每隔 6 h 服 1 片。

说明：上一次调配处方是 6 日前。氢可酮片每片含有 10 mg 二氢可待因和 650 mg 的对乙酰氨基酚，对乙酰氨基酚的日最大推荐剂量为 4 g。

请问：这 6 日来，患者每日服药多少片？患者是否按照处方上的说明用药？患者每日服用了多少克对乙酰氨基酚？

2. 一个 2 岁半，体重 20 kg 的患儿，其右手软骨组织葡萄球菌感染。邻氯青霉素的说明书列出了 20 kg 以下儿童应按照 50～100 mg/kg 的剂量，每日服用 4 次。患者每次应该服用多少毫升 125 mg/5 mL 的邻氯青霉素液？

实训五　肾功能不全患者用药剂量调整计算

一、实训目标

1. 熟练掌握对特殊人群——肾功能不全患者用药剂量调整的计算方法。
2. 熟知肾功能不全患者内生肌酐清除率（Ccr）计算公式，能够利用化验数据计算内生肌酐清除率。
3. 能够利用已知的 Ccr 数据及药物知识，调整患者的临床用药剂量。

二、实训条件

1. 模拟药房。
2. 计算器。

三、考核要点

1. 是否熟知肾功能不全患者用药剂量调整的原因，以及调整的基本原理。
2. 是否熟知肾功能不全患者 Ccr 计算公式，能够利用化验数据计算 Ccr。
3. 是否能够根据计算结果，对肾功能不全患者提出合理的用药建议方案。

四、实训内容

以下有 5 个案例，请根据 Ccr 公式完成相关计算，并设计合理的给药方案。

1. 实训案例：肾功能不全患者使用氟康唑时推荐的给药方案。

内生肌酐清除率	给药剂量
50～100 mL/min	每 24 h 400 mg
20～49 mL/min	每 24 h 200 mg
10～19 mL/min	每 24 h 100 mg
<10 mL/min	每次透析后 400 mg

以上哪个方案适合于 70 岁、体重 63 kg（理想体重）、血清肌酐浓度为 2.6 mg/dL（229.84 μmol/L）的老年男性患者？

2. 实训案例：某患者，男性，体重 60 kg，身高 180 cm，年龄 20 岁，患有肾功能不全症，测得其血肌酐值为 150 μmol/L。现因故需使用万古霉素静脉给药。已知万古霉素的肾功能不全患者给药方案为：首次给药，患者肾功能不全时，应根据 Ccr 调整用药，Ccr>80 mL/min，一次性给予 750～1000 mg；Ccr 为 50～80 mL/min，每 1～3 日 1000 mg；Ccr 为 10～50 mL/min，每 3～7 日 1000 mg；Ccr<10 mL/min，每 7～14 日 1000 mg。之后给予维持剂量（mg/24 h）=150+15×患者 Ccr（mL/min）。

请根据上述信息，为此患者设计合理的给药方案。

3. 实训案例：某患者，女性，体重 45 kg，身高 165 cm，年龄 20 岁，患有肾功能不全症，测得其血肌酐值为 170 μmol/L。现因故需使用泰能静脉给药。已知泰能的肾功能不全患者给药方案为：Ccr 为 30～70 mL/min，0.5 g，q6～8h；Ccr 为 20～30 mL/min，0.25～0.5 g，q6～8h；Ccr 为 6～20 mL/min，0.25 g，q12 h；Ccr≤5 mL/min 时，除非在 48 h 内透析，否则不应给予本品静脉注射。

请根据上述信息，为此患者设计合理的给药方案。

4. 实训案例：某患者，男性，体重 80 kg，身高 172 cm，年龄 60 岁，患有肾功能不全症，测得其血肌酐值为 180 μmol/L。现因故需使用帕尼培南倍他米隆静脉给药。已知帕尼培南倍他米隆的肾功能不全患者给药方案为：30 mL/min＜Ccr≤60 mL/min，250～500 mg，q12 h；10 mL/min＜Ccr≤30 mL/min，250 mg，q12 h；Ccr≤10 mL/min，250 mg，q24 h。

请根据上述信息，为此患者设计合理的给药方案。

5. 实训案例：某女士，体重 50 kg，身高 162 cm，年龄 70 岁，患有肾功能不全症，测得其血肌酐值为 170 μmol/L。现因故需使用美罗培南静脉给药。已知美罗培南的肾功能不全患者给药方案为：Ccr 为 26～50 mL/min，每 12 h 给药 1 g；Ccr 为 10～25 mL/min，每 12 h 给药 0.5 g；Ccr＜10 mL/min，每 24 h 给药 0.5 g。

请根据上述信息，为此患者设计合理的给药方案。

五、实训提示

1. 注意患者性别对公式计算的影响，注意对公式中各系数的熟悉程度。
2. 注意能否理解药品的肾功能不全患者给药方案说明。

六、实训思考

某患者，女性，体重 60 kg，身高 165 cm，年龄 30 岁，患有肾功能不全症，测得其血肌酐值为 150 μmol/L。现因故需使用去甲万古霉素静脉给药。已知去甲万古霉素的肾功能不全患者给药方案为：肾功能正常者（Ccr＞85 mL/min）每次 800～1000 mg，每 12 h 给药 1 次；轻度减退者（Ccr 为 50～85 mL/min）每次 800 mg，每 12 h 或 24 h 给药 1 次；中度减退者（Ccr 为 10～50 mL/min）每次 800 mg，每 24～60 h（1～2.5 日）给药 1 次；重度减退者（Ccr 为 5～10 mL/min）每次 600 mg，每 120～264 h（5～11 日）给药 1 次，或每次 800 mg，每 144～312 h（6～13 日）给药 1 次。请根据上述信息，为此患者设计合理的给药方案。

（包健安）

第五章
给药方法与途径

1. 掌握常用给药途径及其特点，常见制剂的给药方法，一般药品的给药时间；熟悉给药途径的定义、患者评估与给药途径选择、用药提示；了解给药途径监测。
2. 能初步熟悉患者评估与给药途径的选择。
3. 培养学生初步树立良好的药学服务意识。

 案例导入

患者，女性，12岁，因痛经遵医嘱芬必得（布洛芬缓释胶囊）治疗，其母担心剂量过大引起不良反应，给予1/2颗胶囊粒冲服，患者出现胃部不适。
问题：1. 患者母亲的给药方法正确吗？为什么？
2. 患者为什么出现胃部不适？

合理的给药方法与途径关系着患者的安危。现代医学中，临床医师在决定给患者实施某种药物治疗时，必须审慎地选择最合适的给药方法与途径。如何给患者选择最合适的给药途径？这个过程需要兼顾诸多因素。本章介绍各种给药途径及其优缺点，并为给药途径的合理选择提供依据。

第一节 给药途径及其选择

一、概述

1. 给药途径定义

给药途径也称给药方法，是指药物进入机体的方式。临床常用的给药途径有多种，按主要特点大致可分为胃肠道给药和胃肠道外给药两大类。

2. 患者评估与给药途径选择

选择合适的给药途径，需要正确地评估患者，结合患者的现病史、既往史、生命体征以及患者的主观意愿等做出综合判断，以确定最佳的给药途径。一般来说，针对不同的情况，我们选择的依据和判断的标准是不一样的，选择合理的给药途径一般应遵循以下原则。

（1）依据不同病症选择 根据药物动力学特点，结合临床病症选择给药途径。氢化可的松用于严重中毒性感染时，应大剂量静脉滴注；用于腺垂体功能减退时，应小剂量口服。庆大霉素用于肠道感染应口服给药,用于铜绿假单胞菌引起的全身感染应注射给药。

(2) 根据药物的理化性质选择　对理化性质稳定、耐酸耐酶的药物,可选口服给药方式,如阿司匹林、氨苄西林;对理化性质不稳定的药物,如胰岛素等多肽类在胃肠道中受到酶破坏而被分解,链霉素在胃肠道中不被吸收,这类药物宜制成注射液;对首关消除现象明显的药物,应避免口服给药,如硝酸甘油舌下片等。

(3) 针对个体不同情况选择　老年人预防心血管疾病,首选口服制剂长期用药,既安全方便又经济实惠,如复方丹参片、复方降压片等。但因老年人身体机能减退,尤其是肝肾功能减退,导致药物代谢时间延长,故临床用药应适当减少剂量或延长给药间隔时间。儿童对于药物反应较敏感,用药应谨慎,如果长期静脉滴注抗生素,易造成抗生素耐药,破坏儿童体内正常菌群,引起二重感染,造成肝肾损害及造血功能障碍。因此,儿童轻中度感冒咳嗽应先确定病原菌(细菌或病毒),可以选择小儿感冒颗粒、小儿咳喘糖浆等,如若证实细菌感染则需要用抗生素治疗。

3. 常见给药途径及特点

(1) 胃肠道给药

1) 口服:口服给药是临床最常用的给药途径,具有方便、经济、无创伤等优点。绝大多数药物口服后主要在肠道吸收。口服药物吸收后通过门静脉进入肝脏,某些药物在经过肝脏时被肝药酶代谢灭活,从而使进入体循环的药量减少、药效下降,该现象称为首关消除。如硝酸甘油首关消除现象明显,故治疗心绞痛急性发作时宜舌下含服,不宜采用口服给药方式。口服给药的缺点是吸收慢、不完全。某些在胃肠道易被破坏、刺激性大或首关消除明显的药物不适用口服给药,婴儿及昏迷患者等也不宜口服给药。

2) 舌下给药:舌下给药后药物从舌下静脉吸收,吸收迅速,可避免首关消除。由于吸收面积小,仅适用于少数脂溶性高、用量小、需迅速起效的药物。

3) 直肠给药:药物制成栓剂或溶液,经肛门塞入或用灌肠的方式给药,药物经过直肠黏膜吸收。直肠给药可在一定程度上减少首关消除,并可避免药物对上消化道的刺激,适用于刺激性强的药物以及不能口服药物的患者。

(2) 胃肠道外给药

1) 注射给药:静脉注射或滴注可使药物直接进入体循环,没有吸收过程,起效迅速。但由于其以较高的浓度、较快的速度到达靶器官,因此对机体可能的危害也最大。肌内注射与皮下注射给药途径相比,由于肌组织血流量较皮下组织丰富,故吸收速度更快。临床上,可通过在局部麻醉药物中加入少量缩血管物质如肾上腺素来延缓药物吸收,延长药物的局部作用时间。

2) 呼吸道给药:由于肺泡表面积较大且血流丰富,吸收十分迅速,气体及挥发性药物可直接进入肺泡。临床上,气体或挥发性液体如麻醉药以及其他气雾剂型可采用吸入给药方式,如沙丁胺醇气雾剂可用于治疗支气管哮喘等。

3) 经皮给药:少数脂溶性高的药物可以缓慢透过皮肤吸收。硝酸甘油可制成贴皮剂用于预防心绞痛的发作。

二、给药途径监测

1. 监测参数

给药后,我们必须对患者进行必要的监测。监测患者的用药情况,是掌握某种给药途径的安全信息的重要手段。监测的参数范围从感染的征兆(红肿、局部发热)到药物过敏反应的出现（皮疹、水肿、休克等）。监测参数应具备直观性、简易性和特异性。

2. 监测方法

给药途径的监测与不良反应监测有相似之处，通常可以分为：给药前对患者进行综合观察与评估，给药过程中同步观察与记录，给药后后续参数的监测。在监测过程中涉及多种方式或手段：生命体征观察、仪器分析检测以及血药浓度监测（TDM）等。

> **课堂活动**
>
> 给药前对患者进行评估的原因何在？伴有恶心、呕吐的患者，为什么常采用肠道外给药？

第二节 常见制剂的给药方法

常见制剂的给药方法

一、口服剂型

1. 滴丸剂

滴丸剂主要供口服用，服用时宜以少量温开水送服，有些可直接含于舌下；多用于病情急重者，如冠心病、心绞痛、咳嗽、急慢性支气管炎等。滴丸在保存中不宜受热。

2. 泡腾片

供口服的泡腾片一般宜用 100～150 mL 凉开水或温水浸泡，可迅速崩解和释放药物，待完全溶解或气泡消失后再饮用。泡腾片严禁直接服用或口含，应注意不应让幼儿自行服用，药液中有不溶物、沉淀、絮状物时不宜服用。

3. 舌下含片

需迅速发挥疗效时应立即把药片放于舌下，含服时间 5 min 左右以保证药物充分吸收。应注意不能用舌头移动药物以加速其溶解，不能咀嚼或吞咽药物；给药期间不要吸烟、进食、嚼口香糖，保持安静，不宜说话；给药 30 min 内不宜吃东西或饮水。

4. 咀嚼片

咀嚼片应放入口腔充分咀嚼，咀嚼后可用少量温开水送服。咀嚼片在口腔内的咀嚼时间宜充分，如氢氧化铝片嚼碎后进入胃中很快在胃壁上形成一层保护膜，从而减轻胃内容物对胃壁溃疡的刺激；酵母片，因其含有黏性物质较多，如不嚼碎易在胃内形成黏性团块，影响药物的作用。用于中和胃酸时，宜在餐后 1～2 h 服用。

5. 缓、控释制剂

缓释制剂指用药后能在较长时间内持续释放药物以达到长效作用的制剂；控释制剂是指药物能够在预定时间内自动以预定速度释放，从而使血药浓度长时间恒定维持在有效范围内的制剂。服用缓控释片剂或胶囊时，需要注意：①服药前一定要详细阅读说明书或请示医师、药师，因为各制药公司的缓控释制剂口服药的特性可能不同。另外，有些药用的是商品名，未表明"缓释"或"控释"字样，若在其外文药名中带有 SR、ER 时，则属于缓释剂型。②除另有规定外，一般应整片或整丸吞服，严禁嚼碎和击碎分次服用。③缓、控释制剂每日仅用 1～2 次，服药时间宜固定。

课堂活动

某男,8岁,因感冒头痛、发热,正好家里有巴米尔(阿司匹林泡腾片),因一时疏忽患儿母亲直接让小孩口服,结果发生呛咳,急送医救治,请分析原因。

二、吸入制剂

1. 气雾剂

气雾剂是指将药物与适宜的抛射剂制成的澄明液体、混悬液或乳浊液,装于具有特制阀门系统的耐压密闭容器中,使用时借助抛射剂的压力将内容物呈雾状喷出的制剂。气雾剂使用方法如下:①使用前尽量将痰液咳出,将口腔内的食物咽下;②摇匀气雾剂;③头稍微后倾,缓缓呼气,尽量让肺部的气体排尽;④将双唇贴近喷嘴,于深呼吸的同时揿压气雾剂阀门,使舌头向下,按照给药剂量揿压气雾剂阀门;⑤屏住呼吸 10~15 s 后用鼻子呼气;⑥含激素类制剂使用后用温水漱口。

2. 鼻用喷雾剂

鼻用喷雾剂是专供鼻腔使用的气雾剂,鼻用喷雾剂的使用方法如下:①喷鼻前先呼气;②头部稍向前倾斜,保持坐位;③用力振摇气雾剂并将尖端塞入一个鼻孔,同时用手堵住另一个鼻孔并闭上嘴;④挤压气雾剂的阀门喷药,按照给药剂量揿压气雾剂阀门,同时慢慢地用鼻子吸气;⑤喷药后尽力将头前倾,置于两膝之间,屏住呼吸 10~15 s 后用鼻子呼气,同时坐直,使药液流入咽部;⑥更换另一个鼻孔,重复前一过程,使用后用凉开水冲洗喷头。

3. 吸入粉雾剂

吸入粉雾剂是指微粉化药物或与载体以胶囊、泡囊或多剂量贮存形式,采用特制的干粉吸入装置,由患者主动吸入雾化药物至肺部的制剂。常用吸入粉雾剂有都保类药物如福莫特罗粉吸入剂、布地奈德福莫特罗粉吸入剂、布地奈德粉吸入剂;准纳器如舒利迭,为多剂量型;吸乐如思力华,属于单剂量吸入器。

三、外用制剂

1. 软膏剂

软膏剂是指药物与基质均匀混合制成的具有适当黏稠度的半固体外用制剂,可直接涂敷在用药部位,既可起局部作用,也可起全身作用。软膏剂使用时应注意以下事项:①涂敷前将皮肤清洗干净;②对有破损、溃烂、渗出的部位一般不要涂敷;③涂布部位有烧灼或瘙痒、发红、肿胀、出疹等反应,应立即停药,并将局部药物洗净;④涂敷后轻轻按摩可提高疗效;⑤不宜涂敷于口腔、眼结膜。

2. 滴眼剂

滴眼剂是指供滴眼用的澄明溶液或混悬液。滴眼剂的使用步骤为:①清洁双手,头部后仰,眼向上望,用示指轻轻将下眼睑拉开成一钩袋状。②将药液从眼角滴入眼袋内,每次 1~2 滴。滴药时应距眼睑 2~3 cm,勿使滴管口触及眼睑或睫毛,以免污染。③滴后轻轻闭眼 1~2 min,轻压眼内眦,以防药液经鼻泪管流入口腔而引起不适。

3. 滴耳剂

滴耳剂是指供滴入耳腔内的外用液体制剂,主要用于耳道感染或疾病。滴耳剂的使用步骤为:①滴耳剂用手捂热使其接近体温;②头部微向一侧,患耳朝上,抓住耳垂轻轻拉向后上方使耳道变直；③将药液滴入耳腔内，一次5～10滴，一日2次，或参阅药品说明书；④休息后更换另一侧耳；⑤注意观察使用后有无刺痛或烧灼感。失聪、耳道不通及耳膜穿孔者应避免使用滴耳剂。

4. 滴鼻剂

滴鼻剂是指供滴入鼻腔内使用的液体制剂。鼻部的解剖位置决定鼻腔又深又窄，所以滴鼻时应头往后仰，适当吸气，使药液尽量达到较深的部位。滴鼻剂的使用步骤为：①滴鼻前先呼气；②头部向后仰依靠椅背，或仰卧于床上，使头部后仰；③对准鼻孔滴入，一次2～3滴，儿童1～2滴，一日3～4次或间隔4～6 h给药1次；④滴后保持仰位1 min后坐直；⑤如滴鼻液流入口腔，将其吐出。如同时使用几种滴鼻剂，应注意先滴鼻腔黏膜血管收缩剂，再滴抗菌药物。

5. 栓剂

栓剂是指药物和基质制成的具有一定形状供腔道给药的固体外用制剂，因施用腔道的不同，分为阴道栓、直肠栓等。阴道栓使用步骤为：①洗净双手，除去栓剂外封物，用清水或水溶性润滑剂涂在栓剂的尖端部；②患者仰卧床上，双膝屈曲并分开，利用置入器或戴手套将栓剂尖端部向阴道口塞入，并轻轻推入阴道深处；③放置后合拢双腿，保持仰卧姿势约20 min，在给药后1～2 h内尽量不排尿，以免影响药效。阴道栓应尽量于入睡前给药，以便药物充分吸收，并可防止药栓遇热溶解后外流，月经期避免使用。直肠栓使用步骤为：①洗净双手，除去栓剂包装，在栓剂的顶端蘸少许液状石蜡、凡士林、植物油或润滑油；②患者取侧卧位，小腿伸直，大腿向前屈曲贴着腹部；③放松肛门，把栓剂的尖端插入肛门，并用手指缓缓推进，深度距肛门口2～3 cm；④合拢双腿并保持侧卧姿势15 min，防止栓剂被压出。用药前应先排便，用药后1～2 h内尽量不解大便（刺激性泻药除外），保持栓剂在直肠的停留时间，促进药物吸收。

6. 透皮贴剂

透皮贴剂是指可贴于皮肤上，药物经皮肤吸收产生全身作用或局部治疗作用的薄片状制剂。使用透皮贴剂时宜注意：①用前将所要贴敷部位的皮肤清洗干净，并稍稍晾干；②从包装内取出贴片，揭去附着的薄膜，但不要触及含药部位；③贴于无毛发或是刮净毛发的皮肤上，轻轻按压使之边缘与皮肤贴紧，不宜热敷；④皮肤有破损、溃烂、渗出、红肿的部位不要贴敷；⑤不要贴在皮肤的皱褶处、四肢下端或紧身衣服底下，选择一个不进行剧烈运动的部位，如胸部或上臂；⑥定期更换或遵医嘱，若发现给药部位出现红肿或刺激，可咨询医师。

7. 膜剂

膜剂是指药物溶解或分散于成膜材料中，经涂膜、干燥、分剂量制成的薄片状固体制剂，可供口服或黏膜外用，包括口服、外用和控释膜剂。比如，毛果芸香碱膜，每日用2～3贴，早起、睡前贴敷于眼角上，相当于2%浓度的滴眼剂一次2滴，一日6次。贴于患处。

课堂活动

庆大霉素注射液滴耳治疗中耳炎：某患者因右耳听力下降、堵塞感到某医院耳鼻喉科就诊，诊断为"卡他性中耳炎（右）"，医师予鼓膜穿刺抽液后，用庆大霉素8万U＋地塞米松5 mg＋糜蛋白酶滴耳，尔后患者出现头晕、头重脚轻等症状。医院诊断为右耳前庭功能丧失、右耳庆大霉素中毒，听力检查结果显示：未记录到自发性眼震，右侧前庭功能低下。

分析：庆大霉素为耳毒性抗生素，滴耳违反治疗原则。患者出现的右侧前庭功能低下，与使用庆大霉素滴耳中毒有关。

四、注射制剂

1. 皮下注射

皮下注射是将药物直接注入皮下组织（真皮与肌肉之间），给药量通常应小于或等于 1 mL。这种给药途径起效缓慢，药物吸收平稳。皮下注射是胰岛素最常用的注射形式，适用于病情稳定的糖尿病患者。

 知识链接

注射用针头

针头大小用孔径大小和针距大小表示（缩写 gauge，G），单位厘米（cm），针头的号码越大孔径越小，一般皮下应选择 14～32G；针头长度由目标组织深度决定，长度在 1.3～3.8 cm（更长的一些针头可用于深层注射），如 24～27G、1.6 cm 的针头常用于皮下注射。给药量也要有要求，通常应小于或等于 1 mL。

2. 皮内注射

皮内注射是指直接将药物注入皮肤的真皮层中。皮内注射给药时，用 25 G 的针头以 10°～15°的角度插入真皮，直接注入表皮下面，剂量在 0.5 mL 以内为宜。皮试与疫苗接种可以采用此种给药途径。

3. 肌内注射

肌内注射是指给药时直接把药物注入肌肉组织，会产生较快的吸收。肌肉注射最常用的注射部位为臀大肌。不宜做静脉注射，注射刺激性较强或药量较大的药物时，都采用肌内注射法。肌内注射是有剂量限制的，不同部位的肌肉组织和年龄对其注射的体积也有影响。具体见表 5-1。

表 5-1　肌内注射体积

注射部位	年　龄			
	0～1.5 岁	1.5～3 岁	3～15 岁	15 岁以上
三角肌		0.5 mL	0.5 mL	1 mL
臀大肌		1 mL	6 岁前：1.5 mL 6 岁后：1.5～2 mL	2～2.5 mL
腹肌		1 mL	6 岁前：1.5 mL 6 岁后：1.5～2 mL	2～2.5 mL
股外肌	0.5～1 mL	1 mL	6 岁前：1.5 mL 6 岁后：1.5～2 mL	2～2.5 mL

4. 静脉注射

静脉注射是指给药时将药物直接注入静脉，药物快速注入血后与血液混合在一起的给药方式。静脉给药通过直接注射、间歇或持续注射的方法把药物运送到血液循环中。直接注射是在极短的时间内将药物注入血液，目的是为了迅速生成较高的血药浓度。间歇注射是指在全天定期给药，在 30 min 至数小时内完成。持续注射通常是在大剂量输液（250～1000 mL）中加药或不加药，持续静脉输液。

静脉输液时，注射液意外渗透到组织间隙，称为外渗，往往在静脉给予一些特殊药品时容易发生。比如，某些药物外渗会引起渗漏处组织坏死和强烈刺激，故而被医疗机构认定为起泡剂，这些药物引发外渗时需要密切监护。常见被认定为起泡剂的药物有放线菌素 D、美诺立尔、柔红霉素、丝裂霉素、阿霉素、吡罗蒽醌、光辉霉素、依索比星、硫酸长春碱、伊达比星、长春新碱、氮芥、硫酸长春地辛、长春瑞滨。在出现外渗时，需要及时处理，更换注射部位。

第三节 给药时间及用药提示

一、给药时间

1. 给药时间与药效关系

人体的生物钟规律是指在人体内调控某些生化、生理和行为现象，有节奏地出现的生理机制。研究证实，很多药物的药理作用、不良反应与人体的生物节律有着极其密切的关系，而同一种药物在相同剂量可因给药时间不同产生不同的作用和疗效。

根据时辰药理学，选择最适宜的给药时间，可以达到以下效果：①顺应人体生物钟规律，充分调动人体内积极的抗病因素；②增强药物疗效，提高药物的生物利用度；③减少和避免药物不良反应；④减少给药剂量；⑤提高用药依从性。

2. 一般药品的给药时间

（1）钙通道阻滞剂　晚上服药可更有效地降低夜间平均血压，进而有助于非杓型血压向杓型血压的转化。

（2）血管紧张素Ⅱ受体阻断剂　睡前服药可使昼夜血压比值增高，有助于非杓型血压向杓型血压转化。

（3）β受体阻断剂　晚上服药可以在不影响整体血压控制的同时，更有效地降低清晨血压。

（4）利尿剂　呋塞米在上午 10 时服用利尿作用最强。清晨服用有助于非杓型血压压转化为杓型血压，并可减少起夜次数，避免夜间排尿过多，影响休息和睡眠。

（5）他汀类调脂药　由于胆固醇主要在夜间合成，夜间服药比白天更加有效。

（6）镇静催眠药　睡前服用可更好地发挥催眠作用。

（7）解热镇痛消炎药　餐后服用可避免胃肠道刺激作用。

（8）助消化药　餐前服用以利于促进胃蠕动，避免被胃酸破坏。

（9）H_2受体阻断剂　临睡前服用可较好地抑制基础胃酸分泌。

（10）平喘药　宜临睡前服用，凌晨 0～2 时是哮喘者对乙酰胆碱和组胺反应最为敏感的时间，即哮喘的高发时间。氨茶碱则以早晨 7 时应用效果最好。

（11）降血糖药　餐前服用疗效好，可尽快达到血浆达峰浓度时间。

（12）糖皮质激素　糖皮质激素的分泌节律呈昼夜节律性变化，血药浓度峰值一般在清晨 7~8 时出现，谷值则在午夜 0 时。可的松、氢化可的松等短效药物，可每日 1 次，早晨 7~8 时给药；泼尼松、泼尼松龙等作用时间较长的药物，可隔日 1 次，早晨 7~8 时给药。

二、用药提示

1. 饮水/限制饮水

（1）宜多饮水的药物　茶碱等平喘药可提高肾血流量，具有利尿作用，使尿量增多导致脱水，出现口干、多尿等症状，应注意适量补充液体，多喝白开水。

服用去氢胆酸和熊去氧胆酸等利胆药后，可引起胆汁的过度分泌并出现腹泻，服用时应尽量多喝水，以避免过度腹泻引起脱水。

双膦酸盐治疗高钙血症时，可致水、电解质紊乱，服用时应注意补充液体，使一日尿量达 2000 mL 以上。

应用苯溴马隆、丙磺舒、别嘌醇等抗痛风药时，为防止尿酸排出过程中在泌尿道沉积形成结石，应多饮水并保持一日尿量在 2000 mL 以上，同时应碱化尿液，保持 pH 值在 6.0 以上。

服用抗尿路结石药物时宜多饮水，保持一日尿量在 2500~3000 mL，以稀释尿液，减少尿盐沉淀的机会。

磺胺类药物主要经肾排泄，在尿液中浓度高，可形成结晶性沉淀，出现结晶尿、血尿等现象，服用后应大量饮水，并加服碳酸氢钠碱化尿液，从而减少结晶析出，减轻肾损害。

氨基糖苷类抗生素多数具有肾毒性，可大量积聚在肾皮质引起肾损害，宜多喝水以稀释并加速药物排泄。

蛋白酶抑制剂多数可引起尿道结石或肾结石，治疗期间应确保足够的水化，为避免结石的发生，应多饮水，保持一日尿量 2000 mL 以上。

（2）限制饮水的药物　由于胃黏膜保护剂如硫糖铝、果胶铋等，服药后可在胃中形成保护膜，因此服药后 1 h 内应尽量避免饮水，以防止保护层被水冲掉。需要直接嚼碎吞服的胃药，也不宜多饮水，防止破坏形成的保护膜。

止咳药如止咳糖浆、复方甘草合剂会黏附在咽喉部发挥作用，服用后应少喝水，避免将药物冲掉。

抗利尿药物服药期间应限制饮水，否则可能会引起水潴留或低钠血症。

2. 不宜更改给药途径的药物制剂

不同的药物制剂，有其特定的给药途径，如随意更改给药途径，可引起药效下降，作用时间延长，甚至导致毒性反应等危害。

（1）注射剂不宜改口服　胃、十二指肠溃疡患者，误信口服消炎药疗效好，将庆大霉素注射液口服，针剂中含有的附加剂对胃肠有刺激，随意口服注射液容易引起不良反应，直接影响疗效。

（2）口服药不宜改外用　有些患者把口服用抗生素片或胶囊掰开，研磨成粉末，自行涂抹于炎症处，这样可能会使患处局部药物浓度过高，导致抗生素中毒反应，甚至产生耐药性，影响全身的治疗。有些阴道炎患者将口服的红霉素或甲硝唑等药片直接塞入阴道治疗阴道炎，但这些口服药不含有发泡剂，置于阴道内无法崩解，疗效甚微，反而徒增痛苦。

（3）注射剂不宜改外用　将注射剂改为滴眼药，容易引起眼睛疼痛，出现结膜水肿、视力障碍等不良反应。滴耳液更不能当作滴眼液使用，因为滴眼液严格要求无菌以及一定的酸碱度和渗透压，而滴耳液没有这样的质量要求。擅自将滴耳液替代滴眼液使用，可能会刺激眼部，造成红肿、刺痛等不良反应，眼部炎症不仅没能很好地控制，还有可能造成细菌二次感染，加重病情。

（4）舌下含服不宜改吞服　治疗心绞痛的硝酸甘油片舌下含化吸收完全，血药浓度高，起效快，疗效好。若是改作口服，因存在首关消除现象，生物利用度极低，吸收慢，疗效差，更重要的是一旦心绞痛得不到及时控制，后果不堪设想。

（5）胶囊不宜改冲服　胶囊内药物颗粒冲服后，就失去原有的保护控释作用，反而影响疗效。如康泰克、速效感冒胶囊等，去除胶囊后冲服，会使药粒成分释放时间不等，不仅难以维持应有的疗效，而且对胃肠黏膜的刺激增大，不良反应增加。

（6）包衣片不宜分割服用　包衣片分割后破坏了其特定作用，例如肠溶包衣阿司匹林及胰酶、红霉素等，如果破坏包衣分割服用，其片芯药物在胃中释放就会被胃液分解破坏，从而降低疗效或失效，同时还伴有胃部不适、胃出血等不良反应。

3. 饮酒与用药

（1）降低药物疗效　抗痛风药别嘌醇可使尿酸生成减少，降低血中尿酸浓度，服药时饮酒会降低其抑制尿酸生成的作用。

服用抗癫痫药苯妥英钠时饮酒会加快药物的代谢速度，使药效减弱，不易控制癫痫发作。

服用平喘药茶碱时饮酒会增加茶碱的吸收率，还可使缓释片中的缓释剂溶解，失去缓释作用，缩短药效持续时间。

饮酒可明显降低维生素 B_1、维生素 B_2、烟酸、地高辛等药物的吸收。

（2）增加不良反应发生率

1）双硫仑样反应：乙醇在体内经乙醇脱氢酶的作用代谢为乙醛，头孢曲松、头孢哌酮、头孢孟多、甲硝唑、替硝唑、呋喃唑酮、氯霉素、灰黄霉素、氯丙嗪等药可抑制酶的活性，干扰乙醇的代谢，使血中的乙醛浓度增高，出现"双硫仑样反应"，表现有面部潮红、头痛、眩晕、嗜睡、腹痛、恶心、呕吐、胸闷、气促、血压降低等症状，故在使用上述药物前后一周应避免饮酒。

2）加强中枢抑制药的作用：乙醇能够增强镇静催眠药、抗癫痫药、抗精神病药对中枢神经的抑制作用，出现嗜睡、昏迷，故在服用地西泮、苯巴比妥、苯妥英钠、氯丙嗪、利培酮等药物期间应禁酒。

3）加重胃黏膜刺激：乙醇可刺激胃肠黏膜，引起水肿或充血，刺激胃酸和胃蛋白酶分泌，如同时服用解热镇痛药如阿司匹林、吲哚美辛、布洛芬等时，会加重药物对胃肠黏膜的刺激，增加发生胃溃疡或出血的危险。

 导入案例分析

本案中患者母亲的给药方法不正确。芬必得为布洛芬缓释胶囊，胶囊内药物颗粒冲服后，会使药粒成分释放时间不等，失去原有的缓释作用，反而影响疗效。患者服药后出现的胃部不适正是布洛芬本身的胃肠道反应以及去除胶囊后对胃肠黏膜的刺激增大所引起。

4. 其他因素（茶、饮料等）

茶叶中含有大量的鞣酸、咖啡因、儿茶酚、茶碱等。鞣酸能与药物中多种金属离子如钙、铁、钴、铋、铝等结合而发生沉淀，从而影响药品的吸收，故服用葡萄糖酸钙、硫酸亚铁、琥珀酸亚铁、氯化钴、枸橼酸铋钾、氢氧化铝、硫糖铝等药物时不宜饮茶。鞣酸可与四环素类、大环内酯类抗生素相结合而影响其抗菌活性，因此服用上述两类抗生素时不宜饮茶。咖啡因能拮抗中枢抑制药的作用，茶碱可降低阿司匹林的镇痛作用，服用上述药物时均不宜饮茶。

咖啡中含有大量咖啡因，长期饮用咖啡也会影响药物的疗效。过量饮用咖啡，可致人体过度兴奋，出现紧张、失眠、心悸、四肢颤抖等，长期饮用者一旦停饮，容易出现大脑皮质高度抑制。因咖啡易与人体内游离的钙结合，结合物随尿液排出体外，长期大量饮用咖啡易致缺钙，诱发骨质疏松症。咖啡可兴奋中枢神经，拮抗中枢镇静催眠药的作用，失眠及高血压者不宜长期饮用。咖啡可刺激胃酸的分泌，胃溃疡患者不宜饮用。

食醋的成分为醋酸，若与碱性药如碳酸氢钠、碳酸钙、氢氧化铝等同服，可发生酸碱中和反应，使药物失效；与磺胺类药物同服，可使药物溶解度降低，析出结晶，出现血尿、结晶尿；与氨基糖苷类抗生素同服可影响其抗菌活性，加重其毒性作用，故服用上述药物期间均应避免服用食醋。

葡萄柚汁主要影响肝药酶CYP3A4代谢并抑制其活性，二氢吡啶类钙通道阻滞剂如非洛地平、硝苯地平、尼莫地平等，羟甲戊二酰辅酶A还原酶抑制剂如辛伐他汀、洛伐他汀、阿托伐他汀等，镇静催眠药地西泮、三唑仑等，免疫抑制剂环孢素，以及特非那定、西沙必利等药物均通过CYP3A4代谢，与葡萄柚汁同服可引起生物利用度增加和血药浓度升高。

烟草中含有大量有害的物质，如烟碱、煤焦油、多环芳香烃、一氧化碳等，吸烟能影响药物的吸收及药效。多环芳香烃能诱导肝药酶活性，加速华法林、西咪替丁、茶碱等药物的代谢速度，降低疗效；烟碱可降低呋塞米的利尿作用，减弱氨茶碱的平喘作用；吸烟可减少机体对胰岛素的吸收，降低胰岛素的降糖作用；吸烟可降低机体对中枢抑制药物的敏感性，需要加大剂量达到原有疗效；吸烟可增加口服避孕药炔诺酮、甲地孕酮的心血管不良反应。因此，吸烟者在服药时要注意吸烟对药效的影响，服用上述药物期间，尽量避免吸烟。

知识链接

食物对口服药物的影响

有些食物对药物的口服吸收有重要的影响，例如：①豆奶与复方丹参片：复方丹参片主要成分是丹参酮。丹参酮与牛奶、黄豆易形成不溶物，可降低丹参的生物利用度。②食盐与泼尼松片：泼尼松能引起水、钠滞留，因食盐过多，则增加水、钠滞留，而发生水肿。③食用油与硫酸亚铁片：因油脂能抑制胃酸分泌，可影响三价铁转为二价铁，从而减少铁在胃肠道吸收。④咸菜、咸鱼与去痛片：患者服药期间同时食用咸菜、咸鱼等腌制品，这些腌制食物与去痛片中的氨基比林作用时，可形成致癌物质亚硝胺。⑤白糖与口服补液盐：口服补液盐加入白糖改变了口服补液盐的渗透压。原因是加入的白糖使液体变成高渗，导致高渗性腹泻。⑥面包与硫酸锌片：锌与面包同服，锌的吸收被干扰。全粉比精粉面包对锌的吸收干扰大。⑦醋与红霉素片：因红霉素在pH值7时最稳定，碱性环境下抗菌作用最强，pH值在4时，几乎完全失效。醋能加速红霉素在胃中破坏，并促使苷键水解而失去抗菌作用。⑧鱼与异烟肼片：鱼类特别是不新鲜的鱼富含组胺。正常情况下，组胺很易被体内的组胺酶所氧化，而同时服用异烟肼可抑制组胺酶，使进入体内的组胺不被破坏而致蓄积中毒。

学习小结

学习本章，应掌握口服、舌下给药、直肠给药、注射给药、呼吸道给药、经皮给药等常用给药途径及其特点，口服制剂、吸入制剂、外用制剂等常见制剂的给药方法以及一般药品的给药时间。熟悉给药途径的定义、患者评估与给药途径选择以及饮水、饮酒、用药等各种特殊情况下的用药提示。了解给药途径监测参数与方法。通过本章内容的学习，具备根据情况为患者选择合理给药途径的能力。

目标检测

一、最佳选择题（请选择一个最佳答案）

1. 下列情况中，可以采用口服给药的是（　　）。
   A. 不能进食　　　　　　　　B. 危及情况
   C. 慢性病　　　　　　　　　D. 严重低血钾
   E. 恶心、呕吐

2. 局部给药的缺点不包括（　　）。
   A. 给药时难定量　　　　　　B. 产生刺激性效应
   C. 皮肤破损者作用加强　　　D. 以局部效应为主
   E. 易污染

3. 下列药物中，宜口服给药的是（　　）。
   A. 肾上腺素　　　　　　　　B. 耐酸青霉素
   C. 普通胰岛素制剂　　　　　D. 庆大霉素用于全身感染
   E. 心绞痛硝酸甘油急救

4. 胰岛素制剂吸收较好的给药途径是（　　）。
   A. 皮下注射　　　　　　　　B. 肌内注射
   C. 静脉给药　　　　　　　　D. 喷雾给药
   E. 舌下给药

5. 皮内注射的剂量应在（　　）。
   A. 1 mL 以内　　　　　　　 B. 0.5 mL 以内
   C. 1.5 mL 以内　　　　　　 D. 2 mL 以内
   E. 1～3 mL

6. 固体制剂（硬胶囊剂、片剂、散剂、分包剂、锭剂、软锭剂），最主要的给药途径是（　　）。
   A. 局部给药　　　　　　　　B. 口服给药
   C. 直肠给药　　　　　　　　D. 注射给药
   E. 以上均可

7. 眼部给药的最方便的剂型是（　　）。
   A. 滴眼剂　　　　　　　　　B. 混悬液
   C. 油膏剂　　　　　　　　　D. 洗剂
   E. 以上均可

8. 下列不属于静脉注射给药优点的是（　　）。

A. 没有吸收过程　　　　　　　　B. 100％进入体循环
C. 药物剂量准确　　　　　　　　D. 起效快
E. 安全性较好

9. 以下药物中适宜在睡前服用的是（　　）。
A. 美洛昔康　　　　　　　　　　B. 多潘立酮
C. 阿托伐他汀　　　　　　　　　D. 泼尼松
E. 呋塞米

10. 用药时宜限制饮水的药物是（　　）。
A. 胶体果胶铋　　　　　　　　　B. 环丙沙星
C. 利托那韦　　　　　　　　　　D. 氨茶碱
E. 苯溴马隆

二、配伍选择题（请从中选择一个与问题关系最密切的答案）

第1、2题
A. 口服给药　　　　　　　　　　B. 注射给药
C. 经皮给药　　　　　　　　　　D. 直肠给药
E. 吸入给药

1. 胶囊剂的常用给药途径是（　　）。
2. 栓剂的常用给药途径是（　　）。

第3~5题
A. 硫酸亚铁　　　　　　　　　　B. 阿莫西林
C. 头孢哌酮　　　　　　　　　　D. 阿仑膦酸钠
E. 辛伐他汀

3. 饮茶可减少其吸收的药物是（　　）。
4. 饮酒能增加不良反应发生率的药物是（　　）。
5. 宜多饮水的药物是（　　）。

三、多项选择题（从五个备选答案中选出两个或以上的正确答案）

1. 下列哪些因素影响口服药物的吸收速度？（　　）
A. 药物崩解速度　　　　　　　　B. 胃肠液pH值
C. 胃排空速度　　　　　　　　　D. 食物
E. 肌肉的深浅

2. 下列哪些属于直肠给药的特点？（　　）
A. 适应证与给药途径具有潜在的相关性　　B. 耐受刺激性好
C. 首关消除约50％　　　　　　　D. 吸收速度慢而不规则
E. 吸收良好

3. 下列哪些给药途径更改是不合理的？（　　）
A. 注射剂改口服　　　　　　　　B. 内用药改外用
C. 舌下含服改吞服　　　　　　　D. 胶囊剂拆开改冲服
E. 咀嚼片嚼碎

四、综合分析选择题（题目基于同一个临床情景、病例、实例或者案例的背景信息逐题展开，每题的备选项中，只有 1 个最符合题意）

患者，男性，56 岁，高血压病史 5 年。先后服用硝苯地平片和硝苯地平控释片控制血压，血压控制平稳，最近出差饮酒和饮料后出现血压波动。

1. 关于本例患者硝苯地平片和硝苯地平控释片的用法，正确的是（　　）。
   A. 控释片比普通片起效快，血药峰浓度高，容易发生头晕，注意力不集中等
   B. 控释片比普通片剂含量高，不宜嚼碎服用，不然会导致低血压
   C. 控释片一般一日三次给药，与普通片给药次数相同
   D. 控释片比普通片起效快，作用持续时间长
   E. 控释片与普通片剂含量相同，可以固定时间替换服用

2. 该患者下列生活行为中，可能会导致硝苯地平血浆浓度升高的是（　　）。
   A. 喝咖啡　　　　　　　　　　B. 喝茶
   C. 饮酒　　　　　　　　　　　D. 吸烟
   E. 饮葡萄柚汁

实训六　药物给药途径的选择

一、实训目标

1. 掌握常见给药途径的特点。
2. 理解药物可以有不同的给药途径，产生的效应有差别。
3. 能够依据基本病情筛选出合适的给药途径。

二、实训条件

1. 模拟药房、教室。
2. 病患仿制模型。

三、考核要点

1. 能根据表演判断并选择合适的给药途径。
2. 能正确地选择儿童肌内注射的部位和剂量。
3. 能对错误的给药途径进行纠错。

四、实训内容

（一）模拟选择

将学生分组，每组设计一种场景，展现疾病的状况，全部通过动作体现。其他同学根据动作分析病情，选择合适的给药途径，该组同学点评。

（二）实战演练

学生分组，组内同学轮流上台，根据教师口述儿童的基本情况和疾病态势，自己选择相应的注射工具、注射部位，对模型完成肌内注射。

（三）案例分析

请分析以下案例给药途径是否存在错误，为什么？

案例 1　患者，男，42 岁；诊断：急性心肌梗死；用药：低分子肝素钙注射液，0.3 mL×1 支；用法：0.3 mL 肌内注射。

案例2　患儿，男，1个月；主诉：鼻出血1天。体格检查：鼻衄，四肢瘀点瘀斑。实验室检查：凝血酶原时间（PT）>100 s，白陶土部分凝血活酶时间（KPTT）>100 s。诊为：维生素K缺乏。医师给予静脉注射维生素K_1治疗。患儿用药1 min后出现气促、喘憋，15 min后出现红色皮疹。停药后，不良反应的症状、体征消失。请分析原因。

案例3　患者到某卫生站治疗左小腿静脉曲张症，医师为患者局部注射了凝血酶，导致患者过敏性休克、多器官衰竭死亡。区医疗技术鉴定委员会的鉴定结论为一级医疗责任事故。请分析原因。

案例4　一患者急性心肌梗死发作，家人让其就温开水吞服速效救心丸抢救，结果其症状并未缓解，急送医院。请分析原因。

五、实训提示

1. 通过本次实训，加深学生对给药途径相关概念及选择的理解。
2. 通过本次实训，培养学生具备根据情况为患者选择合理给药途径的能力。
3. 通过本次实训，培养学生的药学服务理念及严谨求是的药学服务态度。

六、实训思考

1. 复习相关理论内容，明确依据患者病情筛选出合适给药途径的方法。
2. 某患者有恶心、呕吐的迹象，他要求给予某种口服药物，作为药师请设计解决方案，编写一段药师和患者的对话。

（王锦淳）

第六章
治疗药物监测与个体化给药

1. 掌握治疗药物监测（TDM）的概念及意义；熟悉常见需要进行 TDM 并根据 TDM 结果进行调整给药方案的药物。

2. 熟悉 TDM 实施的基本流程；能够承担或辅助承担 TDM 流程中的各项具体工作。

3. 了解根据 TDM 结果调整给药方案，进行个体化治疗方案制定的基本方法；了解药物基因组学基础知识。

4. 培养学生初步建立正确的临床合理用药观念，提高主动参与药物治疗的意识。

案例导入

患者男性，65 岁，体重 70 kg。有糖尿病病史 6 年，平素血糖控制情况不详，本次因"发热伴咳嗽、咳痰 1 周余"入院。入院后患者持续高热，时有咳嗽、咳痰，痰为白色黏痰。血培养及痰培养结果均为烟曲霉菌，给予伏立康唑，负荷剂量 400 mg q12 h，维持剂量 200 mg q12 h，静脉滴注。用药 7 天后监测伏立康唑血药浓度，血药浓度结果显示谷浓度 6.2 μg/mL（有效浓度为 0.5~5 μg/mL），伏立康唑基因型为 CYP2C19 *1*2。患者出现视物模糊、重影，伴幻觉、失眠，自觉有陌生人说话、有人走动等。

问题：如果你是临床药师，对该患者治疗方案有何建议？

药物治疗是临床治疗疾病的重要手段，传统药物治疗是参照推荐的剂量给药，多数情况下可以取得预期效果，但是有些药物在不同患者身上的效果却存在个体差异，常常表现出不同的治疗结果：有的表现出高度敏感性，有的却表现为耐受性，有的甚至产生严重不良反应。因此，通过开展治疗药物监测以制订个体化给药方案，对提高临床药物治疗的有效性和安全性起重要的作用。

第一节 治疗药物监测

一、概述

1. 治疗药物监测的概念

治疗药物监测（therapeutic drug monitoring，TDM）是一门研究个体化药物治疗机制、

血药浓度的检测及个体化给药方案的制定

技术、方法和临床标准,并将研究结果转化应用于临床治疗以达到最大合理用药的药学学科。通过测定患者体内的药物暴露、药理标志物或药效指标,利用定量药理模型,以药物治疗窗为基准,制订适合患者的个体化给药方案。其核心是个体化药物治疗。

通常在诊疗过程,传统的给药方法是医师根据药物说明书或教科书上推荐的平均剂量给药。但是,由于患者的个体差异(包括年龄、体重、性别及一些遗传因素)、药物剂型的不同、患者自身生理病理功能的不同以及合用药物间的相互作用,造成传统的给药方法在不同的患者身上产生不同的效果:部分患者获得有效治疗,而部分患者未达到预期的治疗效果,甚至部分患者出现了毒性反应。

实际上,对大多数药物而言,进入人体后产生的药理作用的强弱和持续时间,与药物在其作用部位的浓度成正比。药物进入人体后,首先通过给药部位吸收,然后随着血液运输到组织,游离药物从血液中扩散到细胞外液,细胞外液中的药物在进一步扩散到细胞内,最终发挥治疗作用(图6-1)。然而,直接测定药物作用部位的药物浓度十分困难,目前很难做到。因此,通常我们只能测定血液中的药物浓度,即血药浓度监测。

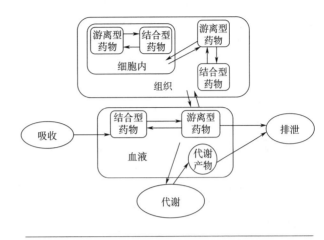

图 6-1 药物的体内过程

课堂活动

请利用你已经掌握的药理学知识,阐述药物剂量、血药浓度及药物效应三者之间的关系。

2. 影响血药浓度和药物效应的因素

影响体内药物浓度主要有三大因素,包括药物、机体和外部环境。

(1) 药物因素　药物的剂型不同,有明显不同的药动学特征,其生物利用度往往不同。药物制备时所使用的辅料以及制剂的工艺不同,也会导致制剂的吸收速率和吸收分数的变化,引起生物利用度的改变。给药途径是影响药物吸收速率和程度的重要因素,不同的给药途径药物的吸收速率不同。主要经胃肠道吸收的药物,如氟西泮、炔雌醇、特布他林等有明显的肠壁首过效应,普萘洛尔等β受体阻滞剂、丙咪嗪等抗抑郁药、利多卡因等抗心律失常药、硝酸甘油等药物都有明显的肝脏首过效应。

(2) 机体因素　药物从吸收入血到排泄出体外各个步骤可受到机体的影响,从而产生药物浓度的变化。患者的生理、病理状态,遗传表达和生活习惯等机体因素,会对血药浓度和药物效应产生影响。例如,孕妇因内分泌改变、血浆容量和体重明显增加、血浆蛋白浓度下降、胃肠药物吸收速率和肝脏的药物清除能力均降低,故药物在体内过程与机体反应明显不同于非孕时。地西泮在体内进行的去甲基化代谢具有明显的个体差异,弱代谢者的血药浓度比强代谢者高约1倍；异烟肼乙酰化能力在人群中也表现出遗传多态性，且其快乙酰化型和慢乙酰化型有明显的种族差异，而慢乙酰化型患者易发生周围神经炎等不良反应，而快乙酰化型患者易引起肝损害。

（3）外部环境因素　工作环境中长期接触一些化学物质会对药物体内过程产生影响，例如铅中毒可抑制肝药酶活性，减慢药物代谢。而与药物转运有关的许多生理功能，如心排出量、肝肾血流量、各种体液的分泌速度、胃肠运动等都存在着近日节律或其他周期的生理节律，使许多药物的一种或几种药物代谢动力学参数随之呈现相应的节律性，从而影响血药浓度的变化模式。

3. 治疗药物监测的意义

在临床上，治疗药物浓度监测主要用于指导最适个体化用药方案的制订，对特殊人群、肝肾功能损伤等患者的药物剂量的调整，提供客观的实验室依据。

（1）促进合理用药　药物动力学参数是制订给药方案的基础，通过治疗药物监测可获得个体的动力学模型和有关药物动力学参数。一方面，可借以积累群体药物动力学资料；另一方面，可据此制订较合理的个体化给药方案，并可监测用药方案的实施效果，指导进行必要的剂量调整，使药物治疗更趋科学合理，减少盲目性。

（2）检查患者用药依从性　通常不同的给药间隔时间，其血药浓度波动范围不一样。当血药浓度波动较大时，疗效较差，或容易出现不良反应。如果患者不遵从医嘱用药，会干扰治疗效果，通过TDM可及时发现患者是否停药、减量或超量用药，从而督促患者严格按医嘱用药。研究发现，给儿童服用丙戊酸钠治疗癫痫，在血药浓度小于50 $\mu g/mL$ 的患者中有19.5%患者用药剂量明显偏低，其癫痫症状未能控制，其中66.7%是因为漏服药物所致。

（3）判断药物过量中毒　药物的不良反应与血药浓度密切相关。对安全范围窄的药物，应注意防止药物过量中毒。如抗癫痫药物苯巴比妥，某些患者使用常用剂量即可出现兴奋、精神错乱或抑郁等症状，易与癫痫发病症状混淆。此时若认为是症状未有效控制而继续给予苯巴比妥治疗，则容易造成药物过量中毒。因此，在某些药物的治疗过程中，治疗药物浓度监测有助于及时发现药物过量中毒，判断药物过量中毒的程度，为及时调整用药方案和药物剂量提供科学依据。临床实践证明，TDM可使地高辛的中毒率由经验疗法的44.0%降低到5.0%以下。

二、需要进行TDM的药物

临床上并不是所有的药物或在所有的情况下都需要进行TDM。血药浓度只是药效的间接指标。对那些有可能根据临床表现和生物化学指标判断药物的疗效（如降压药、降糖药等），通常无需通过测定血药浓度来观察疗效，可通过明确的临床终点信息，如血压、血糖，有些药可通过凝血酶原、尿量、肺通气功能等指标来观察疗效。此外，有些药物的血药浓度范围很大，可以允许的治疗范围亦很大，凭医师的临床经验给药即可达到安全有效的治疗目的，也不需要TDM。

1. 需要进行TDM的指征

（1）治疗指数低，安全范围较窄的药物　治疗指数低，安全范围较窄的药物有效浓度和中毒浓度比较接近，如地高辛、锂盐、氨茶碱等。需要根据药代动力学原理和患者的具体情况仔细设计和调整给药方案，密切观察临床反应。

（2）具有非线性药代动力学特征药物　某些药物当血药浓度达到一定水平后，出现饱和限速,剂量少量增加就可以导致血药浓度不成比例的大幅度增加,药物浓度不与给药剂量成正比,半衰期显著延长,易使药物在体内蓄积,产生毒副作用。

(3) 个体差异　人体的不同状态及不同个体之间对药物的处置存在动力学差异。由于人体药动学个体差异,即使人体或个体间获得相同的药物暴露,因药理效应的受体、信号通路的蛋白功能等多种因素的影响可导致药物效应不同和改变。造成个体差异的影响因素有很多,特别是由于遗传因素造成药物代谢速率明显差异的情况,同样的剂量在不同的患者体内可能出现较大的血药浓度差异的药物,如普鲁卡因胺的乙酰化代谢。

(4) 药物中毒诊断　怀疑患者药物中毒,尤其是某些中毒症状容易和疾病本身症状相混淆的药物,单纯通过临床表现不易判断,如用地高辛、普鲁卡因胺控制心律失常时,药物过量也可以引起心律失常;苯妥英钠治疗癫痫时也可能引起抽搐。药物中毒诊断为医疗事故鉴定提供法律依据。

(5) 患者不同病理状态　器官功能受损的患者,如肝功能不全或衰竭的患者使用主要经肝代谢的药物(例如,利多卡因、茶碱),或肾功能不全或衰竭的患者使用主要经肾排泄的药物(例如,氨基糖苷类抗生素),或某些胃肠道功能不良的患者口服某些药物时,药物的药动学和药效学状态发生较大的改变,从而对药物效应产生影响。

(6) 特殊患者群体　针对接受药物治疗的患者中对药物的药动学和药效学规律发生重大改变的群体,如婴幼儿、儿童、老年人、孕妇等。

(7) 合并用药出现的异常反应　患者的药物治疗方案中一般合并使用多种药物,合并使用的药物会对目标药物的药动学或药效学产生影响。通过竞争性结合,使得药物处置相关蛋白(如代谢酶、转运体、耐药蛋白等)和药理效应蛋白功能增强或降低。

(8) 支持治疗　行肾替代治疗、人工肝和体外膜肺氧合的患者,药物可被额外清除或蓄积,需进行监测以及时调整剂量。

(9) 长期用药　长期用药可在体内逐渐蓄积而发生毒性反应,也有的血药浓度低导致无效,需要测定血药浓度,调整剂量。

2. 常见监测品种

由于医院性质及其实验条件不同,能够进行 TDM 检测的药物品种随医疗机构不同而有所不同。目前常见需要进行 TDM 的药物见表 6-1。

表 6-1　临床常进行 TDM 的药物

作用类别	药物
强心苷类	洋地黄毒苷、地高辛
抗心律失常药	普鲁卡因胺、丙吡胺、利多卡因、奎尼丁、胺碘酮
抗癫痫药	苯妥英钠、苯巴比妥、丙戊酸钠、拉莫三嗪、左乙拉西坦、卡马西平
三环类抗抑郁药	阿米替林、去甲阿米替林、丙咪嗪、去甲丙咪嗪
抗精神分裂症药	氯氮平、奥氮平、利培酮
抗躁狂药	锂盐
抗哮喘药	茶碱、氨茶碱
抗菌药物	万古霉素、替考拉宁、阿米卡星、伏立康唑、泊沙康唑、两性霉素 B

续表

作用类别	药物
抗肿瘤药	甲氨蝶呤、氟尿嘧啶、伊立替康、紫杉醇等
免疫抑制剂	环孢菌素、他克莫司、西罗莫司、霉酚酸酯
抗逆转录病毒药	依非韦伦

三、是否进行 TDM 的判断原则

由于开展 TDM 工作需投入较多的设备，运行费用较高，若无选择地实施 TDM，会增加患者的经济负担，更甚至基于不准确 TDM 结果带来的治疗误差。是否进行 TDM 需要临床严谨的评判，总体而言可以依照以下原则：患者是否适应了合适其病症的最佳药物？如感染患者本应选择其他抗菌药物更有效时，却使用了氨基糖苷类抗生素，此时 TDM 并不合适；药效容易判断的可以不考虑；血药浓度与药效的关系是否有利于疾病治疗？如小剂量甲氨蝶呤治疗类风湿关节炎时，不需进行 TDM；能否使患者在治疗期间受益于 TDM？TDM 的结果是否会显著改变临床决策并提供更多有价值的信息？如果对上述问题有肯定答复，则认为 TDM 是合理和有意义的。

四、TDM 监测的工作流程

TDM 的主要流程：申请、取样、测定、结果解读和临床干预五个步骤。

（1）申请 患者经临床诊断，使用药物确实有 TDM 需求，由医师开具医嘱、检查申请单，患者签署知情同意书。TDM 检查申请单内，应包括有助于 TDM 结果解释的有关信息，包括患者一般情况（性别、年龄、体重、种族、疾病诊断等）、采集生物样本的具体时间、用药时间、给药方案等。

（2）取样 通常情况下，以血液为 TDM 标本时，测定血浆或血清中的药物均可，为避免抗凝剂与药物间发生的化学反应及对测定过程的干扰，TDM 工作中通常以血清为检测标本，有时也用全血。在一些特殊情况下，可以测定尿液、唾液、粪便、胆汁、泪液、乳汁、脑脊液以及接近药物作用靶点的检测样品等。

在常规给药方案中，多选择药物达稳态后进行采样（至少给药后 5 个半衰期）。究竟何时取血样，通常需要有取样点时间药物浓度与疗效相关性的证据，目前，大多数药物测定是采集给药时间间隔的末期血样，即测定谷浓度；如果怀疑药物中毒，应测定中毒时相关血药浓度，一般为峰浓度；诊断急性中毒，应立即取样；对于半衰期较短或不良反应严重的药物，最好同时考察谷浓度和峰浓度。样本应立即送检测部门处理，以免放置过久出现分解。

（3）测定 样本测定是治疗药物监测中极其重要的环节，分析结果的正确与否是关系到治疗药物监测成败的关键，错误的分析结果所带来的治疗上的误导，其后果比不分析更严重。因此，应正确地掌握样本测定的方法，以保证样本测定的质量。TDM 检测人员根据生物样本的种类、性质和测定范围，按照经验证的方法进行药物浓度测定。准确的药物浓度测定还需在具有临床意义的时间范围内完成。检测结果由双人复核，实验室负责人审核。测定的药物浓度进行结果解读和最终临床干预。

可进行血药浓度测定的方法很多，如高效液相色谱法、气相色谱法、荧光偏振免疫法、放射免疫法等。每一种测定方法有其自身的特点及优势，可根据需要进行选择（表 6-2）。关于样品处理、方法学建立、样品测定质量控制等属于药物分析课程内容，在此不进行介绍。

表6-2 常用的血药浓度测定方法比较

	分析方法	灵敏度	精密度	专一性
光谱法	紫外分光光度法（UV）	100 ng	++	−
	荧光分光光度法（FV）	1～10 ng	++	±
	原子吸收光谱法（AAS）	1 ng	++	+
色谱法	薄层色谱法（TLC）	1～10 ng	+	++
	气相色谱法（GC）	0.01～1 ng	++	+++
	高效液相色谱法（HPLC）	0.01～1 ng	+++	+++
	液-质联用法（LC-MS）	1 pg	+++	++++
	高效毛细管电泳法	1 pg	+++	++++
免疫法	放射免疫法（RIA）	1 pg	+	++
	酶免疫法（EIA）	1 pg	++	++
	荧光免疫法（FA）	1 pg	++	++
	荧光偏振免疫法（FPIA）	1 pg	++	++

注："+"表示程度。

（4）结果解读 在临床实践中，药师结合患者个体情况（包括人口学数据、生理病理特征、临床特殊诊疗操作、用药情况、依从性、遗传学信息、生活及饮食习惯等），分析与解读和检测结果，实施定量计算，为临床干预提供建议，最终实现临床个体化用药。临床药学部门负责结果解读和审核，并对药学建议的质量负责。

（5）临床干预 临床干预是治疗药物浓度监测整个流程的最后一步，是对整个监测过程和监测结果的总结和评价。单纯的药物浓度值所提供的信息有限，依据临床经验来调整用药，存在很大的局限性和对药物体内过程不可预测性，故需对所测定的浓度数值进行进一步的分析处理。根据患者的情况，如有无依从性、药物剂型的生物利用度，再结合患者的生理、病情特点和合并用药进行综合判断，确定是否需要调整给药方案，见表6-3。根据药物浓度，应用药代动力学原理和群体药动学参数，再结合患者的生理、病情特点，对给药方案进行合理设计，建立个体化给药方案，判断用药方案的合理性。

表6-3 患者的药动学参数与处理建议

比较结果			结果处理建议
实测血药浓度（c_p）	临床疗效	患者药动学参数	
c_p在有效范围内	有效	与文献一致	给药方案合适，无需修改
c_p<有效范围	不佳	与文献不一致	给药方案不合适，需修改；再监测
c_p<有效范围	有效	与文献不一致	给药方案合适，待病情有变化时再监测
c_p<有效范围	无效	与文献不一致	根据新参数修改给药方案；再监测
c_p在有效范围内	不佳	与文献一致	修改给药方案；谨慎提高血药浓度，密切观察病情变化

> **导入案例分析**
>
> 药物血药浓度在有效浓度范围内是患者的感染得到控制并减少不良反应的关键。伏立康唑是广谱的三唑类抗真菌药,是临床 TDM 的重要对象。该案例中,药师根据血药浓度结果及基因检测结果,可以建议减少用量,将用法改为 100 mg q12 h。3 日后再次监测血药浓度,结果显示谷浓度 3.4 μg/mL。患者视觉、精神症状减轻,甚至消失。根据血药浓度调整治疗方案,可以实现个体化给药,保证药物治疗安全有效的常用方法。

第二节 个体化给药

一、个体化给药的概念

治疗药物浓度监测的最终目的是个体化给药,即根据个体患者的具体情况而"量身定制"的给药方案,以消除个体差异的影响,保障药物治疗的安全、有效,实现最佳的药物治疗效果。一般根据 TDM 的临床指征,确定某病人是否需要进行 TDM,然后明确某药物治疗该病人所需要达到的治疗效应。再根据目标效应及患者的具体情况,设定目标浓度。在具体的治疗过程中,先可根据临床经验给药,再在监测血药浓度的基础上,求得患者的个体药动学参数,结合患者的具体情况等进行给药剂量、给药间隔时间等的调整(图 6-2)。

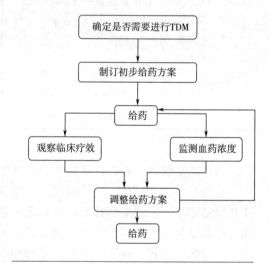

图 6-2 个体化给药的步骤

二、制订个体化给药方案的基本方法

在利用 TDM 结果设计个体化给药方案时,常采用以下方法,计算药代动力学参数,调整给药方案。

1. 比例法

按照常规的给药方案(给药间隔、给药剂量)给药,达到稳态后,在某一个给药间隔的某一时间,采集一个血样,测定其药物浓度,通常测定谷浓度 c_{min}(即在下一次给药前测定血药浓度)。根据血药浓度与剂量成正比的关系,由测定的血药浓度按照比例进行剂量调整,公式如下:

$$D_1/D_2 = ct_1/ct_2 = c_{max1}/c_{max2} = c_{min1}/c_{min2}$$

2. 稳态一点法

属于一级消除动力学的药物,多次用药后血药浓度即达到稳态水平,此时所测定的血药浓度与剂量存在比例关系。如果该浓度与目标浓度相差较大,可根据下式对原有的给药方案进行调整。

$$D' = Dc'/c$$

式中，D' 为校正剂量；D 为原剂量；c' 为目标浓度；c 为测得浓度。

需注意，使用该公式的条件首先是血药浓度要与剂量成线性关系；其次，等血药浓度达到稳态后才能进行采血，通常在下一次给药前采血，所测得的浓度即为谷浓度。

【例 5-1】某哮喘患者口服茶碱，每 8 h 一次，每次 100 mg，两天后测得谷浓度为 4.2 μg/mL，试调整至合适剂量。

解 茶碱的 $t_{1/2}$ 为 7.7 h，因此两天后已达稳态浓度。

茶碱的最低有效浓度一般为 7 μg/mL，因此设 $c'=8$ μg/mL，原剂量 $D=100$ mg$\times 3$，测得浓度 $c=4.2$ μg/mL，

则 $\qquad D'=100\times 3\times 8/4.2=571$（mg）

若按每日 3 次给药，则该患者可改为每 8 h 服药一次，每次 200 mg。

此方法简便易行，抽血少，患者易接受。缺点是对于半衰期长的药物需耗费较长的时间，且无法提供精确的药代动力学参数，无法知道血药浓度随时间变化的量变规律，因此比较粗糙。

3. 重复一点法

对于一些药代动力学参数偏离正常值或群体参数变异较大的患者，要使剂量个体化，往往需要根据其个体药动学参数值来设计给药方案。其通常方法是在给药后采取一系列血样，测定血药浓度并据此拟合相应的房室模型及算出药动学参数。求得的参数较全而且准确，但费时费力，不便采用。在 1978 年，Ritschel 提出了简便的方法，即重复一点法。利用此方法只需采血两次，即可求算出与给药方案相关的两个重要参数：消除速率常数（K）和表观分布容积（V_d）。

具体方法：给予患者两次试验剂量，每次给药后采血一次，采血时间须在消除相的同一时间。准确地测定两次血样的浓度，按下式分别计算 K 和 V_d。

$K=\ln[c_1/(c_2-c_1)]/\tau$，$V_d=De^{-K\tau}/c_1$，其中 c_1 和 c_2 分别为第一次和第二次所测血药浓度，D 为试验剂量，τ 为给药时间间隔。

【例 5-2】给一病人静脉注射某药物试验剂量 100 mg，6 h 后采血，然后立即给予第二次剂量 100 mg。同样，在第二次给药后 6 h 采第二个血样。测得 c_1 和 c_2 分别为 1.65 μg/mL 和 2.5 μg/mL，求 K 和 V_d。

解 $c_1=1.65$ μg/mL，$c_2=2.50$ μg/mL，$\tau=6$ h

$$\begin{aligned} K &= \ln[c_1/(c_2-c_1)]/\tau \\ &= \ln[1.65\div(2.50-1.65)]\div 6 \\ &= 0.111(\text{h}^{-1}) \\ V_d &= De^{-K\tau}/c_1 \\ &= 100e^{-0.111\times 6}\div 1.65 \\ &= 31.14(\text{L}) \end{aligned}$$

即求得该患者的 K 和 V_d 分别为 0.111 h^{-1} 及 31.14 L。

说明：

(1) 该方法只适合于第一、第二次给予试验剂量，而不能在血药浓度达稳态时使用。

(2) 血管外给药时，应注意在消除相时采血。

若已经给药后未取到第一、第二次血样，则本法不能用。血样测定要求准确，否则计算的误差较大。

另外，本方法的计算中引入两个药动学参数，即消除速率常数（K）和表观分布容积（V_d）。当患者有肥胖、水肿、心肌梗死、肝肾功能不全和低蛋白血症等时，V_d可有较大的变化，而肝肾功能不全时还会引起K的变化，这些都会影响计算的结果。

4. Bayesian 反馈法

稳态一点法和重复一点法虽然简便，但对样本采集时间、患者的身体状况等因素有较高的要求，因而应用常受到限制。Bayesian 反馈法具有取血点少、获得的个体药动学参数准确性高的优点。该方法可同时考虑心脏、肝脏、肾脏功能的影响，对于偏离药动学参数群体值的个体，如老年人、婴幼儿、孕妇、心力衰竭或肝、肾功能不全患者尤为适用。Bayesian 反馈法的原理是应用某个患者身上1~2点血药浓度的信息，再结合已知的群体药动学参数信息，估算出此个体的药代动力学参数。具体步骤如下：

(1) 根据大量患者1~4点血药浓度数据，建立群体数据库，此数据应有代表性，如包括不同年龄、体重及心、肾、肝功能等影响因素。另外，数据应包括各个时相如吸收相、分布相、消除相及其相应的信息。

(2) 使用群体药动学计算机程序，如非线性混合效应模型（Nonlinear Mixed Effect Model，NONMEM），估算出群体药代动力学参数。

(3) 可只根据患者自己的生物资料和1~2个常规血药浓度值，输入相应的软件程序即可快速求算出患者个体 PK 参数，也就方便地得到了个体靶浓度、给药途径、剂量、间隔和疗程等。

(4) 应用该个体的药动学参数重新调整给药剂量，如此反复，直到达到最佳剂量。

与常规方法相比，Bayesian 法可显著提高患者的理想治疗浓度的比例，降低药物不良反应的发生率，缩短住院时间，改善临床结局时间。可使用过的软件有 NONMEM、JPKD、Smartdose、Bestdose、APK、DoseMe、PrecisePK 等。

三、药物基因组学与个体化给药

1. 相关概念

药物基因组学（pharmacogenomics）是20世纪90年代在遗传学、基因组学、遗传药理学基础上发展起来的一门新兴的交叉学科，主要研究基因序列的多态性与药物效应多样性之间的关系，利用基因组学信息解答不同个体对同一药物反应上存在差异的原因。即：①为什么不同个体对同一药在相同剂量下的反应有差异？②这种差异能否在基因组水平上被科学预测，并用以指导临床正确和安全用药？③能否运用这种基因组多态性的信息为创新药物的发现提供指导，减少风险。

药物基因组学的深入研究为个体化药物治疗提供了依据，揭示了遗传因素在个体化治疗中的作用。基因多态性对药物代谢和药物效应产生较大的影响，已经证实，与药物代谢及处置相关的基因多态性在群体中表现出典型的个体差异。单核苷酸多态性（single nucleotide polymorphism，SNP）主要是指在基因组水平由单个核苷酸的变异所引起的 DNA 序列多态性。它是人类可遗传的变异中最常见的一种，占所有已知多态性的90%以上。SNP 是指同一位点的不同等位基因之间个别核苷酸的差异或只有小的插入、缺失等。SNP 主要从两个方面导致人类个体的多样性，一是编码区 SNP（cSNP），cSNP 可以改变基因的编码，使得基因表达的蛋白质中某些氨基酸发生变化而影响其功能；二是调节区 SNP（rSNP），它往往影响基因的表达和调控，使得基因的表达量产生变化。在药物的体内过程中所涉及的一系列药物代谢酶、转运蛋白、受体和其他药物作用靶的基因多态性，都是引起药物疗效和毒性个体差异的基因。

课堂活动

某患者，伏立康唑血药浓度测定为 8.2 μg/mL（参考范围为 0.5~5 μg/mL），已知伏立康唑在体内由 CYP2C19 酶代谢，不同患者该酶活性差异大。另外，此患者同时在服用奥美拉唑（CYP2C19 诱导剂），针对此情况，如何进行个体化给药方案调整？应综合考虑哪些因素？

2. 基于药物基因组学的个体化治疗

药物基因组学研究开启了个体化治疗的新模式，表现为以下几个方面：

（1）根据基因型正确选择药物　临床常用吉非替尼治疗非小细胞肺癌，但不是所有患者都适合，需要检测患者 EGFR 基因型。对于 EGFR 突变型，吉非替尼治疗效果较好，而野生型患者不能从吉非替尼治疗中受益。因此，药物作用与基因型有关的，对患者提前进行基因型检测可以提高药物治疗效果。

（2）根据基因型调整药物剂量　华法林的治疗指数小，剂量小，疗效可能不佳，会产生血栓；剂量大可能引起患者出血。研究发现，基因差异是导致华法林不同反应的主要因素。肝药酶 CYP2C9 是代谢华法林的主要酶，有三个位点与华法林抗凝剂量有关，有两个 SNP 在 CYP2C9 基因上，有一个 SNP 在 VKORC1 上。CYP2C9 上 SNP 引起 CYP2C9 酶活力改变，CYP2C9 氧化作用弱的人群导致华法林的浓度高于预期而容易出现出血的不良反应。携带突变型 VKORC1 的人只需要相对较少剂量的华法林就能够完全抑制维生素 K 的作用从而达到抗凝效果，稍大剂量可引起出血。

（3）根据基因型减少药物不良反应发生　卡马西平和奥卡西平是临床常用的抗癫痫药物。较常见的不良反应为视物模糊或复视，主要严重不良反应为过敏反应，包括中毒性表皮坏死松解症（TEN）和 Stevens-Johnson 综合征（SJS）等。卡马西平和奥卡西平过敏反应的发生和 HLA-B 存在很强的相关性。在华裔人群中，不良反应的发生和患者体内的 HLA-B*1502 等位基因之间存在很强的相关性。在启用卡马西平或奥卡西平治疗前，必须检测患者是否携带 HLA-B*1502 等位基因。携带 HLA-B*1502 等位基因者，应避免使用卡马西平和奥卡西平，除非收益明显高于风险；不携带 HLA-B*1502 等位基因者，发生 TEN/SJS 的风险较低。

（4）根据基因型避免药物间相互作用　伊曲康唑与氨氯地平合用时，患者更容易产生低血压反应，其原因伊曲康唑是肝药酶 CYP3A4 强抑制剂，而氨氯地平是 CYP3A4 底物，从而引起氨氯地平血药浓度增加，导致降压作用增强，潜在低血压危险，会发生代谢性相互作用。

总之，虽然药物基因组学在临床药物合理应用方面的作用越来越大，但需要掌握一定的原则，即患者的基因变异已经被证明可以影响药物疗效或不良反应；基因检测必须准确，基因检测结果须为患者保密。

学习小结

学习本章，应掌握治疗药物监测（TDM）的概念及意义；熟悉常见需要进行 TDM 的药物；熟悉 TDM 实施的基本流程；了解根据 TDM 结果调整给药方案，进行个体化治疗方案制订的基本方法；了解药物基因组学基础知识。为提高学习效果，需要同学们回顾药理学、药物分析、仪器分析等课程中所学的相关内容，熟悉各类需要进行 TDM 的药物的基本药理学性质，以及常用的分析手段的基本原理和优缺点。只有将这些基础知识与本章节内容结合起来，才能加深本章内容的理解，最终提升自身的专业素养。

目标检测

一、最佳选择题（请选择一个最佳答案）

1. 治疗药物监测最常用的样品是（　　）。
   A. 血液　　　　　　　　　　B. 尿液
   C. 唾液　　　　　　　　　　D. 胆汁
   E. 脑脊液

2. 肠胃功能受损可影响药物的血药浓度，主要原因是（　　）。
   A. 影响药物的排泄　　　　　B. 影响药物的吸收
   C. 影响药物的分布　　　　　D. 影响药物的代谢
   E. 影响药物与蛋白的结合

3. 下列不需要做常规治疗药物监测的药物是（　　）。
   A. 抗高血压药　　　　　　　B. 抗癫痫药
   C. 免疫抑制剂　　　　　　　D. 抗生素
   E. 强心苷

4. 以下哪种情况不需要血药浓度监测（　　）。
   A. 治疗指数低、安全范围小的药物
   B. 安全范围大的药物
   C. 个体差异大的药物如三环类抗抑郁药
   D. 具有非线性药代动力学特征的药物如茶碱、苯妥英钠等
   E. 婴幼儿、老年人用药

5. 下列哪项不是常用的血药浓度监测方法（　　）。
   A. 分光光度法　　　　　　　B. 气相色谱法
   C. 高效液相色谱法　　　　　D. 免疫学方法
   E. 容量分析法

6. 给药个体化的步骤中含有以下几项：①给药；②确定初始给药方案；③选择药物及给药途径；④明确诊断；⑤确定血药浓度并观察临床效果；⑥处理数据，求出动力学参数，制订调整后的方案。其明确的顺序应该是（　　）。
   A. 2314561　　　　　　　　B. 4321561
   C. 231456　　　　　　　　　D. 423156
   E. 4231561

7. 关于血药浓度下列说法错误的是（　　）。

A. 随着血药浓度的变化，药物的药理作用有时会发生变化
B. 随着血药浓度的变化，中毒症状会发生变化
C. 血药浓度是指导临床用药的重要指标
D. 通过不同时间的血药浓度可以计算药动学参数
E. 血药浓度与表观分布容积成正比

8. 治疗药物监测临床服务最理想的目标是（　　）。
A. 向临床提供患者可接受的治疗药物浓度范围
B. 向临床提供准确的药物浓度结果
C. 向临床提供合适的取血时间
D. 向临床提供患者的药动学参数
E. 向临床推荐合理的个体化给药方案

9. 可抑制氨氯地平经肝细胞色素酶 CYP3A4 代谢的药品是（　　）。
A. 葡萄糖酸钙　　　　　　　　B. 伊曲康唑
C. 丙磺舒　　　　　　　　　　D. 西司他丁
E. 青霉素

10. 关于药物基因组学研究目的描述正确的是（　　）。
A. 发现新的基因　　　　　　　B. 探明疾病的发病机制
C. 诊断新疾病　　　　　　　　D. 预见发病风险
E. 研究遗传基因的多态性对药物效应的影响

二、配伍选择题（请从中选择一个与问题关系最密切的答案）

第 1～5 题
A. 如 c_p 在有效范围内，临床疗效有效，且患者药动学参数与文献一致
B. 如 c_p＜有效范围，临床疗效不佳，且患者药动学参数与文献不一致
C. 如 c_p＜有效范围，临床疗效有效，但患者药动学参数与文献不一致
D. 如 c_p＜有效范围，临床疗效无效，且患者药动学参数与文献不一致
E. 如 c_p 在有效范围内，临床疗效不佳，患者药动学参数与文献一致

1. 给药方案合适，无需修改（　　）。
2. 给药方案不合适，需要修改再监测（　　）。
3. 给药方案合适，待病情有变化时再监测（　　）。
4. 根据新参数修改给药方案，再监测（　　）。
5. 修改给药方案；谨慎提高血药浓度，密切观察病情变化（　　）。

第 6～10 题
A. HPLC　　　　　　　　　　B. LC-MS
C. ELISE　　　　　　　　　　D. FPIA
E. RIA

6. 荧光偏振免疫法（　　）。
7. 液质联用法（　　）。
8. 高效液相色谱法（　　）。
9. 放射免疫法（　　）。
10. 酶联吸附免疫分析法（　　）。

三、多项选择题（从五个备选答案中选出两个或以上的正确答案）

1. 可能导致患者在按照书本推荐的临床常用给药方案用药时，疗效不佳或是出现不良反应的因素包括（   ）。
   A. 患者年龄和性别　　　　　　　　B. 患者心肝肾功能的改变
   C. 医师水准的差异　　　　　　　　D. 药物剂型、给药途径和生物利用度
   E. 药物相互作用
2. 血药浓度含量分析测定的目标物可以是（   ）。
   A. 原形药物　　　　　　　　　　　B. 被药物影响的生物酶
   C. 药物的活性代谢物　　　　　　　D. 血浆蛋白浓度
   E. 药物对映体
3. 血药浓度监测结果在什么情况下需建议和警示医生采取必要措施（   ）。
   A. 血药浓度在有效血药浓度范围内，达到预期的目标浓度，且无其他情况
   B. 血药浓度在中毒浓度或无效浓度范围，但药物在病人身上尚未体现药理作用
   C. 血药浓度在中毒浓度或无效浓度范围，却显示较好的临床疗效
   D. 虽在有效血药浓度范围内，但未达到预期的目标浓度
   E. 从临床反馈的信息获知患者出现了药物毒性反应，未达到预期疗效

四、综合分析选择题（题目基于同一个临床情景、病例、实例或者案例的背景信息逐题展开，每题的备选项中，只有一个最符合题意）

某患者，女，48岁，患有2型糖尿病，通过饮食调整，格列齐特150 mg，每日口服1次，血糖控制病情稳定。近年来，由于风湿疼痛，医嘱服用吲哚美辛50 mg，bid，但患者经常空腹时感觉头痛、心怯、出汗。诊断：低血糖反应。

1. 患者出现低血糖反应的原因可能是（   ）。
   A. 吲哚美辛血浆蛋白结合率高，挤占了血浆位点，导致游离的格列齐特水平增高
   B. 吲哚美辛具有降糖作用
   C. 患者对格列齐特降糖敏感性增高所致
   D. 患者血糖控制稳定，可以不用继续用药
   E. 患者饮食调整不合适
2. 针对患者出现的低血糖反应，以下最合适的处理方法是（   ）。
   A. 建议暂停使用吲哚美辛一段时间，等低血糖反应消失后再服用
   B. 建议对患者定期进行格列齐特血药浓度检测，如果超出有效浓度范围，适当减少剂量
   C. 因为格列齐特降糖作用太强，建议患者更换另外的降糖药
   D. 建议患者增加碳水化合物类的食物，并加强对用药的自我监测
   E. 建议患者将吲哚美辛换成阿司匹林

实训七　苯妥英钠血药浓度监测

一、实训目标

1. 能熟练掌握治疗药物监测的概念和意义。
2. 熟悉常见需进行血药浓度监测的药物苯妥英钠的有效血药浓度范围。
3. 能够独立承担利用紫外-可见分光光度法进行苯妥英钠血药浓度监测的工作。

4. 能够根据 TDM 结果调整苯妥英钠给药方案，制订个体化治疗方案。

二、实训条件

1. 实验动物：小鼠；实验药物：苯妥英钠（对照品）。
2. 仪器：紫外-可见分光光度计、电子天平、旋涡混合器、离心沉淀器、电热恒温水浴锅。
3. 试剂：二氯甲烷、氢氧化钠、磷酸二氢钾、高锰酸钾、环己烷（均为分析纯）。

三、考核要点

1. 考核记忆：治疗药物监测的概念和意义。
2. 考核利用紫外-可见分光光度法进行苯妥英钠血药浓度监测的基本操作及数据的获取与整理。
3. 考核根据 TDM 结果调整苯妥英钠给药方案，进行个体化治疗方案制订的方法。

四、实训内容

1. 对照品溶液的制备

精密称取苯妥英钠对照品 0.025 g，加新沸过放冷的蒸馏水定容至 25 mL，作为对照品溶液。

2. 制备空白小鼠血清

取小鼠 10 只，分别断头取血，将所得血液收集至 5 mL 离心管中，置 37℃ 电热恒温水浴锅中，任其凝固。待血液凝固收缩后，用离心机 5000 r/min 离心 5 min，吸取淡黄色上清液，即得空白小鼠血清。

3. 标准曲线的制备

取新配的苯妥英钠对照品溶液 5 μL，10 μL，20 μL，40 μL，80 μL，加入 0.5 mL 空白小鼠血清，混匀，加 pH 值 6.8 磷酸盐缓冲液 0.5 mL，旋涡混合后加二氯甲烷 0.5 mL，振荡 1 min，离心（2500 r/min）10 min，吸取下层有机层 0.4 mL，用 7 mol/L NaOH 2.0 mL 回提，吸取碱液层 1.5 mL，加 0.5 mL 饱和 $KMnO_4$ 溶液，混匀后 80℃ 水浴加热 20 min，放冷，加 2.5 mL 环己烷，旋涡混合，离心（2500 r/min）10 min，取上层溶液，以环己烷为空白，于 250 nm 处测定吸光度（A）。以 A 对药物浓度（c）回归，求得标准曲线方程。

4. 血药浓度测定

分别配制浓度为 1 mg/mL、2 mg/mL 的苯妥英钠对照品的生理盐水溶液。取小鼠 3 只，编号称重，分别尾静脉注射生理盐水 1 mL/10g、1 mg/mL 苯妥英钠生理盐水溶液 1 mL/10g、2 mg/mL 苯妥英钠生理盐水溶液 1 mL/10g，放置 10 min 后，按照"制备空白小鼠血清"中的方法取得 3 只小鼠的血清。按照"标准曲线的制备"中的方法处理血清，分别测定其吸光度。

5. 计算

求得 3 只小鼠的血药浓度。

若希望获得小鼠的血药浓度为 15 μg/mL，请根据 2 号和 3 号两只小鼠测得的血药浓度，根据稳态一点法，估算这两只小鼠需要的给药量。

五、实训提示

1. 通过本次实训，同学们能掌握对血药浓度监测以及制订个体化给药方案相关知识点，能独立承担或辅助承担利用紫外-可见分光光度法进行苯妥英钠血药浓度监测的工作。

2. 能初步进行血药浓度监测结果分析并利用其结果指导患者合理用药。

六、实训思考

小鼠口服苯妥英钠溶液（每日 3 次，每次 1 mg），若希望获得小鼠的血药浓度为 15 μg/mL，请设计对该小鼠进行稳态血药浓度测定及给药方案调整的方法。

（黄晨蓉　王　未）

第七章
用药安全

> 1. 了解药物警戒定义、药物警戒信号及药物警戒的工作内容；熟悉药品不良反应的定义和因果关系评定、不良反应监测方法、上报流程、监测报告的范围；掌握引起药源性疾病的因素、类型和诊断治疗；掌握药品不良反应的分类和用药错误的防治方法。
> 2. 能初步运用药物警戒信息、药品不良反应知识和药源性疾病等相关知识指导患者合理用药。
> 3. 加强学生用药安全意识教育，提高患者用药依从性。

案例导入

> 某患者，男，36岁，因胃癌入院，医嘱氟尿嘧啶、丝裂霉素进行化学治疗，化疗前使用甲氧氯普胺 10 mg 肌内注射防治恶心、呕吐等胃肠道反应，1.5 h 后，患者出现不自主地头后倾及紧张不安，双眼上翻，强制性张口，流涎及表情呆滞；舌运动障碍、走路不稳定等锥体外系症。停止用药，并采取干预措施，不良反应消失。
> 问题：请对患者出现的锥体外系的不良反应进行关联性评价。

药物能改变生物学基本过程，其作用是一把双刃剑，人类在用药品治疗疾病的同时，也在承担着药品不良反应（adverse drug reaction，ADR）带来的各种风险。因此，提高药物警戒并降低临床用药风险至关重要。据世界卫生组织（WHO）统计，各国住院患者发生不良反应的比率在 10%～20%。早在 20 世纪 70 年代，WHO 就指出，全球死亡的患者中有 1/3 不是死于自然疾病本身，而是死于不合理用药，药物不良反应的严重性与普遍性已不容忽视。完善不良反应报告和正确解释不良反应对防治药品不良反应和保护患者有十分重要的意义。

第一节 药物警戒

一、定义

WHO 将药物警戒定义为：发现、评价、理解和预防不良反应或其他任何可能与药物有关问题的科学研究与活动。其意义主要包括：加强用药及所有医疗干预措施的安全性，优化患者的医疗质量；改进用药安全，促进公众健康；对药品使用的利弊、药品的有效性和风险性进行评价，促进合理用药；促进对药物安全的理解，宣传教育和临床培训，推动与公众的有效交流。因此，在药品上市后开展药物警戒活动是非常必要的，成为各国药品监督管理机构的重要工作之一。

二、药物警戒信号

国际医学科学组织委员会将信号定义为："来自某个或多个来源（包括观察和试验性）的报告信息，提示干预措施与某个或某类、不良或有利事件之间存在一种新的潜在的因果关系或某已知关联的新的方面，这样的信息被认为值得进一步验证。"

1. 信号来源

（1）被动监测　一般采用的自发报告体系是药物警戒工作的基本方式，也是药品安全性信息和各种不良事件报告的主要来源。目前，我国采用的是以国家药品不良反应监测中心为首的全国药品不良反应监测技术体系，该体系是支撑我国药品不良反应报告制度的主要力量。自发报告体系具有监测范围广、迅速、时间长等优点。同时，自发报告体系也存在一定的缺陷，其在未知的药物不良事件因果关系评估方面具有不确定性，漏报问题大，难以定量。

（2）主动监测　主动监测是通过执行预先设定的方案，全面确定不良事件的整体情况。一般来说，在对不良事件个例患者的监测中，主动监测比被动监测系统可获取更全面的数据。定点监测和处方事件监测是两种常用的 ADR 主动监测方法。随着医疗机构信息化的进程，一些医疗机构开始借助优良的信息系统进行 ADR 信号的提取，从而实现快速预警功能，既体现了主动监测的优点，又节约了人力和时间。

（3）病例报道　专业刊物发表的病例报道是获取药物警戒信号的途径之一。如《反应周刊》（WHO 编发的 *Reaction Weekly*），国内的《药物不良反应杂志》等多种医药类期刊均有 ADR 报道。但是，由于病例报告数量有限，发表与病例发生之间的延滞时间较长，其在信号产生中的作用受到限制。

药物警戒信号的产生除上述几个主要的渠道外，还有病例随访、登记等方式。

2. 信号种类

药物警戒信号通过评价后，可将事前检出的信号归类为：①确认的信号——有明确的风险，有必要采取措施以降低风险；②尚不确定的信号——有潜在的风险，需要继续密切监测；③驳倒的信号——并不存在风险，目前不需采取措施。

三、药物警戒的工作内容

药物警戒从用药者安全出发，发现、评估、预防药品不良反应。要求有疑点就上报，不论药品的质量、用法、用量正常与否，更多地重视以综合分析方法探讨因果关系，容易被广大报告者接受。药物警戒的主要工作内容包括：①早期发现未知（新的）严重不良反应和药物相互作用，提出新信号；②监测药品不良反应的动态和发生率；③确定风险因素，探讨不良反应机制；④对药物的风险/效益进行定量评估和分析；⑤将全部信息进行反馈，改进相关监督、管理、使用的规章制度。

第二节　药品不良反应

药品不良反应的分类及其特点

一、药品不良反应相关概念

1. 药品不良反应

WHO 对药品不良反应的定义是：在预防、诊断、治疗疾病或调节生理功能过程中，在正常用法用量下服用药品所出现的任何有害的和与作用目的无关的反应。我国颁布的《药品不良反应报告和监测管理办法》中将药品不良反应定义为：合格药品在正常用法、用量下出现的与用药目的无关的有害反应。药品不良反应包括：副作用、毒性反应、依赖性、过敏反应、致畸、致癌和致突变反应等。

药品不良反应是所用药物特有的性质和患者某种决定个体对药物反应方式的先天性和获得性性状之间的相互作用的结果。因此，某些反应主要决定于药物（理化性质、剂型、剂量、给药速率和途径），而另一些反应则主要决定于患者的性状（遗传、生理和病理变异），也有一些与两者都有关系。

2. 药品不良反应报告和监测

药品不良反应报告和监测是指药品不良反应的发现、报告、评价和控制的过程。

3. 严重药品不良反应

严重药品不良反应是指因使用药品引起以下损害情形之一的反应：①导致死亡；②危及生命；③致癌、致畸、致出生缺陷；④导致显著的或者永久的人体伤残或者器官功能的损伤；⑤导致住院或者住院时间延长；⑥导致其他重要医学事件，如不进行治疗可能出现上述所列情况的。

4. 新的药品不良反应

新的药品不良反应是指药品说明书中未载明的不良反应。说明书中已有描述，但不良反应发生的性质、程度、后果或者频率与说明书描述不一致或者更严重的，按照新的药品不良反应处理。

5. 药品群体不良事件

药品群体不良事件是指同一药品在使用过程中，在相对集中的时间、区域内，对一定数量人群的身体健康或者生命安全造成损害或者威胁，需要予以紧急处置的事件。同一药品是指同一生产企业生产的同一药品名称、同一剂型、同一规格的药品。

6. 药品重点监测

药品重点监测是指为进一步了解药品的临床使用和不良反应发生情况，研究不良反应的发生特征、严重程度、发生率等，开展的药品安全性监测活动。

二、药品不良反应的分类及其特点

早在 1977 年，罗林斯（Rawlins）和汤普森（Thompson）根据药品不良反应发生的特点设计了一个简便的分类法，将药品不良反应分为 A 型和 B 型。该分类方法由于简单、实用，故后来被广泛采用。

1. A 型不良反应

A 型不良反应又称为剂量相关型不良反应，它有如下特点：①为药品的药理作用增强所致，通常与剂量相关；②可以预测，停药或减量后症状减轻或消失；③一般发生率高，致死率低；④与药物制剂的差异、药代动力学差异及药效学差异等因素有关。A 型反应包括：副作用、毒性作用、后遗效应、首剂效应和撤药反应等。

如镇静催眠药引起的中枢神经系统抑制性不良反应随剂量增加而加重，普萘洛尔引起的心动过缓也与剂量有关。A 型反应的发生多与药物代谢动力学的改变有关，由于其严重程度直接与所用药物的剂量成比例，故可根据患者的需要和耐受程度调整剂量而能得到防治。例如，患肾疾病时某些药物清除减少，如地高辛主要经肾排泄血浆药物浓度升高；肝功能障碍时，那些主要经肝代谢而消除的药物，其血浆药物浓度升高，如巴比妥类，因此均可能促进这些药品不良反应的产生而需减少剂量。A 型不良反应是药物药理学作用的延伸，或者是由药物或其代谢产物引起的毒性作用。A 型反应通常可在动物毒理学研究中发现，成为预测人体可能发生某些不良反应的依据。

2. B 型不良反应

B 型不良反应又称为剂量无关型不良反应，它有如下特点：①与正常药理作用无关；②通常与使用剂量无关；③难以预测；④发生率低，死亡率高；⑤该反应可由药物有效成分或其代谢产物、药物添加剂、增溶剂、赋形剂等所引起，也可由于遗传因素导致的个体差异所引发。药物变态反应和特异质反应属于 B 型不良反应。

 知识链接

反应停事件

反应停（沙利度胺）最早于 1956 年在西德上市，主要治疗妊娠呕吐反应，临床疗效明显，因此迅速流行于欧洲、亚洲（以日本为主）、北美、拉丁美洲的 17 个国家，由于种种原因并未批准该药在美国上市，只有少数患者从国外自己购买少量药品。到 1960 年左右，上述国家突然发现许多新生儿的上肢、下肢特别短小，甚至没有臂部和腿部，手脚直接连在身体上，其形状酷似"海豹"。部分新生儿还伴有心脏和消化道畸形、多发性神经炎等。大量的流行病学调查和大量的动物实验证明，这种"海豹肢畸形"是由于患儿的母亲在妊娠期间服用沙利度胺所引起。"海豹肢畸形"患儿在日本大约有 1000 名，在西德大约有 8000 名，全世界超过 10000 名。这就是著名的"沙利度胺不良反应事件"。

B 型不良反应又分为遗传药理学不良反应和药物变态反应。前者又称特应性-特异质反应，专指由于基因遗传原因而造成的药物不良代谢，是遗传药理学的重要内容；后者即过敏反应，指机体再次接触某一相同抗原或半抗原所发生的组织损伤和机体紊乱的免疫反应，是外来的抗原性物质与体内抗体间所发生的一种对机体不利的病理性免疫反应。例如，异烟肼引起的多发性神经病是由遗传决定的毒性反应，异烟肼主要经乙酰化反应代谢，在慢乙酰化者中，肝 N-乙酰基转移酶活性低，易于发生异烟肼神经毒性作用。

区别药品不良反应的分类是治疗和防止不良反应发生的基础。A 型和 B 型不良反应的主要特点和区别（表 7-1）。这种简便的分类方法存在许多问题，如给药方式引起的不良作用很难用这种分类法进行归类，为此，罗林斯和汤普森以机制为依据对该分类方法进行修改，对 B 类及原先无法分类的反应进行重新分类。

3. 不良反应新的分类方法

（1）A 类反应（扩大反应） A 类反应是药物对人体成剂量相关的反应，它可根据药物或赋形剂的药理学和作用模式来预知。这些反应仅在人体接受该制剂时发生，停药或剂量减少时则可部分或完全改善。A类反应是不良反应中最常见的类型，常由各种药动学和药效学因素决定。

表 7-1　A 型不良反应和 B 型不良反应特点比较

项目	A 型不良反应	B 型过敏反应	B 型特异质反应
剂量	高	低/正常	正常
持续时间	短	不定	不定
遗传性	否	可能	肯定
代谢酶功能	正常	正常	缺陷
皮试	阴性	阳性	阴性
肝功能	不确定	正常	正常
家族性	无	无	显著
种族性	无	无	有
动物实验	易	难	难
可预见性	可	不可	不可
发生率	高	低	低
死亡率	低	高	高
预防	调整剂量	避免用药	避免用药
治疗	调整剂量	停止用药	停止用药

（2）B类反应（过度反应或微生物反应）　B类反应即由促进某些微生物生长引起的不良反应。该类反应在药理学上是可预测的，但与A类反应不同的是其直接的和主要的药理作用是针对微生物体而不是人体。如抗生素引起的肠道内耐药菌群的过度生长等。注意：药物致免疫抑制而产生的感染不属于B类反应。

（3）C类反应（化学反应）　许多不良反应取决于药物或赋形剂的化学性质而不是药理学作用，它们以化学刺激为基本形式，致使大多数患者在使用某制剂时会出现相似的反应。其严重程度主要与所用药物的浓度而不是剂量有关。此类典型的不良反应包括药物外渗反应、静脉炎、药物或赋形剂刺激而致的注射部位疼痛、酸碱灼烧、接触性皮炎以及局部刺激引起的胃肠黏膜损伤。这些反应虽不为药理作用所能预知，但了解该药物的生理化学特性还是可以预测的。

（4）D类反应（给药反应）　许多不良反应是因药物特定的给药方式而引起的。这些反应不依赖于制剂成分的化学或药理性质，而是剂型的物理性质和/或给药方式所致。特点是如果改变给药方式，不良反应即可停止发生。如植入药物周围的炎症或纤维化、注射液中微粒引起的血栓形成或血管栓塞等。

（5）E类反应（撤药反应）　它们只发生在停止给药或剂量突然减小后，该药再次使用时可使症状得到改善，反应的可能性更多与给药时程有关，而不是与剂量有关。常见的可引起撤药反应的药物有阿片类、苯二氮䓬类、三环类抗抑郁药、可乐定和尼古丁等。

（6）F类反应（家族性反应）　此类不良反应具有家族性，反应特性由家族性遗传疾病（或缺陷）决定。比较常见的有苯丙酮酸尿症、葡萄糖-6-磷酸脱氢酶缺乏症（G-6-PD）和镰状细胞贫血病等。

（7）G类反应（基因毒性反应）　一些药物能损伤基因，出现致癌、致畸等不良反应。值得注意的是，有些是潜在的致癌物或遗传毒物，有些（并非全部）致畸物在胎儿期即可导致遗传物质受损。

（8）H类反应（过敏反应）　可能是继A类反应后最常见的不良反应，类别很多，它们不是药理学所能预测的，也与剂量无关，因此减少剂量通常不会改善症状，必须停药。

（9）U类反应（未分类反应）　此类不良反应机制不明，如药源性味觉障碍、辛伐他汀的肌肉反应和吸入性麻醉药物的恶心、呕吐等。

> **课堂活动**
>
> **药品不良反应类型判断训练**
>
> 1. 苯妥英钠注射液的pH值高达10左右，若肌肉注射会引起患者剧烈的疼痛，此不良反应属于哪一类？
> 2. 某患者在吸入色苷酸钠粉雾剂时，发生严重的呛咳，诱发哮喘。此不良反应属于哪一类？
> 3. 某患者服用地西泮一个月，因害怕产生依赖性，擅自停药后，难以入睡。后又恢复服用，失眠状况得以改善。

三、药品不良反应监测

ADR的监测方法包括自愿呈报系统、集中监测系统、记录连接系统和药物流行病学研究方法。其内容详见本章第一节药物警戒。

临床诊断药品不良反应或药源性疾病的主要问题是需正确确定它们和可疑药物之间的因果关系，这种关系的确立有时十分困难，因为所发生的不良反应不是某一药物所独有的，许多药物均可以引起。由于被怀疑的药物常常和其他药物合用，很难确定不良反应是何种药物引起。此外，有时不能区分药物的不良反应和所患疾病的临床表现。

（一）诊断药品不良反应的主要依据

（1）是否以前对这种反应有结论性的报告，即是否在动物试验或临床研究和应用中已经肯定过的反应。

（2）这种不良事件是否发生在被怀疑的药物应用之后（时序性）；药源性疾病发生于用药之后，因此用药时间与发病时间的关系对于诊断有重要的意义。关于发病的潜伏期，A型反应决定于致病药物的药代动力学和药理作用特点。产生B型反应的潜伏期，若属于变态反应，则决定该药物变态反应的特点；若属于与遗传因素有关的，应根据该药物的药物遗传学来判断其潜伏期。

（3）在停止使用被怀疑的药物（撤药试验）或者是用了特异性对抗药后不良反应获得改善。

（4）再次使用被怀疑的药物后（包括皮试）这种不良反应是否又发生，当药物剂量增加或降低时，反应是否也随之加重和改善（激惹现象）。注意再次用药可使疾病再发，可能给患者带来危险，应慎用。

（5）有无药物以外的可疑因素引起这种反应。在诊断中要考虑排除药物以外的其他因素可能造成的假象，诸如原有疾病引起的可能性或原先手术或诊断操作可能造成的后果等。

（6）在应用安慰剂后，这种反应是否仍然发生。

（7）是否从血液或其他体液内检测到可引起毒性的药物浓度。

（8）患者在以前是否在用同一药物或相似药物之后有相同的反应。

（9）反应是否被任何客观证据证实。

（二）药品不良反应处理

1. 药品不良反应的因果关系评定准则

药品不良反应因果关系评价是 ADR 监测工作的重要内容，其评价信号的可靠程度非常重要，应当是在分析报表相关资料、借助参考文献的基础上做出的综合性评价。目前，国际上对 ADR 因果关系评价有多种方法，如 Karsh 和 Lasagna 方法、计分推算法及贝叶斯不良反应诊断法等。我国药品不良反应监测中心推荐的评价标准依据对以下 5 个问题的回答：

（1）开始用药的时间和不良反应出现的时间有无合理的先后关系。

（2）所怀疑的不良反应是否符合该药品已知不良反应的类型。

（3）停药或减量后，反应是否减轻或消失。

（4）再次接触可疑药品是否再次出现同样的反应。

（5）所怀疑的不良反应是否可用合用药的作用、患者的临床状态或其他疗法的影响来解释。

2. 药品不良反应/事件关联性评判

我国将药品不良反应/事件的关联性评价结果分为肯定、很可能、可能、可能无关、待评价和无法评价 6 级，需要具体掌握的分级要点如表 7-2。

表 7-2　ADR 因果关系等级评价

类别	1	2	3	4	5
肯定	＋	＋	＋	＋	－
很可能	＋	＋	＋	？	－
可能	＋	±	±？	±	±？
可能无关	－	－	±？	？	±？
待评价		需要补充材料才能评价			
无法评价		评价的必需资料无法获得			

注：＋表示肯定；－表示否定；±表示难以肯定或否定；？表示情况不明。

（1）肯定　用药及反应发生时间顺序合理；停药以后反应停止，或迅速减轻或好转（根据机体免疫状态，某些 ADR 反应可出现在停药数天以后）；再次使用，反复再现，并可能明显加重（即激发试验阳性）；同时有文献资料佐证；并已排除原疾病等其他混杂因素影响。

（2）很可能　无重复用药史，余同"肯定"，或虽然有合并用药，但基本可排除合并用药导致反应发生的可能性。

(3) 可能　用药与反应发生时间关系密切，同时有文献资料佐证；但引发 ADR 的药品不止 1 种，或原患疾病进展因素不能除外。

(4) 可能无关　ADR 与用药时间相关性不密切，反应表现与已知该药 ADR 不相吻合，原患疾病发展同样可能有类似的临床表现。

(5) 待评价　报表内容填写不齐全，等待补充后再评价，或因果关系难以定论，缺乏文献资料佐证。

(6) 无法评价　报表缺项太多，因果关系难以定论，资料又无法补充。反应仅能由被怀疑药物以外的其他因素引起，不符合上述其他各项标准。

3. 药品不良反应的防治原则

药品不良反应的防治应该从药物的研发、上市前审批、生产、使用和监督管理全方位进行，并贯穿于整个治疗过程。新修订的《药品管理法》对药品不良反应监测管理工作已做出规定，国家实行药品不良反应报告制度。药品生产企业、药品经营企业和医疗机构必须经常考察本单位所生产、经营、使用的药品的质量、疗效和反应。这为药品不良反应的防治提供了最根本的法律保障。

(1) 严格新药上市前的审查　由于药品不良反应是药物治疗两重性的具体表现，有些是很难避免的。因此，任何一种新药在作为商品投入市场前均应经过严格的审批程序，包括工艺路线、质量标准、临床前药理和临床研究等内容，均应根据国家有关法律法规进行。药物上市前研究、生产、使用和监督管理等应进行全方位的规范，新药评审应本着实事求是的原则，对申报资料进行全面、翔实、严格的审查，对疗效和不良反应进行客观评价。这是保证安全用药、减少或避免不良反应发生的最基本的安全措施。

(2) 加强药品上市后的安全性监测　药品上市前虽然已经过动物实验和临床试验，但这些经验不足以保证药物的安全性。一方面，因为动物和人存在种属差异，人体上发生的不良反应有些在动物身上不能表现出来；另一方面，临床试验由于病例少，试验过程短，对试验对象的要求和用药条件控制严格以及试验目的单纯等，对发生率低以及在特殊人群中才能发生的不良反应不易被发现。强化上市药品的安全性监测，对保障人民用药安全具有特殊的意义。

(3) 加强对合理用药的监管　合理用药涉及医务人员、患者和社会的诸多方面。医师应以正确诊断为基础，熟知药品的药理作用和可能的不良反应，制订符合患者实际的用药方案。选药要有明确指征，联合用药要有明确目的。

(4) 及时处置药品不良反应　一旦发现药品不良反应，应根据不良反应的发生程度决定停药、减量或继续用药严格观察。对于自限性的药品不良反应，可以不做特殊处理。如果发生严重的不良反应，必须及时采用适当的治疗手段，如致病药物已很明确，可选用特异性拮抗药。若是药物变态反应，应将致病药物告知病人防止日后再度发生，使药物的损害降低到最小。

 导入案例分析

根据甲氧氯普胺用药时间和锥体外系反应出现时间，甲氧氯普胺药品说明书中锥体外系发生率、患者原患疾病及合并用药等情况进行不良反应关联性评价，结论为甲氧氯普胺引起的锥体外系反应的关联性评价为肯定。

(三)药品不良反应报告制度

1. 药品不良反应报告的基本要求

(1) 国家实行药品不良反应报告制度 药品生产企业、药品经营企业和医疗机构必须经常考察本单位所生产、经营、使用的药品质量、疗效和反应。发现可能与用药有关的严重不良反应,必须及时向当地省、自治区、直辖市人民政府药品监督管理部门和卫生行政部门报告。具体办法由国务院药品监督管理部门会同国务院卫生行政部门制定。

对已确认发生严重不良反应的药品,国务院或者省、自治区、直辖市人民政府的药品监督管理部门可以采取停止生产、销售、使用的紧急控制措施,并应当在5日内组织鉴定,自鉴定结论作出之日起15日内依法做出行政处理决定。

(2) 报告范围 我国药品不良反应报告原则为可疑即报,报告者不需要待有关药品与不良反应的关系肯定后才呈报。

我国药品不良反应的监测范围:①对于上市5年内的药品和列为重点监测的药品,应报告该药品引起的所有可疑不良反应。②对于上市5年以上的药品,主要报告该药品引起的严重、罕见或新的不良反应。

(3) 报告表填写注意事项 ADR报告采用国家食品药品监督管理总局制定的统一格式。一份填报较好的ADR/ADE报告内容应包括事件(不良反应)的发生、发展的完整过程,即不良反应表现、动态变化、持续时间、相关治疗和有关实验室辅助检查结果;要能反映事件的时间联系、病程进展、合并用药、既往史、撤药和再次用药以及其他混杂因素。

填写药品不良反应的表现过程既要简明扼要,又要包括整个反应的动态变化,同时注意使用规范的医学术语。表格中所提供的内容,必须达到足以使评价人对该报告进行药源性疾病的诊断和鉴别诊断,才是填写合格的报表。

药品不良反应过程描述及处理情况的填写可概括为:"3个时间、3个项目和4个尽可能"。

3个时间:①不良反应发生的时间;②采取措施干预不良反应的时间;③不良反应终结的时间。

3个项目:①第一次药品不良反应出现时的相关症状、体征和相关检查;②药品不良反应动态变化的相关症状、体征和相关检查;③发生药品不良反应后采取的干预措施结果。

4个尽可能:①不良反应/事件的表现填写时要尽可能明确、具体。如为过敏型皮疹,要填写皮疹的类型、性质、部位、面积大小等;如为心律失常,要填写何种心律失常;如为上消化道出血,有呕血者需评估呕血量的多少等;严重病例应注意生命体征指标(体温、血压、脉搏、呼吸)的记录。②与可疑不良反应/事件有关的辅助检查结果要尽可能明确填写。如怀疑某药引起血小板减少症,应填写患者用药前的血小板计数情况及用药后的变化情况;如怀疑某药引起药物性肝损害,应填写用药前后的肝功能变化情况,同时要填写肝炎病毒学检验结果,所有检查要注明检查日期。③要尽可能填写本次临床上发现的不良反应/事件的处理情况,主要是针对不良反应/事件而采取的医疗措施,包括为关联性评价而进行的辅助检验结果,如补做皮肤试验的情况。④对与不良反应/事件发生有关的既往史要尽可能进行简要描述:高血压、糖尿病、肝/肾功能障碍等;过敏史、妊娠史、吸烟史、饮酒史、药物滥用史等。

2. "不良反应/事件报告表"填写方法

药品不良反应/事件报告表是药品安全性监测工作的重要档案资料,手工报表需要长期保存,因此务必用钢笔书写,填写内容、签署意见(包括有关人员的签字)字迹要清楚,不得用报告表中未规定的符号、代号、不通用的缩写形式和花体式签名。其中选择项画"√",

叙述项应准确、完整、简明，不得有缺漏项。尽可能详细地填写报告表中所要求的项目。有些内容无法获得时，填写"不详"。每一位患者填写一张报告表。

（1）填写表头　根据前述不良反应定义，判断不良反应性质（严重、新的、一般）并填写，说明书上未注明的选"新的"，如中成药的说明书大多未注明 ADR；比较常见如过敏性休克等导致住院或住院时间延长的选"严重"。选择填表单位性质并注明电话号码，在线填报时，表头的编码、单位名称、报告日期系统会自动生成。

（2）不良反应/事件报表内容填写

1）作为患者的一般状况：药品不良反应/事件报告表（表7-3）是药品安全性监察工作的重要档案资料。电子报表中的内容必须填写齐全和确切，不能缺项。

表7-3　药品不良反应/事件报告表

首次报告□　　跟踪报告□　　　　　　　　　　　　　编码＿＿＿＿＿＿

报告类型：新的□　严重□　一般□　　　报告单位类型：医疗机构□　经营单位□　生产企业□　个人□　其他□＿＿＿＿

患者姓名：	性别：男□ 女□	出生日期：　年　月　日 或年龄：	民族：	体重（kg）：	联系方式：
原患疾病：		医院名称： 病历号/门诊号：	既往药品不良反应/事件：有□ 无□ 不详□ 家庭药品不良反应/事件：有□ 无□ 不详□		
相关重要信息：吸烟史□　饮酒史□　妊娠期□　肝病史□　肾病史□　过敏史□　其他□					

药品	批准文号	商品名称	通用名称（含剂型）	生产厂家	生产批号	用法用量（次剂量、途径、日次数）	用药起止时间	用药原因
怀疑药品								
并用药品								

不良反应/事件名称：	不良反应/事件发生时间：　年　月　日

不良反应/事件过程描述（包括症状、体征、临床检验等）及处理情况（可附页）：

不良反应/事件的结果：	痊愈□　好转□　未好转□　不详□　有后遗症□　表现： 死亡□　直接死因：　　　　　　　　　死亡时间：　年　月　日
停药或减量后，反应/事件是否消失或减轻？	是□　否□　不明□　未停药或未减量□
再次使用可疑药品后是否再次出现同样反应/事件？	是□　否□　不明□　为再使用□
对原患疾病的影响：	不明显□　病程延长□　病情加重□　导致后遗症□　导致死亡□
关联性评价	报告人评价：　肯定□　很可能□　可能□　可能无关□　待评价□　无法评价□　签名： 报告单位评价：肯定□　很可能□　可能□　可能无关□　待评价□　无法评价□　签名：
报告人信息	联系电话：　　　　　　　职业：医生□　药师□　护士□　其他□ 电子邮箱：　　　　　　　签名：
报告单位信息	单位名称：　　　联系人：　　　电话：　　　报告日期：　年　月　日
生产企业请填写信来源	医疗机构□　经营企业□　个人□　文献报道□　上市后研究□　其他□
备注	

2) 不良反应/事件过程描述：记录不良反应/事件发生时间时应填写首次发生 ADR 的时间；主要临床表现和体征应进行明确、具体的描述，如为过敏性皮疹的类型、性质、部位、面积大小等；过程的描述应包括症状、体征、临床检验等及处理情况。例如，描述最初一次发生时的情况记录、病情动态变化、治疗措施、治疗后效果。

3) 引起不良反应的怀疑药品：主要填写报告人认为可能是引起不良反应的药品，如认为有几种药品均有可能，可将这些药品的情况同时填上，以便准确地分析，填报时须注意药品必须使用通用名和商品名，生产厂家要求填写全名；一定要有批号；用法用量准确明确，用法应填口服、肌内注射、静脉滴注或静脉注射等。

4) 用药起止时间：指药品同一种剂量的起止时间，均需填写×月×日。用药过程中剂量改变时应另行填写或在备注栏中注明，如某药只用一次或只用一日可具体写明。

5) 用药原因：应填写具体，如患卵巢囊肿合并肺部感染注射头孢曲松引起不良反应，此栏应填写肺部感染。

6) 并用药品：主要填写可能与不良反应有关的并用药品。

3. 其他填写内容

(1) 不良反应/事件的结果：是指本次药品不良反应经采取相应的医疗措施后的结果，不是指原患疾病的结果。在治愈、好转、有后遗症、死亡四个选项中选择。如为有后遗症，须填写具体表现。如为死亡，须填写直接死因及死亡时间。

(2) 对原患疾病的影响：可在不明显、病程延长、病情加重、导致后遗症、导致死亡五个选项中选择，若选导致后遗症，则须描述表现：具体后遗症名称或症状。

(3) 关联性评价一栏中，根据表 7-2 做出评价：肯定、很可能、可能、可能无关、待评价、无法评价。评价结果、报告人的职业和签名、日期均须填写齐全。

第三节　药源性疾病

一、引起药源性疾病的因素

药源性疾病（drug induced disease，DID）又称药物诱发性疾病，是医源性疾病的主要组成部分。药源性疾病是指人们在应用药物预防、治疗和诊断疾病时，因药物的原因而导致机体组织器官发生功能性或器质性损害，引起生理功能、生化代谢紊乱和组织结构变化等不良反应，由此产生各种体征和临床症状的疾病。

1. 患者因素

(1) 年龄因素　婴幼儿肝、肾功能较差，药物代谢酶活性不足，肾的滤过及分泌功能较低，影响药物的代谢消除。加以婴幼儿的血浆蛋白结合药物的能力低，其血浆游离药物浓度较高，容易发生药源性疾病。例如，灰婴综合征是由于新生儿肝功能发育不全，肾脏排泄功能较弱，氯霉素在体内蓄积所致。

老年人容易发生药源性疾病是由于肝、肾功能降低导致药物的代谢清除率降低，使药物的半衰期延长；老年人的血浆蛋白如降低 25%，即可影响药物与血浆蛋白的结合，使血浆游离型药物增多。再加上老年人用药品种多，用药时间长，所以老年人容易发生药源性疾病。如老年人应用普萘洛尔，因肝功能减退和血浆蛋白含量降低，可诱发头痛、眩晕、低血压等不良反应。

(2) 性别因素 女性的生理因素与男性不同,妇女在月经期或妊娠期,对泻药和刺激性强的药物敏感,有引起月经过多、流产或早产的危险。另外,妇女口服避孕药,对其他药物代谢有时有显著影响,特别是抗精神失常药,如口服避孕药可使阿米替林的清除率下降、半衰期延长。

(3) 遗传因素 药源性疾病个体间的显著差异与遗传因素有关。例如,异烟肼的代谢酶 N-乙酰转移酶,个体间差异很大。慢乙酰化者服用后,异烟肼的半衰期为 $2\sim4.5$ h,血浆浓度为 $5\ \mu g/mL$;快乙酰化者服用后,则分别为 $45\sim110$ min 及 $1\ \mu g/mL$。苯妥英钠由羟化酶代谢,在羟化酶正常人群中的半衰期为 $30\sim40$ h。正常人的日剂量为 600 mg,而羟化酶缺乏者 300 mg/d 即可引起明显的神经毒性。

(4) 基础疾病因素 疾病既可以改变药物的药效学也能影响药物的药代动力学。慢性肝病、肾病患者,由于药物的代谢和清除率降低,血药浓度增高、半衰期延长,容易出现药源性疾病,肾病患者由于清除减慢,服用呋喃妥因后,血药浓度升高,引起药源性疾病。例如,肝硬化患者使用利多卡因,可引起严重中枢神经系统疾病。

(5) 过敏反应 过敏反应是一种抗原抗体的免疫反应,与药品的药理作用无关。过敏体质患者使用常规剂量或极小量的药品,就能出现剧烈的免疫反应,使细胞释放组胺、5-羟色胺、缓激肽、慢反应物等介质,导致一系列呼吸道、心血管系统、皮肤黏膜及胃肠道的过敏反应。药物过敏反应可以是单一系统反应,也可以是多系统损害,表现为过敏反应症候群。皮肤和呼吸道反应是临床上最常见的过敏反应,其严重程度不一,可以很轻,也可以致死。抗生素、磺胺、非甾体抗炎药、抗癫痫药等许多药品都可引起过敏反应。

(6) 不良生活方式 如饮酒、吸烟等不良习惯,可能对药源性疾病有影响。例如,饮酒可加速某些药物的代谢转化,使其疗效降低。少量饮酒可使消化道血管扩张,增加药物的吸收,导致不良反应。此外,饮酒可致肝功能损害,影响药物的代谢,使许多药物的不良反应增加。

2. 药物因素

(1) 与药理作用有关的因素 不良反应、药物过量、毒性反应、继发反应、后遗效应、致癌作用、致突变作用均可能引起药源性疾病。

(2) 药物相互作用因素

1) 药物配伍变化:两种或两种以上的注射剂混合时,可发生某些物理或化学反应而产生沉淀。值得注意的是,有时沉淀不明显,也可导致严重 ADR 发生。溶解度小的药物在生产注射液时需使用增溶剂,如氢化可的松注射液用 50% 乙醇作溶剂,当与其他注射剂混合时,由于乙醇被稀释,氢化可的松可析出不易察觉的沉淀,引起不良反应。

2) 药动学的相互作用:

A. 影响吸收 两种药品同时使用,如果其中一种药能影响胃排空,就可能影响第二种药物抵达肠道的时间,延缓或加速第二种药品的吸收。

B. 影响分布 不同药物与血浆蛋白的结合力不同,当两种药物合用时,结合力强的药物可把结合力弱的药物置换出来,使游离型药物的比例增高,引起不良反应。例如,氟西汀和华法林或洋地黄毒苷同服,氟西汀与血浆蛋白的结合力强,可取代与血浆蛋白结合的华法林或洋地黄毒苷,使华法林或洋地黄毒苷的游离血浆浓度升高,超出安全范围,引起药源性疾病。

C. 影响代谢 两种药品联合使用,如果一种药抑制第二种药的代谢酶,则会造成第二种药积累，药效增强，可能导致药源性疾病发生。反之，如果一种药诱导第二种药的代谢酶，则会造成第二种药的血药浓度降低，疗效减弱。

D. 影响排泄　许多药物由肾小管以主动转运方式排泄入原尿液中。有些药物具有竞争排泄作用，占据排泄通道，阻碍其他药物的正常排泄。

3）药效学的相互作用：

A. 改变组织或受体敏感性　一种药物可改变组织或受体对另一种药物的敏感性。例如，排钾利尿剂可降低血钾浓度，增加心脏对强心苷的敏感性，两种药合用容易发生心律失常。长期服用胍乙啶，使肾上腺素受体的敏感性增强，故长期服用胍乙啶的患者，按推荐剂量使用肾上腺素或去甲肾上腺素时，它们的升压作用增强。

B. 对受体以外部位的影响　这种相互作用与受体无关。如麻醉镇静药、乙醇、抗组胺药、抗抑郁药、抗惊厥药可加强催眠药的作用。

(3) 药物制剂因素

1）药品赋形剂、溶剂、稳定剂或染色剂等因素：例如，胶囊中的色素常可引起固定性药疹。2006年我国发生的"亮菌甲素"事件是由于用二甘醇代替丙二醇造成的。

2）药物副产物、分解产物所致的药源性疾病：例如，阿司匹林中的副产物乙酰水杨酸和乙酰水杨酸酐能引起哮喘、慢性荨麻疹等药源性疾病，据报道其发生率约为4%。阿司匹林的制剂标准中，游离水杨酸的限度为小于0.05%，但由于运输、贮藏等原因，游离水杨酸的含量可达0.97%，使用这种分解产物高的阿司匹林，会引起腹痛。散瞳药和缩瞳药，常会引起慢性滤过性结膜炎，其原因为配制眼药过程中pH值的改变影响该药的稳定性，产生的分解产物直接刺激组织，逐渐形成慢性结膜炎。阿托品和毛果芸香碱的分解产物都有刺激性。

3）污染物、异物所致的药源性疾病：由污染物引起的药源性疾病以生化制品及生物制品较多见，如输液中颗粒物引起的药源性疾病主要有肺部异物肉芽肿。

(4) 药物的使用　除上述诸多因素外，药物性损害尚与药物使用不当有关。用药剂量过大，疗程过长，滴注速度过快，用药途径错误，配伍不当，重复用药，忽视用药注意事项和禁忌证等均可诱发药物性损害。例如，庆大霉素的神经肌肉阻滞作用与其血药浓度有关，故《中国药典临床用药须知》（2020年版）规定该药用于肌内注射或静脉滴注，不得静脉注射，如果直接注射则易引起呼吸抑制。

二、常见药源性疾病

1. 药源性胃肠道疾病

非甾体抗炎药常引起消化系统疾病，布洛芬、吲哚美辛、萘普生、吡罗昔康、酮洛酸、阿司匹林等，均曾有引起胃出血、胃穿孔、十二指肠溃疡穿孔、大便潜血的报道。

有些药由于对胃肠黏膜或迷走神经感受器有刺激作用，能引起恶心、呕吐，如硫酸亚铁、抗酸药、吡喹酮、丙戊酸钠、氨茶碱都可引起恶心、呕吐，偶致腹泻。抗癌药如氮芥、氟尿嘧啶、甲氨蝶呤等也可引起恶心、呕吐。

有些药能引起肠蠕动减慢甚至肠麻痹，如抗精神病药氯丙嗪类、丙咪嗪、阿米替林、氯氮平、多塞平；抗组胺药、阿托品、东莨菪碱、苯海索等；有些药能引起便秘或腹泻。

2. 药源性肝脏疾病

药源性肝脏疾病又称药物性肝损伤，是最主要的药源性疾病之一，越来越引起医药界、制药业、管理部门及公众的重视，成为药品审批失败、增加警示以及撤市的主要原因，它是欧美国家急性肝衰竭（ALF）的主要原因，而 ALF 已经成为欧美国家肝移植的重要原因之一。药源性肝脏疾病的发生多具不可预测性，住院患者约 1% 可发生药物性肝损伤，实际发生数至少为报道的 16 倍。药源性肝损害多有一定的潜伏期，用药 2 周内发病者占 50%～70%。

药物性肝损伤可以出现各种肝脏疾病的表现，药物、宿主基因型和环境因素共同决定药物性肝损伤的发生，其中药物因素为药物的直接毒性和/或代谢产物所致的间接毒性。常见药物包括麻醉剂：氟烷、异氟烷；抗菌药物：异烟肼、利福平、酮康唑、磺胺类药物；抗癫痫、抗惊厥药物：苯妥英钠、丙戊酸钠、卡马西平；非甾体抗炎药、解热镇痛药：对乙酰氨基酚、吡罗昔康、双氯芬酸、舒林酸；咪唑类抗真菌药（酮康唑、氟康唑、伊曲康唑）；羟甲戊二酰辅酶 A 还原酶抑制剂（他汀类）如洛伐他汀、辛伐他汀、普伐他汀、氟伐他汀和阿托伐他汀都能导致肝酶升高或肝炎。

3. 药源性肾脏疾病

氨基糖苷类药物有直接肾毒性，这类药物 98%～99% 从肾小管滤过，并以原型从尿中排除，肾毒性的原因在于此类药物具有高度的内脏亲和性，在肾皮质中浓度高，残留时间长，半衰期达 109 h，在肾组织的蓄积使肾单位功能广泛紊乱，肾小球滤过率下降，肾浓缩功能下降，肾近曲小管呈退行性病变。临床最早表现为尿浓缩功能减退及轻度蛋白尿、血尿，后期出现肾小球滤过率降低。该类药物主要引起非少尿型急性肾衰竭，常伴有肾性失钾和失镁，可引起低钾血症和低镁血症。通常在用药数日即可有血肌酐增高，但大多数不严重，故可被忽略。个别也可呈重症少尿型急性肾衰竭并需透析。氨基糖苷类药物促发肾损害除与疗程和总药量密切相关外，还受机体多种因素影响，如年龄超过 60 岁、血容量减少、代谢性中毒、有肝病基础、低钾血症或同时应用头孢菌素均为危险因素，口服、腹腔及膀胱灌洗均可在肾功能减退时导致药物蓄积，造成肾毒性。氨基糖苷类抗生素肾毒性大小的顺序为：新霉素＞阿米卡星＞庆大霉素＞妥布霉素＞奈替米星＞链霉素。

非甾体抗炎药抑制肾脏的环氧酶，从而使前列腺素合成障碍，遂引起多种肾损害，如肾小球滤过率下降、急性肾衰竭、钠潴留或尿潴留等。这类药物包括丙酸衍生物类（如布洛芬）、吲哚乙酸衍生物类（如吲哚美辛）、吡唑酮衍生物（如羟基保泰松）及水杨酸类（如阿司匹林）。

血管收缩药去甲肾上腺素、甲氧胺、苯肾上腺素等，因可产生肾血管痉挛而致急性肾衰竭、少尿或无尿。

其他可引起肾损伤的药有：头孢菌素类、磺胺类、喹诺酮类、四环素类、两性霉素 B、多黏菌素、含汞制剂、白消安、利福平、糖皮质激素、促皮质激素、甲睾酮、苯丙酸诺龙、丙酸睾酮、环孢素、利尿剂、造影剂等。

4. 药源性血液疾病

可引起再生障碍性贫血的药物有：氯霉素、保泰松、吲哚美辛、阿司匹林、对乙酰氨基酚、环磷酰胺、甲氨蝶呤、羟基脲、氯喹、甲氟喹、苯妥英钠、甲硫氧嘧啶、丙硫氧嘧啶、卡比马唑、磺胺异噁唑、复方磺胺甲噁唑等。

引起溶血性贫血的药物有：苯妥英钠、氯丙嗪、吲哚美辛、保泰松、甲灭酸、氟灭酸、奎尼丁、甲基多巴、氯磺丙脲、甲苯磺丁脲、维生素 K、异烟肼、利福平、对氨基水杨酸、氨苯砜、氯喹、伯氨喹、磺胺类等。

引起粒细胞减少症的药物有：氯霉素、锑制剂、磺胺类、复方阿司匹林、吲哚美辛、异烟肼、甲硫氧嘧啶、丙硫氧嘧啶、氯氮平等。

引起血小板减少症的抗肿瘤药有：阿糖胞苷、环磷酰胺、白消安、甲氨蝶呤、巯嘌呤等。另外，氢氯噻嗪类利尿剂亦可引起血小板减少。有些药能引起血小板减少性紫癜，如利福平、阿苯达唑等。

5. 药源性神经疾病

药物引起锥体外系反应：氯丙嗪及其衍生物的锥体外系反应发生率高。此外，利血平、氟哌啶醇、五氟利多、甲基多巴、左旋多巴、碳酸锂、甲氧氯普胺和吡罗昔康等也可致锥体外系反应。

可引起癫痫发作的药物有：中枢神经兴奋药物中的哌甲酯、茶碱、咖啡因、安非他明、可卡因、麻黄碱等；几乎所有的抗精神病药包括佐替平、锂盐、氯氮平、吩噻嗪类、抗抑郁药氯丙咪嗪及马普替林；抗心律失常药如利多卡因、美西律；抗菌药如异烟肼、两性霉素B等；抗疟药如氯喹、乙胺嘧啶、奎宁。此外，抗组胺药、驱虫药、麻醉药、抗肿瘤药都可能引起癫痫发作。

可引起听神经障碍（主要为耳聋）的药物有：氨基糖苷类抗生素、奎宁、氯喹、水杨酸类及依他尼酸等。

6. 药源性高血压

药源性高血压在临床上分两种类型。Ⅰ型药源性高血压常突然起病，发作时除出现血压增高外，还伴有头痛、震颤和心绞痛等表现，症状一般持续数分钟至数小时。Ⅱ型药源性高血压表现为逐渐起病，发作时除血压升高外，还伴有脑、心和肾脏等器官严重损害，严重时可并发脑卒中、心肌梗死和急性左心衰竭等，症状一般持续数小时至数天。

某些药物可使大脑皮质下神经中枢功能紊乱，交感神经和副交感神经之间平衡失调，交感神经兴奋性增加，神经递质浓度与活性异常，血浆儿茶酚胺浓度升高，阻力小动脉收缩增强，心排出量增加，还可改变正常的肾脏容量关系，使血压升高。

非甾体抗炎药可通过抑制环氧化酶活性，升高血压。糖皮质激素可促进肾小管对钠的重吸收，而盐皮质激素可促进远端肾小管对钠的重吸收和钾的排泄，均可导致血压升高。

另外，中药甘草有效成分为甘草酸，其水解产物甘草次酸有醛固酮样作用，可引起假性醛固酮增多症，继而引起轻中度高血压。

通过收缩血管平滑肌，使血压升高的药物有：曲马多、芬太尼、萘甲唑啉、麻黄碱、伪麻黄碱、去甲肾上腺素等。

三、药源性疾病诊断及治疗

1. 药源性疾病的诊断

药物作为致病因子，大约有1000种药物可诱发药源性疾病，而且药源性疾病在临床表现、病理组织改变及实验检查等方面，与其他疾病很少有特异性不同。因此，药源性疾病的诊断较为困难，但掌握下列特点有助于早期诊断与治疗。

（1）追溯用药史　医师除认真地询问病情外，需追问患者用药史，这是明确诊断的关键。当时所用药物容易查明。应当注意：发病前用过哪些药物，查询比较难，特别是老年人及文化程度较低的人群。

（2）确定用药时间、用药剂量和临床症状发生的关系　药源性疾病出现的时间因药而异，青霉素致过敏性休克在用药几秒出现。药源性肝炎大约在用药后1个月出现。因此，可根据发病的时间推断诱发药源性疾病的药物。一些药源性疾病的轻重随剂量变化，剂量加大时症状加重，剂量减少时症状减轻。因此，可根据症状随用药剂量增减而加重或减轻的规律判断致病药物。

(3) 询问用药过敏史和家族史　特异体质的患者，可能对多种药物发生不良反应，甚至家族成员也曾发生过同样反应。了解患者的用药过敏史和家族史对诊断药源性疾病有帮助。

(4) 排除药物以外的因素　只有注意排除原发病、并发症、继发症、患者的营养状况以及环境因素的影响后，才能确诊药源性疾病。

(5) 致病药物的确定　应根据用药顺序确定最可疑的致病药物，然后有意识地停用最可疑的药物或引起相互作用的药物。根据停药后症状的变化情况，以确定致病药物。

(6) 必要的实验室检查　依据药源性疾病的临床特征，对患者进行嗜酸性粒细胞计数、皮试、致敏药的免疫学检查，监测血药浓度或进行 ADR 的激发试验等。根据病情检查患者受损器官系统及其受损程度，如体格检查、血液学和生化检查、器官系统的功能检查、心电图、超声波、X线等理化检查。

(7) 流行病学的调查　有些药源性疾病只能通过流行病学的调查来确诊。如霍乱患者使用庆大霉素后出现急性肾衰竭，由于霍乱本身容易导致肾衰竭，所以难以确定肾衰竭是否和庆大霉素有关。流行病学的调查显示，用过庆大霉素的患者肾衰竭的发病率是未用患者的 5 倍，从而确定霍乱患者使用庆大霉素可导致急性肾衰竭。

2. 药源性疾病的治疗

(1) 停用致病药物　致病药物是药源性疾病的起因，及时停药，去除病因是药源性疾病最根本的治疗措施，可达到釜底抽薪的治疗目的。绝大多数轻型患者在停用相关药物后疾病可以自愈或停止进展。如不停药疾病可能恶化，甚至造成死亡。如果不能确定几种药物中哪一种是致病因子时，可按其药物反应的规律，结合具体情况，逐个停用或改用其他药物治疗。在某些特殊的情况下，尽管致病药物已经确定，但由于治疗疾病的需要而不能停用时，医师一定要权衡利弊，根据患者疾病的情况做出正确的选择。

(2) 排除致病药物　停药终止了致病药物继续进入体内，排除了病因，但体内残留的致病药物仍在起作用，为了排除这部分药物，临床医师可采用静脉输液、利尿、导泻、洗胃、催吐、毒物吸附剂，以及血液透析等方法加速药物的排泄，延缓和减少药物的吸收。例如，磺胺药、甘露醇引起的肾损害可通过输液、利尿，疏通肾小管，促进药物在肾小管中的排泄。

(3) 拮抗致病药物　有些的作用可被另外一些药物抵消，利用药物的相互拮抗作用来降低药理活性，减轻药物不良反应。例如，鱼精蛋白能与肝素结合，使后者失去抗凝活性，可用于肝素过量引起的出血。谷胱甘肽能激活多种酶，促进药物在体内的代谢，可用于治疗药物性肝炎等。

(4) 调整治疗方案　根据患者具体情况，必须继续用药时，宜权衡利弊，调整治疗方案，如延长给药间隔、减少给药剂量等，必要时进行治疗药物监测。

(5) 对症治疗　①过敏性休克的治疗：必须争分夺秒，就地抢救，切忌延误时机。发现患者休克后立即使患者平卧，抬高下肢，吸氧，开放静脉通道，并注意保暖。肾上腺素是治疗过敏性休克的首选药物，具有兴奋心脏、升高血压、松弛支气管平滑肌等作用，故可缓解过敏性休克引起的心跳微弱、血压下降、呼吸困难等症状。一般皮下或肌内注射 0.5～1.0 mg。病情严重者可静脉滴注肾上腺皮质激素，肌内注射非那根治疗。发生心跳呼吸骤停者，立即按心肺复苏抢救治疗。②抗过敏治疗：可使用抗组胺类药物，如异丙嗪、氯苯那敏、苯海拉明等。维生素 C 及葡萄糖酸钙也有一定的抗过敏作用。肾上腺皮质激素既有抗过敏、抗休克作用，也有抗炎作用，可用于严重的过敏性药源性疾病和药物引起的自身免疫性疾病的治疗。③对受损器官的治疗：对药物引起的各种器官系统损害的治疗方法与其他病因引起的相应器官损害的治疗方法相同。如药源性高血压在停药后血压仍高者，也与原发性高血压症一样根据患者血压升高的状况选用降压药物治疗；药物性肝损害的保肝治疗与病毒性肝炎的治疗相同，药物性肾衰竭的透析指征与其他病因引起肾衰竭的透析指征相同等。
④对症处理：对过敏性皮肤损害可对症局部用药，缓解瘙痒的症状；对恶心、呕吐等消化道反应可给予止吐剂治疗；对药物引起的发热可用解热镇痛剂治疗等。但要注意的是，有不少患者可能对多种药物敏感，因此，在进一步治疗和选择药物时，应尽量简化治疗措施，避免因同类药物的重复使用，加重已经发生的药源性疾病。

第四节 用药错误

一、概述

1. 用药错误定义

2011年《医疗机构药事管理规定》定义为：药物在临床使用过程中出现的、任何可以防范的用药不当。美国国家用药错误通报及预防协调审议委员会对药物治疗错误的定义为：在药物治疗过程中，医疗专业人员、患者或消费者不恰当地使用药物或因此造成患者损伤的、可预防的事件。

此类事件的发生可能与专业医疗行为、健康医疗产品（药品、给药装置等）、工作流程与系统有关，包括处方的开具、医嘱的建立与沟通；产品的标识、包装与命名；药品的调剂、分类与给药；病患卫生教育及药物疗效监测等。

2. 用药错误分级

我国目前尚无官方发布的用药错误分级，实际工作中通常借鉴美国国家用药错误报告及预防协调委员会制定的分级标准，即根据用药错误发生程度和发生后可能造成危害的程度，将用药错误分为A至I九级。定义如下：

A级：客观环境或条件可能引发差错（差错隐患）。

B级：发生差错但未发给患者，或已发给患者但未使用。

C级：患者已使用，但未造成伤害。

D级：患者已使用，需要监测差错对患者的后果，并根据后果判断是否需要采取措施预防和减少伤害。

E级：差错造成患者暂时性伤害，需要采取预防措施。

F级：差错对患者的伤害可导致患者住院或延长住院时间。

G级：差错导致患者永久性伤害。

H级：差错导致患者生命垂危，需要应用维持生命的措施。

I级：差错导致患者死亡。

3. 用药错误类型

由于用药错误涉及的项目过于繁杂，故目前世界上还没有一个统一的对"用药错误"的分类标准。在美国医院药师协会制定的预防用药错误指南中，对"错误用药"有一个12项的分类。

（1）处方差错：错误的药物选择，包括适应证、禁忌证、已知的变态反应、现有的药物治疗等；药物与患者正在使用的药物不相容，包括药物的剂型、剂量、给药数量、途径、速率、药物含量、用药次数、用药顺序、用药指示不正确或书写不清楚。

（2）遗漏给药。

（3）错误的给药时间：未按规定的时间或间隔给药。

（4）未被授权给药：包括药物给错患者、非医嘱给药等。

（5）剂量不当：包括1次用量大于或小于规定的允许范围、1次或多次重复给药。

（6）剂型错误：给予的药物与医嘱不一致。

（7）药物调配错误：给药前未能正确地调配药品。

（8）给药技术错误：包括给药程序、途径、部位等不正确。

（9）使用过期或变质的药品。

（10）监测错误：未按药物治疗方案监测或评估用药的适宜性，如对患者未做必要的实验室检查以评价患者对药物的反应等。

（11）依从性错误：用药者不遵从医嘱用药。

（12）其他：除上述错误用药外的任何用药错误。

二、用药错误的防范

调配、分发、使用药物的组织系统应把用药错误降低到最低程度。用药错误可能会使整个程序崩溃，其地位大于此系统的其他任何一方面。为避免用药错误，药剂师被期待发挥关键作用，药剂师的价值在于干预治疗错误的发生。理想的模式是药剂师与开处方的医师合作来开展、执行、监控治疗计划。药剂师要注意调配药环节，不要在这个环节引入用药错误。药剂师应参加到药物治疗监控，参与药物使用评估，以确保药物使用的安全、有效、合理。具体建议如下：

1. 药品调配环节

（1）保持清新、整齐干净和安静的环境。合理设计调配区域，要有充足的光线、适宜的室温、适当的距离，减少疲劳感；设置电话、来访和咨询接待岗位，减少打扰，保证药品调配人员不做与调配药品无关的事；药品摆放整齐有序，对于形似或声似的药品要加用醒目的标识；设置高危药品、外用药品和新药等存放专柜，培训调配人调配这些药品时须加强核对。

（2）坚持核对，规范操作。审核处方，发现问题不应假设或推测医嘱，调配前应先与开处方的医师联络沟通，确认无误后调配；每次配方尽可能一次完成；按处方顺序调配药品；配药后核对，要确保以下内容的正确性：药名、标签、包装、数量、剂量。

（3）保证足够的人力配备，减少因人员不足、忙乱无序而带来的调配差错。

2. 药师发药环节

（1）管理层面的防范措施　保证足够的人力配备，减少因人员不足而带来的发药差错；加强培训，不断提高每位药师的知识与技能水平；建立符合工作实际的管理制度，加强检查与督导，通过绩效考核等管理措施，减少差错发生。

（2）技术层面的防范措施

1）良好的服务态度：发药药师对患者要热情、耐心，如果处方有问题，需及时与患者沟通并解释清楚。药师在发药交代过程中，应根据患者的具体病情及所用药品特点，把用药过程中需要引起患者注意的用药知识，用通俗易懂的语言介绍给患者，避免语气生、冷、硬，禁止使用服务忌语。良好的沟通是确保患者正确地使用药品的前提。

2）交代药物的用量：药师在向患者交代药品用量时，应使用清晰易懂的计数单位，如片、粒、袋、支等，避免使用专业的计量单位如 g、mg、μg、U（单位）等。对某些内服液体制剂应教会患者正确地使用量具，量取后服用；外用滴耳剂、滴眼剂、滴鼻剂、局部用软膏和霜剂等的正确用量和使用方法。

3）交代用药时间：正确的给药时间和次数，能使药品服用后发挥其最大疗效，降低药品不良反应的发生风险。

4）多药合用：交代服药间隔时间，有些药不能和其他药同时服用，如活菌制剂不能和抗菌药物同服，由于抗菌药物能降低活菌活性，因此需间隔服用；由于蒙脱石散剂具有吸附作用，可影响其他药物疗效，因此与其他口服药物也需间隔服用。

5）交代用药途径及用药方法：向患者交代正确的用药途径及方法，可使药物发挥疗效，降低药物不良事件发生。发药时需向患者交代清楚口服或含化，肌内注射或静脉滴注，直肠给药或阴道给药，滴眼、滴鼻或滴耳、外擦、外洗或外敷等。例如，对于第一次取硝酸甘油片的患者，药师要提示患者随身携带，在心绞痛发作时将其含于舌下，才能迅速缓解病情。

6）交代用药注意事项：药师应及时向患者交代有关用药的注意事项，以避免误用药物，减轻患者不必要的恐慌，提高用药依从性。①用药期间不饮酒（或含酒精的饮料），尤其当使用对中枢神经系统具有抑制作用的药物，如催眠药地西泮、氯硝西泮、艾司唑仑等，抗抑郁药氟西汀、帕罗西汀、舍曲林等，更应禁止摄入酒精，以免加深中枢抑制。此外，头孢哌酮、甲硝唑等药物能与酒精发生双硫仑样反应，应提示患者用药期间避免摄入酒精。②可能引起眩晕、倦怠、嗜睡、视物不清等不良反应的药物，如卡马西平、苯妥英钠、普萘洛尔、氯苯那敏等，应向患者交代服用此类药物期间不要驾车、操作机器或高空作业等。③可在尿中结晶的药物，送服药物时要喝约 250 mL 的水，服药后也要多喝水，保持高尿流量，如磺胺类、氟喹诺酮类药物。④可引起直立性低血压的药物如特拉唑嗪、多沙唑嗪等，服用后，患者在从低位向高位转换动作（如从卧到坐，从坐到站）时均应缓慢，动作不能突然。⑤使用吸入性糖皮质激素的患者，需提示患者吸入药物后应漱口并将漱口水吐出。⑥提示患者服用铋制剂后舌苔、大便可呈灰褐色；服用利福平后尿液、泪液可呈橙红色；服用吲哚美辛可使粪便呈绿色；服用铁剂的患者大便会呈褐色；服用维生素 B_2 会使小便呈黄色等。⑦提示常见的不良反应，如 ACEI 类抗高血压药，应告知患者可能出现咳嗽，若咳嗽严重，应暂停用药并及时复诊。

7）指导患者正确应用特殊包装或特殊装置药品：对特殊包装或特殊装置的药品，需要向患者交代用药方法，必要时可建议患者到药物咨询室（窗口）由咨询药师给予演示。例如，利福平滴眼剂内附药片，须先溶解再滴眼；有些药品包装内附有干燥剂或抗氧剂，须提示不能内服。

8）交代药品贮存条件与方法：妥善保管好药品是保证其质量的重要前提，应向患者具体交代药品贮存条件与方法，并在每次用药前检查药品外观有无变化，发现异常立即停用。要特别提醒患者注意药品的有效期，超过有效期的药品无论其外观有无变化均不得使用。

3. 临床药师在用药错误防范工作中的作用

在防范用药错误的工作中，药师在预防、发现、评估和干预方面均可以发挥关键作用。理想的模式是临床药师与开处方的医师合作来制订、执行、监控治疗计划。

（1）审核处方（医嘱），或者实行医嘱用药重整，尤其是在患者入院、转出或出院时，及时发现用药错误并进行有效干预，保证患者安全。

（2）提供药学服务。①及时了解和掌握专业领域的知识，查阅文献，参与患者治疗计划的制订；②参与到药物治疗监控，包括治疗的正确性评价和药物使用的正确性评价；③重复检查可能的相互作用和评价相关临床与实验数据；④给医师与护士提供有关药物治疗状况和正确使用药物的信息及建议；⑤开展药物使用评价工作，以确保药物使用的安全、有效、经济。

(3) 检查和指导药物的临床使用，确保病区分发和贮存药品符合规定，帮助护士提高给药安全性。

(4) 复查患者的用药情况，这种复查过程可以暴露系统的薄弱点和由治疗错误（例如遗漏剂量和使用未经认可的药物）引起的问题。

(5) 药师应注意帮助医师收集和完善患者临床信息，包括用药史、过敏史和高敏反应、诊断、妊娠状态、潜在药物相互作用、药品不良反应和检验数据等，确保选择适宜的治疗手段。

(6) 为患者提供用药教育。

学习小结

安全用药就是根据患者个人的基因、病情、体质、家族遗传病史和药物的成分等做全面情况的检测，准确地选择药物，真正做到"对症下药"，同时以适当的方法、适当的剂量、适当的时间准确用药。注意该药物的禁忌、不良反应、相互作用等。通过本章节学习掌握药物警戒定义、药物警戒信号及药物警戒的工作内容；掌握药品不良反应的定义、分类与临床表现；掌握药品不良反应监测的方法、上报流程、监测报告的范围；熟悉药品不良反应因果关系评定依据、评定方法；了解药品不良反应的发病机制、影响因素；了解引起药源性疾病的因素及常见药源性疾病。本章内容较多且有一定的难度，涉及临床药理学、疾病学等多方面知识，建议同学们学习时要多查阅参考图书，加深理解。

目标检测

一、最佳选择题（请选择一个最佳答案）

1. 以下对 ADR 监测的目的和意义的叙述中，不正确的是（   ）。
   A. 减少 ADR 的危害   B. 促进临床合理用药
   C. 促进新药的研制开发   D. 简化或缩短新药临床试验
   E. 弥补药品上市前研究的不足

2. 2012 年"阿糖胞苷儿科事件"是电子处方将阿糖腺苷（抗病毒药）错误输入音似药品阿糖胞苷抗肿瘤药）导致严重后果的案例，体现了药物警戒的作用包括（   ）。
   A. 发现药品质量问题   B. 药品上市前风险评估
   C. 药品上市后风险评估   D. 发现与规避假、劣药流入市场
   E. 发现药品使用环节的用药差错

3. 下列药源性疾病中，其诱因主要是"病理因素"的为（   ）。
   A. 灰婴综合征是氯霉素在新生儿体内蓄积所致
   B. 假胆碱酯酶遗传性缺陷者应用琥珀胆碱产生呼吸暂停
   C. 肝硬化患者应用使多卡因，可引起严重中枢神经系统疾病
   D. 月经期服用常规剂量的避孕药和地西泮，药理效应增强
   E. 慢乙酰化者服用异烟肼半衰期由 45～110 min 延长至 2～4.5 h

4. 药源性疾病一旦确诊，首要的治疗措施是（　　）。
   A. 对症治疗
   B. 停用致病药物
   C. 拮抗致病药物
   D. 调整治疗方案
   E. 排除体内残留的致病药物

5. "用药错误" A 级（1 级）的标准是（　　）。
   A. 患者已使用，但未造成伤害
   B. 客观环境或条件可能引发差错
   C. 差错造成患者暂时性伤害，需要采取预防措施
   D. 发生差错但未发给患者，或已发给患者但未使用
   E. 患者已使用，需要监测差错对患者的后果，并根据后果判断是否需要采取措施预防和减少伤害

6. 药品不良反应是指（　　）。
   A. 人接受正常剂量的药物就出现的任何有伤害的反应
   B. 在预防、诊断、治疗疾病或调节生理功能过程中，人接受正常剂量的药物时出现的任何有伤害的和与用药目的无关的反应
   C. 人接受正常剂量的药物出现的与用药目的无关的反应
   D. 在诊断、治疗疾病过程中，人接受正常剂量药物时出现的与用药目的无关的反应
   E. 在调节药物生理功能过程中，人接受正常剂量药物时出现的任何有伤害的反应

7. 国家对药品不良反应实行的报告制度为（　　）。
   A. 定期报告制度、对严重或罕见的药品不良反应随时报告
   B. 定期报告制度、对严重或罕见的药品不良反应可越级报告
   C. 逐级报告制度、对严重或罕见的药品不良反应随时报告
   D. 定时报告制度、对严重或罕见的药品不良反应随时报告
   E. 逐级、定期报告制度、严重或罕见的药品不良反应须随时报告，必要时可以越级报告

8. 药品不良反应因果关系的评定方法是（　　）。
   A. 肯定、不确定、怀疑、不可能、待评价
   B. 肯定、很可能、可能、可能无关、待评价、无法评价
   C. 肯定、很可能、可能、不可能
   D. 很可能、可能、可疑、不可能
   E. 肯定、可能、不可能、无法评价

9. 诱发药品不良反应的患者因素主要有（　　）。
   A. 种族差别、年龄因素、性别因素、遗传因素、疾病因素
   B. 年龄因素、性别因素、身高因素、疾病因素、遗传因素
   C. 年龄因素、身高因素、疾病因素、种族因素、饮食状况
   D. 种族差别、年龄因素、遗传因素、疾病因素、体重因素
   E. 种族差别、年龄因素、生活环境、血型、体重因素

10. A 型药品不良反应的特点有（　　）。
    A. 程度轻重与用药剂量无关，不容易预测，发生率较高而死亡率较低
    B. 程度轻重与用药剂量有关，容易预测，发生率较高而死亡率较低
    C. 难以预测，一般与用药剂量无关，发生率较低但死亡率较高

D. 程度轻重与用药剂量有关，容易预测，发生率较低但死亡率较高
E. 难以预测，一般与用药剂量有关，发生率较高但死亡率较低

二、配伍选择题（请从中选择一个与问题关系最密切的答案）

第1～4题
A. 可能 B. 很可能
C. 待评价 D. 可能无关
E. 无法评价

1. ADR 报表缺项太多，因果关系能以定论，资料又无法补充，可评价为（　　）。

2. ADR 报表内容填写不齐全，等待补充，或因果关系难以定论，缺乏文献资料佐证，可评价为（　　）。

3. ADR 与用药时间相关性不密切，反应表现与已知该药 ADR 不相吻合，原患疾病发展同样可能有类似的临床表现，可评价为（　　）。

4. 用药与反应发生时间关系密切，有文献资料佐证，但引发 ADR 的药品不止一种，或原患疾病病情进展因素不能除外，可评价为（　　）。

第5～7题
A. 用药原因 B. 用药起止时间
C. ADR/ADE 过程描述 D. 不良反应/事件的结果
E. 引起不良反应的可疑药品

5. 填写具体，如患卵巢囊肿合并肺部感染注射头孢曲松引起不良反应，应填写肺部感染（　　）。

6. 对主要临床表现和体征进行明确、具体的描述；如过敏性皮疹的类型、性质、部位、面积大小等（　　）。

7. 指本次不良反应经采取相应的医疗措施后的结果；如不良反应已经好转，后患者又死于原患疾病或与此不良反应无关的并发症，此栏应填"好转"，属于（　　）。

第8～11题
A. 明确诊断 B. 密切监护
C. 严格掌握适应证 D. 严格掌握用药剂量
E. 根据儿童特点选择适宜的给药方案

8. 禁用或慎用氟喹诺酮类、四环素类、氯霉素、氨基糖苷类，是指（　　）。

9. 使用年龄折算法、体重折算法、体表面积折算法等计算，是指（　　）。

10. 应急能力较差，较敏感，极易产生药品不良反应，是指（　　）。

11. 幼儿用糖浆、水剂、冲剂等较合适，是指（　　）。

三、多项选择题（从五个备选答案中选出两个或以上的正确答案）

1. 药品不良反应监测方法包括（　　）。
A. 药物警戒 B. 集中监测系统
C. 自愿呈报系统 D. 记录连接系统
E. 药物流行病学研究方法

2. 药品不良反应报告的有关规定是（　　）。
A. 上市1年后所有药品：应报告引起的所有可疑不良反应与不良事件
B. 上市3年以上的药品：主要报告该药品引起的严重、罕见或新的不良反应

C. 上市 5 年以上的药品：主要报告该药品引起的严重、罕见或新的不良反应
D. 上市 3 年后和列为国家重点监测的药品：应报告引起的所有可疑不良反应
E. 上市 5 年内和列为国家重点监测的药品：应报告引起的所有可疑不良反应

3. 在用药错误防范工作中，药师"提供药学服务"的工作有（　　）。
A. 开展药物使用评价工作
B. 查阅文献，参与患者治疗计划的制订
C. 给医师与护士提供正确地使用药物的信息及建议
D. 重复检查可能的相互作用和评价相关临床与实验数据
E. 参与药物治疗监控，包括治疗和药物使用的正确性评价

四、综合分析选择题（题目基于同一个临床情景、病例、实例或者案例的背景信息逐题展开，每题的备选项中，只有一个最符合题意）

患者，女，45 岁，5 个月前出现口吐白沫、意识丧失，二便失禁。在神经专科医师指导下，癫痫药物治疗检测效果较好。近 3 个月服用西咪替丁，患者出现脱发、体重增加、胃肠道功能紊乱。该患者各地求医，服用各种药物，具体药物品种不详。围绕该病例，药师与医师对抗癫痫药物的安全用药和用药注意事项进行讨论。

1. 与该患者出现脱发、体重增加、胃肠道功能紊乱关联性较大的抗癫痫药物是（　　）。
A. 地西泮　　　　　　　　　B. 卡马西平
C. 丙戊酸钠　　　　　　　　D. 苯巴比妥
E. 苯妥英钠

2. 关于癫痫患者的抗癫痫药物合理应用与药学监护，下列说法错误的是（　　）。
A. 长期规律用药　　　　　　B. 定期监测肝功能、血常规
C. 有条件者应监测血药浓度　D. 遵从联合用药的治疗原则
E. 因病情需要必须配合服用其他药物时，应先咨询医师或药师，切忌自行用药

实训八　药品不良反应报告的模拟填报

一、实训目标
1. 加深药品不良反应相关概念的理解，掌握药品不良反应报告制度的要点。
2. 能正确地填报药品不良反应报告。

二、实训条件
1. 理实一体化实训室。
2. 临床药品不良反应案例。

三、考核要点
1. 是否清楚阐述药品不良反应相关概念，药品不良反应报告的基本要求。
2. 是否按照要求规范填报完成不良反应报表。
3. 能否正确地进行药品不良反应关联性评价。

四、实训内容
根据所提供的临床案例，进行药品不良反应报告模拟填报并进行分析讨论。

案例1　加替沙星注射液严重过敏反应

临床资料：患者男性，60岁，因肺部出现感染，表现为咳嗽、大量咳痰入院接受常规抗感染治疗。给予加替沙星（0.2%）葡萄糖注射液 100 mL，当缓慢静滴后的 3 min 左右，患者突然感到胸闷憋气，呼吸困难。体格检查：颜面部发绀，尤以唇部明显，呼吸急促，血压 11/8 kPa。考虑为加替沙星注射液致严重过敏反应，立即撤掉输液，并静脉给予 20 mg 苯海拉明和 5 mg 地塞米松脱敏治疗后症状缓解，一周后康复出院。

讨论：

（1）过敏反应的发生时间与加替沙星注射液的使用具有合理的时间关系。

（2）经仔细阅读说明书，发现该反应符合该药已知的不良反应类型。

（3）停用加替沙星注射液，给予抗胆碱治疗后观察到症状消失。

（4）当时患者尚未联合用其他药品，也不能用患者病情的进展来解释。

请进行关联性评价并说出判断依据。

案例2　甲氧氯普胺引起锥体外系反应

临床资料：患者，女，58岁，胃癌手术治疗后拟进行化疗。体格检查：慢性消耗病容，消瘦，T 36℃，P 80次/min，BP 17/10 kPa，心肺未见异常，腹软无压痛，刀口愈合良好。化验：血常规和肝、肾功能均正常。入院第3天拟应用氟尿嘧啶、丝裂霉素进行化疗，化疗前使用甲氧氯普胺 10 mg 肌内注射防治恶心、呕吐等胃肠道反应，1.5 h 后，患者出现不自主地头后倾及紧张不安，双眼上翻，强制性张口，流涎及表情呆滞；舌运动障碍、走路不稳定等锥体外系症状。立即停用甲氧氯普胺，给予抗胆碱药，3 h 后上述症状消失。

讨论：

（1）锥体外系反应的发生时间与甲氧氯普胺的使用具有合理的时间关系。

（2）经仔细阅读说明书，发现该反应符合该药已知的不良反应类型。

（3）停用甲氧氯普胺，给予抗胆碱治疗后观察到症状消失。

（4）经查资料，此反应不能用联合用药的作用和患者病情的进展来解释。

请进行关联性评价并说出判断依据。

五、实训提示

1. 通过模拟填报，加深同学们对药品不良反应相关概念理解和掌握填报的要点。

2. 实训后，学生能对药品不良反应关联性进行正确判断。

六、实训思考

一位顾客在药店选用了某厂生产的藿香正气口服液，服药 2 h 后出现全身过敏，顾客到药店进行投诉。药师仔细得知该顾客有酒精（乙醇）过敏史。该药说明书中注明了含有乙醇，但在药品注意事项中没有提示对酒精过敏者慎用，结果导致患者服药后出现严重的皮肤过敏症状。

请分析以上案例，填报药品不良反应/事件报表。

（周　玲）

第八章
特殊人群的用药

学习目标

1. 掌握妊娠期药动学特点、药物对不同孕期胎儿的影响及药物妊娠毒性分级；不同年龄儿童的药动学特点、给药途径及儿童用药选择；老年人常用药物的注意事项；肝、肾功能不全患者用药原则和临床用药方案的调整。

2. 熟悉哺乳期用药注意事项；老年人用药原则；小儿用药原则。

3. 了解老年人生理生化功能特点，知道其用药的特殊性；了解肝、肾功能不全对药物产生的影响。

▽ 案例导入

白女士，32岁，妊娠34周，鼻塞，想使用麻黄碱滴鼻剂，但是又担心对胎儿产生不良影响，询问在此特殊时期，到底可不可以使用含有麻黄碱的滴鼻剂？

药物的承受者中有相当部分的人是特殊用药人群，特殊用药人群不仅包括新生儿、婴幼儿、儿童、妊娠期和哺乳期的妇女、老年人，这部分人群的生理和病理与普通受药者存在较大的差异，有着不同的药代动力学和药效学；还包括驾驶员等一些特殊职业的人，这部分人群常因服药导致反应能力异于正常，容易出现危险和人身事故。因此，对特殊人群用药，需要引起高度重视，有针对性的合理用药，确保用药安全。

第一节 妊娠期和哺乳期妇女用药

妊娠期和哺乳期妇女用药

一、妊娠期的药代动力学特点

妊娠期妇女由于孕育新生命，其心血管、消化、内分泌等系统都会出现各种各样的生理变化，导致此时药物的吸收、分布、代谢及排泄都可能异于正常人。

1. 吸收

妊娠时胃酸分泌减少，胃肠活动减弱，使口服药物吸收减慢，达峰时间滞后。早孕呕吐也是影响药物吸收的原因。如需药物快速发挥作用，则应当采用注射给药。妊娠晚期血流动力学发生改变，可能影响皮下或肌内注射药物的吸收。

2. 分布

妊娠期妇女血浆容积增加约50%，体重平均增长10~20 kg，体液总量和细胞外液也都有增加，故妊娠期药物分布容积明显增加。妊娠期虽然合成血浆蛋白的速度加快，但因血容积增加，使血浆蛋白浓度降低；妊娠期很多蛋白结合部位被与妊娠有关的激素占据，蛋白结合能力进一步下降，使药物游离部分增多，如苯妥英钠、地塞米松、地西泮在妊娠26~29周时游离药物浓度达到高峰。因此，在考虑药物作用时，应兼顾血药浓度及游离型和结合型药物的比例。

3. 代谢

妊娠期肝血流量虽然改变不大，但肝微粒体酶活性有所增加。另外，由于妊娠期高雌激素水平的影响，使胆汁排出减慢，药物从肝清除速度减慢，进入肠道的药可能进入肝肠循环。

4. 排泄

妊娠期肾血流量增加25%~50%，肾小球滤过率增加50%。因此，从肾脏排出的药物增多，尤其是一些主要从尿中排出的药消除率加快。如氨苄西林、红霉素、庆大霉素等抗菌药物的血药浓度在妊娠期有所降低，为了达到所需的抗菌浓度，需要适当增加给药剂量。妊娠高血压综合征孕妇因其肾功能受影响，药物排泄减慢减少，反而使药物容易在体内蓄积。由于妊娠期胆汁淤积使药物从胆汁排出减慢，药物从肝清除速度减慢。

二、胎盘的药代动力学特点

1. 胎盘的血液循环

胎儿与母体的血液循环是完全分开的，所有物质的交换皆经由绒毛的渗透作用完成。含氧血经脐静脉入胎儿而开始氧的交换，而非含氧血经脐动脉回流至胎盘。通过这种独立血液循环可进行物质交换，称为胎盘屏障。

2. 影响药物在胎盘转运的因素

药物的脂溶性、分子量、离子化程度、母体与胎儿体液中的pH不同都会影响药物的通透。脂溶性高的药物易经胎盘扩散到胎儿循环；小分子量药物比大分子量药物的扩散速度快；离子化程度低的经胎盘渗透较快；胎儿的体液较母体略微偏酸，故弱酸性药物透过胎盘在胎儿体内易被离解，胎儿血液中药物浓度可比母体高。

3. 药物通过胎盘的变化

药物通过胎盘的量在妊娠晚期较早期有所增加。其原因是随着妊娠进展，胎儿与母血之间的间隔变薄，故渗透性增加。随着妊娠进展，渗透生物膜面积也逐渐增大，药物通过量增大。妊娠后期胎盘血流量增加，分布到胎盘的药物量也增加。

4. 药物在胎盘的代谢

一般来说，药物在胎盘不需转化即可通过胎盘，但有些药物需要在胎盘经过代谢转化，才能成为容易经胎盘输送的物质。例如，母血中葡萄糖在入胎儿循环以前，需要经过胎盘代谢，转变为果糖。胎盘有许多酶系统，具有生物合成及降解药物的功能。因此，有些药物通过胎盘代谢增加活性，而有些药物则降低活性。

三、胎儿的药代动力学特点

1. 药物在胎儿体内的吸收

药物经胎盘屏障转运到胎儿体内并经羊膜进入羊水。羊水内的蛋白含量仅为母体的1/20~1/10，故药物以游离型为主。妊娠12周后，药物可被胎儿吞咽进入胃肠道，并被吸收入胎儿血循环，其代谢产物由尿中排出，排出的部分代谢产物，又可被胎儿重吸收入胎儿血循环，形成羊水肠道循环。

2. 胎儿药物分布

胎儿的肝、脑等器官在身体的比例相对较大，血流量较多，因此药物有60%~80%进入肝脏。由于胎儿部分静脉血由静脉导管直接进入下腔静脉达右心房,因此药物直接达到心脏和中枢神经系统的浓度增高,这一点对母体快速静脉给药时应予以足够重视。

3. 胎儿的药物代谢

大多药物的代谢在肝中进行,胎盘和肾上腺也承担某些药物的代谢任务。胎儿肝药酶缺乏,对药物的代谢能力低,因此出现某些药物的胎儿血药浓度高于母体。多数药物经胎儿体内代谢后活性下降。但是,有些药物代谢后其降解物具有毒性。

4. 胎儿的药物排泄

妊娠 11～14 周胎儿肾虽已有排泄功能,但肾小球滤过率低,药物及降解物排泄延缓,尤其代谢后形成极性大的物质,较难通过胎盘屏障向母体转运,而在胎儿体内存积造成损害。

四、药物对胎儿危险性的分级标准

1. 药物对妊娠期不同阶段胎儿的影响

(1) 细胞增殖早期　为受精后 18 天左右。此阶段胚胎的所有细胞尚未进行分化,细胞的功能活力相同,对药物无选择性,致畸作用无特异性地影响细胞,其结果为胚胎死亡、流产或存活发育成正常个体,因此在受精后半个月以内药物几乎没有致畸作用。

(2) 胚胎器官和脏器的分化期　受精后 3 周至 3 个月。胎儿心脏、神经系统、呼吸系统、四肢、性腺及外阴相继发育。此期如受到药物影响可能产生形态或功能上的异常而造成畸形。这一时期药物的致畸作用与器官形成顺序有关:妊娠 3～5 周中枢神经系统、心脏、肠、骨骼及肌肉等处于分化期,致畸药物在此期可影响上述器官或系统,如沙利度胺可导致胎儿肢体、耳、内脏畸形;雌孕激素、雄激素可导致胎儿性发育异常,叶酸拮抗剂可导致颅面部畸形、腭裂等;烷化剂如氮芥类药物可引起泌尿生殖系统异常、指趾畸形。

(3) 胎儿形成期　妊娠 3 个月至足月。器官形成过程已经大体完成,牙、中枢神经系统或女性生殖系统还在继续分化发育,药物的不良影响主要表现在上述系统、器官发育迟缓和功能异常,对其他器官一般无影响,但根据致畸因素的作用强度及持续时间也可影响胎儿的生理功能和发育成长。如妊娠 5 个月后用四环素可使婴儿牙齿黄染,牙釉质发育不全,骨生长障碍;妊娠期妇女服用镇静、安定、麻醉、止痛、抗组胺药或其他抑制中枢神经的药物可抑制胎儿神经的活动,甚至影响大脑发育;妊娠后期使用抗凝药华法林、大剂量苯巴比妥或长期服用阿司匹林,可导致胎儿严重出血,甚至死胎;临产期使用抗疟药、磺胺药、硝基呋喃类、解热镇痛药,如氨基比林、大剂量维生素 K 等,对红细胞缺乏葡萄糖-6-磷酸脱氢酶者可引起溶血;分娩前应用氯霉素可引起新生儿循环障碍和灰婴综合征。

2. 药物妊娠毒性分级

美国食品药品监督管理局(FDA)根据药物对胎儿的危害将妊娠用药分为 A、B、C、D、X 五个级别,并要求制药企业应在药品说明书上标明等级。A～X 级致畸系数递增。有些药物有两个不同的危险度等级,一个是常用剂量等级,另一个是超常剂量等级。

A 级　在有对照组的早期妊娠妇女中未显示对胎儿有危险(并在中、晚期妊娠中亦无危险的证据),可能对胎儿的伤害极小。如各种水溶性维生素、正常剂量的脂溶性维生素 A、维生素 D、枸橼酸钠、氯化钾等。

B 级　在动物实验中显示对胎儿没有影响,但在人类中还没有对照试验,或在动物实验中显示其对胎儿有不良影响,但在人类的研究中却显示其对胎儿无不良影响。如青霉素、阿莫西林、阿昔洛韦均属 B 级。

C级 在动物研究中证实对胎儿有不良反应（致畸或使胚胎致死或其他），但在妇女中无对照组或在妇女和动物研究中无可以利用的资料，药物仅在权衡对胎儿的利大于弊时给予。如阿米卡星、氯霉素、咪康唑、万古霉素等药均属于此类。

D级 对人类胎儿的危险有肯定的证据，仅在对孕妇肯定有利时，方予应用（如生命垂危或疾病严重而无法应用较安全的药物或药物无效）。如伏立康唑、链霉素、卡马西平。

X级 动物或人的研究中已证实可使胎儿异常，或基于人类的经验知其对胎儿有危险，对人或对两者均有害，而且该药物对孕妇的应用危险明显大于其益处。该药禁用于已妊娠或将妊娠的妇女。降脂药辛伐他汀、洛伐他汀、阿托伐他汀、氟伐他汀、瑞舒伐他汀；抗病毒药利巴韦林；激素类药物米非司酮、炔诺酮、缩宫素、非那雄胺、戈舍瑞林；以及沙利度胺、华法林、甲氨蝶呤、米索前列醇、前列腺素 E_1、碘甘油等均属此类。

五、妊娠妇女用药注意事项

1. 妊娠期用药原则

（1）用药必须有明确的指征和适应证。既不能滥用，也不能有病不用，因为孕妇的疾病同样会影响胎儿，更不能自选自用药物，一定要在医师指导下使用已证明对胎儿无害的药物。

（2）可用可不用的药物应尽量不用或少用。尤其在妊娠的头 3 个月，能不用的药或暂时可停用的药物，应考虑不用或暂停使用。

（3）用药必须注意孕周，严格掌握剂量和持续时间，病情控制后及时停药。

（4）有相同疗效的药物中，考虑选用对胎儿危害较小的药物。

（5）禁止使用已肯定的致畸药物。如孕妇病情危重，则在慎重权衡利弊后，方可使用。

（6）能单独用药就避免联合用药，能用疗效比较肯定的老药就不要用存在一定风险的新药。

（7）禁止在孕期用试验性药品，包括妊娠试验用药。

2. 妊娠期妇女禁用药物

抗感染药：氟喹诺酮类、甲硝唑（前 3 个月）等。神经系统用药：抗癫痫药、镇静催眠药等。循环系统用药：降脂药、ACEI 和 ARB 等。呼吸系统用药：祛痰、镇咳药等。泌尿系统用药：利尿剂。皮肤科用药：维 A 酸、阿达帕林。血液及造血系统药：抗凝药、去纤酶等。性激素类药：雌激素（雌二醇等）、雄激素（甲睾酮等）。内分泌系统和代谢用药：丙硫氧嘧啶、格列本脲、格列齐特、二磷酸盐等。抗过敏药：苯海拉明、氯苯那敏等。抗肿瘤药：氟脲嘧啶、环磷酰胺等。生物制品：各种疫苗。

导入案例分析

> 麻黄碱滴鼻剂妊娠患者用药安全属于 C 级。C 级标准见本章前面内容。麻黄碱滴鼻剂只有在权衡了对妊娠期妇女的好处大于对胎儿的危害之后，方可应用。

六、哺乳期用药注意事项

哺乳期妇女所用药物能否从乳汁排出及对婴儿有无危害的问题为人们所关注。大部分药物能从乳汁中排出，但多数药物从乳汁中排出浓度较低，每天排出量小于婴儿治疗量，一般不至于对婴儿产生不良影响。但有些药物从乳汁排出浓度较高，母亲服用量应考虑哺乳婴儿的危害，避免滥用。

1. 可在乳汁中排泄的药物

（1）药物分子大小　分子量小于200，在脂肪和水中都有一定的溶解度。

（2）药物游离型浓度　在母体血浆中处于游离状态的药物。

（3）血浆与乳汁中的pH　正常乳汁的pH值约为7.08，低于母体血浆，弱碱性药物易转运到乳汁中。

（4）药物的脂溶性　乳汁中脂肪含量高于血浆，脂溶性高的药物易于转运到乳汁。

2. 哺乳期妇女用药注意事项

几乎所有药物均能进入乳汁并被婴儿所吸收。哺乳期妇女用药对婴儿的影响，除与药物进入乳汁的量有关外，还与药物的性质、婴儿反应敏感性等因素有关。哺乳期妇女用药应遵循以下原则：

（1）选药慎重，权衡利弊　确定用药指征并选择疗效好、半衰期短、在体内排泄快的药物；在相同疗效下选择毒性最小、安全性经过临床应用验证的药物；选择有效用量相对较小、给药次数相对较少的药物；慢性病长期用药或需使用慎用药物时，应在医师的指导下用药，并密切观察婴儿的反应。

（2）适时哺乳，防止蓄积　哺乳期妇女避免在血药浓度高峰期间哺乳；可在用药前哺乳；尽量选用短效药物；非用不可，选好替代；代替不行，人工哺乳。

3. 常用药物对婴儿的影响

（1）抗菌药物　大多数抗菌药物都能进入乳汁，但进入婴儿体内的量很小，不会对婴儿产生严重危害。喹诺酮类对婴儿骨关节有潜在危害，不宜应用。磺胺类在乳汁中的浓度与血浆中一致，在体内与胆红素竞争血浆蛋白，可致游离胆红素增高，尤其在新生儿黄疸时，可促使发生核黄疸。

（2）激素类药物　口服避孕药因含雌/孕激素，可分泌至乳汁中，降低乳汁中吡哆醇含量，使婴儿出现易激惹、尖叫、惊厥等神经系统症状，男婴则出现乳房增大。哺乳期妇女避孕应采用宫内安放节育器的方法。

（3）抗甲状腺药　哺乳期妇女禁用^{131}I和^{125}I治疗，因放射性核素在乳汁中仍具有放射活性，尤其在新生儿肝肾功能尚不健全时更易受损。

（4）抗高血压药　卡托普利含巯基，对婴儿骨髓有抑制作用；依那普利对婴儿肾脏有影响，应避免应用。

（5）降糖类药　格列喹酮等能分泌至乳汁中，引起新生儿黄疸，不宜应用。

（6）抗肿瘤药　因具有抗DNA活性并可抑制新生儿的造血功能，在治疗中妇女禁止哺乳。

4. 哺乳期妇女禁用药物

哺乳期妇女服用药物时首先要考虑药物对婴儿的影响，对婴儿有影响的药物见表8-1、表8-2。

表8-1　对婴儿有明显影响的药物

药物	对婴儿的影响	药物	对婴儿的影响
水合氯醛	昏睡	放射性碘	抑制婴儿甲状腺
地西泮	对婴儿有镇静作用，肌张力减退	四环素	婴儿牙齿及骨骼发育畸形
苯巴比妥	乏力、嗜睡	氯霉素	骨髓抑制
乙醇	大剂量使婴儿产生酪酊状态	茶碱	激动不安

表 8-2　对婴儿有较轻影响的药物

药物	对婴儿的影响	药物	对婴儿的影响
氨苄西林	腹泻或过敏	异烟肼	维生素 B_6 缺乏
呋喃类	溶血性贫血	吗啡	抑制呼吸中枢
甲硝唑	厌食、呕吐	溴化物	嗜睡、药疹
利福平	嗜睡、腹泻		

第二节　小儿用药

小儿用药

一、新生儿用药特点

新生儿期是指新生儿从出生到 28 天这一阶段。在此期间，胎儿脱离母体开始独立生存，所处的内外环境发生极大的变化，因此在生长发育和疾病方面具有特殊性，临床用药上也与其他生理时期有很大的不同。

1. 新生儿药动学特点

新生儿的组织器官及生理功能尚未完全发育成熟，体内参与药物代谢的酶系统也不十分健全，药物的吸收、分布、代谢、排泄等体内过程，不同于其他年龄组儿童，更不同于成人。

（1）吸收　新生儿胃肠道正处于发育阶段，胃黏膜发育不完全，胃酸分泌量少，胃内酸度较低，胃排空慢，肠蠕动不规则，胆汁分泌功能不完全，因此通过胃吸收的药物吸收较完全，而主要在十二指肠吸收的药物吸收减少。新生儿口服给药的吸收具有其特殊性，因此新生儿用药不应是简单地将成人用药剂量折算后服用。

新生儿肌肉组织相对较少，皮下脂肪薄，血流多集中在躯干和内脏，局部循环差，使皮下和肌内注射给药时，药物吸收变得不规则，非特殊情况新生儿一般不采用皮下或肌内注射。

静脉给药无吸收环节，起效快，但新生儿液体容量小，因此要控制新生儿静脉输液量，输液速度不能过快。输注作用剧烈的药物时应严密监护并做好处理突发事件的准备。

新生儿的相对体表面积比成人大，皮肤角化层薄，皮肤对外部用药吸收快而多，尤其在皮肤黏膜有破损时，因此局部用药过多可致中毒。新生儿大面积使用治疗皮肤病用的含激素软膏，可引起全身性水肿。可引起中毒的药物还有硼酸、水杨酸，用药时需防止药物中毒。

（2）分布　药物在新生儿体内的分布与年长儿和成年人有明显差别。新生儿的相对总体液量比成人高，体液占体重的 75%～80%，主要为细胞外液。水溶性药物被细胞外液稀释后浓度降低，排出也较慢，使血药峰浓度较高，易造成药物中毒。药物在体内的分布还受血浆蛋白与药物结合程度的影响，新生儿体内血浆蛋白与许多药物的结合力低于成人，致使血浆中的游离药物浓度升高，容易引起药物中毒。例如，新生儿使用苯巴比妥容易中毒，是由于新生儿血浆蛋白结合药物能力差，游离的苯巴比妥血药浓度过高所致。某些药物与新生儿血浆蛋白结合能力较强，如磺胺类药等可与血胆红素竞争血浆蛋白，故新生儿应用磺胺类药物后可使血中游离的胆红素浓度增高，而新生儿血-脑屏障尚未发育成熟，胆红素易进入脑细胞内,使脑组织黄染,严重者导致死亡。

(3) 代谢　新生儿药物代谢较慢,主要为葡萄糖醛酸化和 N-去烷基途径酶系统不成熟,由于新生儿氧化作用和葡萄糖醛酸化作用比成人低,而去甲基化作用和硫酸络合作用则高于成人,许多依赖葡萄糖醛酸络合后消除解毒的药物易引起中毒。灰婴综合征是由于新生儿缺乏葡萄糖醛酸转移酶,氯霉素不能被代谢排出体外而引起血浓度增高,抑制细胞蛋白合成,氨基酸堆积中毒,表现为畏食、呕吐、腹胀、面色苍白、发绀、虚脱等。

(4) 排泄　新生儿肾小球滤过率低,肾血流少,代谢缓慢,因此经肾排泄的原型药物清除减慢,半衰期显著延长。例如:氨基糖苷类、磺胺类、青霉素 G、地高辛、呋塞米等,新生儿如用上述药物,剂量宜减少,间隔应适当延长。

2. 合理用药原则

(1) 明确用药指征,制订合理的给药方案　新生儿用药必须谨慎小心,严格遵守药物的适应证,避免使用禁用于新生儿的药品。详细了解药品在新生儿体内的代谢特点、合并用药时可能发生的药物相互作用,并结合病情轻重缓急制订合理的给药方案。

(2) 明确用药目的,监察用药过程　应熟悉用药目的、可能引起的不良反应以及病情改善的客观评价指标和方法,密切观察新生儿用药后的反应,发现问题及时处理或调整给药方案,避免或减少药品不良反应的发生。

(3) 选择合适的给药途径　新生儿由于口服给药影响吸收的因素较多,容易造成给药剂量不准确,而长期皮下或肌内注射容易引起局部组织损伤,因此应根据新生儿的特点和病情需要,选择合适的给药途径,如滴剂口服给药、静脉给药等。

(4) 用药谨遵医嘱　新生儿用药时,一定要遵医嘱,提醒家长不宜随意加减剂量,变换给药方式,否则容易引起严重的不良反应。

二、儿童用药特点

1. 儿童药动学特点

(1) 吸收　口服给药时胃肠道是药物吸收的主要部位,小儿胃容量小,胃酸分泌少,胃液 pH 较高(2~3岁才接近成人水平),胃排空慢,肠蠕动不规则,胆汁分泌功能不完全。这些因素使主要在胃内吸收的药物吸收较完全,而主要在十二指肠吸收的药物吸收减少。与成人相比,小儿对酸不稳定的药物、弱碱性药物的吸收增加,而弱酸性药物吸收减少。

(2) 分布　机体脂肪含量随着年龄的增长逐渐增加。婴幼儿脂肪含量低于成人,脂溶性药物不能充分与之结合,血浆中游离药物浓度较成人高,容易发生过量中毒。婴幼儿体液及细胞外液容量大,如阿莫西林等水溶性药物在细胞外液被稀释,血浆中游离药物浓度较成人低,而细胞内液浓度较高。随着年龄的增长,脂肪含量逐渐增加,脂溶性药物的分布容积逐渐增大,水溶性药物的分布容积逐渐减小。婴幼儿血浆白蛋白与药物的结合力低于成人,药物在血中的游离浓度增高,较多药物分布于组织之中,如达到与成人相当的血浓度,则进入组织的药量更大,极易引起中毒。儿童期血-脑屏障发育不完善,多种药物均能通过,有可能引发不良反应。

(3) 代谢　婴幼儿和儿童期参与药物代谢的主要酶已经成熟,加之肝脏的相对重量约为成人的2倍,因此婴幼儿和儿童对药物的代谢速率高于成人,若不注意,会导致剂量偏低。

(4) 排泄　肾脏是药物排泄的主要器官,而肾功能随年龄增加会发生变化。婴幼儿的肾小球滤过率、肾小管排泌能力和肾血流量迅速增加,在6~12个月时就接近成人水平,在随后的儿童期,肾功能超过成年人,应注意用药剂量。

2. 儿童用药原则

(1) 明确诊断，严格掌握适应证　治疗之前应尽可能地明确诊断，选择疗效确切、不良反应较小的药物，尽可能地少用或不用对中枢神经系统、肝、肾功能有损害的药物。

(2) 根据儿童特点选择适宜的给药方案　根据儿童年龄、疾病及病情严重程度选择适当的给药途径、剂型及用药次数，以保证药效和尽量减少对患儿的不良影响。①口服给药是最方便、最安全、最经济的给药途径，但影响因素较多，剂量不如注射给药准确，特别是吞咽能力差的婴幼儿受到一定的限制。幼儿用糖浆、水剂、冲剂等较合适，年长儿可用片剂或丸剂，服药时要注意避免牛奶、果汁等食物的影响，婴儿喂药时最好将其抱起或头略抬高，以免呛咳时将药吐出。病情需要时可采用鼻饲给药。②注射给药比口服给药奏效快，但对小儿刺激大。肌内注射时药物的吸收与局部血流量有关，要充分注意注射部位的吸收状况，避免局部组织坏死。临床上多选择臀大肌外上方，但注射次数过多可能造成臀部肌肉损害，需加以注意。静脉注射常在病情危重抢救时用，平时多采用静脉滴注，静脉滴注可给予较大容量的药物，应根据年龄大小、病情调整给药体积和给药速度，在用药时间较长时，提倡使用序贯疗法，及时改用口服剂型，以提高疗效和减少药品不良反应。③儿童皮肤吸收较好，透皮给药方便且痛苦小。药物剂型多为软膏，也可用水剂、混悬剂等。用药时注意防止小儿用手抓摸药物，误入眼、口引起意外，不宜使用刺激性较大的品种。④直肠给药时，药物从直肠下部吸收，不经过肝脏直接进入体循环，所用剂型有栓剂和灌肠剂。临床应用较多的有退热药物制成的小儿退热栓剂。灌肠法在小儿应用较少，因药液在肠腔不易保留。

(3) 根据儿童的不同阶段严格掌握用药剂量　儿童期组织器官逐步成熟，功能逐步完善，用药剂量应根据儿童的年龄、体重等进行调整，特别是新生儿、婴幼儿用药，应严格掌握剂量。目前儿童剂量的计算方法很多，可选择使用。

(4) 密切监护儿童用药，防止发生不良反应　儿童应急能力较差，较敏感，极易产生药品不良反应。在用药过程中应密切注意药品不良反应，以免造成严重后果。

三、小儿用药禁忌

1. 忌滥用抗生素

抗生素虽有抑制或杀灭细菌的突出效用，但如果使用不当对人体的损害也是比较严重的，主要是对肝、肾、听觉神经，甚至血液系统有损害，所以不要轻易服用。如喹诺酮类抗生素，可能影响小儿骨骼发育，链霉素、庆大霉素等氨基糖苷类抗生素，会对听神经造成影响，引起眩晕、耳鸣，甚至耳聋，使用氯霉素可能引起再生障碍性贫血，因此对上述药要做到禁用或慎用。

2. 新生儿忌用药

(1) 氯丙嗪　可致麻痹性肠梗阻。

(2) 磺胺类、亚硝酸类　可产生高铁血红蛋白血症，临床表现为缺氧性全身发紫。

(3) 奎宁　易发生血小板减少，临床表现为皮肤稍挤压即出现局部青紫。

(4) 伯氨喹啉　易引起溶血性贫血，表现为呼吸急促、全身青紫，有血样尿。

3. 婴儿忌用药

(1) 呋喃妥因　引起多发性神经炎，表现为手足皮肤麻、胀、痛感或蚁行感，并逐渐向躯干伸延，严重时手拿不住东西，足背抬不起来，感觉全部消失，皮肤粗糙、冰凉、不出汗。

(2) 四环素　引起呕吐、腹泻、牙釉质发育不全及黄染，并有终身不退的可能，骨骼生长迟缓，小婴儿还会产生脑水肿。

(3) 肾上腺皮质激素　可致脑水肿，引起胃溃疡、肠黏膜坏死或穿孔、骨质疏松、眼晶状体突出、高血压。

(4) 甘草制剂和麻黄碱　一般应禁用。

(5) 维生素 D　服用不宜多，否则引起婴儿高血压。

(6) 硬脂酸和红霉素　可引起胆汁郁滞性肝炎，初起时巩膜发黄，严重时全身黄染。

(7) 肼苯哒嗪　可致红斑性狼疮综合征。

> **课堂活动**
>
> 有一位抱着一个孩子来到药店，问：我们家孩子有点打喷嚏，流鼻涕，有点低烧，37.8℃，孩子精神不好，胃口也不好，可以吃点什么药，怎么吃？
> 问题：1. 如果你是执业药师，遇到这样一位患者你会从哪些角度来分析这名患者遇到的问题，并对他进行指导？
> 　　　2. 作为未来的药师，你能说出临床上常用的专用于儿童感冒的药品吗？

第三节　老年人用药

一、老年人用药的药动学及药效学特点

1. 药动学特点

老年人对药物吸收、分布、代谢、排泄与青年人有一定的差异。

(1) 吸收　口服是药物进入人体内的最常用途径。老年人胃黏膜细胞数量减少，胃排空缓慢，胃酸分泌减少；小肠黏膜表面积减少；胃肠道血流减少，这些因素虽然不利于药物的吸收，但是胃肠功能正常时，对被动扩散的药物吸收影响不大，例如阿司匹林、对乙酰氨基酚，而需主动转运的药物吸收减少，例如维生素 B、维生素 C、铁、钙。

(2) 分布　影响药物分布的因素较多，但只有机体组分的改变和血浆蛋白降低的影响较突出。由于老年人脂肪比例增加，这就会引起药物分布的变化，如亲脂性药物巴比妥、地西泮等，因其分布容积增大，其血药浓度降低，在脂肪组织内蓄积，产生持久作用。另外，随着年龄的增长，老年人血浆蛋白储量降低，使某些药物的血浆蛋白结合降低，可影响药物的分布容积，血浆中游离药物浓度升高，这在药物效应方面具有重要的意义。与血浆蛋白高度结合的药物更为突出，如给老年人华法林正常剂量后，由于游离药物浓度高，可增加出血的危险。

(3) 代谢　药物代谢的主要器官是肝脏。老年人肝血流量减少，功能性肝细胞数量减少，肝微粒体酶系的活性降低，导致老年人肝脏代谢药物能力下降，药物血浆半衰期延长。由于老年人肝血流量减少及代谢能力下降，一些药物（如普萘洛尔）的首关消除效应消除量减少，生物利用度提高，可能出现不良反应。

(4) 排泄　肾功能随年龄的增长而下降，老年人肾功能降低，肾小球滤过率低，肾血流少使主要经肾排泄药物代谢缓慢，半衰期延长，血浓度增加，容易产生药物毒性反应。例如地高辛、氨基糖苷类、苯巴比妥、四环素类、头孢菌素（一代）、磺胺类、普萘洛尔等。老

年人应用这类药物时应适当减少剂量,有条件时个别药物可进行血药浓度监测,根据血药浓度制订个体化给药方案。

2. 药效学特点

(1) 对大多数药物敏感性增高、药物作用增强 老年人高级神经系统功能减退,脑细胞数量、脑血流量和脑代谢均降低,因此对中枢神经系统药物敏感性增高,在缺氧或发热时更为明显。老年人用该类药物一般从小剂量开始,根据耐受性及效果逐渐增加至治疗剂量。另外,一些药物易诱发老年人产生中枢神经系统不良反应,如喹诺酮类、碳青霉烯类及利尿剂等,使用时应谨慎,尤其对于高龄、脱水、感染、高热等的老年人,更应密切关注神经系统症状。

老年人心血管系统与维持水、电解质平衡的内环境稳定功能减弱,生理病理因素导致血压调节功能变差,易发生体位性低血压。一些血管扩张剂、α受体阻滞剂、抗抑郁药等更可能会诱发或加重体位性低血压,在使用这类药物时应告知老年人体位变化时需缓慢,防止跌倒、骨折等严重不良事件的发生。

老年人对肝素及口服抗凝药非常敏感,其原因主要包括:老年人肝脏合成凝血因子的能力下降;饮食中维生素 K 含量不足或维生素 K 肠道吸收障碍引起维生素 K 相对缺乏;血管病理性改变,包括血管壁变性,弹性纤维减少,血管弹性降低导致止血反应发生障碍;老年人因慢性病同时服用多种药物,很多药物会增强华法林的抗凝效果,如阿司匹林、他汀类药物、抗抑郁药、广谱抗生素、银杏叶提取物等。以上都会使老年人对华法林和肝素的作用比年轻人敏感,易发生出血并发症。

(2) 少数药物敏感性降低、反应减弱 老年人对 β 受体激动剂及 β 阻滞剂的敏感性均减弱。例如,老年人对同等剂量的异丙肾上腺素加速心率的反应比青年人弱,对 β 受体阻滞剂普萘洛尔等减慢心率的作用亦钝化。

(3) 用药依从性差而影响药效 老年人用药依从性较差主要与独居生活、记忆力减退、文化程度相对较低、对药物了解不够、忽视按医嘱服药的重要性等多方面因素有关,药物疗程的长短、服药种类、用药次数及患者的精神状态等因素也会影响依从性。

二、老年人用药注意事项

由于老年人特有的生理、生化与心理等特点,故老年患者的药物治疗不同于一般患者,再加上老年人的生活环境、家庭、经济条件等因素的影响,使得老年患者的药物治疗显得更为复杂。

1. 选用尽可能少的药物

明确诊断后,根据患者体重、健康状况、用药史以及肝、肾功能等实际情况,以缓解症状、减轻痛苦或纠正病理过程为目的,选择不良反应少或轻的药物。若需联用药物,则不宜超过 3 种,否则极有可能导致不良反应的发生或加剧。例如,抗胆碱药、抗组胺药、抗抑郁药、抗精神病药都具有抗胆碱作用,合用后其口干、视物模糊、便秘、尿潴留等不良反应具有相加性;镇静剂、抗抑郁药、血管扩张药、抗高血压药、利尿药均可加重体位性低血压,合用则可引起低血压。

2. 合理选择药物

可参考老年人合理用药的辅助工具,如 Beers 标准。

知识链接

Beers标准

1991年，由美国老年医学会（AGS）、药学、护理学及精神药理学专家在文献回顾的基础上形成专家共识，建立了判断老年患者潜在不适当用药的Beers标准。Beers标准几经修订，已广泛地应用于世界各国养老院、门诊和住院老年人的药物使用，在识别潜在不适当用药问题、降低不合理用药引起的相关问题和治疗费用等方面发挥了积极作用。

AGS发布的2019年版Beers标准，保持了2015年版的基本框架，但基于新的循证医学证据，增加、删除或修订了标准中的具体内容，使得目标人群更明确，内容更精简。Beers标准是保障老年人合理用药的有力工具。

第四节　肝功能不全者用药

肝脏是许多药物代谢的主要场所，当肝功能不全时，药物代谢必然受到影响，药物的生物转化减慢，血中游离型药物增多，从而影响药物的使用效果并增加毒性。因此，必须减少用药剂量及用药次数，特别是使用肝毒性的药物时更需慎重。

一、肝功能不全时药动学和药效学特点

1. 药动学

（1）吸收　肝功能不全时，肝脏血流减少、肝脏清除率下降，产生肝脏首关效应下降，使有些经肝脏代谢的药物生物利用度增加，从而使药效增加或不良反应增加。

（2）分布　肝功能不全时，肝脏蛋白合成功能减退，白蛋白减少；肝功能受损时，血胆汁酸、胆红素升高，与药物竞争蛋白结合，使游离药物浓度增加，从而使药效增加或不良反应增加。

（3）代谢　肝脏是药物代谢最重要的器官。在肝脏疾病时，肝细胞的数量减少，肝细胞功能受损，肝细胞内的多数药物酶，特别是细胞色素P450酶系的活性和数量均有不同程度的减少，使主要通过肝脏代谢清除的药物的代谢速度和程度降低，清除半衰期延长，血药浓度增高，长期用药还可引起蓄积性中毒。对于某些肝脏高摄取的药物，如阿司匹林、普萘洛尔等，在肝脏摄取后由于生物转化速率降低，口服药物后大量原型药通过肝脏进入血液循环，血药浓度上升，生物利用度增强。另外，某些需要在体内代谢后才具有药理活性的前体药，如可待因、依那普利、环磷酰胺等则由于肝脏的生物转化功能减弱，这些药物活性代谢产物的生成减少，使其药理效应也降低。

2. 药效学

肝病时药物药效的改变，是继发于药动学的改变而引起的。慢性肝功能损害的患者由于肝功能损害而影响药物的吸收、分布、血浆蛋白结合率、药酶数量和活性以及排泄，药物作用和药理效应发生改变。临床上在慢性肝病患者中给予巴比妥类药物往往诱发肝性脑病，即与肝功能损害时药效学的改变有关。

二、肝功能不全患者用药原则

明确诊断，合理选药；避免或减少使用对肝脏毒性大的药物；注意药物相互作用，特别应避免与肝毒性的药物合用；肝功能不全而肾功能正常的患者可选用对肝毒性小并且从肾脏排泄的药物；初始剂量宜小，必要时进行 TDM，做到给药方案个体化；定期监测肝功能，及时调整治疗方案。

第五节　肾功能不全者用药

肾脏是人体的重要排泄器官，具有排泄体内代谢产物、药物、毒物和解毒产物，以及调节体内水、电解质、酸碱平衡的功能。它在维持人体内环境的稳定性中起着重要的作用。肾功能不全患者不但容易产生药物体内蓄积，由于体内各种内环境紊乱还使患者对药物的毒性更敏感，从而也使患者的药物中毒发生率增加。因此，临床对该类患者用药应小心谨慎。

一、肾功能不全时药动学与药效学特点

1. 吸收

肾功能不全或肾病患者的肾单位数量减少，易造成肾小管酸中毒。有些维生素 D 羟化不足，可导致肠道钙吸收减少。慢性尿毒症的患者常伴有胃肠功能紊乱，出现腹泻、呕吐、药物的吸收减少。

2. 分布

肾功能不全的肾病患者，血浆蛋白结合率会发生改变，酸性药物血浆蛋白结合率下降，而碱性药物一般不变。需要说明的是，这种改变的临床意义很难预测。一方面，药物蛋白结合率下降，游离血药浓度增高，作用增强，毒性增加；另一方面，会造成药物的分布容积增加，消除加快，半衰期缩短。

3. 代谢

肾脏含有多种具有生物活性的酶，许多药物的氧化、水解以及结合均在这些酶的作用下完成。如果肾脏受损或功能不全的患者，药物的代谢将会发生很大的变化。

4. 排泄

肾功能损害时，主要经肾脏排泄的药物消除减慢血浆半衰期延长，药物在体内蓄积作用加强，甚至诱发毒性反应，其原因如下。①肾小球滤过减少，如地高辛、普鲁卡因胺、氨基糖苷类抗生素都主要经肾小球滤过而排出体外。急性肾小球肾炎及严重肾缺血患者肾小球滤过率下降，导致上述药物排泄减慢。②肾小管分泌减少，尿毒症患者体内蓄积的内源性有机酸可与弱酸性药物在转运上发生竞争，使药物经肾小管分泌减少，轻、中度肾衰竭时，这种竞争所致的有机酸排出减少可能比功能性肾单位减少更重要。③肾小管重吸收增加，肾功能不全患者体内酸性产物增加，尿液 pH 值下降，弱酸性药物离子化减少，重吸收增加。④肾血流量减少，某些疾病，如休克、心力衰竭、严重烧伤均可致肾血流量减少。

5. 机体对药物的敏感性

肾功能不全常伴有电解质及酸碱平衡紊乱，对药物的敏感性也会增加，临床上应予考虑。

二、肾功能不全患者用药原则

肾功能不全患者用药的主要原则：明确诊断，合理选药；避免或减少使用肾毒性大的药物；注意药物相互作用，避免有肾毒性的药物合用；肾功不全而肝功能正常者选双通道排泄的药物；根据肾功能情况调整用药剂量和给药间隔时间，必要时做 TDM，设计个体化给药方案。

三、肾功能不全时给药方案的调整

当肾功能不全患者必须使用主要经肾脏排泄并具有明显的肾毒性药物时，应按肾功能损害程度严格调整剂量，有条件的可做血药浓度监测，实行个体化给药。剂量调整通常采用减量法、延长给药间隔和二者结合三种方式。减量法即将每次剂量减少，而用药间隔不变，该法的血药浓度波动幅度较小。延长给药间隔即每次给药剂量不变但间隔延长，血药浓度波动大，可能影响疗效。

（1）按肾功能试验结果估计肾功能损害程度调整剂量。肾功能轻度、中度和重度损害时，抗生素每日剂量分别减低至正常剂量的 2/3～1/2、1/2～1/5、1/5～1/10（指标的计算方法详见本书第四章）。

（2）其他可按药物说明书上介绍的各种图、表、公式确定用药剂量与给药间期。

（3）个体化给药。使用治疗窗窄的药物时有条件的应进行血药浓度监测，使峰浓度与谷浓度控制在有效而安全的范围内。

四、肾功能不全病人的药物选择

有些药物可直接损害肾脏，如重金属、造影剂、氨基糖苷类抗生素、某些抗真菌药等。有些药物可通过阻塞泌尿道而引起间接性肾损伤，如磺胺类、大剂量甲氨蝶呤等在尿路中形成结晶而产生阻塞、刺激作用。还有些药物能引起肾脏免疫损伤，如异烟肼、普鲁卡因、布洛芬等，能形成免疫复合物在肾小球基膜上沉积，引起局部炎症反应造成损害。下面列出了对肾脏有损伤作用的常用药物，在临床应尽量避免应用于肾功能不全患者。

1. 抗生素

氨基糖苷类抗生素、四环素类、氯霉素、喹诺酮类、呋喃妥因、利福平、磺胺类、两性霉素 B、氟康唑、伊曲康唑、特比萘芬、多黏菌素、替考拉宁、万古霉素等，青霉素 G、氨苄西林、羧苄西林、头孢拉定等，如剂量过大，亦可发生肾损害。由于抗生素广泛使用，引起的肾脏损害也最常见。

2. 抗肿瘤药

环磷酰胺、塞替派、卡莫氟、卡培他滨、顺铂、司莫司汀、美法仑、甲氨蝶呤、门冬酰胺酶、丝裂霉素等。

3. 心血管药

卡托普利、普萘洛尔、拉贝洛尔、尼群地平、硝苯地平、硝酸甘油、可乐定、利血平、硝普钠、甲基多巴、哌唑嗪、果糖二磷酸钠、莫雷西嗪、门冬氨酸钾镁、酚妥拉明、酚苄明、丁咯地尔、依达拉奉、法舒地尔、吉非罗齐等。

4. 解热镇痛药

阿司匹林、吡罗昔康、布洛芬、吲哚美辛、托美丁、舒林酸、甲氯芬那酸、非那西丁、非诺洛芬及保泰松、炎痛喜康及含非甾体消炎药的常用复方制剂，如散利痛、泰诺、白加黑等。解热镇痛药肾损害的发生常与长期大剂量服用有关。

5. 造影剂

在血管造影、增强 CT 造影、静脉尿路造影中使用的造影剂，可因其高渗性直接损伤肾小管及肾缺血、肾小球滤过率下降而发生急性肾衰竭。造影剂所致急性肾衰竭尤其常见于原本肾功能不全、糖尿病、高血压或年老、脱水的患者。

6. 抗病毒药

利巴韦林、拉米夫定、齐多夫定、阿德福韦酯等。

7. 其他

甘露醇、右旋糖酐-40、西咪替丁、雷尼替丁、环孢素、阿普唑仑、甲苯达唑等，某些中药，如木通、马兜铃等。

第六节 驾驶员用药

在日常工作中，驾驶员（包括驾驶飞机、车船，操作机械、农机具和高空作业人员）会因服药而影响其正常反应，出现不同程度的疲倦、嗜睡、困乏和精神不振、视物模糊、辨色困难、多尿、平衡力下降等，影响其反应能力，容易出现危险和人身事故。应指导驾驶员了解这方面的知识，以确保驾驶员的安全。医师、药师在指导驾驶员用药过程中，既要保证治疗效果，又要保证驾驶安全，必须采取必要的防范措施，坚持合理用药。

（1）开车前 4h 慎用会造成驾驶危险的药物（具体药物的作用见表 8-3～表 8-7），或服后休息 6 h 再开车。

表 8-3 可引起驾驶员嗜睡的药物

药品	会引起的不良反应
抗感冒药	多采用复方制剂，组方有解热药、鼻黏膜血管收缩药或抗过敏药，后两者可缓解鼻塞、打喷嚏、流鼻涕和流泪等症状，但服药后易使人嗜睡
抗过敏药	可拮抗致敏物组胺，同时也抑制大脑的中枢神经，引起镇静，服后表现为意识淡漠、嗜睡，其强度因个人的敏感性、品种和剂量而异
镇静催眠药	所有的镇静催眠药对中枢神经都有抑制作用，可诱导睡眠
抗偏头痛药	苯噻啶服后可有嗜睡和疲乏
质子泵抑制剂	奥美拉唑、兰索拉唑、泮托拉唑服后偶有疲乏、嗜睡的反应

表 8-4 可使驾驶员出现眩晕或幻觉的药物

类别	药品名称	会引起的不良反应
镇咳药	右美沙芬、那可丁	可引起嗜睡、眩晕；喷托维林（咳必清）于服后 10 min 可出现头晕、目眩、全身麻木，并持续 4～6h
解热镇痛药	双氯芬酸	服后可出现腹痛、呕吐、眩晕，发生率约 1%，极个别人可出现感觉或视觉障碍、耳鸣

续表

类别	药品名称	会引起的不良反应
抗病毒药	金刚烷胺	可刺激大脑与精神有关的多巴胺受体，服后有幻觉、精神错乱、眩晕、嗜睡、视物模糊
抗血小板药	双嘧达莫	服后约25%的人出现头痛、眩晕
周围血管扩张药	氟桂利嗪	常使人有抑郁感、嗜睡、四肢无力、倦怠或眩晕
降糖药		可以引起低血糖反应，出现眩晕、心悸和大汗等表现

表 8-5　可使驾驶员视物模糊或辨色困难的药物

类别	药品名称	会引起的不良反应
解热镇痛药	布洛芬	偶见头晕、头昏、头痛，少数人可出现视力降低和辨色困难
	吲哚美辛	可出现视物模糊、耳鸣、复视
解除胃肠痉挛药	东莨菪碱	可扩大瞳孔，持续3～5天，出现视物模糊
	阿托品	可使睫状肌调节麻痹，导致驾驶员视近物不清或模糊，约持续1周
扩张血管药	二氢麦角碱	除偶发呕吐、头痛外，还使视物模糊而看不清路况
抗心绞痛药	硝酸甘油	可出现视物模糊
抗癫痫药	卡马西平、苯妥英钠	在发挥抗癫痫病作用的同时，可引起视物模糊、复视或眩晕，使驾驶员看路面或视物出现重影
抗精神病药	利培酮	偶见头晕、视物模糊、注意力下降等反应

表 8-6　可使驾驶员出现定向力障碍的药物

类别	药品名称	会引起的不良反应
镇痛药	哌替啶	注射后偶致定向力障碍、幻觉
避孕药		长期服用可使视网膜血管发生异常，出现复视、对光敏感、疲乏、精神紧张，并使定向能力发生障碍，左右不分

表 8-7　可导致驾驶员多尿或多汗的药物

类别	药品名称	会引起的不良反应
利尿药	阿米洛利、复方制剂	服后尿液排出过多，出现口渴、头晕、视力改变
抗高血压药	利血平、氨苯蝶啶	服后使尿量增多，尿意频繁，影响驾驶
	吲达帕胺	服后3h产生利尿作用，4h后作用最强，出现多尿、多汗或尿频
	哌唑嗪	服后出现尿频、尿急

（2）注意复方制剂中有无对驾驶能力有影响的成分。

（3）对易产生嗜睡的药物，服用的最佳时间为睡前 30 min，既减少对日常生活带来的不便，也能促进睡眠。有些感冒药分为日片和夜片，如日夜百服宁片、白加黑感冒片，日片不含抗过敏药,极少引起嗜睡,如需开车宜尽量服用日片。

(4) 改用替代药,如过敏时尽量选用对中枢神经抑制作用小的抗过敏药,如咪唑斯汀、氯雷他定、地洛他定。

(5) 如患糖尿病,在注射胰岛素和服用降糖药后稍事休息,如血糖过低或头晕、目眩、手颤,可进食少量食物或巧克力、水果糖。

(6) 千万不要饮酒或饮用含酒精饮料,乙醇是一种中枢神经抑制剂,可增强催眠药、镇静药、抗精神病药的毒性。

(7) 注意药品的通用名和商品名,有时同一药品有不同的商品名,医师和药师要注意辨认,并向患者交代清楚。

第七节 器官移植患者用药

迄今为止,器官移植是各种终末期器官功能衰竭疗效最为理想的治疗手段,而如何与移植器官长期并和平共处是所有移植受者必须面对的问题。解决这一难题的有效途径之一就是坚持服用免疫抑制剂。然而,免疫抑制剂是一把"双刃剑",使用恰当能抑制排斥反应;如剂量不足则会导致移植器官失功,或因药物过量导致毒性反应以及感染和肿瘤的风险增加。因此,包括临床医师及药师在内的医务人员,应指导患者了解这方面的知识,确保器官移植患者的用药安全。

一、免疫抑制剂使用原则

目前,临床常用的免疫抑制剂包括糖皮质激素、钙调磷酸酶抑制剂(CNI,如他克莫司、环孢素)、雷帕霉素靶蛋白抑制剂(mTOR,如西罗莫司)等。其使用原则主要包括以下4项:①采用免疫抑制剂联合用药方案。利用免疫抑制剂协同作用,增加药物的免疫抑制效果,同时减少各种药物的剂量,降低其不良反应。②遵循个体化的用药原则,制订个体化的用药方案。即根据不同的个体,或同一个体在不同时段以及个体对药物的依从性和不良反应调整用药种类和剂量。③由于存在个体的药动学差异,某些药物如CNI类需要通过监测血药浓度来调整用量。④关注药物间相互作用以平衡其免疫强度,从而降低受者因免疫功能抑制所致继发感染和肿瘤的发生率。

二、免疫抑制剂用药方案及药物监护

为移植受者制订合理的免疫抑制方案应结合供者、受者组织配型免疫学特点,供者、受者器官匹配程度,供者、受者年龄,供者器官缺血-再灌注损伤程度,受者依从性以及个体对药物的敏感性和不良反应等因素进行综合评估。

常用免疫抑制剂(特别是CNI和mTOR)能够被CYP3A4代谢,许多因素可影响其代谢,导致血浆药物浓度降低,从而使移植后排斥反应发生风险增加。因此,维持期患者最好每个月监测一次药物浓度,如发生急性疾病或使用可能干扰免疫抑制剂血浆浓度的药物时,应增加监测频率。

学习小结

学习本章,应掌握临床上面对特殊用药人群该如何选择正确的药物治疗方案,进行合适

的用药指导,包括妊娠期药动学特点、药物对不同孕期胎儿的影响及药物妊娠毒性分级;不同年龄儿童的药动学特点、给药途径及儿童用药选择;老年人常用药物的注意事项,熟悉老年人用药原则;肝、肾功能不全患者用药原则和临床用药方案的调整等内容;了解驾驶员用药注意事项及器官移植患者用药原则和监护。药师只有知晓特殊人群的用药特点,才能指导患者合理用药。

目标检测

一、最佳选择题(请选择一个最佳答案)

1. 老年人服用普萘洛尔时应( )。
  A. 注意减量   B. 延长间隔时间
  C. 注意减量或延长间隔时间 D. 注意增量
  E. 缩短间隔时间

2. 老年患者使用洋地黄时比年轻人更易出现毒副作用的原因是( )。
  A. 循环系统功能降低   B. 肾脏功能降低
  C. 肝脏代谢功能降低   D. 神经系统功能降低
  E. 心输出量减少

3. 老年人服用地高辛临床应引起重视是因为( )。
  A. 分布容积增大   B. 半衰期延长
  C. 血浓度下降   D. 肾排泄加快
  E. 吸收减慢

4. 对新生儿可引起急性中毒,需医师配合静脉给药的药物是( )。
  A. 戊巴比妥   B. 地西泮
  C. 氯霉素   D. 磺胺
  E. 戊巴比妥和地西泮

5. 对新生儿较一般药物更易引起危险,故给药应更慎重的是( )。
  A. 普萘洛尔   B. 维拉帕米
  C. 普萘洛尔和维拉帕米 D. 四环素
  E. 磺胺

6. 对婴幼儿易引起呼吸抑制,不宜应用的药物是( )。
  A. 阿司匹林等解热镇痛药 B. 吗啡、哌替啶等麻醉药品
  C. 维生素类药物   D. 喹诺酮类抗生素
  E. 补锌制剂

7. 以下对婴幼儿有兴奋神经系统作用,使用应谨慎的药物是( )。
  A. 阿司匹林   B. 泰诺
  C. 氨茶碱   D. 泰利必妥
  E. 环丙沙星

8. 儿童期使用利尿剂应采取的方式是( )。
  A. 间歇给药   B. 连续静脉滴注
  C. 饭前口服   D. 饭后口服
  E. 睡前注射

9. 小儿发热宜选用的解热镇痛药是（　　）。
   A. 激素　　　　　　　　　　B. 阿司匹林
   C. 对乙酰氨基酚　　　　　　D. 双氯灭痛
   E. 安乃近

10. 妊娠晚期需用解热镇痛药时，应选用（　　）。
    A. 阿司匹林　　　　　　　　B. 对乙酰氨基酚
    C. 四环素　　　　　　　　　D. 微量元素
    E. 喹诺酮类抗生素

二、配伍选择题（请从中选择一个与问题关系最密切的答案）

第 1～3 题
A. 女性生殖系统发育迟缓　　B. 中枢神经系统发育迟缓
C. 几乎见不到药物的致畸作用　　D. 可产生形态或功能的异常而造成畸形
E. 叶酸拮抗剂可导致颅面部畸形、腭裂等

1. 妊娠 3～5 周（　　）。
2. 受精后半个月以内（　　）。
3. 受精后 3 周至 3 个月（12 周末之前）（　　）。

第 4～7 题
A. 明确诊断　　　　　　　　B. 密切监护
C. 严格掌握适应证　　　　　D. 严格掌握用药剂量
E. 根据儿童特点选择合适的给药方案

4. 禁用或慎用氟喹诺酮类、四环素类、氯霉素、氨基糖苷类，是指（　　）。
5. 使用年龄折算法、体重折算法、体表面积折算法等计算，是指（　　）。
6. 应急能力较差、较敏感，极易产生药品不良反应，是指（　　）。
7. 幼儿用糖浆、水剂、冲剂等较合适，是指（　　）。

三、多项选择题（从五个备选答案中选出两个或以上的正确答案）

1. 以下所列药物中，老年人对其药理作用敏感性降低的是（　　）。
   A. 利尿药　　　　　　　　　B. 抗凝血药
   C. 抗高血压药　　　　　　　D. 肾上腺素 β 受体拮抗剂
   E. 肾上腺素 β 受体激动剂

2. 以下药物中，哺乳妇女不应使用的消化系统药物是（　　）。
   A. 地芬诺酯　　　　　　　　B. 西沙必利
   C. 雷尼替丁　　　　　　　　D. 雷贝拉唑
   E. 米索前列醇

3. 常用药物对乳儿的影响有（　　）。
   A. 卡托普利含巯基，对乳儿骨髓有抑制作用
   B. 格列喹酮等能分泌至乳汁中，引起新生儿黄疸
   C. 抗肿瘤药具有抗 DNA 活性，并可抑制新生儿的造血功能
   D. ^{131}I 和 ^{125}I 在乳汁中仍具有放射活性，新生儿肝肾功能不健全更易受损
   E. 口服避孕药降低乳汁中吡哆醇含量，使乳儿出现易激惹、惊厥等神经系统症状

四、综合分析选择题（题目基于同一个临床情景、病例、实例或者案例的背景信息逐题展开，每题的备选项中，只有一个最符合题意）

老年增龄导致机体内环境改变，肝肾功能下降，药物在体内的吸收、分布、代谢、排泄及药效发生一系列变化，一些药物的治疗剂量与中毒剂量更加接近，药物的不良反应发生率增高。

1. 由于老年人胃肠道功能变化，而导致按主动转运方式吸收减少的药物是（　　）。
   A. 维生素 B_1　　　　　　　　B. 阿司匹林
   C. 苯巴比妥　　　　　　　　　D. 磺胺异噁唑
   E. 对乙酰氨基酚

2. 因老年人代谢改变，导致某些药物敏感性减弱的是（　　）。
   A. 抗生素　　　　　　　　　　B. 利尿剂
   C. 抗凝血药　　　　　　　　　D. 镇静催眠药
   E. β受体阻断剂

3. 因老年人肝功能减弱，导致一些药物的敏感性异常增加，例如（　　）。
   A. 青霉素　　　　　　　　　　B. 利尿剂
   C. 氯霉素　　　　　　　　　　D. 喹诺酮类
   E. 口服抗凝血药

实训九　妊娠期妇女用药指导训练

一、实训目标

1. 掌握妊娠期妇女用药注意事项及为妊娠期妇女选择正确的药物。
2. 了解妊娠期妇女用药国内外发展状况。

二、实训条件

1. 模拟药房。
2. 中国期刊网数据库。

三、考核要点

1. 能说出妊娠期妇女用药注意事项。
2. 能简单叙述妊娠期妇女用药国内外发展状况。

四、实训内容

（一）妊娠期妇女用药指导

在模拟药房对妊娠期妇女进行模拟用药指导，具体实施如下：让学生通过案例根据案例中妊娠期妇女所患疾病选择对母婴都安全的药物，并进行正确的用药指导，培养学生的药学服务理念。

案例1　一女士患有癫痫症多年，长期服用抗癫痫药物苯妥英钠，近日发觉本人已意外妊娠8周，该女士非常希望能生育一个孩子，但是担心自己服用的药物对胎儿有影响。请模拟该场景，进行药学服务咨询。

案例2　一位女士1个月前发生上呼吸道感染，遵医嘱服用阿莫西林胶囊一周，痊愈。近日发觉本人已意外妊娠12周，该女士非常担心自己服用的药物会对自己的胎儿造成影响。

请模拟该场景,进行用药咨询服务。

案例3 一位女士已经妊娠10周,近日出现阴道瘙痒症状。该女士曾患有滴虫阴道炎,家中还有尚未过期的甲硝唑栓剂,欲自行使用,但又担心药物会对胎儿有影响,所以前来进行药物咨询。请模拟该场景,进行用药咨询服务。

案例4 某女士,患有类风湿关节炎,已经妊娠10周,近日因症状加重,来药店购买糖皮质激素以缓解疼痛。假如你是驻店药师,如何为患者提供咨询服务?

(二)资料检索与阅读

在中国期刊网数据库中,查阅一篇介绍国外妊娠期妇女用药的文章,并组织同学交流阅读心得。

五、实训提示

1. 通过对妊娠期妇女进行模拟用药指导,加深学生对妊娠期妇女用药的知识点理解。
2. 实训后,能加强学生对妊娠期妇女进行用药指导的能力。

六、实训思考

1. 请复习妊娠期妇女用药指导相关理论内容,学生能就如何正确地进行妊娠期妇女用药指导阐述自己的观点。
2. 请检索一篇关于妊娠期妇女用药的文献。

(黄 逸)

中篇 岗位技能篇

第九章 常见病症的健康管理

学习目标

1. 了解发热、消化不良、腹泻、视疲劳、急性结膜炎、荨麻疹、口腔溃疡、便秘等常见病症的一般临床表现,掌握其药物治疗和用药注意事项。

2. 初步学会发热、消化不良、腹泻、视疲劳、急性结膜炎、荨麻疹、口腔溃疡、便秘等常见病症的非处方药和处方药的选择、用药指导。

3. 培养学生树立药学服务意识,保障用药安全。

 案例导入

某患者,女,41岁,不规则发热半月,伴随有严重呕吐、腹泻等消化道症状,体温高于39℃,使用退热药无效。经医师诊断为肠球菌性心内膜炎,药物敏感试验显示:对氨苄西林与庆大霉素敏感。采取氨苄西林与硫酸庆大霉素联合治疗,用药后体温逐渐下降,约10天后体温恢复正常。

问题:1. 为什么退热药对患者无效?

2. 为什么选择硫酸庆大霉素与氨苄西林联合治疗?其是否合理?

第一节 发热

发热

一、概述

人体正常体温一般维持在 36~37℃，可因测量部位的不同而略有差异。如直肠温度平均为 37.2℃，口腔温度比直肠低 0.3~0.5℃，而腋窝下的温度又比口腔低 0.3~0.5℃。一天之中，清晨 2~6 时体温最低，7~9 时逐渐上升，下午 4~7 时最高，继而下降，昼夜温差不会超过 1℃。不同性别和年龄体温也略有不同，如女性略高于男性，妇女月经前及妊娠期体温略高于正常。新生儿略高于小儿，老年人因代谢率低，体温相对低于青壮年。

当机体在致热原作用下或各种原因引起体温调节中枢功能障碍时，体温升高超出正常范围，称为发热。当直肠温度超过 37.7℃、口腔温度超过 37.2℃、腋下温度超过 37.0℃，昼夜体温波动超过 1℃时即为发热。

二、临床表现

1. 发热的分类

以口腔温度为标准，发热可分为：低热（37.3~38.0℃）、中等度热（38.1~39.0℃）、高热（39.1~41.0℃）和超高热（41.0℃以上）。

2. 发热的临床过程和特点

发热的临床过程一般分为三个阶段。

（1）体温上升期　常有疲乏无力、皮肤苍白、肌肉酸痛、畏寒或寒战等现象。体温上升有两种方式：①骤升型。体温在几小时内达 39.0~40.0℃或以上，常伴有寒战。小儿易发生惊厥。见于大叶性肺炎、疟疾、流行性感冒、败血症、急性肾盂肾炎、输液或某些药物反应等。②缓升型。体温逐步上升在数日内达高峰，多不伴寒战，如结核病、伤寒、布鲁氏菌病等所致的发热。

（2）高热期　是指体温上升达高峰之后保持一定时间，持续时间的长短可因病因不同而有差异。

（3）体温下降期　由于病因的消除，致热源的作用逐渐减弱或消失，体温中枢的体温调节点逐渐降至正常水平，产热相对减少，散热大于产热，使体温降至正常水平。此期表现为汗多、皮肤潮湿。

体温下降有两种方式。①骤降：指体温于数小时内迅速下降至正常，甚至略低于正常，常伴有大汗淋漓。常见于急性肾盂肾炎、疟疾、输液反应和大叶性肺炎等。②渐降：指体温在数日内逐渐降至正常，如风湿热和伤寒等。

三、药物治疗

1. 非处方药

《国家非处方药目录》中收录的解热镇痛药的活性成分有对乙酰氨基酚、阿司匹林、布洛芬、贝诺酯等。

（1）对乙酰氨基酚　解热作用强，镇痛作用较弱，但作用缓和而持久，对胃肠道刺激小，正常剂量下对肝脏无损害，较为安全有效，可作为退热药的首选，尤其适宜老年人和小儿服用。

（2）布洛芬　镇痛作用较强，比阿司匹林和对乙酰氨基酚强；退热作用与阿司匹林相似但较持久；其胃肠道的不良反应较轻，易于耐受，为此类药物中对胃肠刺激性最轻的。布洛芬长期使用可能造成肾损伤、心脏病发作和卒中。

（3）阿司匹林　口服吸收迅速而完全，解热镇痛作用较强，能降低发热者的体温，对正常体温则几乎无影响。虽然阿司匹林退热作用明显，但是与其他退热剂（对乙酰氨基酚、布洛芬）比较，有严重的胃肠道反应，同时可影响血小板功能，增加出血率；儿童患者使用会增加发生瑞氏综合征的风险，故不推荐应用于儿童退热。

2．处方药

安乃近可致中性粒细胞减少，儿童不推荐应用。

3．复方制剂

复方制剂包含解热镇痛抗炎药、抗组胺药、减充血剂、镇咳祛痰药的完全组方或不完全处方，如含盐酸伪麻黄碱或氯苯那敏的制剂：酚麻美敏片剂或胶囊剂（泰诺、新帕尔克）、酚麻美敏口服液（美扑伪麻）（儿童泰诺、祺尔百服宁）、美息伪麻片（白加黑）等。右美沙芬制剂：美酚伪麻、美敏伪麻溶液（惠菲宁）、美酚伪麻片（美愈伪麻）（雷登泰、丽珠刻乐）、美尔伪麻溶液（桑克令）、双伪麻片（海王银得菲、使力克）。

 导入案例分析

> 发热是许多疾病的共有特征，但感染性发热和非感染性发热是有区别的，比如细菌感染和病毒感染的血常规有区别。因此，大家要注意，老百姓一般遇到发热情况，就要求使用抗生素，这种习惯是错误的。反之，由感染性疾病导致的发热，只用解热镇痛抗炎药也是不行的（比如此案例）。使用硫酸庆大霉素与氨苄西林联合治疗肠球菌性心内膜炎，是利用了这两类药物的协同抗菌作用，很好地控制了细菌感染，让患者体温恢复正常。

四、用药注意事项

（1）身体发热是机体的防御机制，因此必须弄清发热的原因，诊断明确后，在治疗病因的同时，适当使用解热镇痛药。解热镇痛药用于退热时仅仅是对症治疗，并不能解除发热的原因，而且由于用药后改变了患者体温，可能会掩盖病情，影响疾病的诊断，应当予以重视。

（2）高热患者应当及时就医。

（3）解热镇痛药用于解热一般不超过3日，如3日后症状未缓解应及时向医师或药师咨询，不得长期使用。如出现以下情况时应及时去医院就诊：发热持续3日不退，或伴有寒战、胸痛、咳嗽；小儿发热超过39℃，并且意识不清；发热同时伴有严重疼痛、频繁呕吐；长期反复发热或有不明原因的发热。

（4）发热会消耗体力，感觉不适，影响休息，甚至可诱发惊厥，小儿、年老体弱者在高热骤降时，有可能引起虚脱。故在应用解热镇痛药时，应严格掌握用量，避免滥用，老年人应适当减量，并注意两次用药间隔4～6 h，但对乙酰氨基酚和布洛芬等退热剂不能有效地预防高热惊厥的发生。在解热的同时，需多饮水及时补充电解质。

（5）为避免药物对胃肠道的刺激，多数解热镇痛药（肠溶制剂除外）宜在餐后服药，不宜空腹服药。老年人、肝肾功能不全者、血小板减少症患者，以及有出血倾向、上消化道出血或穿孔病史者应慎用或禁用。特异体质者使用后可能发生皮疹、血管性神经性水肿、哮喘等反应，应当慎用。胃、十二指肠溃疡患者慎用或禁用。

（6）阿司匹林可透过胎盘屏障引起胎儿缺陷。在妊娠后3个月长期大量使用可使妊娠期延长，有增加产期综合征及产前出血的危险；在妊娠的最后2周使用，可增加胎儿或新生儿出血的危险；在妊娠后期长期用药也有可能使胎儿动脉导管收缩或早期闭锁，导致新生儿持续性肺动脉高压及心力衰竭。因此，妊娠及哺乳期的妇女，禁用阿司匹林。对乙酰氨基酚可通过胎盘屏障，孕妇使用本品后可能会对胎儿造成不良影响。布洛芬用于妊娠后期可使孕期延长，孕妇及哺乳期妇女不宜使用。对阿司匹林过敏的哮喘患者禁用。

（7）如患者对解热镇痛药或复方制剂中某一成分有过敏史，则不宜再次使用其他同类解热镇痛药，因为此类药物中大多数彼此之间有交叉过敏反应。

（8）不宜同时应用两种以上解热镇痛药，以免引起肝、肾、胃肠道的损害。对于严重持续性高热，建议采用退热剂交替使用的方法。

（9）发热期间要戒烟戒酒，适当休息，保证充足的睡眠和保持乐观的情绪。使用解热镇痛药时，不宜饮酒或饮用含有酒精的饮料。

（10）注射给药除能迅速降低体温外，并无其他优点，还易引起过敏等不良反应。因此，除非必需，凡能口服者均应口服给药，或使用栓剂。

（11）发热时宜注意控制饮食，多喝水、果汁，补充能量、蛋白质和电解质。

 知识链接

儿童发热的对症治疗

发热是儿童最常见的症状之一，这是由于小儿中枢神经系统调节功能差，皮肤汗腺发育还不完善，以及易受病毒、细菌等微生物的感染等有关。虽然发热是一种人体防御机制适应内外环境的代偿性反应，但发热过久或高热，对小儿健康威胁很大，因此，应正确处理好小儿发热。小儿发热主要处理措施有：①物理降温　发热病儿宜衣着宽松，以便于散热；也可给小儿洗温水澡。②药物退热　对乙酰氨基酚与布洛芬为患儿最常用的退热剂，两种药物每天服用最多4次。鉴于缺乏糖皮质激素作为退热剂的任何国内外研究证据和文献报道，反对使用糖皮质激素作为常规的退热药用于儿童退热。③一般治疗　应让患儿好好休息，鼓励患儿多饮水，饮食宜清淡，吃一些米汤、稀粥、豆浆等流质饮食。

第二节　消化不良

消化不良

一、概述

消化不良（dyspepsia）是胃肠道不适的总称，可发生于任何年龄和性别。导致消化不良的原因很多，主要有以下几种。①消化系统疾病：慢性胃炎（萎缩性胃炎）、胃溃疡、十二指肠溃疡、慢性十二指肠炎、慢性胆囊炎、慢性胰腺炎等；②药物因素：如使用阿司匹林、红霉素、茶碱、补钾剂、抗恶性肿瘤药等；③饮食不当：偶发的消化不良，可能与进食过饱、进食油腻食物、饮酒过量有关；④精神因素：如脑力劳动，工作紧张，睡眠状况差，抑郁，疼痛等也可能会影响消化功能；⑤胃动力不足，老年人由于年龄增大而胃肠动力降低，食物在胃内停留时间过长，胃内容物排空的速度缓慢，也会引起功能性消化不良；⑥消化系统以外疾病也可引起消化不良，如糖尿病、感染、发热、贫血、硬皮病、食物中毒、尿毒症、甲状腺功能减低及慢性肝炎等消耗性疾病。

二、临床表现

进食或进食后上腹部或胸部钝痛或烧灼样痛并常常伴有舌苔厚腻及上腹部压痛。上腹胀闷或早饱感或餐后饱胀。进食、运动或平卧后上腹正中有烧灼感或反酸，并可延伸至咽喉部。食欲缺乏、嗳气、恶心或呕吐等症状，对油腻食品尤为反感。经常感觉有胃肠胀气或饱胀，打嗝、排气增多，有时可出现轻度腹泻。上消化道内镜、肝胆胰影像学和生化检查往往未见明显异常。

三、药物治疗

1. 非处方药

《国家非处方药目录》收载的助消化药的活性成分和制剂有：干酵母、胰酶、乳酶生、胃蛋白酶、复合消化酶胶囊、双歧三联杆菌胶囊、地衣芽孢杆菌活菌胶囊、口服双歧杆菌胶囊、复合乳酸菌胶囊、龙胆碳酸氢钠。

（1）增加食欲药　如口服维生素 B_1、维生素 B_6、干酵母片等。对食欲缺乏者可服用，也可选用中成药如香砂枳术丸、人参健脾丸等。

（2）胰酶片　对由于胃肠、肝胆疾病引起的消化酶不足或者胰腺外分泌功能不足者，可选用，餐前或进餐时服用。

（3）乳酶生、胃蛋白酶合剂　对进食蛋白质食物过多或者偶然性消化不良者可选。

（4）中成药　可选用大山楂丸或冲剂，具有开胃消食的作用，用于缓解食欲缺乏，消化不良，脘腹胀闷等症状。对功能性消化不良者，也可口服六味安消散。

（5）多潘立酮　由胃排空延缓、胃食管反流、食管炎引起的消化不良症可选用。对中度功能性消化不良或餐后伴有上腹痛、上腹胀、嗳气、胃灼热、恶心、呕吐、早饱症状者及暴饮暴食或老年人因胃肠功能障碍引起的恶心、呕吐等可选用。

2. 处方药

（1）抗抑郁药　对精神因素引起者，应予以解释和安慰，必要时口服抗抑郁药。对抑酸和促动力药治疗无效，且伴有明显精神心理障碍的患者可选择三环类抗抑郁药或5-羟色胺再摄取抑制剂。

（2）胃动力药　莫沙必利、伊托必利对功能性消化不良伴胃灼热、嗳气、恶心、呕吐、早饱、上腹胀者可选用。

（3）抗酸药和胃黏膜保护药　常用抑酸剂包括 H_2 受体拮抗剂（H_2RA）和质子泵抑制剂（PPI）两大类。H_2RA 可有效地治疗消化不良，常用药物有西咪替丁、雷尼替丁及法莫替丁等。小剂量PPI能有效地治疗消化不良，常用的PPI制剂有奥美拉唑、兰索拉唑、泮托拉唑、雷贝拉唑和埃索拉唑等。

（4）红霉素　具有胃动素样作用，静脉给药可促进胃排空，主要用于胃轻瘫的治疗。不推荐作为治疗消化不良的首选药物。

> **知识链接**

> **功能性消化不良和继发性消化不良**
>
> 功能性消化不良是最常见的一种功能性胃肠病，它是指具有上腹痛、上腹胀、早饱、嗳气、食欲缺乏等上腹不适症状，经检查排除引起这些症状的胃肠道、肝胆道及胰腺等器质性疾病的临床综合征。临床上将功能性消化不良分为溃疡型（上腹痛及反酸为主）、动力障碍型（早饱、食欲缺乏及腹胀为主）和非特异型。继发性消化不良由消化性溃疡病、胃癌等胃部病变，胆囊（慢性胆囊炎）、胰腺（慢性胰腺炎）、肝（肝炎、脂肪肝、肝硬化）等腹腔器官病变，以及全身性疾病（甲状腺功能减退症、儿童缺锌、贫血、糖尿病、抑郁）等所致。对于中老年人应排除器质性病变。短期、偶然的消化不良可能与饱餐、饮酒、药物、油腻食物、上呼吸道感染、早孕反应等有关，可以寻找病因，对症处理，必要时就诊。

四、用药注意事项

消化性溃疡
人群的用药指导

（1）助消化药多为酶或活菌制剂，性质不稳定，不耐热或易于吸湿，应置于冷暗处贮存，超过有效期后不得再用。另外，服用时不宜用热水送服。

（2）抗菌药可抑制或杀灭助消化药中活菌制剂的活性，使后者效价降低；吸附剂可吸附药物，降低疗效，如必须药物合用，应间隔 2~3 h。

（3）对由于慢性胃炎、胃溃疡、十二指肠溃疡等导致的消化不良；如伴有腹部疼痛、发热、尿色深等症状可能意味着患有慢性胆囊炎、胃溃疡或肝炎，应及时去医院就诊，不宜擅自用药。

（4）胃蛋白酶在中性、碱性及强酸性环境中作用减弱，在弱酸性环境中作用最强。胃蛋白酶不宜与抗酸药同服，酸和碱均可降低助消化药的效价，因此服用助消化药时不能同时服用酸、碱性较强的药物和食物。

（5）干酵母和乳酶生的不良反应较少，但过量使用亦可发生腹泻。

（6）胰酶可偶见腹泻、便秘、恶心及皮疹等不良反应。胰酶在酸性条件下易被破坏，故须用肠溶衣片，口服时不可嚼碎，应整片吞下，以免药物残留于口腔内，发生口腔溃疡。忌与稀盐酸等酸性药同服。胰酶与西咪替丁合用，由于后者抑制胃酸的分泌，增加胃肠的 pH，防止胰酶失活，增强疗效。胰酶与等量碳酸氢钠同服，也可增强疗效。胰酶与阿卡波糖、吡格列酮合用，可降低降糖药的疗效。急性胰腺炎早期患者、对蛋白质及制过敏者禁用胰酶。

（7）增加胃动力有可能产生危险，例如胃肠道出血、机械性梗阻、穿孔。

（8）多潘立酮对乳腺癌、嗜铬细胞瘤、机械性肠梗阻、胃肠道出血等患者禁用；对心律失常者、接受化疗的肿瘤患者、妊娠期妇女慎用。在用药期间，排便次数可能增加。

（9）为防治消化不良，应饮食均衡规律，少吃油炸、腌制、生冷刺激的食物，用餐要定时定量，细嚼慢咽；生活要规律，定时入睡，做好自我心理调理，消除思想顾虑，注意控制情绪，心胸宽阔；适当进行运动，如快速行走及体操均有益于消化；生活中常进食大麦及大麦芽、山楂、酸奶、苹果、西红柿等食物均有利于消化。

（10）胃肠器质性疾病引起的消化不良多是一些慢性疾病，在短时间内难以治愈。因此，改变不良的饮食起居习惯，改善消化功能及提高患者的营养状况，亦有利于本病的治疗。

第三节 腹泻

一、概述

腹泻（diarrhea）是指排便次数增多，粪便性质稀薄，或带有黏液、脓血或未消化食物。如液状便，每日3次以上，或每日粪便总量大于200 g，其中粪便含水量大于85%，则可认为是腹泻。腹泻可分为感染性腹泻和非感染性腹泻。感染性腹泻是由细菌（大肠杆菌、痢疾杆菌、金黄色葡萄球菌、沙门菌属、副溶血弧菌、艰难梭菌）、病毒（轮状病毒、柯萨奇病毒）、真菌（肠道念珠菌）、寄生虫（阿米巴原虫、肠梨形鞭毛虫、血吸虫）感染或食物中毒而造成所引起的肠胃发炎，并表现出腹泻症。感染性腹泻主要经消化道传染，具有一定的传染性。非感染性腹泻是指由非感染因素引起的，由于气候变化、喂养不当、食物过敏、气候变化，同时还包括一些先天性疾病，短肠综合征、免疫缺陷、先天性吸收障碍、肠道内双糖酶缺乏、胆盐重吸收障碍、胆汁酸缺乏等。

二、临床表现

腹泻分为急性、慢性两种类型。急性腹泻起病急骤，病程较短，多见于肠道感染、食物中毒、出血性坏死性肠炎、急性局限性肠炎、肠型紫癜等。急性感染性腹泻常有不洁饮食史，于进食后24 h内发病，每日排便数次，甚至数十次，多呈糊状或水样便，少数为脓血便。腹泻超过3~6周或反复发作为慢性腹泻，多见于消化系统疾病、内分泌及代谢障碍疾病、神经功能紊乱等，每日排便次数增多，可为稀便，亦可带黏液、脓血。慢性腹泻一般起病缓慢，病程较长，多见于消化系统疾病、内分泌及代谢障碍疾病、慢性感染、肠道肿瘤及神经功能紊乱等。

三、药物治疗

（一）治疗原则

一般治疗原则：腹泻是症状，治疗应针对病因。但大部分的腹泻仍需根据病理生理特点给予对症和病因治疗。

对症治疗：液体治疗用于纠正腹泻所引起的失水、电解质紊乱和酸碱平衡失调，包括口服补液和静脉补液。对于慢性腹泻所致营养不良者，应给予营养支持，补充氨基酸。谷氨酰胺虽为非必需氨基酸，但它是生长迅速的肠黏膜细胞所特需的氨基酸，与肠黏膜蛋白质合成和肠黏膜免疫功能有关，是黏膜修复的重要物质，因此注意补充谷氨酰胺。严重的非感染性腹泻可用合适的止泻药，常用非感染性腹泻的止泻药见表9-1。

表9-1 常用非感染性腹泻的止泻药

药物	用法用量
双八面体蒙脱石	成人一次3 g，一日3次
药用炭	成人一次1.5~4.0 g，一日2~3次
次碳酸铋	成人一次0.2~0.9 g，一日3次
氢氧化铝凝胶	成人一次10~20 mL，一日3~4次
地芬诺酯	成人一次2.0~5.0 mg，一日3次

药物	用法用量
洛哌丁胺	成人 4 mg，一日 3 次
口服补液盐	将一袋量溶解于 250 mL 温开水中，成人开始时 50 mL/kg，4～6 h 内服完；儿童开始时 50 mL/kg，4 h 内服用，以后根据患者脱水程度调整剂量直至腹泻停止

病因治疗：感染性腹泻需根据病原体进行治疗。对胆盐重吸收障碍引起的腹泻可用考来烯胺吸附胆汁酸而止泻。胆汁酸缺乏所致脂肪泻，可用中链脂肪代替日常食用的长链脂肪。

（二）药物选择

1. 非处方药

不同类型的腹泻，选择不同非处方药物进行相关的对症治疗和对因治疗。常用的止泻药的活性成分和制剂有口服补液盐、盐酸小檗碱（黄连素）、药用炭、鞣酸蛋白乳酸菌素、双歧三联活菌制剂、复方嗜酸乳杆菌片、复合乳酸菌胶囊、地衣芽孢杆菌活菌制剂、口服双歧杆菌活菌制剂等。

（1）盐酸小檗碱为大肠杆菌、痢疾感染的轻度急性腹泻首选；口服药用炭，能吸附肠道内气体、细菌和毒素；鞣酸蛋白，具有收敛，减轻炎症，保护肠道黏膜等作用。

（2）胰酶、胃蛋白酶、乳酶生等为助消化药，用于消化性腹泻。胰酶片和多酶片用于因胰腺功能不全所致腹泻；胃蛋白酶用于对摄食蛋白而消化不良者；对同时伴腹胀者，可使用乳酶生、二甲硅油等药物。

（3）微生态制剂主要用于肠道菌群失调性腹泻，或由寒冷和各种刺激所致的激惹性腹泻和功能性腹泻。如双歧杆菌、复方嗜酸乳杆菌片及双歧三联活菌胶囊等。通过在肠内补充正常的生理细菌，维持肠道正常菌群的平衡，达到止泻的目的。

（4）锌剂是腹泻辅助治疗制剂，补锌治疗不仅能缩短腹泻的病程和降低严重性，并能预防腹泻的复发。

2. 处方药

处方药主要有抗生素、抗病毒药物、山莨菪碱、洛哌丁胺以及维库溴铵等，具体如下：

（1）抗生素　感染性腹泻患者选用抗生素，对细菌感染的急性腹泻患者应选用诺氟沙星、左氧氟沙星、环丙沙星等喹诺酮类药物。

（2）抗病毒药物　病毒性腹泻患者应用抗生素及微生态制剂基本无效，可选用阿昔洛韦、伐昔洛韦等抗病毒药物。

（3）山莨菪碱　颠茄浸膏片，对腹痛较重者，如胃肠绞痛或反复呕吐、腹泻者可使用。

（4）口服补液盐Ⅲ　由氯化钾、氯化钠、枸橼酸钠和无水葡萄糖按一定比例组成，可用于各种病因和各年龄患者，主要是针对轻、中度脱水腹泻者，通过补充水、钠、钾、氯，从而起到调节肠道水、电解质代谢平衡以及补液又止泻的作用。

（5）洛哌丁胺　功能性腹泻者首选，该药具有抑制肠蠕动作用，延长肠内容物的滞留时间，从而减少排便次数和改变大便性状。

（6）匹维溴铵　可用于肠易激综合征，具有缓解平滑肌过度收缩而解除平滑肌痉挛，降低肠腔内压力和促进结肠的水钠吸收，也可用于与肠道功能紊乱有关疼痛的对症治疗。

四、用药注意事项

（1）腹泻是由多种不同病因所致，在应用止泻药治疗的同时，应采取相应的对因治疗措施。凡病因不明者，尽管经对症治疗后症状已有好转，绝不可放松或取消应有的检查步骤，对尚未排除恶性疾病的病例尤其如此。选择药物时，应避免成瘾性药物（如地芬诺酯），必要时也只能短暂使用。

（2）口服补液盐Ⅲ，口服临用前，将一袋量（5.125 g）溶解于250 mL温开水中，随时口服。开始时50 mL/kg，4~6 h内服完，以后根据患者脱水程度调整剂量直至腹泻停止。重度脱水或严重腹泻应以静脉补液为主，直至腹泻停止。

（3）在针对病因治疗的同时，还应及时补充水、电解质，以维持机体水、电解质的平衡。长期或剧烈腹泻时，会引起机体脱水和水、电解质紊乱，严重者可危及生命。由于胃肠液中钾离子浓度较高，腹泻常可导致钾离子的过量丢失，低钾血症可影响心脏功能。

（4）腹泻时排出大量水分，应给予高度关注。因为脱水可导致机体血容量下降，血液黏稠度增加和流动缓慢，导致脑血液循环障碍，诱发脑动脉栓塞和脑梗死。

（5）盐酸小檗碱不宜与鞣酸蛋白合用，也不宜与铁剂同服。

（6）微生态制剂可以在应用抗菌药和抗病毒药后期辅助给予，以帮助恢复菌群的平衡。对由细菌或病毒引起的感染性腹泻早期不宜使用；微生态制剂多为活菌制剂，不宜与抗生素、盐酸小檗碱、药用炭、鞣酸蛋白同时应用，以避免降低药物的疗效。如需合用，至少应间隔3 h。

（7）药用炭不宜与维生素、抗生素、生物碱、乳酶生及各种消化酶同时服用，因药用炭能吸附上述药物，影响疗效。另外，药用炭也可影响小儿的营养吸收，3岁以下小儿如患长期的腹泻或腹胀禁用。

（8）对消化和吸收不良综合征，因胰腺功能不全引起的消化不良性腹泻患者，应用胰酶替代疗法。

（9）治疗分泌性腹泻易致严重脱水和电解质丢失，除消除病因，还应积极由口服和静脉补充盐类和葡萄糖溶液，纠正脱水；治疗胆汁酸缺乏所致的脂肪泻，可用中链脂肪代替日常食用的长链脂肪；乳糖不耐受症和麦胶性肠瘘泻所致的腹泻，在饮食中分别剔除乳糖或麦胶类成分；高渗性腹泻应停食或停用造成高渗的食物或药物。

（10）饮食治疗也是腹泻治疗的重要方式。慢性腹泻者：宜以低脂少渣和高蛋白高热能饮食为主，可用瘦肉、鸡、虾、鱼、挂面、粥等；烹调方法上，应以蒸、煮、烧等为主，禁用油煎炸、爆炒、滑溜等；禁忌粗粮、生冷瓜果、冷拌菜等。急性腹泻者：急性水泻期需要适当控制饮食，脱水过多者需要输液治疗；不需禁食者宜给予清淡流质饮食，如果汁、米汤、薄面汤等；腹泻停止后宜以细、软、少渣、易消化食物为宜。

 知识链接

婴儿腹泻及其治疗

婴儿腹泻是由不同病因引起的胃肠道综合征。常发生于2岁内小儿，患儿每日腹泻数次至十余次，粪便呈蛋花汤样或水样便，偶有溢乳及呕吐、低热等，严重者可出现高热、昏迷、惊厥、脱水、电解质紊乱等症状。婴儿腹泻如处理不当，可导致脱水和电解质紊乱、病毒性心肌炎、肠套叠等并发症。婴儿腹泻的治疗包括：①饮食调节：母乳/非母乳喂养患儿在纠正脱水和维持治疗期间应继续母乳/非母乳喂养。这样可降低患儿脱水的风险，减少大便量，并加快恢复。早期喂养（包括含乳糖的配方奶）不会导致腹泻加重或持续时间延长，也不会增加乳糖不耐受的发生率。对已断奶的患儿要早期给予与年龄相适应的饮食。

②加强护理：注意观察呕吐物和尿量，应勤换尿布、勤洗臀部。③益生菌：是一类由活的微生物组成的可能有益于健康的食品添加剂，是治疗腹泻患儿脱水的一种有效的方法。④液体疗法：主要纠正失水、酸中毒、电解质紊乱等，可以采取口服补液盐（ORS），或根据病情采取静脉补液。⑤控制感染：应在医师指导下，根据肠道感染的情况应用抗生素或抗病毒药物。

第四节 视疲劳

一、概述

视疲劳又称眼疲劳，是指视物时出现视觉障碍，且有眼部紧张感及压迫感等不适，严重者可伴有头晕、头痛，胃肠功能障碍，健忘等全身症状。它是由于视器官缺陷、过度用眼、体质因素、社会环境及心理情绪等共同作用的结果。

二、临床表现

1. 眼部症状

泪液减少，眼睛干涩、发胀及异物感，有眼眶周围疼痛或酸胀感，眼睑沉重、痉挛，无法持久阅读等症状。

2. 视觉障碍

近距离用眼时出现视物模糊，伴有复视，远视力尚正常或接近正常。

3. 全身症状

容易出现头痛或偏头痛，乏力，眩晕，注意力难以集中，记忆力减退；部分患者可出现恶心、呕吐等胃肠道不适症状；有时也会出现烦躁、焦虑等情绪障碍。

三、治疗

由于视疲劳是由多种因素共同作用的结果，因此治疗主要包括局部因素（眼部调节）、内在因素（体质问题、生活节奏失调）、外界环境、精神心理因素等方面的调节。

1. 药物治疗

（1）七叶洋地黄双苷滴眼液　改善睫状肌功能和增加睫状肌血流量以改善眼的调节功能，减轻眼部不适。

（2）人工泪液　玻璃酸钠滴眼液、羟甲基纤维素钠滴眼液、聚乙醇滴眼液等，主要用于改善眼部干燥症状。

（3）抗胆碱能滴眼液　山莨菪碱滴眼液，能减轻眼部平滑肌及血管痉挛，改善局部微循环。

2. 非药物治疗

（1）物理疗法　远眺法、雾视法、眼保健操并配合眼周穴位按摩，能放松眼部肌肉，改善眼周循环，消除眼肌疲劳，改善视力。

（2）内在因素的调节　及时检查和治疗因糖尿病、高血压、肾病及肿瘤性压迫等疾病的眼部损害。

（3）外界因素的调节　改善学习、工作和生活环境，周围应有合适的光线。减少乘车及卧床时看书的时间，端正读写姿势；避免长时间直视手机、电脑等视频；矫正屈光不正，佩戴合适的眼镜；专科矫正视轴，进行眼外肌训练。

（4）精神心理因素的调节　由于目前生活节奏加快，工作压力增大，减轻精神压力有助于减轻视疲劳。对于出现心理疾病的患者可就诊于心理专科。体育锻炼、保持心情愉快有助于减轻视疲劳，同时能防止眼部机能衰退。

四、用药注意事项

健康饮食，避免高糖、高盐和高脂饮食；工作和生活环境关系适中，阅读和工作是坐姿端正，避免长时间近距离接触视频终端；保持眼部较为湿润的微环境；眼部不适逐渐加重时，应及时就医；尽量保持乐观放松的心情，适量户外活动有助于减轻视力疲劳。

课堂活动

赵某，男，15岁。暑假在家每日上网玩游戏，半月后出现眼部疼痛、酸胀、视物模糊，伴有流泪、畏光、头痛。

问题：该患者出现以上系列症状是由什么原因所致，如何做好药学服务？

第五节　急性结膜炎

一、概述

急性结膜炎是结膜的一种急性感染，常见有急性细菌性结膜炎（肺炎双球菌、流感杆菌、葡萄球菌感染等）、过敏性结膜炎（过敏）、流行性结膜炎（腺病毒感染）及流行性出血性结膜炎（腺病毒70型），后两者是病毒感染。急性结膜炎易在春、夏或秋季流行，传染性极强，通过与患眼接触的毛巾、公共浴池、游泳池里的水或玩具而相互传染，易在家庭、学校和公共场所流行。急性结膜炎的预后良好，炎症可在1周左右消退，病程一般少于3周。

二、临床表现

1. 急性细菌性结膜炎

发病急剧，常累及双眼伴有大量的黏液性分泌物（眼屎），于夜间分泌较多，在晨起时常会被分泌物糊住双眼。轻症者在眼内有瘙痒和异物感；重症者眼睑坠重、灼热、畏光和流泪，结膜下充血、水肿或杂有小出血点，眼睑异常红肿，角膜受累，则有疼痛及视物模糊。

2. 流行性结膜炎

一般局限于单眼，少数患者对侧眼数日后累及。流泪较多或伴有少量分泌物，分泌物最初为黏液性，后为脓性。传染性强，发病急剧。

3. 流行性出血性结膜炎

为暴发流行，临床表现除与流行性结膜炎类似外，同时可能有结膜下出血。

4. 过敏性结膜炎

一般较轻,结膜可充血和水肿,瘙痒且伴有流泪,一般无分泌物或少有黏液性分泌物。

5. 春季细菌性结膜炎

其季节性强,多发生于春夏季节,可反复发作,以男性儿童及青年多见,双眼奇痒,治疗以抗过敏为主。

三、药物治疗

治疗结膜炎的制剂主要有磺胺醋酰钠、红霉素、庆大霉素等。白天可选择滴眼液,宜反复多次使用,睡前则可选择眼膏剂。

1. 非处方药

(1) 四环素、金霉素、红霉素、利福平、杆菌肽眼膏、酞丁安、磺胺醋酰钠滴眼液,主要是用于由细菌感染引起的急性细菌性结膜炎。用法:滴眼,一次1~2滴,一日3~5次。

(2) 0.1%酞丁安或阿昔洛韦滴眼液,使用抗病毒药。主要用于流行性结膜炎的局部治疗。用法:一次1~2滴,每隔2h给予一次。

(3) 醋酸可的松、醋酸氢化可的松或色甘酸钠滴眼液和眼膏,主要用于过敏性结膜炎的治疗,不仅可抑制炎症过程的早期表现,还能降低毛细血管膜通透性,减少炎症的渗出。用法:一次1~2滴,一日3~4次,用前摇匀,眼膏涂敷于眼睑内,每晚睡前1次,连续应用不得超过2周。

(4) 2%色甘酸钠滴眼液,主要用于春季细菌性结膜炎。用法:一次1~2滴,一日4次,重症可适当增加到一日6次。

2. 处方药

(1) 多黏菌素B 主要用于铜绿假单胞菌性结膜炎的治疗。该结膜炎一般病情比较严重,病变进展迅速,短期内可致角膜溃破、穿孔和失明。因此,必须及早治疗。对真菌性角膜炎可选用两性霉素B、克霉唑滴眼液。

(2) 磺苄西林滴眼液 治疗铜绿假单胞菌性结膜炎效果较好。

(3) 阿昔洛韦滴眼液 主要用于流行性和流行性出血性结膜炎。

四、用药注意事项

(1) 重视预防。虽然急性结膜炎不会造成明显的视力障碍,但其传染性极强,易感人群多为青少年儿童,往往造成广泛流行。

(2) 培养良好的个人卫生习惯,避免用手拭眼,不与别人共享毛巾、脸盘和眼部用品。

(3) 治疗急性结膜炎的滴眼液配制后,一周内即逐渐失效,需重新配制。使用时注意药品的使用期限。如果需要同时使用两种或两种以上滴眼液,应隔开5~10 min再使用,或先刺激性小的,再用刺激性大的滴眼液。

(4) 老人及婴儿使用眼药水的用量和用药次数遵医嘱或说明书,不要随意增减用量。

(5) 根据情况选用适当的滴眼液和眼药膏。滴眼液应滴在结膜囊内,而不是直接滴在"眼睛中央"(即角膜上),每次滴1滴,因为角膜囊的容积为5~9 μL,1滴眼药水约30 μL,滴1滴就可以使结膜囊充满,已足够与整个结膜囊的眼组织和角膜组织广泛接触,达到治疗效果,滴2滴或3滴的效果更差。眼药膏在眼内停留的时间较滴眼液长,可以延长药效,大多数在睡前使用。

(6) 阿昔洛韦滴眼剂,应用时偶有一过性烧灼感、疼痛、皮疹、荨麻疹。应用眼药膏后极少数患者可即出现一过性轻度疼痛、浅表斑点状角膜病变,但无须中止治疗,愈后亦无明显后遗症。

(7) 在抗菌药物中加入糖皮质激素,虽具有抗菌、抗炎、加速治愈过程的优点,但有诱发真菌或病毒感染、延缓创伤愈合、升高眼压和导致晶状体浑浊等风险,因此不应随意使用,除非患者是在眼科专科医师的密切监护下。特别是不能给尚未确诊的"红眼"患者开具这类药物,因为这种情况有时是由于难以诊断的单纯性疱疹病毒感染所致。如必须使用此类制剂,不应超过 10 日,并在使用期间定期测量血压。

(8) 早期结膜炎,可采用热敷的方法,以热毛巾或茶壶的热蒸汽熏蒸,一次 10 min,一日 3 次,对过敏性结膜炎宜用冷毛巾湿敷。

> **课堂活动**
>
> 某女,38 岁。眼睛起初表现为有异物感、怕光、流泪等刺激症状,随后出现分泌物增多、视物模糊、眼睑肿胀、睑结膜充血、穹隆部有少量滤泡。3 日后出现结膜下点状片状出血,遍及整个球结膜。
>
> 问题:该如何指导合理用药?

第六节　荨麻疹

一、概述

荨麻疹俗称"风疹块""风疙瘩""风团",是一种过敏性皮肤病,常表现在皮肤或黏膜上,为一种局限性、暂时性或瘙痒性的潮红块和风团为特征的皮肤病。

荨麻疹多与变态反应有关,大多数属于Ⅰ型(速发型)变态反应。少数属于Ⅱ型(细胞毒性)、Ⅲ型(免疫复合物型)反应,但通常所说的荨麻疹为Ⅰ型变态反应。

二、临床表现

荨麻疹的主要临床表现为突发、风团疹,有如下 4 个特点:①突然发作,迅速出现红斑,继而形成淡红色风团,为形态多样的中心水肿疹,有时可融合成一片,常有反射性红晕。②伴瘙痒,有时有烧灼感。③时起时消,多于 24 h 内消退,不留痕迹。④可伴有发热、头痛,胃肠道症状如恶心、呕吐、腹痛、腹泻、喉头黏膜水肿,严重者可有胸闷、呼吸困难或窒息。发生在眼睑时可引起局部高度水肿,发生在四肢末端有肿胀感觉。

三、药物治疗

基本治疗原则:去除病因,治疗原发病,对症治疗。

1. 第二代抗组胺药

一线用药,为第二代无镇静作用的抗组胺药,相比较于第一代抗组胺药(不作为首选),更有效且安全性好,有些还有抗炎性介质的作用。如果效果不明显,可以加量到常规剂量的 4 倍,如增加剂量疗效不明显的,建议加用二线药物(表 9-2)。

表 9-2 慢性荨麻疹症状控制用药选择

用药	药物
一线用药	第二代抗组胺药加倍（2~4 倍）或合用（不同类型）
	第二代抗组胺药＋第一代抗组胺药物
	第二代抗组胺药加倍（2~4 倍）或合用（不同类型）
二线用药	第二代抗组胺药＋H_2 受体拮抗剂
	第二代抗组胺药＋白三烯受体拮抗剂
其他	糖皮质激素、环孢素、血浆置换、免疫球蛋白

2. H_1 受体拮抗剂

与 H_1 受体联合应用对于部分顽固慢性自发性荨麻疹有效，单用无效。

3. 白三烯受体拮抗剂

可联合抗组胺药应用于慢性荨麻疹治疗。对于阿司匹林及其他非甾体抗炎药物（NSAID）及迟发压力性荨麻疹或慢性自身免疫性荨麻疹效果更佳。

4. 糖皮质激素

急性荨麻疹及慢性自发性荨麻疹急性发作时短期应用糖皮质激素有助于缩短病程。

5. 环孢素

选择性作用于 T 淋巴细胞，使炎症反应减轻或消失，还可抑制肥大细胞及嗜碱性粒细胞脱颗粒。

6. 光疗

可使真皮上层肥大细胞数目减少，是治疗肥大细胞增多症的有效方法之一，顽固性病例可以试用。

7. 其他

肿瘤坏死因子 α（TNFα）抑制剂治疗迟发压力性荨麻疹、静脉注射用免疫球蛋白治疗慢性自发性荨麻疹等均有病例报道，在一些特殊的病例可以作为最后选择。

课堂活动

阮某，女，13 岁。因周日躺草地 30 min 后，在颜面、躯干、四肢等部位出现以毛囊为中心的小风团，伴轻痒，一般 30 min 皮损自行消退。无嘴唇肿胀、呼吸困难或腹泻等胃肠道症状。有荨麻疹家族史。

问题：该如何指导合理用药？

四、用药注意事项

（1）第一代抗组胺药　不建议作为首选，因为其止痒效果持续仅 4~6 h 而中枢镇静作用持续 24 h 以上；与酒精及作用于中枢神经系统的其他药物如止痛药、催眠药、镇静药等有相互作用。此外，第一代抗组胺药可干扰快速眼动（REM）睡眠，对学习和工作能力有一定影响。

（2）服用氯雷他定时，同时服用酮康唑、大环内酯类抗生素、西咪替丁、茶碱等药物，会提高氯雷他定在血浆中的浓度，应慎用。

（3）H_1受体拮抗剂　与H_1受体联合应用对于部分顽固慢性自发性荨麻疹有效，单用无效。

（4）白三烯受体拮抗剂　可联合抗组胺药应用于慢性荨麻疹治疗。对于阿司匹林及其他NSAID及迟发压力性荨麻疹或慢性自身免疫性荨麻疹效果更佳。

（5）糖皮质激素　由于不良反应明显，不建议长期应用糖皮质激素作为慢性荨麻疹治疗。

（6）环孢素　由于其减少肾血流量，降低肾小球滤过压，肾毒性强，容易引起高血压等不良反应，不推荐作为常规治疗。

 知识链接

特殊人群荨麻疹

儿童荨麻疹：英国4.5%～15%的儿童罹患急性荨麻疹，慢性荨麻疹发病率为0.1%～3%，50%～80%荨麻疹患儿同时有血管性水肿症状。儿童控制症状药物原则同成人。

孕妇及哺乳期荨麻疹：大剂量羟嗪和氯雷他定在动物实验中有致畸的报道。但临床研究表明1769例服用氯雷他定孕妇中，胎儿畸形未见增加。210例服用氯雷他定孕妇（78%在前3个月服药），胎儿畸形发生率为2.3%，对照组为3%。在美国食品药品监督管理局（FDA）妊娠用药安全性分类中，氯雷他定和西替利嗪均属于B类，但有研究表明氯雷他定安全性略高。故在必要的情况下，孕妇可慎重选择最小可控制症状剂量的氯雷他定。

第七节　口腔溃疡

口腔溃疡

一、概述

口腔溃疡又称为"口疮"，是慢性的口腔黏膜小溃疡。口腔溃疡具有周期性、复发性及自限性等特点，常因维生素缺乏、免疫功能低下、胃肠功能紊乱、体内缺乏锌铁、微循环障碍、精神紧张、睡眠不足、肠道寄生虫病、口腔局部创伤等原因诱发。

二、临床表现

口腔溃疡好发于唇、颊、软腭或齿龈等处，深浅不等，表现为单个或者多个大小不等的圆形或椭圆形溃疡，表面覆盖灰白或黄色假膜，中央凹陷，边缘整齐，周围红晕，有烧灼痛。口腔溃疡有自愈性，病程7～10日，严重者此起彼伏，连绵不断。

三、药物治疗

1. 药物的分类

口腔溃疡的治疗以外用药物为主。药物分为局部治疗药物和全身治疗药物。局部治疗药物有消炎类药物、止痛剂、腐蚀性药物、中药、理疗等。

（1）消炎类药物　①含漱剂。醋酸氯己定溶液、复方氯己定含漱液、0.5%甲硝唑含漱剂或复方甲硝唑含漱剂等。②膜剂。金霉素药膜和复方四环素药膜较常用。用时剪一块比溃疡面稍大的药膜贴于溃疡面，每日4次。氨来呫诺口腔贴片是炎症介质（如组胺和白三烯）形成和/或释放的有效抑制剂，适用于治疗免疫系统正常的成人及12岁以上青少年口腔溃疡。③糖皮质激素。单独制成药膜和软膏，但常与抗菌剂联用，常用的有地塞米松贴片、地塞米松糊剂等。地塞米松贴片具有很强的抗炎作用，可促进溃疡愈合，贴片用量较小而作用直接、持久。④软膏剂和糊剂。金霉素倍他米松糊剂、金霉素甘油、氨来呫诺糊剂等。⑤超声雾化剂。将庆大霉素注射液、地塞米松注射液、2%利多卡因或1%丁卡因加入生理盐水200 mL制成雾化剂。每日1次，每次15~20 min，3日为1个疗程。

（2）止痛剂　有0.5%的达克罗宁溶液、2%的利多卡因等。

（3）腐蚀性药物　10%的硝酸银、50%三氯醋酸等烧灼溃疡，使蛋白凝固形成假膜，以止痛并促进溃疡愈合。

（4）中药　有锡类散、冰硼散等，其具有清热解毒、散热止痛的功效。

（5）理疗　用激光、微波等治疗仪或口内紫外线灯照射溃疡，有减少渗出并促进溃疡愈合的作用。

（6）局部封闭　对于疼痛明显及难愈合的溃疡，可做黏膜下封闭注射。

全身治疗药物有免疫抑制剂、免疫增强剂、维生素类药物、微量元素和中药等。具体如下：

（1）免疫抑制剂　①糖皮质激素：如泼尼松、氢化可的松等，具有很强的抗炎作用及较弱的免疫抑制作用。②抗代谢药：硫唑嘌呤，用于重型患者，用药前必须了解血象及肝肾功能。

（2）免疫增强剂　主动免疫制剂有激发机体免疫系统、产生免疫应答的作用，从而增强细胞免疫功能的作用，使受抑制的细胞免疫功能恢复正常。常用的药物有左旋咪唑、转移因子和胸腺素等。

（3）维生素类药物　维生素是维持机体生理功能和正常代谢的必需物质，因维生素缺乏所引起的口腔溃疡患者可口服维生素B_2和维生素C。

（4）微量元素　部分复发性口腔溃疡是由于缺锌引起细胞免疫缺陷，因此补锌具有预防口腔溃疡复发的作用。

2. 药物的选择

目前，临床上尚无根治复发性口腔溃疡的方法，目前主要通过消炎镇痛，促进创面愈合，防止继发感染等多种方法联合用药，缩短复发频率，力争最大限度地减轻患者痛苦。治疗以局部治疗为主，如局部使用消炎类药物、贴剂、糊剂、喷雾剂等，必要时辅以全身治疗，如激素、免疫抑制剂、维生素等。口腔溃疡常用制剂及其用量见表9-3。

表9-3　口腔溃疡常用制剂及其用量

药物	用法用量
西地碘片	口含，成人，一次1片，一日3~5次
复方氯己定含漱液	一次10~20 mL，早晚刷牙后含漱，5~10日为1个疗程
醋酸氯己定溶液	含漱。成人一次10 mL；儿童（在成人监护下使用）：一次5 mL，一次含漱2~5 min后吐弃
醋酸地塞米松片	成人一次1片，一日总量不超过3片，连用不得超过1周
锡类散	每用少许，吹敷患处，一日1~2次

四、用药注意事项

(1) 西地碘含片　有轻度刺激感,口含本品后偶见口干、胃部不适、头晕和耳鸣,并可见皮疹、皮肤瘙痒等过敏反应。长期含服可导致舌苔染色,停药后可消退。对碘过敏者禁用,甲状腺疾病患者及孕妇、哺乳期妇女慎用。连续使用5日症状未见缓解应停药就医。

(2) 氯己定漱口液　偶可引起接触性皮炎,高浓度溶液有刺激性,含漱剂可使牙齿着色,味觉失调,小儿和青年偶可发生口腔无痛性浅表脱屑损害。一般牙膏中均含有阴离子表面活性剂,与氯己定可产生配伍禁忌,故使用本品的口腔制剂后至少再需30 min后方可刷牙。牙周病患者及对本品成分过敏者禁用。

(3) 甲硝唑含漱剂　用后可有食欲缺乏、口腔异味、恶心、呕吐、腹泻等反应,偶见有头痛、头晕、失眠、抑郁、皮疹、荨麻疹、白细胞减少,停药后可迅速恢复。长期应用可引起念珠菌感染。使用前应振摇,用药期间不应饮用含酒精的饮料。如果使用中发生中枢神经系统不良反应或过敏反应,应及时停药;接受抗凝血药治疗者,肝、肾功能减退者均应慎用。

(4) 口腔溃疡贴剂　使用前,应将手洗净并擦干,尤其是直接接触溃疡的指尖,然后将贴片贴于溃疡处并轻压,使贴片紧贴溃疡处。在极少数的情况下,当患者感觉贴的效果不太理想时,可重新贴,贴后再轻压数秒,然后移开手指。如果出现皮疹或接触性黏膜炎应停止用药。用药1h内,患者应避免进食。

(5) 地塞米松贴片　频繁应用后可引起局部组织萎缩,可引起继发的真菌感染等。一次1片,一日总量不超过3片,连用不得超过1周。洗净手指后粘少许唾液粘起黄色面,将白色层贴于患处,并轻压10～15 s,使其粘牢,不需取出,直至全部溶化。口腔内有真菌感染者禁用。严重高血压、糖尿病、胃与十二指肠溃疡、骨质疏松症、青光眼及有精神病史、癫痫病史等患者禁用。

(6) 氨来呫诺口腔贴片　应尽可能在口腔溃疡一出现就使用本品,在有多处溃疡的情况下,每处溃疡使用1片。一次最多使用3片。最好是在早餐、午餐、晚餐后和睡前80 min,清洁口腔后使用;用药前后均要洗手。持续用药至溃疡愈合。如用药10日后仍无明显的愈合或疼痛减轻,应咨询医师。妊娠期间及哺乳期慎用。

目前,口腔溃疡病无有效的治疗方法,应避免诱发因素,可降低其发生率,主要措施包括:注意口腔卫生,避免损伤口腔黏膜,避免辛辣性食物和局部刺激,溃疡患者可用淡盐水或茶水漱口;保持心情舒畅,避免过度疲劳,保证充足睡眠;注意生活规律性,防止便秘;注意营养均衡,多进食各种新鲜蔬菜和水果。

课堂活动

李某,男,47岁。口腔内膜破溃、疼痛8年。患者8年前无明显诱因出现口腔溃疡,面积约2 mm×2 mm,单发,曾用口腔溃疡贴,病情好转;后来病情再次加重,口服华素片、西瓜霜等效果不明显。近期,该患者溃疡面积发展到8 mm×8 mm,单发,疼痛难忍时用凉水漱口,感觉稍舒,伴口臭,大便干结,牙龈红肿。
问题:该患者出现系列症状主要是什么原因所致,如何做好药学服务?

第八节 便秘

一、概述

便秘（constipation）是临床上常见的一种症状，是指大便次数减少，一般每周少于3次，排便困难，粪便干结。主要指以下三种情况：①大便次数减少，一般每周少于3次或更久才能排便一次。②大便次数不减，但粪质干燥坚硬，排出困难。③大便并不干燥，而排便困难。常见的便秘原因有：①不良的饮食习惯，由于进食量不足或食物过于精细，没有足够的食物纤维以致食物残渣太少；平时饮水量过少，液体摄入量不足及肠蠕动过缓，导致从粪便中持续再吸收水分和电解质，大便干结。②缺少运动及老年体弱，导致肠蠕动过缓。③工作紧张，生活不规律和不规则的排便习惯。④长期滥用抗生素、泻药、抗酸药及胶体果胶铋。少数情况下某些疾病也可引起便秘，如痔、肥胖、肠内或腹内肿瘤、肠易激综合征、结肠低张力。长期发热或某些消耗性疾病、老年人营养不良及妊娠等均可导致便秘。

二、临床表现

便秘仅是一种症状，不一定是疾病。便秘是由于粪便在肠内停留过久，水分太少，表现为大便干结，并感到排便费力、排出困难和排不干净。有些患者不仅排便困难，时间长，腹部膨胀感和腹部不适，有的还伴有腹痛、恶心、食欲减退、口臭、口苦、全身无力、头晕、头痛等感觉，有时在小腹左侧可摸到包块（即粪便）及发生痉挛的肠管。因生活条件改变、精神紧张出现的便秘，多为原发性便秘。便秘伴有腹部包块者应注意肠结核、肠肿瘤等。便秘与腹泻交替者应注意肠结核、溃疡性结肠炎、肠易激综合征等。便秘伴有呕吐、腹胀、肠绞痛，可能为各种原因引起的肠梗阻。

三、药物治疗

便秘患者首先要树立恢复正常生理功能的信心，养成每日定时排便的习惯；不管是否能排出大便，都应定时临厕，以便建立良好的条件反射。同时，应通过体疗和食疗来纠正。长期坚持锻炼并按摩腹部等保健定能受益，可以根据自己的身体条件与爱好，选择适当的运动项目进行体疗，如做广播操、步行、打太极拳、俯卧撑、仰卧起坐等。科学调理饮食，改变饮食习惯，同时选用合适的食物进行调理。如每日早上起床后喝一杯蜂蜜水有助于通便，多食用一些水果；也可吃些芹菜、粗粮等纤维含量高的食品；不宜饮浓茶、咖啡和高浓度酒。如果上述方法没有效果，应采取药物治疗。

1. 药物的分类

（1）膳食纤维制剂　包括植物纤维素和甲基纤维素，尤其适用于孕妇、儿童及老年患者。

（2）开塞露　开塞露属于刺激性泻药，是一种润滑剂，其成分主要是由甘油和其他辅助药物组成。其主要原理是利用甘油或山梨醇的高渗作用，让更多的水分渗入肠腔，从而软化大便，刺激肠壁，反射性地引起排便反应。甘油本身也能起到一定的润滑作用。适用于小儿及年老体弱者便秘。

（3）微生态制剂　口服双歧杆菌、微生态制剂可调节肠道微生态平衡，对缓解便秘和腹胀起到一定的作用。

（4）乳果糖口服液　可用其50%的溶液剂口服，乳果糖在肠道内极少吸收，可被细菌分解成乳糖及醋酸，使水和电解质保留在肠腔内，提高肠腔的渗透压，从而产生容积性排便效应。由于其能引起暂时性胃肠胀气和腹绞痛，且相对价格较高，一般适用于其他缓泻药无效的慢性便秘患者。

（5）硫酸镁　口服硫酸镁后，在肠内解离为难以吸收的镁离子和硫酸根离子，在肠腔内形成高渗透压，使肠内水分不被肠壁吸收。肠内保有大量水分，能机械地刺激肠壁，引起肠蠕动而排便，作用相对强烈。本品既可单独使用，也可与山梨醇或甘油配伍，同时应大量饮水。

（6）比沙可啶　急、慢性或习惯性便秘者可选用比沙可啶，主要是通过与肠黏膜接触，刺激肠壁的感受神经末梢，引起直肠反射性蠕动而排便。

（7）甘油栓　直肠用药，可用于低张力性便秘，作用温和，能润滑并刺激肠壁，软化大便，使之易于排出，儿童适用。

（8）聚乙二醇4000　可用于痉挛性便秘，服用后易溶于水而形成黏性的胶状液体，能润滑肠壁，软化大便和调节稠度，使粪便易于排出。聚乙二醇4000为安全的通便药物，可用于高血压、心脏病、糖尿病、肾功能不全合并便秘的患者。

（9）羧甲纤维素钠　与聚乙二醇同类，为膨胀性泻药，易分散于水中形成黏性的胶浆，可润滑肠壁，在肠内吸收大量水分而膨胀，刺激肠道平滑肌蠕动，引起便意，导致排便。适用于轻度和中度便秘的患者。

（10）中成药　常用的中成药有麻仁润肠丸、麻仁滋脾丸、益气润肠膏、苁蓉通便口服液、清宁丸、搜风顺气丸、五仁润肠丸、益九制大黄丸、清润丸、通乐颗粒、便秘通等，能有效地缓解慢性便秘的症状，但其疗效的评估尚需更多循证医学证据。

2. 药物的选择

首选容积性泻剂，如膳食纤维制剂，包括植物纤维素和甲基纤维素，尤其适用于孕妇、儿童及老年患者。通过口服微生态制剂，调节肠道微生态平衡，对缓解便秘和腹胀起到一定的作用。当上述治疗无效时，可使用渗透性泻剂，增加排便次数，改变大便形状，缓解腹痛。通过肛门灌注甘油制剂，适合直肠粪便嵌塞。当饮食调节和应用各类缓泻剂均无效时，可考虑应用促动力药及促分泌药，如鲁比前列酮、普芦卡必利和利那洛肽。其中鲁比前列酮可以有效地治疗吗啡所引起的便秘。针对经过非手术治疗后收效不大、经特殊检查显示有明显异常者，可考虑手术治疗。但应慎重掌握手术适应证，针对病变选择相应的手术。常用治疗便秘药物及其用量见表9-4。

表9-4　各种治疗便秘药物及其用量

药物	用法用量
开塞露	成人一次1支，儿童一次0.5支
乳果糖	成人起始剂量为每日30 mL，维持剂量为每日10～25 mL；7～14岁儿童起始剂量为每日15 mL，维持剂量为每日5～10 mL；1～6岁儿童起始剂量为每日5～10 mL，维持剂量为每日5～10 mL；婴儿起始剂量和维持剂量均为5 mL，一日1次
比沙可啶	成人一次5～10 mg
聚乙二醇4000	成人和8岁以上儿童（包括8岁）每次10 g，一日1～2次；或每日2袋，一次顿服
硫酸镁	成人每次口服5～20 g，同时饮用100～400 mL水，或水溶解后服用

课堂活动

> 张某,业务员,45岁,便秘3年。患者自诉3年来常有大便干结,变硬,大便次数减少(1~2次/周),同时,伴有口臭、口苦及排便费力等症状。粪便的颜色仍然为褐色或深褐色,从未出现过黑便、柏油样便或便中带血。患者平时工作繁忙,应酬较多,常喝酒和抽烟,饮食不规律,少喝水,不喜欢吃蔬菜和水果。
> 问题:如何指导该患者改善症状?

四、用药注意事项

(1) 便秘是一种症状,可由多种疾病引起,因此,在药疗的同时,进一步找出导致便秘的真正原因,进行针对性的治疗,才能彻底地解决便秘问题。

(2) 便秘伴下列症状,如呕吐、发热或体重迅速减轻、严重腹胀或剧烈腹痛、便中带血应及时就医。幼童、孕妇便秘也应及早去医院治疗。

(3) 比沙可啶对胃黏膜有刺激性,在服药时不得嚼碎,服药前后2h不要喝牛奶、口服抗酸剂;应避免接触眼睛和皮肤黏膜;妊娠期妇女慎用,急腹症患者禁用。

(4) 慢性便秘者不宜长期大量使用刺激性泻药,因为药物可损伤肠壁神经丛细胞,从而加重便秘。结肠低张力所致的便秘患者应睡前服用刺激性泻药,以达次日清晨排便的目的,或用开塞露。

(5) 在使用开塞露时,刺破或剪开后的注药导管的开口应光滑,以免擦伤肛门或直肠,涂上少许油脂,徐徐插入肛门,再将药液挤入直肠内。开塞露易造成肠壁干燥,经常使用会引起习惯性便秘,也会产生依赖性。

(6) 乳果糖在治疗初始可能会有腹胀,通常继续治疗即可消失,当剂量高于推荐治疗剂量时,可能会出现腹痛和腹泻,此时应减少使用剂量。如果在治疗两三天后,便秘症状无改善或反复出现,需要就医。如用于乳糖酶缺乏症患者,需注意本品中乳糖的含量。肠梗阻、半乳糖血症患者、急腹痛者、对乳果糖及其组分过敏者禁用,不能与其他导泻剂同时使用。

(7) 硫酸镁宜在清晨空腹服用,并适量饮水,以提高导泻效果,同时可防止机体脱水。在排便反射减弱引起腹胀时,应禁用硫酸镁导泻,以免突然增加肠内容物而不能引起排便。

(8) 口服缓泻药仅是对症治疗,一旦便秘缓解,应及时停用。缓泻药连续使用一般不宜超过7日,特别注意制剂中含有大黄、芦荟等刺激性泻剂成分的药物,不宜长时间应用。

(9) 一般缓泻药可在睡前给药,外用药物甘油栓,每晚1枚,插入肛门内即可。

(10) 慢性便秘治疗中,应合理选用缓泻药,否则易导致患者脱水、电解质平衡紊乱等不良反应。缓泻药对伴有不明原因的腹痛、腹胀、阑尾炎、肠梗阻等禁用;妊娠期妇女慎用;小儿不宜应用,因可造成缓泻药依赖性便秘;高血压、心脏病、糖尿病、肾功能不全合并便秘的患者,宜选用安全的通便药物,如聚乙二醇4000。

知识链接

便秘的预防

预防便秘的措施有：①饮食调节：多吃富含膳食纤维的食物；摄取足够水分；适当摄入植物脂肪，如香油、豆油；少吃强烈刺激性助热食物，如辣椒、咖喱，少饮酒和浓茶；常饮蜂蜜、酸奶等助于润肠；晨起空腹饮一杯凉开水或淡盐水，有助于促进肠蠕动。②适当参加体力劳动和体育锻炼，如仰卧屈腿、骑自行车等均能加强腹部运动，促进肠蠕动；也可经常做体操、缩肛训练、练气功、打太极拳等。③腹部按摩：仰卧位，排空膀胱，以腹部为中心，用自己的手掌适当加压顺时针方向按摩，每日早晚各一次，每次 10 min。④应养成定时排便的习惯，生活要有规律，保持心情舒畅。

学习小结

本章主要介绍了 8 种临床常见症状的主要病因、临床表现、药物治疗和一些主要的用药注意事项。本章知识点比较多，且与生活结合紧密，也涉及诸多医学、临床治疗学知识。学习本章，应掌握这 8 种常见症状健康管理中的主要知识点，包括主要药物选择、用药注意事项，以利于将来在开展药学服务实践中，能够给予患者正确全面的用药指导和用药教育，保障患者自我药疗的安全性、有效性和经济性。

目标检测

一、最佳选择题（请选择一个最佳答案）

1. 下列用于解热的首选药物是（　　）。
   A. 对乙酰氨基酚　　　　　　　　B. 阿司匹林
   C. 安乃近　　　　　　　　　　　D. 布洛芬
   E. 贝诺酯

2. 下列关于解热药的使用叙述错误的是（　　）。
   A. 退热属于对症治疗，可能掩盖病情　　B. 应严格掌握用量，避免滥用，老年人应减量
   C. 多数宜在餐后服用　　　　　　　　　D. 解热镇痛药大多有胃肠刺激症状
   E. 阿司匹林无致畸作用，但由于可导致出血，不宜在妊娠中使用

3. 解热镇痛药用于解热一般不超过（　　）天，如症状未缓解，及时向医师咨询。
   A. 1　　　　　　　　　　　　　　B. 2
   C. 3　　　　　　　　　　　　　　D. 4
   E. 5

4. 感冒伴咳嗽常选用的药物是（　　）。
   A. 喷托维林　　　　　　　　　　B. 右美沙芬
   C. 可待因　　　　　　　　　　　D. 苯丙哌林
   E. 右美沙芬复方制剂

5. 对胃肠、肝胆疾病引起的消化酶不足者可选用（　　）。
   A. 胰酶片　　　　　　　　　　　B. 维生素 C
   C. 乳酶生　　　　　　　　　　　D. 胃蛋白酶合剂

E. 多潘立酮

6. 口腔溃疡病预防措施不包括（　　）。

　　A. 注意口腔卫生，避免损伤口腔黏膜　　B. 避免辛辣性食物和局部刺激

　　C. 保持心情舒畅，避免过度疲劳　　D. 多进食各种新鲜蔬菜和水果，防止便秘

　　E. 服用抗生素预防

7. 下列何药不属于抗流感病毒药物（　　）。

　　A. 金刚烷胺　　B. 金刚乙胺

　　C. 扎那米韦　　D. 奥司他韦

　　E. 青霉素

8. 视疲劳的症状有（　　）。

　　A. 视物模糊　　B. 眼部黏液性分泌物增多

　　C. 眼睑异常红肿　　D. 眼内有瘙痒和异物感

　　E. 以上均不正确

9. 急性荨麻疹的典型皮损为（　　）。

　　A. 丘疱疹　　B. 风团

　　C. 结节　　D. 水疱

　　E. 以上均不正确

10. 以下治疗便秘的药物中，属于润滑性泻剂的是（　　）。

　　A. 开塞露　　B. 乳果糖

　　C. 山梨醇　　D. 聚乙二醇

　　E. 滑石粉

二、配伍选择题（请从中选择一个与问题关系最密切的答案）

第1～4题

　　A. 胰酶和碳酸氢钠　　B. 双八面蒙脱石

　　C. 胃蛋白酶　　D. 洛哌丁胺关于腹泻的治疗

　　E. 黄连素

1. 该药具有抑制肠蠕动的作用，功能性腹泻应首选（　　）。

2. 对摄食脂肪过多者可服用（　　）。

3. 对摄食蛋白质而致消化性腹泻者宜用（　　）。

4. 因化学刺激引起的腹泻可使用（　　）。

第5～8题

　　A. 止痛剂　　B. 腐蚀性药物

　　C. 免疫抑制剂　　D. 免疫增强剂

　　E. 维生素类

5. 左旋咪唑，属于（　　）。

6. 10%的硝酸银，属于（　　）。

7. 泼尼松，属于（　　）。

8. 2%利多卡因，属于（　　）。

三、多项选择题（从五个备选答案中选出两个或两个以上的正确答案）

1. 抗感冒药的组方有（　　）。

A. 解热镇痛药 B. 鼻黏膜血管收缩药
C. 抗过敏药 D. 中枢兴奋药
E. 抗菌药物

2. 可以用于急性荨麻疹的药物是（　　）。
A. 氯苯那敏 B. 氯雷他定
C. 阿司咪唑 D. 盐酸西替利嗪
E. 特非那定

3. 可以用以治疗便秘的药物有（　　）。
A. 开塞露 B. 替硝唑
C. 硫酸镁 D. 果导
E. 大黄

四、综合分析选择题（题目基于同一个临床情景、病例、实例或者案例的背景信息逐题展开，每题的备选项中，只有一个最符合题意）

患者，女，6岁，因发热（体温38.6℃）、头痛、鼻塞、流清涕、无痰性咳嗽而就诊，实验室检查：白细胞、中性粒细胞计数正常。临床诊断为普通感冒。

1. 治疗该患者发热、头痛，首选药物是（　　）。
A. 对乙酰氨基酚 B. 尼美舒利
C. 美洛昔康 D. 双氯芬酸钠
E. 氨基葡萄糖

2. 治疗该患者咳嗽，首选的药物是（　　）。
A. 可待因 B. 乙酰半胱氨酸
C. 溴己新 D. 右美沙芬
E. 氨溴索

3. 根据该患者目前情况，不宜选用的药物是（　　）。
A. 头孢克洛干混悬剂 B. 感冒清热冲剂
C. 葡萄糖酸锌口服液 D. 维生素C片
E. 复方小儿退热栓

实训十　感冒合理用药指导训练

一、实训目标

1. 运用课堂教学所学的理论知识，对临床典型的抗感冒药合理用药案例进行分析，强化对临床常用抗感冒药成分的了解和合理应用相关知识的理解，培养学生独立分析问题和解决问题的能力。

2. 通过观看多媒体资料，熟悉感冒防治宣教的基本知识，着重训练抗感冒药用药指导原则，掌握对感冒患者进行初步的合理用药和宣教内容。

二、实训条件

1. 临床合理用药案例或处方。
2. 具有多媒体设备的模拟药房。

三、 考核要点

1. 学生能清楚阐述感冒的一般病因、基本临床表现，常用的抗感冒药类型、特点及选择、抗感冒药的用药原则及患者的饮食指导。

2. 对话设计流利，具有较好的药学服务礼仪。

四、 实训内容

1. 学生分组，对临床合理用药案例或处方进行讨论、分析，教师巡视指导，每组推选代表发言，最后由教师点评、总结。

2. 教师通过多媒体，向学生介绍感冒防治宣教的基本知识，并分组进行合理用药指导和宣教的模拟训练（患者与药师角色），最后每组推选代表登台表演。

3. 模拟情景对话——感冒用药的指导。

药师：您好！请问我能帮您什么吗？

患者：我有点鼻塞、鼻痒和打喷嚏、全身酸痛，好像感冒了。

药师：这些情况出现有多长时间？

患者：昨天开始的。

药师：现在流鼻涕吗？

患者：没有。

药师：除了全身酸痛，您有无头痛或肌肉酸痛现象？

患者：有一点。

药师：您有可能发热了？

患者：是的，我在家量了体温是38℃。

药师：有无咳嗽？

患者：稍有点。

药师：有痰吗？

患者：有些，但不多，也容易咳出来。

药师：您这两天胃口怎么样？

患者：胃口不是不好。

药师：您在这之前着过凉吗？

患者：嗯，周末去打了羽毛球，出了很多汗，后来又去超市购物，当时感觉有点冷。

药师：您除了上面提到的那些不舒服症状外，还有无其他不舒服？

患者：没有。

药师：您自己服用过什么药？

患者：没有。

药师：您有无药物过敏史？

患者：没有。

药师：您有无其他疾病？如甲状腺功能亢进症、心脏疾病、糖尿病？

患者：也没有。

药师：您需要驾驶或操作机器吗？

患者：不需要。

药师：从您的症状看，这是一次普通的感冒，建议您服用泰诺片，它具有退热，减轻感冒引起的鼻塞、流涕和打喷嚏等作用；您服用之前仔细阅读说明书，在服药期间，需要多喝开水，注意保暖。不得与其他含有对乙酰氨基酚等成分的感冒药同时服用。口服，每6 h一次，每次1片。服药期间避免同时饮用酒精类饮品，并且禁止驾驶、高空作业和操作机器。

患者：好的，知道了，那有无不良反应？

药师：服用过程中，可能出现困倦、口干、胃不舒服、乏力、头晕、大便干燥等轻微的不良反应，所以服用时间不要超过3～7日，症状消失后就要停止用药，用药期间要多喝水，如症状加重，请及时就医。

患者：请问多少钱一盒？

药师：13元一盒。

患者：好的，我就买这个吧，谢谢！

药师：好的，请到收银台付钱，如果用药过程中还有什么问题，可以来咨询。如果用药2～3日不见好转，或者期间体温过高，或有其他不适，请及时去医院就诊。祝您早日康复，请慢走。

根据以上模拟情景，请同学们思考：如何推荐感冒用药？

（1）如患者出现感冒发热、鼻塞、流涕、咳嗽、咳痰，应分别选用何药？

（2）如患者是驾驶员，选用何药？

（3）如患者出现流感并伴有发热、头痛、全身酸痛、咽喉痛等症状，除了选用解热镇痛药外，还需要选用何药？

五、实训提示

1. 通过本次实训，学生能掌握根据不同感冒症状，推荐有效的感冒药。
2. 能熟练掌握感冒用药指导原则。

（1）服用感冒药前，一定要仔细阅读药品说明书。临床上使用的抗感冒药多为复方制剂，在成分和使用上虽有相同之处，但各有其特点和适应证，应根据各自的特点对症用药。伴发热、头痛的感冒应选择含解热镇痛药成分的抗感冒药；伴鼻塞、流涕的感冒应选择含血管收缩药成分和H_1受体阻断药成分的抗感冒药，如：氨酚伪麻美芬片（白加黑）、酚麻美敏片（泰诺）；伴咳嗽的感冒应选用含氢溴酸右美沙芬的抗感冒药，如：泰诺、白加黑，或选用含有盐酸二氧异丙嗪的复方氨酚葡锌片（康必得）。对高空作业、驾驶车船的人，避免使用含苯海拉明或盐酸氯苯那敏感冒药，因为二者有嗜睡的不良反应，可使用白加黑等感冒药适合白天使用的药片。对伴有甲状腺功能亢进症、心脏病、糖尿病、高血压、青光眼以及孕妇和哺乳期妇女等疾病的患者，应慎用含伪麻黄碱成分的抗感冒药，因为伪麻黄碱能促进去甲肾上腺素的释放，间接发挥拟交感神经作用，使心肌收缩力增强、血管收缩，心率加快、血压和眼内压升高，对心脏病、高血压、青光眼患者不利。多痰的患者应慎用含氢溴酸右美沙芬等止咳药，以免抑制咳嗽，引起呼吸道阻塞。

（2）妊娠头3个月，孕妇慎用抗感冒药，因为部分抗感冒药可致胎儿畸形。病毒引起的流行感冒，可使用感康、快克、感冒清、感力克、新速效感冒片，因其含有金刚烷胺或吗啉胍，可抑制病毒合成核酸和蛋白质，并防止病毒从细胞中释放。

（3）儿童感冒适宜使用臣功再欣、小儿氨咖黄敏颗粒，因为这些药解热成分含量低，口感好，易于分剂量服用，但要防止儿童自服或长期使用。婴幼儿由于神经系统抑制功能尚未健全，禁用含咖啡因及伪麻黄碱的感冒药，以免中枢神经兴奋，甚至诱发高热惊厥。

（4）感冒症状消失后就要停止用药。

（5）用药期间要多喝开水，如症状不缓解或加重，请及时就医。

（6）保证足够的休息和睡眠。

总之，合理选用抗感冒药非常重要。由于抗感冒药成分大致相同，因此选用抗感冒药时应充分了解其成分作用，根据感冒症状，对照药品说明书，避免盲目滥用或重复用药导致严重不良反应，以达到正确、合理、安全、有效的用药目的。常用感冒药的成分见表9-5和表9-6。

表9-5　儿童常用抗感冒药及主要成分

药品	主要成分
臣功再欣	布洛芬、葡萄糖酸锌、马来酸氯苯那敏
金宝宁	对乙酰氨基酚、盐酸金刚烷胺、人工牛黄、咖啡因、马来酸氯苯那敏
艾畅	氢溴酸右美沙芬、盐酸伪麻黄碱
小儿氨咖黄敏颗粒	对乙酰氨基酚、马来酸氯苯那敏、咖啡因、人工牛黄
艾舒	愈创木酚甘油醚、盐酸伪麻黄碱
美林	布洛芬

表9-6　成人常用抗感冒药及主要成分

药品	主要成分
速效伤风胶囊	对乙酰氨基酚、人工牛黄、马来酸氯苯那敏、咖啡因
新康泰克	马来酸氯苯那敏、盐酸伪麻黄碱、对乙酰氨基酚、氢溴酸右美沙芬
速感宁胶囊	金银花、大青叶、山豆根、对乙酰氨基酚、马来酸氯苯那敏、维生素C
雷登泰	氢溴酸右美沙芬、盐酸伪麻黄碱、愈创木酚甘油醚
复方酚咖伪麻胶囊（力克舒红色装）	对乙酰氨基酚、马来酸氯苯那敏、盐酸氯哌丁、盐酸伪麻黄碱、咖啡因、菠萝蛋白酶
复方氨酚烷胺片（力克舒蓝色装）	对乙酰氨基酚、盐酸金刚烷胺、人工牛黄、咖啡因、马来酸氯苯那敏
复方阿司匹林	阿司匹林、非那西丁、咖啡因
泰诺	对乙酰氨基酚、盐酸伪麻黄碱、马来酸氯苯那敏、氢溴酸右美沙芬
丽珠感乐	特非那定、盐酸伪麻黄碱、对乙酰氨基酚
感力克	对乙酰氨基酚、咖啡因、马来酸氯苯那敏、人工牛黄
康必得	对乙酰氨基酚、葡萄糖酸锌、盐酸二氧丙嗪、板蓝根
感康	乙酰氨基酚、盐酸金刚烷胺、咖啡因、人工牛黄、马来酸氯苯那敏
快克	对乙酰氨基酚、马来酸氯苯那敏、咖啡因、盐酸金刚烷胺、人工牛黄
氨咖黄敏胶囊	对乙酰氨基酚、马来酸氯苯那敏、咖啡因、人工牛黄
白加黑	对乙酰氨基酚、氢溴酸右美沙芬、盐酸伪麻黄碱、盐酸苯海拉明（夜用片成分）
日夜百服宁	对乙酰氨基酚、氢溴酸右美沙芬、盐酸伪麻黄碱、盐酸苯海拉明（夜用片成分）
新速效感冒片	对乙酰氨基酚、马来酸氯苯那敏、咖啡因、盐酸金刚烷胺、人工牛黄
感冒通	双氯芬酸钠、马来酸氯苯那敏、人工牛黄
三九感冒灵	对乙酰氨基酚、马来酸氯苯那敏、咖啡因、山叉苦、岗梅、金盏银盘、薄荷油、野菊花
感冒清	对乙酰氨基酚、马来酸氯苯那敏、盐酸吗啉胍、板蓝根、大青叶、金盏银盘、山芝麻、穿心莲叶、岗梅
中联强效维C银翘片	对乙酰氨基酚、薄荷、淡竹叶、甘草、金银花、连翘、荆芥、淡豆豉、牛蒡子、桔梗
	对乙酰氨基酚、马来酸氯苯那敏、薄荷油、芦根、淡竹叶、甘草、金银花、连翘、荆芥、淡豆豉、牛蒡子、桔梗、维生素C

六、实训思考

1. 请查阅文献，列出当前临床常用的感冒非处方治疗药物（含中成药）。
2. 除药物治疗外，有哪些非药物治疗措施可减轻感冒患者的症状或促进患者康复？
3. 服用抗感冒药时，应注意哪些问题？
4. 小儿感冒宜选用哪些安全的抗感冒制剂，小儿感冒安全用药应注意哪些问题？
5. 案例分析　李某，女，26岁，4日前加班劳累后，出现发热、鼻塞、流涕、咳嗽、咳白痰、痰量较多，夜间尤剧。自行服用酚麻美敏片（泰诺感冒片）和复方磷酸可待因溶液后，发热、鼻塞、流涕、咳嗽等症状有所好转，但出现了口干、痰黏且不易咳出，同时嗜睡严重，影响工作和学习。患者既往无其他疾病史，无药物过敏史。体格检查：体温36.9℃，脉搏85次/min，呼吸21次/min，血压120/78 mmHg。意识清楚，体型中等。面色较红，声音嘶哑，咽部充血，心律齐，肺部未闻及干湿性啰音。余未见异常。

讨论并拟定治疗方案，在伴有上述并发症时宜用何药？忌用何药？有何联合用药方案？请根据病案设计模拟药房问病荐药的情景对话。

（周巧霞）

第十章
居家用药指导

> 学习目标
>
> 1. 了解高血压、高脂血症、支气管哮喘、糖尿病、痛风、骨质疏松等临床常见疾病的临床表现、治疗原则，掌握上述疾病治疗药物的选择、用药指导和患者教育。了解家庭药师工作内容。
> 2. 初步学会对高血压、高脂血症、支气管哮喘、糖尿病、痛风、骨质疏松等常见疾病进行合理用药指导。
> 3. 培养学生初步树立良好的药学服务意识，保障患者用药安全、有效、经济和适宜。

案例导入

某患者，男性，70 岁，患慢性肾炎 5 年，血压 165/105 mmHg。医嘱给予卡托普利 25 mg，p.o，tid，螺内酯 20 mg，p.o，bid，两药联合应用一周后，患者出现下肢软弱无力，疲乏，感觉异常等症状。血钾检测结果为 5.7 mmol/L（血钾正常参考值为 3.50～4.50 mmol/L）。

问题：1. 上述患者用药后出现上述症状和血钾升高的可能原因是什么？
2. 本案例医生开出的处方是否合理？理由是什么？

第一节 居家药学服务

一、概述

目前，我国慢性疾病（简称"慢病"）形势严峻，发病人数快速上升，成为重大的公共卫生问题，慢病患者在医院经诊断和治疗后，需要长期在家接受药物治疗。长期以来我国对慢病患者的居家药物治疗缺乏管理，居民对药物治疗自我管理知识掌握严重不足。因此，对居家药物治疗的患者进行居家药学服务和生活方式干预，不仅解决了患者的这一需求，也是我国目前新医改形势下一项十分迫切的工作任务。

居家药学服务是指家庭药师为居家患者提供个体化、全程、连续的药学服务和健康知识普及，开展用药评估、用药教育，帮助患者提高用药依从性，保障药品贮存和使用安全、合理，进而改进治疗结果。居家药学服务的开展是以家庭药师为主体，通过药师的居家用药指导和服务，推动合理用药，提高慢病患者的用药依从性，使其生活质量改善，减轻患者的医疗负担。

二、家庭药师

家庭药师（family pharmacist）是指向患者提供药物治疗管理（medication therapy management，MTM）为主的居家药学服务的药师。家庭药师通过与患者签约，建立契约式服务关系，为患者居家药物治疗提供个体化、全程、连续的药学服务和普及健康知识。家庭药师的服务重点是药物治疗管理。

国家规定，家庭药师必须获得药学大学本科及以上学历、取得药师及以上专业技术职称、从事专科临床药学至少1年或医院药学其他一线岗位至少3年，并参加家庭药师规范化培训，通过考核取得相应资格证书者。

三、家庭药师工作内容和规范

1. 药物治疗管理

药物治疗管理是指具有药学专业技术优势的药师对患者提供用药教育、咨询指导等一系列专业化服务，从而提高用药依从性、预防患者用药错误，最终培训患者进行自我的用药管理，达到提高疗效的目的。

家庭药师的药物治疗管理主要包括：

（1）收集用药相关信息　①主观信息：包括患者的基本情况、当前症状和体格检查、既往病史、手术史、个人史、过敏史、既往用药史、相关检查、当前用药；②客观信息：即用药相关检查检验，一般分为两大部分：一部分是检查检验结果可作为合理选用药物的有效依据，另一部分是检查检验结果可用来监测药物不良反应的发生，特别是易引起人体功能或结构损伤的严重药物不良反应的发生。

（2）评估用药治疗方案　在收集用药相关信息的基础上，对患者当前用药治疗方案的适应证、有效性、安全性、依从性、用药相关检查以及生活方式进行评估。

（3）分析原因　针对评估发现的所有问题，进一步分析问题存在的原因。

（4）处方精简　在评估用药治疗方案的基础上，找出可能导致患者损伤或患者不再获益的用药，给予停药或减量的处理。

（5）药物重整　比对患者当前用药与处方/医嘱是否一致，其中无需调整、仅调整给药时间或顺序的可为患者列出服药清单（包括药品名称及规格、用法用量、疗程、注意事项等），由患者按照清单继续服用；对患者需要调整处方或医嘱的用药，则给予加药、换药、停药、调整剂量和用法的建议，由患者持用药建议至相应医院或专科调整。

（6）用药建议　在处方精简和药物重整的基础上，家庭药师提出用药相关建议，并与患者的主治医生或其他专科医生进行沟通协商，从而最终确定患者的新用药治疗方案。

（7）用药指导内容　包括：①患者的基本信息、服药清单，用药变更及注意事项，检查和就医建议，健康管理建议（包括饮食、运动、生活方式等），随访评估计划等；②为患者解读每个建议的意义和实施方法；③重点内容让患者复述，反复训练至患者理解。

（8）随访评估　是通过观察、评估和记录药物治疗的实际检验结果和治疗结局，来确认前期工作结果的重要步骤。家庭药师随访时间：首次签约患者就诊后1个月内至少随访1次，后期根据具体情况可逐渐延长，至少1~3个月随访1次。签约患者新住院，出院1周内增加1次随访。

2. 药学咨询

家庭药师的药学咨询主要针对居家患者，根据患者具体问题给予回复或个体化的建议，咨询服务的内容需要记录，必要时药师可对患者进行随访。咨询方式可为面对面交谈，也可借助电话、微信、QQ或手机APP等工具。

3. 科普宣教

为居家患者进行科普宣传，选择个性化的科普宣教方式，使用通俗易懂的语言将正确的用药信息传播给患者，指导患者用药安全、有效、经济和适宜。

内容包括：①如何获得正确的药物渠道；②辨别宣传广告真伪和药物伪劣的方法；③介绍药物适应证和作用机制；④详细说明用法与用量；⑤用药注意事项及对饮食、出行等特殊要求的说明；⑥对药物不良反应的说明；⑦对过量服用和忘记服药的说明；⑧对药物存储的说明。

4. 家庭药箱管理

家庭药箱管理是指家庭药师定期或不定期检查居民家中药品的效期、性状，进行效期药品管理、药品存放指导、药品回收的服务过程，目的是保障患者治疗效果、减少药品不良事件和药品资源浪费。

5. 建立用药管理档案

用药管理档案是家庭药师为居家患者提供各种药学服务时所产生的各种医疗档案，包括：①用药相关信息记录表；②用药治疗方案评估记录表；③医药沟通记录表；④患者用药指导书；⑤药师服务满意度评价表；⑥随访评估记录表；⑦药学咨询记录表；⑧家庭药箱管理记录表等。这些用药管理档案是为了给患者定期随访评估提供参考依据。

第二节　高血压

高血压人群的用药指导

一、概述

高血压（hypertension）是一种以体循环动脉收缩期和/或舒张期血压持续升高为主要特点的全身性疾病，可并发心、脑、肾、视网膜等靶器官损伤及代谢改变的临床综合征。临床上分为原发性及继发性两大类。原发性高血压又称高血压病，与遗传、环境有关，占高血压患者的90%以上。另有不到10%是继发性高血压，继发于原发性醛固酮增多症、嗜铬细胞瘤、肾动脉狭窄等疾病。

（一）诊断标准和分类

18岁以上成年人高血压诊断标准：在未用抗高血压药的情况下，非同日3次测量诊室血压，收缩压≥140 mmHg和/或舒张压≥90 mmHg。患者既往有高血压史，目前正服用高血压药物，即使血压已低于140/90 mmHg，仍应诊断为高血压。根据血压水平，进一步将高血压分为1~3级（表10-1）。

表10-1　血压水平分类和定义

分类	收缩压/mmHg	和/或	舒张压/mmHg
正常血压	<120	和	<80
正常高值	120~139	和/或	80~89
高血压	≥140	和/或	≥90

续表

分类	收缩压/mmHg	和/或	舒张压/mmHg
1级高血压（轻度）	140～159	和/或	90～99
2级高血压（中度）	160～179	和/或	100～109
3级高血压（重度）	≥180	和/或	≥110
单纯收缩期高血压	≥140	和	<90

（二）临床表现

原发性高血压多见于中老年人，起病隐匿，进展缓慢，病程常长达数年至数十年。初期较少出现症状，约50%患者因体检或因其他疾病测量血压后，才偶然发现血压升高。常见症状有头痛、头晕、心悸，如发生高血压的严重并发症即靶器官功能性损害或器质性损害，主要是心、脑、肾、眼及血管受累，则出现相应的临床表现。

二、治疗原则

（一）治疗目标

高血压治疗的根本目标是控制高血压，降低高血压的心、脑、肾与血管并发症发生和死亡的总危险。应根据高血压患者的血压水平和总体风险水平，决定给予改善生活方式和降压药物的时机与强度，同时，干预检出的其他危险因素、靶器官损害和并存的临床疾病。

一般高血压患者应降至<140/90 mmHg；糖尿病和肾病患者的血压应控制在<130/80 mmHg；老年高血压应降至<150/90 mmHg，如能耐受还可以进一步降低。

（二）治疗措施

1. 药物治疗目标

为降低血压使其达到相应患者的目标水平，通过降压治疗使高血压患者的心血管并发症和总死亡危险降低。药物与非药物治疗并重。

降压药物应用基本原则：

（1）小剂量初始治疗　通常应采用较小的有效治疗剂量，根据需要逐步增加剂量。

（2）优先选择长效制剂　尽可能使用每日给药1次而有持续24 h降压作用的长效药物，从而有效地控制夜间血压与晨峰血压，更有效地预防心脑血管并发症。如使用中、短效制剂，则需给药每日2～3次，以达到平稳控制血压的目的。

（3）联合用药　可增加降压效果又不增加不良反应，在低剂量单药治疗效果不满意时，可以采用两种或两种以上降压药物联合治疗。

（4）个体化治疗　应根据患者具体情况、药物有效性和耐受性，兼顾患者经济条件及个人意愿，选择适合患者的降压药物。

2. 非药物治疗

降低钠、增加钾和钙的摄入，合理膳食、控制体重、增加运动、松弛疗法和戒烟忌酒等。

三、治疗药物的选择

（一）降压药物种类

目前常用降压药物可归纳为五大类，即利尿剂，如氢氯噻嗪、阿米洛利等；β受体阻断剂，如美托洛尔、比索洛尔等；钙通道阻滞剂（CCB），如氨氯地平、硝苯地平等；血管紧张素转换酶抑制剂（ACEI），如卡托普利、依那普利、培哚普利等；血管紧张素Ⅱ受体拮抗剂（ARB），如缬沙坦、厄贝沙坦等。除上述五大类主要的降压药物外，还包括外周交感神经递质再摄取抑制剂，如利血平；中枢α受体激动剂，如可乐定；α受体阻断剂，如哌唑嗪、特拉唑嗪等，曾多年用于临床并有一定的降压疗效，但因不良反应较多，目前不主张单独使用，但可用于复方制剂或联合治疗。

（二）降压药的联合应用

降压药物的联合应用已成为降压治疗的基本方法。许多高血压患者，为了达到目标血压水平需要应用2种以上降压药物。

1. 联合用药的适应证

2级高血压和/或伴有多种危险因素、靶器官损害或临床疾病的高危人群，往往初始治疗即需要应用2种小剂量降压药物，如仍不能达到目标水平，可在原药基础上加量或可能需要3种，甚至4种以上降压药物。

2. 联合用药的方法

两药联合时，降压作用机制应具有互补性，因此，具有相加的降压作用，并可互相抵消或减轻不良反应。

ACEI或ARB加噻嗪类利尿剂：利尿剂的不良反应是激活肾素-血管紧张素-醛固酮系统（RAAS），可造成一些不利于降低血压的负面作用。而与ACEI或ARB合用则抵消此不利因素。此外，ACEI和ARB由于可使血钾水平略有上升，从而能防止噻嗪类利尿剂长期应用所致的低钾血症等不良反应。ARB或ACEI加噻嗪类利尿剂联合治疗有协同作用，有利于改善降压效果。

二氢吡啶类CCB加ACEI或ARB：前者具有直接扩张动脉的作用，后者通过阻断RAAS，既扩张动脉，又扩张静脉，故两药有协同降压作用。二氢吡啶类CCB常见产生的踝部水肿可被ACEI或ARB消除。小剂量长效二氢吡啶类CCB加ACEI或ARB初始联合治疗高血压患者，可明显提高血压控制率。此外，ACEI或ARB也可部分阻断CCB所致反射性交感神经张力增加和心率加快的不良反应。

二氢吡啶类CCB加噻嗪类利尿剂：两者联合使用可降低高血压患者脑卒中发生风险。

二氢吡啶类CCB加β受体阻断剂：前者具有的扩张血管和轻度增加心率的作用，正好抵消β受体阻滞剂的缩血管及减慢心率的作用。两药联合可使不良反应减轻。

我国临床主要推荐应用的优化联合治疗方案：二氢吡啶类CCB加ARB；二氢吡啶类CCB加ACEI；ARB加噻嗪类利尿剂；ACEI加噻嗪类利尿剂；二氢吡啶类CCB加噻嗪类利尿剂；二氢吡啶类CCB加β受体阻断剂。可考虑使用的联合治疗方案是：利尿剂加β受体阻断剂；α受体阻断剂加β受体阻断剂；二氢吡啶类CCB加保钾利尿剂；噻嗪类利尿剂加保钾利尿剂。

三药联合的方案在上述各种两药联合方式中加上另一种降压药物便构成三药联合方案，其中二氢吡啶类CCB+ACEI（或ARB）+噻嗪类利尿剂组成的联合方案最为常用。

四药联合的方案主要适用于难治性高血压患者，可以在上述三药联合基础上加用第四种药物如β受体阻断剂、螺内酯、可乐定或α受体阻断剂等。

导入案例分析

螺内酯作为保钾利尿药与卡托普利联用,特别是在肾功能不好情况下易出现严重高钾血症,应引起高度注意。停用螺内酯,改用排钾利尿药,根据肾功能情况选用噻嗪类或袢利尿剂。

四、用药指导及患者教育

(一) 用药指导

(1) 给药时间及间隔 对具有长效作用(即每日服1次)的药物通常主张早晨起床即服用,这样可控制清晨高血压,防止心脑血管不良事件的发生;对具有中效作用(即每日服2次)的药物一般选择早晨及午后2h服用,可保证24h稳定降压,防止日间活动血压升高;对具有短效作用(即每日服3~4次)的药物第一次服药时间应在清晨醒后即服,不等到早餐后或更晚。最后一次一般在下午6时之前服用。

(2) 降血压不宜过快 一旦发现高血压,不能要求立刻把血压降下来,更不能随意加大用药剂量,这样容易发生意外,尤其是血压水平较高的中老年重度高血压,可能会引发脑血管的严重病变。

(3) 不可随意停药 药物治疗应坚持不懈,时服时停不但是治疗失败的重要原因,而且还容易引发意外。高血压是一种终身疾病,应长期坚持治疗。当治疗取得满意疗效后,可逐渐减量,使治疗量维持在一个较低而又能稳定控制血压的水平,但这个过程要缓慢进行。

(4) 不可睡觉前服药 当人入睡之后,新陈代谢降低,血压循环减慢,血压也会有一定程度下降。因此,对于大部分患者来说,如果睡前服药,2h后是药效高峰期,此时血压下降,血流变缓慢,血液黏稠度升高,极易导致血栓形成,引发脑卒中或心肌梗死,因此切忌在睡前服药。

知识链接

依据血压的类型选择给药时间

人体血压由于基因、血管紧张素、一氧化氮、交感或副交感神经的活性不同,血压类型可分为杓型、非杓型、反杓型、深杓型等。约80%的患者具有晨峰现象,一般人从晨起收缩压迅速升高20~50 mmHg,舒张压升高10~15 mmHg,在8~10时达峰,而晚上则开始降低,于睡眠时降至低谷,至次日凌晨2~3时最低,即"一峰一谷",血压由日间峰值降低10%~20%,称为杓型高血压。或有些患者血压在上午8~10时,下午2~4时各出现1次高峰,即"双峰一谷"。在血压峰前给药以控制血压最为有效。对杓型或深杓型患者可选择清晨服药;对"双峰一谷"者可在下午补服一次短效的抗高血压药。

少部分患者(约10%)血压昼夜节律异常,血压于夜间降低小于10%或者大于日间血压20%,称为非杓型高血压。对于此类高血压可选择睡前给药。研究显示,与清晨服用比较,这类患者晚间服用培哚普利能更好地降压,且可扭转非杓型高血压为杓型高血压。

(5) 忌擅自乱用药物 抗高血压药有许多种作用,且降压机制不完全一样。高血压患者的药物治疗应在医师指导下进行。当选择适合自己的抗高血压药物并坚持使用,不可迷信新药。

(6) 应经常监测血压 有些患者平时不测血压,仅凭自己感觉服药。感觉较好时就少服些,感到头晕就加大剂量。其实多数时候,自我感觉与病情轻重并不一致,如血压过低,大脑供血不足也会出现头晕,这时继续大剂量用药就很危险。因此,应定时测量血压,及时调整剂量,巩固、维持疗效。

(7) 忌无症状不服药 有很大一部分高血压患者平时无头痛、头晕等症状(称为隐性高血压),检测身体或测血压时才发现高血压。因为无症状就不在意而不服药,或服药后有某些不适而索性停药。不服药,极容易使病情加重,血压再升高,很可能会诱发心脑血管疾病。因此,一经发现,应在医师指导下坚持用药,使血压稳定在正常水平。

(8) ACEI 可引起干咳,严重不能耐受者以 ARB 替代治疗。

(9) 有些抗高血压药,如哌唑嗪、利血平等可引起体位性低血压。为避免发生体位性低血压,应告诫患者在起床时宜缓慢,避免突然站立、站立后行走不宜过久,同时在服药后注意休息。

(10) 对于缓释和控释剂型的药物不能嚼碎或压碎使用,否则无法起到长效的作用。

(11) 高血压患者出现胸闷、气短、运动耐力下降者应及时到医院就诊。

(12) 新加用降压药物的患者若出现相应不良反应(如面部潮红、脚踝水肿、高钾血症、干咳等)且不能耐受时,应及时就医换药。

 知识链接

适量补充叶酸

有些高血压者伴同型半胱氨酸升高(H 型高血压),如果补充叶酸、维生素 B_6 和维生素 B_{12} 可降低半胱氨酸水平,进而使脑卒中风险显著下降。因此,对高半胱氨酸血症患者可考虑补充叶酸 $0.4 \sim 2$ mg/d 和维生素 B_6 30 mg、维生素 B_{12} 500 μg/d。

(二)患者教育

(1) 限盐 国内外医学研究发现,高血压的发病率与钠盐的摄入量成正相关,与钾和钙的摄入量成负相关,即降低钠盐,增加钾和钙的摄入可降低血压。目前主张每日每人摄盐量应控制在 6 g 以下,钾摄入量不低于 3 g,钙摄入量不少于 800 mg。

(2) 控制体重 研究表明,肥胖者高血压的患病率是正常人的 $2 \sim 6$ 倍;流行病学研究也证实,体重的改变与血压的变化成正相关,降低体重可减少患高血压的危险性;同时减轻体重也可以减少降压药物的用量。通过减少热量摄入,膳食平衡,增加运动等方式达到减重目的。控制体重,将 BMI 尽可能地控制在 <24 kg/m^2。

(3) 戒烟酒 吸烟、饮酒会干扰人体的正常生理功能,影响内分泌的调节,导致人体血压持续升高,其中饮酒是促进血压升高的独立危险因素。因此,高血压患者及肥胖者应戒烟忌酒。

(4) 增加运动 经常坚持运动或体力活动可以降低休息时的血压,减少劳动时血压和心率上升的幅度,但要注意运动的科学性和安全性。运动方式以散步、骑自行车和慢跑较为适宜,运动量由运动强度、频度和持续时间来决定。一般以不大于健康人运动量的 75% 为宜。

(5) 松弛疗法　通过调身、调心、调息等方式以达到心静、气和、体松的目的，发挥人体自我调节和自我控制的作用。具体可采取气功、太极拳、静养等方法。减轻精神压力，保持心态平衡。

(6) 合理膳食　总原则是低糖、低脂、正常蛋白质、高纤维素。在减少食物中总脂肪量的同时，增加多种不饱和脂肪酸，少食含胆固醇高的动物内脏，食用植物油，蛋白质的摄入以植物蛋白为主，多吃新鲜蔬菜、水果。另外，患者应注意消除紧张情绪，保持良好心境、大便通畅、睡眠良好。

> **课堂活动**
>
> **高血压患者用药指导**
>
> 一高血压患者常年服用硝苯地平控释片，每日一次，每次 30 mg，血压均控制在正常范围内，但是天热时感觉血压偏低，来咨询能否在天热时每次服用半粒？请你给该患者提供用药指导。

第三节　高脂血症

高脂血症的用药指导

一、概述

高脂血症（hyperlipidemia）又称为血脂异常（dyslipidemia），是指血浆中脂蛋白异常，通常表现为甘油三酯（TG）、总胆固醇（TC）、低密度脂蛋白胆固醇（LDL-C）升高，也包括高密度脂蛋白胆固醇（HDL-C）降低。高脂血症可导致动脉粥样硬化，增加心脑血管病的发病率和死亡率。防治高脂血症对提高生活质量、延长寿命具有重要的意义。

(一) 病因分类

高脂血症可分为原发性和继发性两类。原发性是由于基因缺陷所致，继发性是因系统性疾病所致。继发性高脂血症主要见于高脂肪饮食，体重增加，增龄，雌激素缺乏，系统性疾病（糖尿病、甲状腺功能减退症、胆道疾病、肾脏疾病、慢性酒精中毒等）。

> **知识链接**
>
> **高脂血症的临床表现**
>
> 高脂血症的临床表现常无任何症状。一般仅表现为：①血脂测定高于同性别正常值；②高密度脂蛋白低于同性别正常值；③多伴有脂肪肝或肥胖；④角膜弓和脂血症眼底改变；⑤可并发高血压、糖尿病、动脉粥样硬化、血小板功能亢进症等。

(二) 降脂治疗目标值

血脂异常尤其是 LDL-C 升高是导致动脉粥样硬化性心血管疾病（ASCVD）发生、发展的关键因素，所以推荐以 LDL-C 为首要干预靶点。血脂异常危险分层以及治疗目标值见表

10-2。在 LDL-C 达标的情况下，对于高 TG 血症的 ASCVD 高危和极高危患者应积极控制 TG 水平。TG 水平以空腹（禁食 12 h 以上）低于 1.7 mmol/L 为合适水平，TG≥2.3 mmol/L 为升高。

表 10-2　血脂异常危险分层以及治疗目标值

危险分层	疾病或危险因素	LDL-C 目标值
极危险	・ASCVD 患者[a]	＜1.8 mmol/L
高危	・LDL-C≥4.9 mmol/L 或 TC≥7.2 mmol/L	＜2.6 mmol/L
	・糖尿病患者 1.8 mmol/L≤LDL-C＜4.9 mmol/L 或 3.1 mmol/L≤TC＜7.2 mmol/L 且年龄≥40 岁	
	・高血压＋2 项及以上危险因素[b]	
中危	・无高血压，2 项及以上危险因素[b]	＜3.4 mmol/L
	・高血压＋1 项危险因素[b]	
低危	・无高血压，0～1 项危险因素[b]	＜3.4 mmol/L
	・高血压，无危险因素[b]	

注：a 表示 ASCVD 动脉粥样硬化性心血管疾病，包括急性冠脉综合征（ACS）、稳定型冠心病、血运重建术后、缺血性心肌病、缺血性脑卒中、短暂性脑缺血发作、外周动脉粥样硬化病等；b 表示危险因素有吸烟，年龄（男性＞45 岁、女性＞55 岁），HDL-C＜1.0 mmol/L（40mg/dL）。

二、治疗原则

纠正血脂异常的目的在于降低缺血性心血管疾病（冠心病和缺血性脑卒中）的患病率和死亡率。TC、LDL-C 和 TG 增高是冠心病的危险因素，其中以 LDL-C 最为重要，而 HDL-C 则被认为是冠心病的保护因素。

1. 继发性血脂异常

应以治疗原发病为主，如糖尿病、甲状腺功能减退症经控制后，有可能恢复正常。但是原发性和继发性血脂异常可能同时存在，如原发病经过治疗正常一段时期后，血脂异常仍然存在，考虑同时有原发性血脂异常，需给予相应治疗。

2. 综合治疗

（1）一般治疗　主要包括纠正不良的生活方式、控制体重、体育锻炼和戒烟等。

（2）饮食治疗　控制饮食可使血浆胆固醇降低 5%～10%，同时有助于减肥，并使调脂药物发挥出最佳效果。饮食治疗的目标是达到或接近标准体重，消除肥胖。

（3）调脂药物治疗　健康生活方式是首要的基本治疗措施，药物治疗需严格掌握指征。

（4）其他治疗措施　大部分血脂异常的患者，通过饮食、运动及药物治疗均可以达到比较理想的血脂调节效果，然而有极少数患者的血脂水平非常高，多伴有基因异常，这些患者可通过血浆净化治疗及外科手术治疗（部分回肠末段切除术、门腔静脉分流术等），以达到降低血脂的作用。基因治疗技术尚不成熟。

三、治疗药物的选择

（1）高胆固醇血症首选他汀类，如单用他汀不能使血脂达到治疗目标值可加用依折麦布或胆酸螯合剂,强化降脂作用,但联合用药的临床证据仍然较少。

(2) 高 TG 血症首选贝特类,也可选用烟酸类和 ω-3 脂肪酸制剂。对于重度高 TG 血症可联合应用贝特类和 ω-3 脂肪酸制剂。

(3) 混合型高脂血症一般首选他汀类,以降低 TC 与 LDL-C;但 TG≥5.6 mmol/L (500 mg/dL) 时,应首先降低 TG,以避免发生急性胰腺炎的危险,此时首选贝特类。如果 TC、LDL-C 与 TG 均显著升高或单药效果不佳,可考虑联合用药。他汀类与贝特类或烟酸类联合使用可明显改善血脂谱,但肌病和肝脏毒性的可能性增加,应予高度重视,非诺贝特与他汀类联合应用发生肌病的可能性相对较少,但仍应注意监测肌酶。

(4) 低 HDL-C 血症可供选择药物相对较少。烟酸为目前升高 HDL-C 水平较为有效的药物,升高 HDL-C 幅度为 15%~35%。他汀类和贝特类升高 HDL-C 幅度一般为 5%~10%。

> **知识链接**
>
> **中成药血脂康**
>
> 由特制红曲发酵而来,其中含洛伐他汀以及不饱和脂肪酸等成分,适用于轻中度胆固醇升高、TG 轻度升高及高密度脂蛋白降低、血脂水平边缘升高或不高的冠心病患者的调脂治疗。它同样具有他汀类药物的不良反应。

四、用药指导与患者教育

(一) 用药指导

1. 常规药物的使用方法

(1) 他汀类药物 如洛伐他汀、辛伐他汀、普伐他汀、氟伐他汀、阿托伐他汀、瑞舒伐他汀等。使用方法:一般为每日一次。洛伐他汀、辛伐他汀宜在晚餐时服用;其他可在晚间睡前服用。阿托伐他汀与瑞舒伐他汀可每日固定一个时间服用。

> **知识链接**
>
> **掌握适宜的服药时间**
>
> 提倡晚间服用他汀类,晚餐或晚餐后服药有助于提高疗效,主要缘于:
> 1. 肝脏合成脂肪峰期多在夜间。
> 2. 使药物血浆峰浓度与达峰时间 (2~3 h) 与脂肪合成峰时同步。
> 3. 他汀类药物效应体现出相应的昼夜节律,夜间服用效果好。
> 4. 药品不良反应较小。

(2) 贝丁酸类药 如氯贝丁酯、苯扎贝特、非诺贝特、吉非罗齐等。使用方法:一般为每日 2~3 次。除吉非罗齐需要在餐前 30 min 服用,其他均可在餐中服用。

(3) 烟酸类药物 如烟酸、烟酸肌醇酯、阿昔莫司等。使用方法:一般为每日 2~3 次,餐后服用。

(4) 胆酸螯合剂 如考来替泊、考来烯胺等。使用方法:一般为每日 3 次,餐前服用。

（5）胆醇吸收抑制剂　如依折麦布等。使用方法：一般为每日1次，可在一日之内任何时间服用。

（6）其他类　如普罗布考、ω-3脂肪酸等。使用方法：一般为每日2～3次，餐中或餐后服用。

2. 用药其他注意事项

（1）高脂血症合并其他心脑血管疾病或糖尿病等高危患者，需要在医师的指导下长期甚至终生接受调脂治疗。老年患者常需服用多种药物治疗，加之肝肾功能减退，易于发生药物相互作用和不良反应。因此，降脂药物剂量的选择需要个体化，起始剂量不宜大。

（2）他汀类药物与大环内酯类抗菌药物（如红霉素等）、环孢素、吉非贝齐、烟酸、免疫抑制药及同类他汀类药物合用可使横纹肌溶解和急性肾衰竭发生率增加，尽量避免同用。

（3）服用他汀类药物期间应避免饮用大量葡萄柚汁。

（4）药物治疗过程中，应监测血脂水平和不良反应，定期检查肌酸磷酸激酶（CPK）、肝功能、肾功能和血常规等。如果氨基转移酶超过正常高限3倍以上或CPK高于正常值10倍，必须立即停药。服药期间如出现不明原因的肌痛或压痛，尤其是伴有全身不适或发热时，应立即就诊。

（二）患者教育

首诊发现血脂异常时，立即开始生活方式改善，这是血脂异常治疗过程中的基础措施。

（1）调整饮食　减少饱和脂肪酸和胆固醇的摄入，其中饱和脂肪酸应少于总摄入能量的7%；胆固醇应少于200 mg/d。总能量：调节到能够保持理想的体重或能够预防体重增加。宜低盐饮食。合理的膳食结构是维持脂质代谢平衡的重要措施。其一般原则是"四低一高"，即低能量、低脂肪、低胆固醇、低糖、高纤维膳食。高脂血症膳食控制方案见表10-3。

表10-3　高脂血症膳食控制方案

食物类别	限制量	选择品种	减少或避免品种
肉类	75 g/d	瘦猪肉、牛肉、羊肉、去皮畜肉、鱼	肥肉、加工肉制品（肉肠类）、鱼子、鱿鱼；动物内脏：肝、脑、肾、肺、胃、肠
蛋类	3～4个/周	鸡蛋、鸭蛋、蛋精	蛋黄
奶类	250 g	牛奶、酸奶	全脂奶粉、奶酪等奶制品
食用油	20 g（2平勺）	花生油、菜籽油、豆油、葵花子油、色拉油、调和油、香油	棕榈油、猪油、牛油、羊油、奶油、鸡油、鸭油、黄油
糕点、零食		建议不吃	油饼、油条、炸糕、奶油蛋糕、冰激凌、雪糕
糖类	10 g（1平勺）	白糖、红糖	
新鲜蔬菜	400～500 g	深绿叶菜、红黄色蔬菜	各种水果
新鲜水果	50 g	各种水果	加工果汁、加糖果味饮料
盐	6 g		黄酱、豆瓣酱、咸菜
谷类	500 g（男）[a] 400 g（女）[a]	米、面、杂粮	
干豆	30 g	黄豆、豆腐、豆制品（或豆腐150 g，豆腐干等45 g）	油豆腐、豆腐泡、素什锦

注：a 指脑力劳动或轻体力劳动，体重正常者。

（2）控制体重　主要通过饮食控制和增加体力活动来减轻体重（每减轻 4.5 kg，LDL-C 下降 5%～8%）。减轻体重应循序渐进，在 6 个月内减 10% 左右。

（3）增加体力活动　包括足够的中等强度锻炼，每日至少消耗 837 kJ 热量。宜进行下列有氧运动：散步、游泳、慢跑、骑自行车等。每周大于（等于）5 次，每次大于（等于）30 min。适当的体力活动能够减少冠心病的危险，对存在代谢综合征的患者尤其有益。

（4）限制酒精摄入　每日饮用的酒精量，男性不超过 25 g；女性不超过 15 g。

（5）戒烟　越早戒烟越好。

 课堂活动

高脂血症患者用药咨询

一位高脂血症患者来咨询血脂康的使用，请你给该患者提供药物咨询及生活方式的指导。

第四节　支气管哮喘

支气管哮喘的用药指导

一、概述

支气管哮喘（bronchial asthma）简称哮喘，是气道的一种慢性反应性炎症性疾病。气道炎症由多种炎性细胞（如嗜酸性粒细胞、肥大细胞、T 淋巴细胞、中性粒细胞）、气道结构细胞（如平滑肌细胞、气道上皮细胞等）和细胞组分参与。这种慢性炎症导致气道高反应、可逆性气流受限，并引起反复发作喘息、气急、胸闷或咳嗽等症状，常在夜间和/或清晨发作、加剧，多数患者可自行缓解或经治疗缓解。

二、治疗原则

支气管哮喘治疗的目的：达到并维持症状的控制；维持正常活动，包括运动能力；维持肺功能水平尽量接近正常；预防哮喘急性加重；避免因哮喘治疗导致的不良反应；预防哮喘导致的死亡。

目前，虽然哮喘尚不能根治，但是以抑制炎症为主的规范治疗能够控制哮喘临床症状。哮喘治疗的目标是长期控制症状、预防未来风险的发生，即在使用量小的有效剂量进行药物治疗或不用药物的基础上，能使患者与正常人一样生活、学习和工作。经过长期规范化治疗和管理，80% 以上的患者可以达到哮喘的临床控制。

三、治疗药物的选择

1. 糖皮质激素

抑制气道炎症形成过程中的诸多环节，如抑制嗜酸性粒细胞等炎症细胞在气道的聚集，抑制炎症介质的生成和释放，增强平滑肌细胞 β_2 肾上腺素受体的反应性等。糖皮质激素是目前控制哮喘最有效的药物，分为吸入、口服、静脉用药。

（1）吸入型糖皮质激素　由于其局部抗炎作用强、全身不良反应少，已成为目前哮喘长期治疗的首选药物。常用的药物有倍氯米松、布地奈德、氟替卡松等。通常需规律吸入1～2周以上方能起效。少数患者可出现口咽白色念珠菌感染、声音嘶哑，吸药后用清水漱口可减轻局部反应和胃肠吸收。长期吸入较大剂量糖皮质激素者应注意预防全身性不良反应，可采用低-中剂量糖皮质激素与长效 β_2 受体激动剂、白三烯受体阻断剂或缓释茶碱联合使用。

(2) 口服糖皮质激素　用于吸入激素无效或需要短期加强治疗的患者。常用泼尼松和泼尼松龙。不主张长期口服激素用于延长哮喘缓解期。全身应用糖皮质激素是治疗儿童重症哮喘发作的一线药物。

(3) 静脉给药　重度或严重哮喘发作时应及早静脉给予糖皮质激素。常用氢化可的松琥珀酸钠或甲泼尼龙。地塞米松因在体内半衰期较长、不良反应较多，应慎用。

2. β_2 受体激动剂

通过激动气道的 β_2 肾上腺素受体激活腺苷酸环化酶，减少肥大细胞和嗜碱粒细胞脱颗粒和介质的释放，从而起到舒张支气管、缓解哮喘症状的作用。β_2 受体激动剂分为短效 β_2 受体激动剂（short-acting beta agonist，SABA，维持4～6 h）和长效 β_2 受体激动剂（long-acting beta agonist，LABA，维持10～12 h），LABA 又可分为快速起效（数分钟起效）和缓慢起效（30 min 起效）两种。

(1) SABA　治疗哮喘急性发作的首选药物，有吸入、口服和静脉三种制剂。首选吸入给药。常用沙丁胺醇和特布他林。吸入剂包括定量气雾剂（MDI）、干粉剂和雾化溶液。SABA 应按需间歇使用，不宜长期、单一使用。主要不良反应有心悸、骨骼肌震颤和低钾血症。

(2) LABA　常用沙美特罗和福莫特罗。福莫特罗属快速起效的 LABA，也可按需用于哮喘急性发作的治疗。与糖皮质激素联合使用是目前最常用的哮喘控制方案，联合制剂有氟替卡松/沙美特罗吸入干粉剂、布地奈德/福莫特罗吸入干粉剂。特别注意，LABA 不能单独用于哮喘的治疗。

3. 白三烯受体阻断剂

通过调节白三烯的生物活性而发挥抗炎作用，同时可以舒张支气管平滑肌，是目前除糖皮质激素外唯一可单独使用的长期控制性药物。本药单用不应用于治疗急性哮喘发作，可作为轻度哮喘糖皮质激素的替代治疗药物和中至重度哮喘的联合治疗用药，尤适用于阿司匹林哮喘、运动性哮喘和具有过敏性鼻炎哮喘患者的治疗。常用药物有孟鲁司特和扎鲁司特。

4. 磷酸二酯酶抑制剂（茶碱类药物）

通过抑制磷酸二酯酶提高平滑肌细胞内的环磷腺苷酸（cAMP）浓度，拮抗腺苷受体，增强呼吸肌的力量以及增强气道纤毛清除功能等，从而起到舒张支气管和气道抗炎作用，是治疗哮喘的有效药物之一。静脉给药主要应用于重症和危重症哮喘。由于茶碱的治疗窗窄以及茶碱代谢存在较大个体差异，有条件的应在用药期间监测其血药浓度，安全有效浓度为 $10\sim 20\ \mu g/mL$。

5. 抗胆碱药

通过阻断节后迷走神经通路，降低迷走神经张力而起到舒张支气管、减少痰液分泌的作用，但其舒张支气管的作用比 β_2 受体激动剂弱。

(1) 短效抗胆碱药异丙托溴铵　有气雾剂和雾化溶液两种剂型。主要用于哮喘急性发作的治疗，多与 β_2 受体激动剂联合应用，尤其适用于夜间哮喘及多痰的患者。

(2) 长效抗胆碱药噻托溴铵　是近年发展的选择性 M_1、M_3 受体拮抗剂，作用更强，持续时间更久（可持续24 h），目前只有干粉吸入剂。主要用于哮喘合并慢性阻塞性肺疾病

（简称慢阻肺）以及慢阻肺患者的长期治疗。

6. IgE 抗体

IgE 是重组鼠抗人 IgE 单克隆抗体，如奥马珠单抗，有阻断游离 IgE 与 IgE 效应细胞表面受体结合的作用，但不会诱导效应细胞的脱颗粒反应。主要用于吸入性糖皮质激素（ICS）和 LABA 联合治疗后症状仍未控制且血清 IgE 水平增高的重症哮喘患者。

四、用药指导与患者教育

1. 用药注意事项

（1）长期、规范治疗完全可以有效地控制哮喘。治疗必须个体化，以最小量、最简单的联合，不良反应最少，达到最佳哮喘控制为原则。

（2）吸入剂的用药教育。吸入装置分为两类：定量气雾吸入器和干粉吸入剂。其中丙酸氟替卡松气雾剂（辅舒酮）和沙丁胺醇气雾剂（万托林）都属于定量气雾剂。干粉吸入剂有沙美特罗氟替卡松（舒利迭），布地奈德福莫特罗粉吸入剂（信必可）。

药物吸入的正确使用应遵循五步法：①移去护盖，准备吸入的药物；②先缓慢吐气，排除肺内空气；③吐气后将吸入剂含于口中；④按压药罐或直接吸入，同时以正常呼吸速度深深地吸入，尽可能使药物微粒能够通过口咽部到达外周细支气管；⑤将吸入剂从口中移出，然后闭气 5～10 s，之后缓慢呼气。用完药物后应漱口，否则沉积在口咽部或下咽部的药物会吸收入胃产生副作用，特别是糖皮质激素类药物沉积在口咽部会造成念珠菌感染。

2. 患者教育

（1）对哮喘患者进行哮喘知识的健康教育，有效控制环境，避免诱发因素，需贯穿于整个哮喘治疗过程中。

（2）结合每位患者的具体情况，找出诱因以及避免诱因的方法，如减少过敏原吸入（避免接触挥发性化学物品，哮喘患者家中不应饲养宠物，花粉过敏的患者在春秋季节、大风季节应减少外出、郊游等），避免剧烈运动，忌用可以诱发哮喘的药物。

（3）学会在家中自行监测病情变化并进行评定。

（4）熟悉哮喘发作的先兆表现，学会哮喘发作时进行简单的紧急自我处理办法。

（5）建立医患之间的合作关系是实现有效的哮喘管理的首要措施。患者教育的目标是增加理解、增强技能、增加满意度、增强自信心、增加依从性和自我管理能力。

课堂活动

患者，男，36 岁，间断喘息发作 6 年余，发作时口服氨茶碱可以缓解，支气管舒张试验阳性。对于该患者，最主要的治疗是规律使用（　　）。

A. 长效 β 受体激动剂　　　　B. 短效 β 受体激动剂
C. 吸入糖皮质激素　　　　　D. 口服糖皮质激素
E. 白三烯受体阻断剂

分析：糖皮质激素是当前控制哮喘发作最有效的药物。通常规律吸入 1～2 周方可见效。A、B 均为缓解哮喘发作的药物。D 为用于吸入无效或短期加强的患者。故选 C。

知识链接

干粉吸入器装置

干粉吸入器是通过使用者主动吸入空气的动能分散药物微粒,干粉雾颗粒的流速与使用者的吸气流速相吻合。

贮存剂量型涡流式干粉吸入器,俗称都保。使用方法见下图。

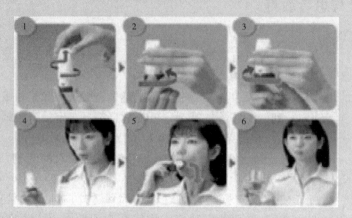

①旋松盖子并拔出。②使旋柄在下方,握住吸入器使之直立。将旋柄朝任意方向拧到底。③将旋柄再旋回到原来位置,听到咔哒声表明已往吸入器中加入一个剂量的药物。④呼气,不可对着吸嘴呼气。⑤轻轻地把吸嘴放在上下牙齿之间,双唇包住吸嘴,用力且深长地用嘴吸气。⑥然后屏住气,从口中拿出喷嘴,不要呼吸,闭住嘴,屏气 5~10 s,然后慢慢呼气即可。吸入所需剂量后,盖上盖子,用水漱口,不要吞咽。

第五节 糖尿病

糖尿病的用药指导

一、概述

糖尿病(diabetes mellitus,DM)是由遗传因素、免疫功能紊乱、微生物感染及其毒素、自由基毒素、精神因素等各种致病因子作用于机体导致胰岛素分泌绝对或相对不足而引发的糖、蛋白质、水和电解质等一系列代谢紊乱综合征,临床上以高血糖为主要特点,典型病例可出现"三多一少"症状。

(一)糖尿病的类型

(1)1型糖尿病(胰岛素依赖型) β细胞破坏,常导致胰岛素绝对缺乏。

(2)2型糖尿病(非胰岛素依赖型) 约占糖尿病患者总数的90%,主要由遗传易感性、高热量饮食、缺少运动、向心性肥胖等复杂的病理生理过程联合作用而致高血糖。

(3)其他特殊类型糖尿病 包括某些遗传缺陷、胰腺病变(胰腺炎、胰腺创伤、胰腺肿瘤)、内分泌病变(生长激素、肾上腺皮质激素、胰高血糖素、肾上腺素可拮抗胰岛素的作用)等。妊娠糖尿病是妊娠过程中初次发现的任何程度的糖耐量异常。

(二）临床表现

许多糖尿病患者并无明显症状，部分可有多饮、多尿、多食、消瘦和体重减轻、疲乏无力等。

 知识链接

糖尿病的主要并发症

1. 靶器官损伤　①糖尿病性心肌病；②糖尿病合并高血压；③糖尿病肾病；④糖尿病眼病；⑤糖尿病足病。
2. 微血管和大血管病变　前者包括视网膜病变、肾病、神经病变；后者有冠心病、高血压、周围血管病变、糖尿病足、脑血管疾病。
3. 糖尿病急性并发症　糖尿病酮症酸中毒、高渗性非酮症高血糖症、低血糖症（血糖低于 3 mmol/L）、糖尿病非酮症高渗昏迷。

此外，1 型糖尿病患者常见有高甘油三酯血症。2 型糖尿病患者一般均有高胰岛素血症存在，并普遍有胰岛素抵抗。

4. 糖尿病感染　糖尿病并发感染的概率较高，发生率为 33%～90%，尤其对血糖控制不好或受外伤情况下更易发生。感染可见于全身各个系统。糖尿病与感染是相互影响、互为因果的两种疾病，感染可加重糖尿病，而糖尿病则易感染。

（三）诊断依据

有典型糖尿病症状（多饮、多尿和不明原因体重下降等）、一日当中任意时候血糖≥200 mg/dL（11.1 mmol/L），或者空腹至少 8 h 后的血糖≥126 mg/dL（7.0 mmol/L），或者葡萄糖耐量试验（OGTT）2 h 的血浆葡萄糖浓度≥200 mg/dL（11.1 mmol/L）。上述检查结果需要在另外一天进行重复测定，以对糖尿病诊断进行核实。

二、治疗原则

糖尿病治疗是一种综合性治疗，具体原则包括 5 个方面，称为"5 驾马车"。①糖尿病的教育与心理治疗：其主要目的是让糖尿病患者真正懂得糖尿病，知道如何对待和处理糖尿病。②糖尿病饮食治疗：使糖尿病患者做到合理用餐，为糖尿病的其他治疗手段奠定基础。③运动疗法：让患者长期坚持适量的体育锻炼，保持血糖水平正常和身体健康。④糖尿病的药物治疗：在单纯饮食及运动治疗不能使血糖维持基本正常水平时，适当选用口服降糖药物或胰岛素，并根据临床需要，服用降血脂、降血压及其他药物，使患者维持全面正常状态。⑤糖尿病病情的监测：定期对患者的血液、尿液、心脏及眼底变化情况进行检查，以期详细了解病情，指导治疗。

三、治疗药物的选择

1. 1 型糖尿病的药物治疗

1 型糖尿病患者的胰岛素分泌不足，可选用胰岛素注射给药，或与 α-糖苷酶抑制剂、双胍类降糖药联合使用。

2. 2 型糖尿病的药物治疗

（1）2 型肥胖型糖尿病患者（体重超过理想体重 10%），经饮食和运动治疗尚未达标者，尤其是伴高脂血症、高甘油三酯血症、高密度脂蛋白水平低者可首选二甲双胍。

（2）2型非肥胖型糖尿病患者，在有良好的胰岛β细胞储备功能、无高胰岛素血症时可应用促胰岛素分泌剂（磺酰脲类降糖药和格列奈类）。长效磺酰脲类控制不佳的2型糖尿病容易使胰岛β细胞功能恶化，磺酰脲类降糖药有低血糖不良反应，需密切监测血糖，老年人不建议使用。

（3）单纯餐后血糖高，而空腹和餐前血糖不高，首选α-葡萄糖苷酶抑制剂。

（4）餐后血糖升高为主，伴餐前血糖轻度升高，首选胰岛素增敏剂噻唑烷二酮类。

（5）糖尿病合并肾病者可首选格列喹酮。

（6）老年患者对低血糖的耐受能力差，应选择降糖平稳、安全的降糖药物，如α-糖苷酶抑制剂、胰高血糖素样肽（GLP-1）、三肽基肽酶4（DPP-4）抑制剂、甘精胰岛素等。

（7）儿童1型糖尿病可用胰岛素治疗；目前，对于儿童2型糖尿病仅有二甲双胍被批准使用。

（8）经常出差，进餐不规律的患者，选择每日1次用药（如格列美脲）更为方便，依从性好。

（9）针对伴发疾病，抗高血压药、调脂药、抗血小板药和改善微循环药应该综合使用。

3. 胰岛素制剂种类与其特点

胰岛素是最有效的降糖药物，按作用时间长短分为超短效、短效、中效、长效、超长效等胰岛素。根据睡前和3餐前血糖水平分别调整睡前和3餐前的胰岛素用量，每3～5日调整1次，每次调整1～4 U。胰岛素的制剂种类与其特点见表10-4。

表10-4 胰岛素制剂种类与其特点

类别	制剂名称	起效时间/h	作用达峰时间/h	维持时间/h	给药时间/min
超短效	门冬或赖脯胰岛素	0.12～0.2	0.6～1.5	2～5（皮下）	餐前10
短效	普通胰岛素	0.5～1	1.5～4	3～6（皮下）	餐前15～30
中效	低精蛋白锌胰岛素	1～2	6～12	12～18（皮下、肌内）	餐前30～60
长效	精蛋白锌胰岛素	4～6	14～20	24～36（皮下）	早餐前30～60，qd
超长效	地特胰岛素	3～6	6～8	6～24（皮下）	固定时间，qd
	甘精胰岛素	2～5	5～24	18～24（皮下）	固定时间，qd
预混*	双时相低精蛋白锌单峰胰岛素	0.5	2～8	24（皮下）	早餐前30，qd

注：*预混胰岛素中诺和灵30R、优泌林70/30组成为30%短效胰岛素加70%中效胰岛素；诺和灵50R、优泌林50/50为50%短效胰岛素加50%中效胰岛素。

四、用药指导与患者教育

1. 用药指导

（1）糖尿病患者的药物治疗包括口服降糖药、注射胰岛素、中医中药以及多种辅助药物治疗。叮嘱患者要坚持按时按量用药，药物剂量不能时减时增，应在医师指导下调整剂量。定期监测血糖、糖化血红蛋白、尿常规、血压、血脂及肝、肾功能等。

（2）采用"精细降糖"策略，一种或几种药的联合使用可使糖尿病患者得到更个体化的治疗，发挥降糖药的最大作用并减少不良反应。当糖尿病患者的血糖水平控制在接近正常水平时，为避免低血糖的发生，需采取"精细降糖"的措施，包括指导患者采取更严格的饮食和运动计划、更密切的血糖监测和对降糖药的合理应用。在降糖药的选择上，越接近人体控制血糖生理模式的药物，越能帮助人们安全接近正常血糖的目标。

（3）需注意各药的禁忌证和不良反应，尤其是降糖药可诱发低血糖和休克，严重者甚至致死。药师应提示患者注意，低血糖是使用降糖药后出现的常见不良反应。正常用药的患者有时会由于其他原因导致食物摄入减少，有可能会引发低血糖。

低血糖症状：心悸、乏力、出汗、饥饿感、面色苍白、震颤、恶心、呕吐等；严重者意识模糊、精神失常、肢体瘫痪等。

对策：①及时测定血糖。②患者意识尚清醒，应及时补充含糖食物如葡萄糖、饮料、蜂蜜等。低血糖症状可能暂时缓解。但有些药物降糖作用会持续数小时，低血糖症状可能再次出现，应警惕。③若患者意识不清，应立即送医院急救，同时带着患者服用的降糖药以便医师了解病情。④糖尿病患者单独外出时，随身携带标有常用药物、联系电话的提示卡。一旦出现低血糖，立即食用葡萄糖水和糖果、巧克力、甜点或静脉滴注葡萄糖注射液。

（4）根据不同药物吸收、生物利用度和药效特点，告知患者适宜的使用时间。磺酰脲类：餐前30 min；双胍类：餐中或餐后；非磺脲类胰岛素促泌剂：餐前0～15 min。α-葡萄糖苷酶抑制剂：与第一口食物一起服用。噻唑烷二酮类：餐前、进餐或餐后服用均可。胰岛素类：餐前注射，人胰岛素（如：诺和灵30R），餐前15～30 min注射。

（5）注射胰岛素时宜注意：①注射时宜变换注射部位，两次注射点要间隔2 cm，以确保胰岛素稳定吸收，同时防止发生皮下脂肪营养不良。②未开启的胰岛素应冷藏保存，冷冻后的胰岛素不可再应用。③使用中的胰岛素笔芯不宜冷藏，可与胰岛素笔一起使用或随身携带，在室温下最长可保存4周。

（6）α-葡萄糖苷酶抑制剂常致胀气（胃胀者约50%、腹胀者约30%），其可通过缓慢增加剂量和控制饮食而减轻反应的程度，或多在继续用药中消失。

（7）服用降糖药物时不宜饮酒，乙醇可加重或延迟低血糖症状，并可抑制肝糖异生。

知识链接

规避合用升高血糖的药物

服用一些影响糖代谢的药物可引起一过性的血糖升高，停药后血糖会很快恢复正常。因此，糖尿病患者应慎用或尽量规避以下药物。

1. **肾上腺糖皮质激素**：泼尼松、泼尼松龙、甲泼尼松、氢化可的松、地塞米松等可调节糖代谢，中长程应用可出现多种代谢异常，包括高血糖。
2. **甲状腺激素**：左甲状腺素钠、碘塞罗宁钠可使胰岛素水平下降。
3. **利尿剂**：呋塞米、依他尼酸等可抑制胰岛素释放，使糖耐量降低，血糖升高等。
4. **氟喹诺酮类**：加替沙星可致严重或致死性低血糖或高血糖、糖尿病、糖耐量异常等。
5. **非甾体抗炎药**：阿司匹林、吲哚美辛等偶尔可引起高血糖。
6. **抗精神病药**：氯氮平、奥氮平、喹硫平、利培酮、氯丙嗪等可引起葡萄糖调节功能异常。
7. **抗肿瘤药**：曲妥珠单抗、利妥昔单抗可引起高血糖。

第十章　居家用药指导

2. 患者教育

（1）饮食治疗　要坚持十六字方针——总量控制，等（热）量交换，掌握比例，食谱广泛。

目标：获得并维持理想的血糖水平，减少心血管危险因素，包括血脂异常和高血压，提供均衡营养的膳食。维持合理体重：超重的患者体重减少的目标是体重在3～6个月减轻5%～10%。消瘦的患者应通过均衡的营养计划恢复理想体重，并长期维持理想体重。

对患者进行饮食教育时可以使用糖尿病每日饮食手掌法则（图10-1）。

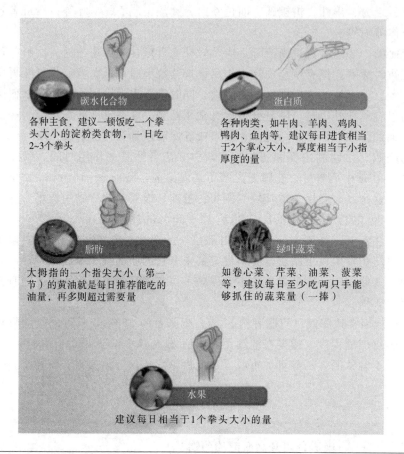

图10-1　糖尿病每日饮食手掌法则

（2）体力活动　体力活动在2型糖尿病的管理中占有重要的地位，运动增加胰岛素的敏感性，可以改善血糖控制，有利于减轻体重。运动频率和时间为每周至少150 min。中等强度的体力活动包括快走、打太极拳、骑车、打高尔夫球和园艺活动。较强体力活动为舞蹈、有氧健身、慢跑、游泳、上坡骑车。每周最好进行2次肌肉运动如举重训练，训练时阻力为轻度或中度。运动项目要和患者的年龄、社会、经济、文化背景及体质相适应。养成健康的生活习惯，将有益的体力活动融入日常生活中，如尽量少用汽车代步和乘电梯等。活动量大或激烈活动时应建议糖尿病患者调整食物及药物，以免发生低血糖。

（3）血糖的自我监测　自我监测是指导血糖控制达标的重要措施，也是减少低血糖风险的重要手段。指尖毛细血管血糖检测是最理想的方法，血糖自我监测适用所有糖尿病患者。

监测频率：血糖控制差的患者或病情为危重者应每日监测4～7次，直到病情稳定，血糖得到控制。当病情稳定或已达血糖控制目标时可每周监测 1~2 次。使用胰岛素治疗者在治疗开始阶段每日至少测血糖 6 次，达到治疗目标后每日自我监测血糖 2~4 次。使用口服药和生活方式干预的患者每周监测血糖 2~4 次。

课堂活动

胰岛素使用咨询

一糖尿病患者想要注射胰岛素，来药店咨询，请药师提供各种胰岛素的相关信息及使用注意点。

第六节　痛风

痛风的用药指导

一、概述

痛风（gout）是嘌呤代谢障碍所致的一组异质性慢性代谢性疾病，因血尿酸增高及尿酸盐结晶在关节和组织沉积而引起的一组综合征，其临床特点为高尿酸血症（hyperuricemia）、反复发作的痛风性急性关节炎、间质性肾炎和痛风石形成，严重者伴关节畸形或尿酸性尿路结石。

高尿酸血症的诊断：正常嘌呤饮食状况下，非同日 2 次空腹尿酸水平增高，男性＞420 μmol/L（7.0 mg/dL），女性＞360 μmol/L（6.0 mg/dL）。当嘌呤的代谢异常、体内核酸大量分解或食入高嘌呤食物时，血尿酸水平升高，形成暂无症状、无痛风石的高尿酸血症。

引起高尿酸血症的原因主要有三种。①尿酸生成过多：如高嘌呤饮食、饮酒、药物、溶血、骨髓增生性疾病（白血病、多发性骨髓瘤）、横纹肌溶解（药物、创伤）等。②尿酸排出减少：如遗传因素、肥胖者、某些药物（噻嗪类利尿剂、胰岛素、青霉素、环孢素、阿司匹林等）、肾功能不全、酸中毒。③混合性因素：尿酸生成增多和排除减少同时存在。

部分高尿酸血症患者随着血尿酸水平的升高，过饱和状态的尿酸钠微小结晶析出，沉积于关节、滑膜、肌腱、肾及结缔组织等组织或器官（中枢神经系统除外），形成痛风结石，引发急、慢性炎症和组织损伤，出现关节炎、尿路结石及肾疾病等多系统损害。5%~12%的高尿酸血症者最终发展为痛风。

引起痛风发作的诱因有关节损伤、暴饮暴食、过度疲劳、受湿冷、药物、感染、创伤及手术等。

痛风可分为原发性和继发性两种。原发性痛风常有家族遗传史，是一种先天性代谢缺陷，主要是体内嘌呤的合成过多，产生过多的尿酸，其中部分患者的尿酸排除过少。继发性痛风无家族史，多继发于肿瘤、白血病等所致核酸大量分解及肾功能减退而造成的尿酸排泄减少；或由于药物抑制肾小管的排泄能力而致尿酸的排除不畅，体内尿酸蓄积过多。原发性痛风多见于中、老年人，男性占 95%，女性多于绝经期后发病，常有家族遗传史。较多患者伴有肥胖、2 型糖尿病、高脂血症、高血压、动脉硬化和冠心病等。

二、治疗原则

目前，原发性痛风尚无根治方法，但控制高尿酸血症可使病情逆转。

1. 一般治疗

（1）生活方式改变。蛋白质摄入量限制；忌食高嘌呤食物；戒酒，避免诱发因素；鼓励多饮水，使每日尿量在 2000 mL 以上。

（2）物理治疗。对有炎症的关节可行红外线、透热疗法、矿泉浴、沙泥疗法及推拿。

（3）当尿 H^+ 浓度在 1000 nmol/L（pH 值 6.0 以下）时，需碱化尿液。如口服碳酸氢钠，使尿 H^+ 浓度维持在 316.3～630.9 nmol/L（pH 值 6.2～6.5）。晨尿酸性时，晚上加服乙酰唑胺，以增加尿酸溶解度，避免结石形成。不宜使用抑制尿酸排泄的药物。

2. 药物治疗

治疗目标是急性发作期缓解关节疼痛和炎症，在发作间歇期控制血尿酸水平，预防复发和慢性痛风带来的多系统损害。

对于无症状高尿酸血症也应积极地分层治疗。如果合并心血管或代谢性疾病危险因素者，男性大于 420 μmol/L、女性大于 360 μmol/L 即应开始降尿酸治疗；如果无心血管或代谢性疾病的危险因素者，建议生活方式指导（低嘌呤饮食等），若血尿酸水平超过 540 μmol/L（9.0 mg/dL）应开始降尿酸药物治疗。

三、治疗药物的选择

1. 痛风急性发作期

以控制关节炎症（红肿、疼痛）为目的，尽早使用抗炎药，首选秋水仙碱。对剧痛者首选对乙酰氨基酚、吲哚美辛、双氯芬酸，次选布洛芬、尼美舒利。肾上腺糖皮质激素（次选）停药后易复发，仅在上述药无效时才使用，症状缓解后逐渐减量停药。

2. 发作间歇期

尿酸排泄药：苯溴马隆，餐后服用，连续 36 个月（适用于间歇期、慢性发作）。丙磺舒：适用于间歇期。

抑制尿酸生成药：别嘌醇和非布司他，适用于间歇期、慢性发作。

3. 慢性痛风和痛风性肾病

可应用别嘌醇。对慢性痛风性关节炎或关节炎反复发作而控制不佳者，可在应用抑制血尿酸药的同时，加用小剂量秋水仙碱或加用吲哚美辛。

四、用药指导与患者教育

（一）用药指导

1. 用药监测

使用痛风治疗药物之前及用药期间应定期检查血尿酸及 24 h 尿尿酸水平，以此作为调整药物剂量的依据。应定期检查血常规及肝肾功能。

2. 常见抗痛风药物的合理应用及用药指导

（1）秋水仙碱 不宜用作长期预防痛风性关节炎发作的药物，若长期应用可引起骨髓抑制，如粒细胞和血小板计数减少、再生障碍性贫血、脱发等。痛风晚期中毒症状有血尿、少尿、肾衰竭。秋水仙碱在治疗急性痛风期间，每个疗程间隔 3 日，以免发生蓄积性中毒，患者疼痛一旦消失立即停药。胃肠道反应是严重中毒的前驱症状,一旦出现也应立即停药,否则会引起剧毒反应。

(2) 别嘌呤 ①痛风急性期禁用。通常在痛风发作控制后 2 周开始服用,但对在缓解期已应用的患者在急性发作时可继续应用。②应用初期可发生尿酸转移性痛风发作,故于初始 4～8 周内与小剂量秋水仙碱联合服用。③酒、茶、咖啡等饮料均可降低别嘌醇的疗效,应避免同服。④进食低蛋白质食物时,由于肾小管对氧嘌呤醇吸收增加,导致别嘌醇及氧嘌呤醇的生物利用度增加,应告知患者在用药期间,不宜过度限制蛋白质的摄入。⑤为了避免别嘌醇引起严重的过敏反应,可以在用药前进行基因检测。建议首次服用别嘌醇的患者应检测 HLA-B*5801 等位基因。阳性的患者禁止使用。⑥服用别嘌醇后可出现眩晕,用药期间不宜驾驶车船、飞机和操作机械。⑦对与肿瘤化疗相关的高尿酸血症者,别嘌醇的治疗应在肿瘤化疗前开始。

(3) 丙磺舒 ①痛风急性发作期禁用。但在服药治疗期间有急性痛风发作,可继续服用原剂量,同时给予秋水仙碱和 NSAID。②治疗初期,由于尿酸盐由关节析出,可能会加重痛风发作,因此,在用药期间应摄入充足的水分（2500 mL/d）,并维持尿液呈微碱性,保证尿液 pH 值在 6.0～6.5,以减少尿酸结晶和痛风结石及肾内尿酸沉积的危险。③与别嘌醇联合应用时需酌情增加别嘌醇的剂量,因丙磺舒可加速别嘌醇的排泄而别嘌醇可延长丙磺舒的血浆半衰期。④不宜与阿司匹林和水杨酸盐联合服用。阿司匹林可抑制丙磺舒的尿酸排出作用,丙磺舒也可抑制阿司匹林由肾小管的排泄,使阿司匹林的毒性增加。

(4) 苯溴马隆 ①痛风急性发作者不宜服用,以防发生转移性痛风。②在治疗初期宜同时服用秋水仙碱或 NSAID（非阿司匹林或水杨酸类药）,以避免诱发痛风急性发作,直到高尿酸血症被纠正至少 1 个月后。③肾功能不全者（血肌酐≥130 μmol/L）仍有效,注意大量饮水,保持尿量超过 2000 mL/d,碱化尿液（尿 pH 值维持于 6.5）。④不宜联合服用阿司匹林和水杨酸盐,因其可抑制本品排除尿酸的作用。⑤与别嘌醇合用有协同作用。⑥服药期间如痛风急性发作,建议将所用药量减半,必要时服用秋水仙碱或 NSAID。⑦用药期间如出现持续性腹泻应立即停药。

(5) 非布司他 为特异性黄嘌呤氧化酶抑制剂,有良好的降尿酸效果,为痛风患者的一线降尿酸药,尤其适用于慢性肾功能不全患者。口服后主要在肝脏代谢,经肾脏和肠道双通道排泄,与其他降尿酸药物相比,其降尿酸效果及肾脏的保护作用更佳。给药时,无需考虑食物和抗酸剂的影响。但在合并心脑血管疾病的老年人中应谨慎使用,并密切关注心血管事件。

3. 痛风急性期不宜用阿司匹林镇痛

阿司匹林可抑制肾小管的分泌转运而致尿酸在肾脏潴留,并可使血浆糖皮质激素浓度受到抑制、血浆胰岛素增高和血尿酸排泄减少,使尿酸在体内滞留,引起血尿酸水平升高。尽管小剂量阿司匹林会升高血尿酸,但作为心血管疾病的防治手段不建议停用。

(二) 患者教育

(1) 应告知患者痛风治疗重要的是调整生活方式,坚持长期治疗,减少痛风反复发作,提高患者治疗的依从性。

(2) 健康的生活方式包括避免摄入高嘌呤食物（如动物内脏、海鲜、肉汤、干豌豆等）;每日饮水 2000～3000 mL;戒烟限酒（啤酒、白酒）;加强锻炼,控制体重;增加碱性食物（香蕉、西瓜、南瓜、黄瓜、草莓、苹果、菠菜、萝卜、四季豆、莲藕、海带）的摄取。

>
> **知识链接**
>
> **避免应用可致血尿酸水平升高的药物**
>
> 1. NSAID、贝诺酯。
> 2. 利尿剂：氢氯噻嗪等可增加近曲小管对尿酸的再吸收，减少肾小管对尿酸的分泌，其他利尿剂呋塞米、托拉塞米、依他尼酸也有此作用。
> 3. 胰岛素。
> 4. 免疫抑制剂：环孢素、硫嘌呤、麦考酚吗乙酯、他克莫司、西罗莫司、巴利昔单抗（剂量相关效应）。
> 5. 抗生素：青霉素、洛美沙星、莫西沙星，抗结核药（吡嗪酰胺、乙胺丁醇）等减少尿酸排泄而引起高尿酸血症。
> 6. 维生素：维生素 C、维生素 B_1。
> 7. 抗肿瘤药：环磷酰胺、异环磷酰胺、白消安、塞替派、阿糖胞苷、巯鸟嘌呤、巯嘌呤、羟基脲、长春碱、长春新碱、长春地辛、门冬酰胺酶、培门冬酶、替尼泊苷、顺铂、卡铂、洛铂、奈达铂、奥沙利铂等均可引起高尿酸血症，治疗时宜同时给予别嘌醇并碱化尿液。

（3）了解病因和诱因，减少发作。预防相关慢性病如高血脂、高血压、肥胖、高血糖等；对于合并高血压的患者，必须在降压治疗的同时注意血尿酸水平，特别是联合使用利尿剂时，必要时可选择兼具降压和降尿酸的血管紧张素受体拮抗剂，如氯沙坦。

（4）高尿酸血症的高危人群包括高龄、男性、肥胖、一级亲属中有痛风史、静坐缺乏运动等不良生活方式、合并代谢性疾病者。对于高危人群，应进行筛查，及早发现。

第七节　骨质疏松

一、概述

骨质疏松症（osteoporosis）是最常见的骨骼疾病，是一种以骨量低、骨组织微结构损坏，导致骨脆性增加，易发生骨折为特征的全身性骨病。60 岁以上人群骨质疏松症患病率明显增高，女性尤为突出。

1. 病因

骨质疏松症按病因分为原发性和继发性两大类。原发性骨质疏松症包括绝经后骨质疏松症（Ⅰ型）、老年骨质疏松症（Ⅱ型）和特发性骨质疏松症（包括青少年型）。绝经后骨质疏松症一般发生在女性绝经后 5～10 年内；老年骨质疏松症是指 70 岁以后发生的骨质疏松。特发性骨质疏松症主要发生在青少年，病因尚未明确。继发性骨质疏松症是指由任何影响骨代谢的疾病和/或药物及其他明确病因导致的骨质疏松。

2. 临床表现

骨质疏松症初期通常没有明显的临床表现，因而被称为"寂静的疾病"或"静悄悄的流行病"。但随着病情进展，骨量不断丢失，骨微结构破坏，患者会出现骨痛，脊柱变形，甚至发生骨质疏松性骨折等后果。部分患者可没有临床症状,仅在发生骨质疏松性骨折等严重并发症后才被诊断为骨质疏松症。

二、治疗原则

1. 治疗目标

改善骨骼生长发育,促进成年期达到理想的峰值骨量;维持骨量和骨质量,增加骨密度,预防增龄性骨丢失;避免跌倒和骨折。无论哪种类型的骨质疏松,其治疗及预防的原则相同。

2. 基础措施

(1) 调整生活方式 保持健康的生活方式,包括加强营养,均衡膳食;规律运动,防止跌倒;充足日照;戒烟、限酒;避免过量饮用咖啡及碳酸饮料;尽量避免或少用影响骨代谢的药物。

(2) 应使用骨健康的基本补充剂 补充钙和维生素D为预防和治疗骨质疏松症的基本措施。

三、治疗药物的选择

1. 骨健康的基本补充剂

主要有碳酸钙D_3、醋酸钙、枸橼酸钙、维生素D滴剂(或胶囊)等。

2. 抗骨质疏松药物

抗骨质疏松药物按作用机制可分为骨吸收抑制剂、骨形成促进剂及其他机制类药物。抗骨质疏松症药物疗程应个体化,所有治疗应至少坚持1年,一般为3~5年。

(1) 适应证 ①经双能X线吸收检测法(DXA)检测骨密度确诊为骨质疏松症的患者。②已经发生过椎体或髋部脆性骨折者。③低骨量但具有高骨折风险或发生过某些部位(肱骨上段、前臂远端或骨盆)脆性骨折的患者。

(2) 骨吸收抑制剂 常用的有双膦酸盐、降钙素、雌激素等。

(3) 骨形成促进剂 特立帕肽,它是甲状旁腺激素类似物。

(4) 其他机制类药物 活性维生素D及其类似物、维生素K_2、锶盐等,最常用的是活性维生素D及其类似物。

四、用药指导与患者教育

1. 用药指导

(1) 钙剂 任何类型骨质疏松均应补充适量钙剂,使元素钙的总摄入量达800~1200 mg/d。碳酸钙含钙量高,吸收率高,易溶于胃酸,常见不良反应为上腹不适和便秘等。枸橼酸钙含钙量较低,但水溶性较好,胃肠道不良反应小,枸橼酸有可能减少肾结石的发生,适用于胃酸缺乏和有肾结石风险的患者。在骨质疏松症的防治中,钙剂应与其他药物联合使用。服用钙剂,一次大剂量顿服,不如分次服用的吸收率好,一般建议在饭后服用。

(2) 维生素D 维生素D是一种脂溶性维生素,需和食物一起服用,可以帮助其吸收。应用时应注意个体差异和安全性,定期监测血钙和尿钙浓度,防止发生高钙血症和高磷血症。

活性维生素D及其类似物:更适用于老年人、肾功能减退以及1α-羟化酶缺乏或减少的患者,具有提高骨密度,减少跌倒,降低骨折风险的作用。目前,有1α-羟维生素D_3(α-骨化醇)和1,25-双羟维生素D_3(骨化三醇)两种,应用活性维生素D的同时宜补充较大剂量的钙剂,并建议定期检测患者血钙和尿钙水平。在治疗骨质疏松症时,可与其他抗骨质疏松药物联合应用。

知识链接

补钙小误区

误区一：钙片吃多了会得肾结石

补钙是否会增加发生肾结石的风险，这是人们最关心的安全问题。至今没有确切的证据阐明补充钙剂与肾结石的关系。补充没有超过推荐剂量的钙可与肠道中的草酸结合，从而使血中的尿草酸盐浓度降低，进而减少肾结石的形成。因此，适量的钙摄入是安全的。

误区二：降压药物钙通道阻滞剂与补钙不可以同时进行

答案是可以！虽钙通道阻滞剂与钙剂看起来好像是对立的，但是实际上钙剂与钙通道阻滞剂并不矛盾。钙通道阻滞剂选择性地与钙通道结合，而不是与 Ca^{2+} 结合，因此不会降低血液中的 Ca^{2+} 浓度，也不阻抑 Ca^{2+} 与磷结合，因此不会影响钙剂的补钙作用和其他生理作用。

误区三：补钙能预防肿瘤的发生

关于补钙与肿瘤，研究较多的是大肠癌，至于补钙能否预防大肠癌的发生，至今尚无一致的结论。肿瘤患者血钙浓度过高可引起食欲不振、呕吐，还可引起中枢神经症状和记忆障碍，甚至使机体呈睡眠状态，严重时可发生昏迷。因此，肿瘤患者不能盲目补钙。

(3) 双膦酸盐类 是目前临床上应用最为广泛的抗骨质疏松药物。双膦酸盐能够特异性结合到骨重建活跃的骨表面，抑制破骨细胞功能，从而抑制骨吸收。双膦酸盐类药物主要包括阿仑膦酸钠、唑来膦酸、利塞膦酸钠等。常用口服制剂是阿仑膦酸钠片，应在清晨未进食前用一满杯白开水送服，服药后 30 min 保持坐位或站位，避免进食。否则会增加发生食道不良反应的危险，因为药物会对上消化道黏膜产生局部的刺激。双膦酸盐类药物总体安全性较好，但需注意可能会出现一些不良反应，如：①胃肠道反应。②一过性"流感样"症状：首次口服或静脉输注含氮双膦酸盐可出现一过性"流感样"不良反应，如 3 日内不能缓解，可用非甾体抗炎药或其他解热镇痛药对症治疗。③肾脏毒性：肌酐清除率＜35 mL/min 患者禁用。④下颌骨坏死：对患有严重口腔疾病或需要接受牙科手术的患者，不建议使用该类药物。⑤非典型股骨骨折：一旦出现大腿或者腹股沟部位疼痛，应进行双股骨 X 线摄片检查，一旦确诊应立即停止使用双膦酸盐等抗骨吸收药物。

(4) 降钙素类 降钙素能抑制破骨细胞的生物活性，减少破骨细胞数量，减少骨量丢失并增加骨量。降钙素类药物的另一突出特点是能明显缓解骨痛，对骨质疏松症及其骨折引起的骨痛有效。目前，应用于临床的降钙素类制剂有两种：鳗鱼降钙素类似物和鲑鱼降钙素。总体安全性良好，少数患者可有面部潮红、恶心等不良反应，偶有过敏现象。可按照药品说明书的要求，确定是否做过敏试验。降钙素连续使用时间一般不超过 3 个月。

(5) 性激素补充治疗 包括雌激素补充疗法和雌、孕激素补充疗法，能减少骨丢失，降低骨质疏松性椎体、非椎体及髋部骨折的风险，是防治绝经后骨质疏松症的有效措施。建议激素补充治疗遵循以下原则：明确治疗的利与弊；应用最低有效剂量；治疗方案个体化；坚持定期（每年）随访和安全性检测（尤其是乳腺和子宫），每年进行利弊评估。

(6) 特立帕肽 是甲状旁腺激素类似物，间断小剂量使用能刺激成骨细胞活性，促进骨形成，增加骨密度，降低椎体和非椎体骨折的发生风险。常见的不良反应为恶心、肢体疼痛、头痛和眩晕。特立帕肽疗程不应超过 2 年。停药后应序贯使用抗骨吸收药物治疗，以维持或增加骨密度，持续降低骨折风险。

(二)患者教育

(1) 加强营养，均衡膳食　建议摄入富含钙、低盐和适量蛋白质的均衡膳食，推荐每日蛋白质摄入量为 0.8~1.0 g/kg 体质量，并每日摄入牛奶 300 mL 或相当量的奶制品。

(2) 充足日照　建议上午 11 时至下午 3 时，尽可能多地暴露皮肤于阳光下晒 15~30 min（取决于日照时间、纬度、季节等因素），每周两次，以促进体内维生素 D 的合成，尽量不涂抹防晒霜，以免影响日照效果。但需注意避免强烈阳光照射，以防灼伤皮肤。

(3) 规律运动　建议进行有助于骨健康的体育锻炼和康复治疗。运动可改善机体敏捷性、力量、姿势及平衡等，减少跌倒的风险。运动还有助于增加骨密度。适合于骨质疏松症患者的运动包括负重运动及抗阻运动，推荐规律的负重及肌肉力量练习，以减少跌倒和骨折风险。

学习小结

本章主要介绍了常见慢性疾病的居家用药指导，包括治疗原则、治疗药物的选择、用药指导与患者教育。目的在于让药师掌握和了解常见病的药物治疗管理，引导药师职责由供应型向药学服务的转型，提高综合素质和水平，参与药物治疗方案的制订，指导患者合理正确地使用药物。学习本章，应掌握各常见慢性病的临床基础（如发病机制、病因、表现等）以及其治疗和合理用药（如治疗目标、原则、用药种类等），能够给予患者正确全面的用药指导和用药教育，从而在开展药学服务实践中，保障患者用药的安全、有效、经济和适宜。

目标检测

一、最佳选择题（请从中选择一个最佳答案）

1. 男性，35 岁。血压 180/100 mmHg，经服硝苯地平及血管紧张素转换酶抑制剂治疗 3 周后，血压降至 120/80 mmHg，关于停药问题应是（　　）。

　　A. 可以停服降压药

　　B. 停药后血压增高再服

　　C. 继续服药，血压平稳控制 1~2 年后，再逐渐减少剂量至停服一种药，如血压不稳定，即表明需长期服用能保持血压稳定的最小剂量

　　D. 为避免血压下降过低，应停药

　　E. 立即减少药物剂量待症状出现随时恢复用

2. 高血压药物治疗原则错误的是（　　）。

　　A. 采用最小有效剂量，以获得可能的疗效，而使不良反应降到最小

　　B. 为有效地防治靶器官损害，要求一日 24 h 血压稳定于目标范围内

　　C. 为使降压效果增大而不增加不良反应，用低剂量单药治疗效果不佳时，可采用两种或以上药物联合治疗

　　D. 血压平稳控制 1~2 个月后，可根据需要逐步减少抗高血压药的品种和数量

　　E. 需长期降压治疗，不要频繁改变治疗方案

3. 横纹肌溶解症是下列哪种降脂药的不良反应（　　）。

　　A. HMG-CoA 还原酶抑制剂　　　　B. 弹性酶

　　C. 烟酸及衍生物　　　　　　　　D. 贝丁酸类

　　E. ω-3 脂肪酸

4. 哮喘急性发作的首选药为（   ）。
   A. 沙丁胺醇　　　　　　　　　　B. 福莫特罗
   C. 沙美特罗　　　　　　　　　　D. 布地奈德
   E. 糖皮质激素

5. 治疗窗窄以及代谢存在较大个体差异的药物是（   ）。
   A. 茶碱　　　　　　　　　　　　B. 顺铂
   C. 保泰松　　　　　　　　　　　D. 苯妥英钠
   E. 普萘洛尔

6. 有关糖尿病治疗错误的是（   ）。
   A. 当患者血糖接近正常时，应采用"精细降糖"策略
   B. 减肥和降低血脂对降糖治疗效果无影响
   C. 除了尽早制订降糖药的治疗方案外，也应尽早查出并发症或相关问题
   D. 降糖药可诱发低血糖和休克，严重者可致死
   E. 出现低血糖，应立即进食含糖高的食物或静滴葡萄糖注射液

7. 应用二甲双胍错误的是（   ）。
   A. 常需2～3周才达到疗效　　　　B. 服药期间不要饮酒
   C. 西咪替丁可使二甲双胍血浓度增加　　D. 可餐中或餐后30 min～1 h服用
   E. 不会引起胃肠道不适的不良反应

8. 1型糖尿病和2型糖尿病最根本的区别是（   ）。
   A. 发病年龄不同　　　　　　　　B. 胰岛β细胞分泌功能的差异
   C. 病情严重程度不同　　　　　　D. 病情发展快慢不同
   E. 应用胰岛素治疗的时机不同

9. 在痛风发作急性期，应当首选的抗痛风药是（   ）。
   A. 秋水仙碱　　　　　　　　　　B. 二氟尼柳
   C. 苯溴马隆　　　　　　　　　　D. 别嘌醇
   E. 阿司匹林

10. 骨质疏松症预防和治疗的基本措施是（   ）。
    A. 避免跌倒和骨折　　　　　　　B. 避免过量饮用咖啡及碳酸饮料
    C. 补充钙和维生素　　　　　　　D. 加强营养
    E. 规律运动

二、配伍选择题（请从中选择一个与问题关系最密切的答案）

第1、2题　关于高血压的发病机制
A. α受体阻断剂　　　　　　　　　B. β受体阻断剂
C. 钙通道阻滞剂　　　　　　　　　D. 醛固酮受体拮抗剂
E. 血管紧张素转换酶抑制剂

1. 脑血管疾病患者宜选用的药物是（   ）。
2. 适宜高血压合并糖尿病患者的药物是（   ）。

第3～5题　关于合理应用调节血脂药的机制
A. 提倡联合用药　　　　　　　　　B. 提倡晚间服药
C. 首先采用饮食疗法　　　　　　　D. 及时停用某类调节血脂药

E. 服用贝丁酸类的患者慎合用华法林
3. 人肝脏合成脂肪多在夜间睡眠中进行（　　）。
4. HMG-CoA 还原酶抑制剂的不良反应有肌痛或肌无力等（　　）。
5. 现有调节血脂药只能干扰脂质代谢过程中某一个或几个环节（　　）。

第6～9题　关于常用抗高血压药物的种类

A. α受体阻断剂　　　　　　　　　　B. β受体阻断剂
C. 噻嗪类利尿剂　　　　　　　　　　D. 醛固酮受体拮抗剂
E. 血管紧张素转换酶抑制剂

6. 螺内酯属于（　　）。
7. 依那普利属于（　　）。
8. 特拉唑嗪属于（　　）。
9. 氢氯噻嗪属于（　　）。

三、多项选择题（从五个备选答案中选出两个或两个以上的正确答案）

1. 使用调脂药应定期检查（　　）。
   A. 肝功能　　　　　　　　　　　　B. 血钙
   C. 碱性磷酸酶　　　　　　　　　　D. 肌磷酸激酶
   E. 尿常规

2. 以下药物中，可以选作治疗支气管哮喘的是（　　）。
   A. 可待因　　　　　　　　　　　　B. 茶碱类
   C. 曲尼司特　　　　　　　　　　　D. 扎鲁司特
   E. 糖皮质激素

3. 糖尿病治疗理念正确的是（　　）。
   A. 首先应保护和逆转胰岛β细胞功能　　B. 尽早采用药物治疗
   C. 尽可能单一药物治疗　　　　　　D. 尽可能推迟用胰岛素治疗
   E. 提高胰岛素浓度和改善胰岛素抵抗并举

4. 骨质疏松的治疗药物是（　　）。
   A. 钙剂　　　　　　　　　　　　　B. 特立帕肽
   C. 降钙素类　　　　　　　　　　　D. 双膦酸盐类
   E. 碘化物

四、综合分析选择题（题目基于同一个临床情景、病例、实例或者案例的背景信息逐题展开，每题的备选项中，只有一个最符合题意）

患者，男，60岁，2型糖尿病史20年，现服用二甲双胍 0.5 g，一日3次；阿卡波糖 0.1 g，一日3次；罗格列酮 4 mg，一日1次。既往高血压病史5年，冠心病史5年，心功能1级，轻度肾功能不全，长期服用贝那普利和阿司匹林。

1. 患者拟次日行冠脉血管造影检查，应暂停使用的药物是（　　）。
   A. 阿卡波糖　　　　　　　　　　　B. 罗格列酮
   C. 二甲双胍　　　　　　　　　　　D. 阿司匹林
   E. 贝那普利

2. 患者在行冠脉血管造影检查后，突发心慌、饥饿。血糖 3.8 mmL/L，首选进食（　　）。
   A. 蔗糖　　　　　　　　　　　　　B. 馒头

C. 葡萄糖　　　　　　　　　　D. 无糖饼干
E. 麦芽糖

3. 患者所用药物中，起效慢，需要服用2~3个月才能达到稳态疗效的是（　　）。
A. 二甲双胍　　　　　　　　　B. 阿卡波糖
C. 罗格列酮　　　　　　　　　D. 贝那普利
E. 阿司匹林

4. 患者用药一段时间后，出现冠心病加重、夜间憋喘、活动困难，诊断为"冠心病，心功能3级"，此时应该停用的药物是（　　）。
A. 二甲双胍　　　　　　　　　B. 阿卡波糖
C. 贝那普利　　　　　　　　　D. 罗格列酮
E. 阿司匹林

实训十一　高血压病的用药指导

一、实训目标

1. 运用所学习的高血压的临床表现、治疗原则、药物的选择、用药指导等知识，对高血压疾病进行合理用药指导；培养学生分析问题和解决问题的能力。
2. 训练学生药学服务技能，掌握用药咨询中有效的沟通技巧。
3. 熟练掌握药学信息服务技巧，知道如何查询获取有效的药学信息。

二、实训条件

1. 临床合理用药案例或处方。
2. 具有多媒体设备的模拟药房。

三、考核要点

1. 学生能清楚地阐述高血压的一般病因、基本临床表现，常用的抗高血压药类型、特点及选择，抗高血压的用药原则及患者的饮食指导。
2. 具有较好的药学服务礼仪。

四、实训内容

（一）案例讨论

1. 病例描述

患者，男，42岁，高血压10余年，最高220/120 mmHg，无明显症状，未规律用药，否认其他病史，吸烟20年（20支/日），父亲有高血压脑出血病史。

体格检查：血压180/112 mmHg。心电图：左心室高电压，提示心肌肥厚，$V_{4\sim6}$ ST段水平下移0.1~0.2 mV，且T波倒置，但2年内无明显动态性改变。心脏超声：左心室舒张功能减退，左房（LA）38 mm，室间隔（IVS）13 mm，后壁（PW）11 mm，符合高血压左心室肥厚改变。尿常规（－）。血脂血糖均在正常范围内。

2. 病例分析

血压达到确诊高血压水平，并有下列一项者可诊断为是三期高血压病：①脑出血或高血压脑病；②心力衰竭；③肾衰竭；④眼底出血或渗出，视神经乳头水肿或有或无。

患者经检查血压180/112 mmHg，左心室舒张功能减退，所以可判断患者为3级高血压病。

3. 治疗

依那普利 5 mg b.i.d.，氢氯噻嗪 25 mg q.d.，硝苯地平缓释片 10 mg b.i.d.；1 周时复测血压 110/70 mmHg，患者有时从平卧突然站立时感觉头昏不适。

调整：将硝苯地平缓释片改为 5 mg b.i.d.，氢氯噻嗪 12.5 mg q.d.，几日后头昏不适的症状消失，血压 145/84 mmHg。

再调整：待 2 周后又将硝苯地平缓释片恢复为 10 mg b.i.d.，余药同前，患者无不适症状，血压 132/70 mmHg，需要维持长期治疗，血压稳定之后加用阿司匹林 100 mg q.d.。

但是此时患者又出现咳嗽，排除了肺部和支气管方面的疾病。

4. 根据以上描述，请回答以下问题：

（1）患者的降压目标应该是多少？

（2）选择降压药物的依据是什么？

（3）患者为什么会出现头昏不适的症状？

（4）患者出现咳嗽可能是由什么原因引起的？若来药店咨询如何给予用药指导？

（二）案例参考分析

1. 因该患者为中年男性，3 级高危高血压，合并左心室肥厚、吸烟等危险因素，故降压目标应该小于 140/90 mmHg。

2. 目前，ACEI 类药物的适应证最多，尤其适用于心室肥厚的高血压病。故本方主药为依那普利，最佳配药为氢氯噻嗪，两者合用效果较好。此外，因患者年轻、血压太高、病程长、未规律用药，故加硝苯地平缓释片，以尽快达标，提高顺从性。

3. 开始用药时，可能降压过快，不适应，一度头昏不适。待治疗一段时间后大多数患者会逐渐适应，可根据具体情况随时调整用药。同时，患者也可能存在体位性低血压。

4. 咳嗽可能是由于使用了依那普利。国外临床试验中 5%～10% 的患者发生干咳，国内患者咳嗽的发生率可能更高。如果患者不能耐受，建议更换 ARB 类药物，一定要告知患者在医师的指导下更改药物。

五、实训提示

1. 通过本次实训，学生能掌握高血压病的一般临床表现，常用抗高血压药物分类及其特点、临床应用注意事项和不良反应。

2. 能熟练掌握常用抗高血压用药指导原则，能熟练通过查询相关药学数据库，获取药物信息。

六、实训思考

患者，男，50 岁，患原发性高血压（145/90 mmHg），血尿酸 425 μmol/L，今日到药店购买降压药。请设计药店问病卖药情景或用药咨询情景。

（虞燕霞）

第十一章
医院药房岗位技能

1. 熟悉医院药房调剂、静脉用药调配、药库、医院制剂等岗位的工作内容、基本要求及注意事项；了解临床药师、审方药师和信息药师的工作内容及注意事项。
2. 能进行药品处方调配；会一般的药品采购验收；会根据药品性能进行贮存与养护；会一般医院制剂及静脉用药调配的操作；会初步审核静脉用药处方。
3. 培养学生树立药品质量意识和以患者为中心的药学服务意识。

案例导入

患者，男，87岁，脑梗死，医嘱给予注射用灯盏花素 20 mg，加入 0.9％氯化钠注射液 250 mL 静脉滴注。

问题：静脉用药调配（静配）药师在审方时发现，灯盏花素注射液说明应该使用 10％葡萄糖注射 500 mL 液稀释后滴注，医嘱溶剂有误，针对此种情况，静配药师应该如何处理？

医院药房是医疗工作的重要组成部分，是为患者服务的重要窗口。医院药房有多个岗位，包括药库、制剂、调剂、静脉用药调配、临床药学等，医疗机构应当配备依法经过资格认定的药师或者其他药学技术人员，负责本单位的药品管理、处方审核和调配、合理用药指导等工作。非药学技术人员不得直接从事药学技术工作。药学人员必须掌握各岗位工作要点，促进药品管理规范化以保证药品使用安全、有效、经济，更好地为患者服务。

第一节 调剂岗位技能

门诊药房

调配处方，指药师配药，或配方、发药，又称为调剂。调剂工作是医院药剂科在药品使用过程中极为重要的业务工作，工作量占整个业务工作的 50％～70％，是药剂科直接面对临床、患者的服务窗口，是沟通患者与医护人员之间完成医疗过程的桥梁与纽带。调剂业务管理状况对药品使用过程的质量保证、医疗质量的优劣甚至医院的声誉有直接的影响。

一、调剂岗位工作内容

（1）调剂室组长负责药房日常行政及业务管理工作，定期制订工作计划并组织实施，合理安排工作；承担药房的业务指导、药品咨询、培训等，负责对新职工进行岗位职责和操作规程的培训；指导、安排、参加本部门药品管理和药品调配工作，随时掌握药品供应情况，确保患者的治疗用药；负责特殊药品的管理；定期组织检查药品的质量、有效期，确保用药安全；组织调查、分析用药情况，评估药物利用与合理用药情况，为临床提供用药信息，发挥药师在临床中的作用。

（2）管账人员负责药品请领计划，保障药品供应充足；负责调剂室麻醉药品、精神药品、毒性药品管理工作；负责药品的贮存及有效期的管理，保证药品的使用安全；做好调剂室计算机药品管理的信息维护工作，确保药品信息准确无误；负责每月药品的盘点，保证账物相符。

（3）药品调配人员做好审方、调配、核对发药及进行用药交代指导。处方审核合格后方能调配，粘贴药品服用及特殊保存方法标签，发药时向患者详细交代用法、用量及注意事项，使患者能准确、合理地使用药品。对麻醉药品、精神药品、毒性药品等特殊管理药品的调配，严格按照有关制度执行。

二、调剂岗位基本要求

取得药学专业技术职务任职资格的人员方可从事处方调剂工作。具有药师以上专业技术职务任职资格的人员负责处方审核、评估、核对、发药以及安全用药指导。药师从事处方调配工作。

医疗机构应当坚持安全有效、经济合理的用药原则，遵循药品临床应用指导原则、临床诊疗指南和药品说明书等合理用药，对医师处方、用药医嘱的适宜性进行审核。对处方调剂人员、处方调剂的基本步骤、处方审核"四查十对"等要求，具体参见第三章内容。

三、调剂岗位注意事项

（1）处方调配注意事项具体见第三章中的处方调剂操作规程，在此不详述。

（2）药师对于不规范处方或者不能判定其合法性的处方，不得调剂。药师在完成处方调剂后，应当在处方上签名或者加盖专用签章。

（3）药师向患者交付药品时，应按照说明书或者处方用法，进行用药交代与指导，包括每种药品的用法、用量、注意事项等。

（4）普通处方、急诊处方、儿科处方保存1年，医疗用毒性药品、第二类精神药品处方保存期限为2年，麻醉药品和第一类精神药品处方保存期限3年。处方保存期满后，经医疗机构主要负责人批准、登记备案，方可销毁。

（5）中药饮片处方调剂时亦应按"四查十对"操作，因其调剂过程与化学药品、中成药有许多不一致的地方，调剂中药饮片应注意以下问题：

1）调配前先洁净工具，校好戥子的盘星是否准确。

2）调配时要随时参看处方，不能凭记忆操作，以防记错。为便于核对，药材应按处方先后顺序排列，逐味摆齐，不可混为一堆。

3）饮片总量分帖应用称量减重法进行，原则上不准估量分帖。特别是毒性药品和细料药品，一定要分量准确，并按剂分包。配方剂量每张处方总量误差不得超过±5%，每剂误差不得超过±5%，细料或毒性中药误差不得超过±1%。

4）处方中需要先煎、后下、包煎、烊化、另煎、冲服等品种均应依照煎药常规单包并加以注明。

5）处方中矿物类、动物贝壳类、果实和种子类等坚硬药品，不易煎透，须用药杵捣碎后，方可放入。处方中如有需要另行加工炮制的品种，应按医师要求进行炮制。

6) 处方中未注明生用者，一般付给炮制品或按各地传统习惯调配。

7) 配方完毕须自行检查核对，内容包括：患者姓名、床号、帖数、有无单包、煎煮方法类别等，并在处方上签字以示负责，再交复核员复核。

第二节 静脉用药调配岗位技能

静脉用药调配中心（pharmacy intravenous admixture services，PIVAS）指医疗机构药学部门根据医师处方或用药医嘱，经药师进行适宜审核，由药学专业技术人员按照无菌操作要求，在洁净环境下对静脉用药物进行加药混合调配，使其成为可供临床直接静脉输注使用的成品输液操作过程，其性质属药物处方调剂。

 知识链接

PIVAS

1969年，世界上第一所PIVAS建立于美国俄亥俄州州立大学医院。随后，美国及欧洲各国的医院纷纷建立起自己的PIVAS。早在1999年，在美国93%的营利性医院建有PIVAS，100%的非营利性医院建有PIVAS，美国、英国、澳大利亚、新西兰等教学医院均建有PIVAS。PIVAS除了将护士配液改为药师配液外，最重要的改变在于增加了药师审方的步骤，它使药师从后台走到前台，这一改变，对于药师工作领域具有划时代的意义。

一、静脉用药调配岗位工作内容

临床医师开具静脉输液治疗处方或用药医嘱→用药医嘱信息传递→药师审核→打印标签→贴签摆药→核对→混合调配→输液成品核对→输液成品包装→分病区放置于密闭容器中、加锁或封条→由工人送至病区→病区药疗护士开锁（或开封）核对签收→给患者用药前护士应当再次与病历用药医嘱核对→给患者静脉输注用药。

1. 医嘱审核

在收到信息（处方或用药医嘱内容）后应当按《处方管理办法》有关规定和《静脉用药调配操作规程》仔细认真审核医嘱（处方），充分了解患者信息。

应用药学知识审核确认遴选药品品种、规格、用法、用量的正确性与药物配伍的合理性，分析药物的相容性与稳定性，是否会产生变色、浑浊、沉淀等理化反应；药物的配伍有无禁忌；溶剂与载体的选择是否恰当（常用注射液pH值见表11-1）；药物的使用时间、用法用量是否适宜；确认静脉用药与溶剂包装材料的适宜性；应从患者的年龄、疾病的情况、药物不良反应等来决定药物的使用量和疗程长短，防止重复给药。

对审核中有疑问的用药医嘱（处方），应查阅有关病例，或到临床查看患者情况，参考药品说明书及相关权威临床指南，提出调整建议。

对于有配伍禁忌的医嘱，应告知医师并要求修改，做好相应的记录；对于不能保证输液质量的用药医嘱（处方），药师有权拒绝调配，做好记录并签名。记录应包含：住院号、患者姓名、病区号、床号、不合理用药记录、审核人、是否修改等信息，以供总结提高。

表 11-1　注射液 pH 值

注射液名称	pH 值	备注
0.9%氯化钠注射液	4.5～7.0	
葡萄糖注射液	3.2～6.5	
葡萄糖氯化钠注射液	3.5～5.5	
复方氯化钠注射液	4.5～7.5	含 Ca^{2+}，K^+
乳酸钠林格注射液	6.0～7.5	含 Ca^{2+}，K^+
碳酸氢钠注射液	7.5～8.5	
灭菌注射用水	5.0～7.0	

2. 贴签摆药

摆药前药师应当仔细阅读、核查输液标签是否准确、完整，如有错误或不全，应当告知审方药师校对纠正。

应将每位患者静脉用药医嘱按输液标签所列药品顺序摆药，将标签整齐的贴于袋（瓶）适当位置（注：不可把输液的标签名覆盖），并按标签做好摆发药品准备工作。

摆药时应标注静脉用药调配时需特别注意的用量；将摆有注射剂与贴有标签的输液袋（瓶）的容器按调配批次、病区、药物性质不同放置于不同的混合调配区内，通过传递窗送入洁净区操作间按病区码放于药架（车）上，并有第二人按上述工作内容和流程逐一进行核对，确认其正确性。

摆药时需检查药品的品名、剂量、规格等是否符合标签内容，同时应当注意药品的完好性及有效期，并签名或者盖签章。摆好的药品应当擦拭清洁后，方可传递入洁净室，但不应当将粉针剂西林瓶盖去掉；每日应当对用过的容器按规定进行整理擦洗、消毒，以备下次使用。

3. 混合调配

（1）调配操作前准备　在调配操作前 30 min，按操作规程启动洁净间和层流工作台净化系统，并确认其处于正常工作状态，操作间室温控制在 18～26℃、湿度 40%～65%，室内外压差符合规定。

工作人员进入更衣室按规定进行洗手、更衣（换鞋、穿连体服、戴纱手套、戴口罩、戴连体服帽子、戴无菌橡胶手套，手套应为无粉末型）。

进入洁净区操作间，调配前用蘸有 75%乙醇的无纺布从上到下、从内到外擦拭层流洁净台内部的各个部位，将摆好药品容器的药车推至层流洁净操作台附近相应的位置。

（2）调配前的校对　调配药学技术人员应当按输液标签核对药品名称、规格、数量、有效期等的准确性和药品完好性，确认无误后，进入加药混合调配操作程序。

（3）调配操作程序　选用适宜的一次性注射器，拆除外包装，旋转针头连接注射器，确保针尖斜面与注射器刻度处于同一方向，将注射器垂直放于层流洁净台的内侧。

用 75%乙醇消毒输液袋（瓶）的加药处，放置于层流洁净台的中央区域。

除去西林瓶盖前，用 75%乙醇消毒安瓿瓶颈或西林瓶胶塞，并在层流洁净台侧壁打开安瓿，应当避免朝向高效过滤器方向打开，以防药液喷溅到高效过滤器上。

抽取药液时，注射器斜面针尖斜面应当朝上（如双侧针尖则无需注意），紧靠安瓿瓶颈口抽取药液，然后注入输液袋（瓶）中，轻轻摇匀，放入盛药篮中时需把安瓿往一侧倾倒下，再把输液袋放入另一侧。

溶解粉针剂，用注射器抽取适量静脉注射用溶剂，注入于粉针剂的西林瓶内，必要时可轻轻摇动（或置振荡器上）助溶，全部溶解混匀后，用同一注射器抽出药液，注入输液袋（瓶）内，轻轻摇匀，放入盛药篮。

(4) 调配结束工作　调配结束后，再次核对输液标签与所用药品名称、规格、用量，准确无误后，调配操作人员在输液标签上签名或者盖签章，标注调配时间，并将调配好的成品输液和空西林瓶、安瓿与备份输液标签及其他相关信息一并放入筐内，以供检查者核对，并通过传递窗将成品输液送至成品核对区，进入成品核对包装程序。

每完成一组输液调配操作后，应当立即清场，用蘸有75％乙醇的无纺布擦拭台面，除去残留药液，不得留有与下批输液调配无关的药物、余液、用过的注射器和其他物品。

每天调配工作结束后，按本规范和操作规程的清洁消毒操作程序，先用蒸馏水清洁，然后再用75％乙醇清洁消毒清场处理。

4. 成品核对

(1) 成品输液的检查、核对操作　检查输液袋（瓶）有无裂纹，输液应无沉淀、变色、异物等；进行挤压试验，观察输液袋有无渗漏现象，尤其是加药处；按输液标签内容逐项核对所用输液和空西林瓶与安瓿的药名、规格、用量等是否相符；核检非整瓶（支）用量的患者的用药剂量和标识是否相符；各岗位操作人员签名是否齐全，确认无误后核对者应当签名或盖签章；核查完成后，空安瓿等废弃物按规定进行处理。

(2) 合格的成品输液放置与运送　经核对合格的成品输液，用适宜的塑料袋包装，按病区分别整齐放置于有病区标记的密闭容器内，送药时间及数量记录于送药登记本。在危害药品的外包装上要有醒目的标记。

将密闭容器加锁或加封条，钥匙由调配中心和病区各保存一把，配送工人及时送至各病区，由病区药疗护士开锁或启封后逐一清点核对，并注明交接时间，无误后，在送药登记本上签名。

二、静脉用药调配岗位基本要求

静脉用药调配中心（室）负责人，应具有药学专业本科以上学历，本专业中级以上专业技术职务任职资格，实际工作经验较丰富，责任心强，有一定的管理能力。负责静脉用药医嘱或处方适宜性审核的人员，应具有药学专业本科以上学历，5年以上临床用药或工作经验、药师以上专业技术职务任职资格。负责摆药、加药混合调配、成品输液核对的人员，应具有药士以上专业技术职务任职资格。

房屋、设施和布局、仪器和设备经国家法定部门认证合格，法定检测部门检验合格后方可投入使用。洁净区的洁净标准为：一次更衣室、洗衣洁具间为十万级，二次更衣室、加药混合调配操作间为万级，层流操作台为百级。配置百级生物安全柜，供抗生素类和危害药品静脉用药调配使用；设置营养药品调配间，配备百级水平层流洁净台，供肠外营养液和普通输液静脉用药调配使用。

三、静脉用药调配岗位注意事项

1. 摆药

摆药时，确认同一患者所用同一种药品的批号相同；摆好的药品应当擦拭清洁后，传递入洁净室，不能将粉针剂西林瓶盖去掉；每日对用过的容器按规定进行整理擦洗、消毒，以备下次使用；每日完成摆药后，及时对摆药准备室短缺的药品进行补充并校对；补充的药品应当在专门区域拆除外包装，同时要核对药品的有效期、生产批号等，严防错位，如有尘埃，需擦拭清洁后方可上架；补充药品时，应注意药品有效期，按先进先用、近期先用的原则；对氯化钾注射液等高警示药品应有特殊标识和固定位置。

2. 静脉用药混合调配

不得采用交叉调配流程；静脉用药调配所用的药物，如果不是整瓶（支）用量，则必须将实际所用剂量在输液标签上明显标识，以便校对；若有两种以上粉针剂或注射液需加入同一输液时，应严格按药品说明书要求和药品性质顺序加入；对肠外营养液、高危药品和某些特殊药品的调配，应制定相关的加药顺序调配操作规程；调配过程中，输液出现异常或对药品配伍、操作程序有疑点时应停止调配，报告当班负责药师查明原因，或与处方医师协商调整用药医嘱；发生调配错误应及时纠正，重新调配并记录。

3. 调配操作危害药品

危害药品调配应重视操作者的职业防护，调配时拉下生物安全防护玻璃，前窗玻璃不可高于安全警戒线，以确保负压；危害药品调配完成后，必须将留有药品的西林瓶、安瓿等单独置于适宜的包装中，与成品输液及备份输液标签一并送出，以供核查。

导入案例分析

> 静脉输液是临床大量使用的一种给药方式，但也常常因为溶剂选择问题导致不良反应，尤其中药注射剂的静脉配置由于溶剂不当选择导致出现大量不良反应。本案例中，按照灯盏花素注射液说明书选择的稀释溶剂应为10%葡萄糖液，但医嘱选择了0.9%氯化钠注射液，导致配伍禁忌，产生浑浊。作为静配药师，在PIVAS审方时，对不能保证输液质量的处方或者医嘱应拒绝调配。

第三节 药库岗位技能

药库

药库主要的工作目标就是贯彻执行相关政策法规，确保入库药品质量，把好药品购进与验收关，保证临床用药的正常供应。

一、药库岗位工作内容

药库的工作内容包括药品采购计划的编制、药品的采购、药品的入库验收、药品的效期管理、药品的贮存与养护、特殊管理药品的保管、药品的出库发放、药品的盘点与结算、药品商务信息及技术资料的收集。

1. 药品的采购验收

医疗机构必须建立和执行检查验收制度。在购进药品时检查验收具体要做好以下几个方面工作：

（1）选择合法的购药渠道　医院的药品必须从具有合法资质的药品生产企业、批发企业采购，并严格执行当地主管部门关于药品招标规定。发生重大灾情、疫情或者其他突发事件时，依照《中华人民共和国突发事件应对法》的规定，可以紧急调用药品。不符合规定要求的，不得购进。不得从不具备法定资格（无证照或证照不全）的药品经营企业和非法药品市场购进药品。

实施首次供货企业/品种审核制度，对首次供货企业及销售人员的合法资质进行严格审核，将下列资料加盖供货企业原印章，按企业名称建立目录归档，并做好相关证明的到期换证工作：《药品生产（经营）许可证》《营业执照》以及GMP（GSP）认证证书、药品批准证明文件、企业法定代表签字或盖章的销售人员"授权委托书"、销售人员的身份证复印件（加盖供货单位原印章）等。

(2) 验明药品合格证明　合格的药品首先必须合法。按照《药品管理法》的规定，合法的药品必须是具有省级药品监督管理部门核发的《药品生产许可证》生产的，并获得国家药品监督管理局的"GMP"认证证书。药品出厂必须批批检验，医疗机构购进时要索取生产企业的质检合格报告书或合格证，或者生产企业所在地的药检所的药品检验报告书。如是进口药品，要验明和核实进口药品注册证和口岸检验报告书。

医院首次采购的品种按规定填写"首次使用药品审批表"，并经医院药事管理组织审核批准。生产企业供应品种除审核以上有关资料外，还应审核下列资料：药品质量标准、成品检验报告书、药品包装、标签、说明书批准材料，首次使用的药品实样，价格批文等。

(3) 验明药品其他标识　即对药品的包装、说明书和外观性状进行检查。检查药品包装是否适合药品的运输和贮存，有无破损，检查最小包装单位是否印有或附有说明书；对照药品质量标准，检查药品名称是否和标准一致，说明书用法、用量，特别是禁忌和不良反应是否详细、准确标明；药品的外观、性状有无异常。进口药品还要有中文包装和说明书，特殊药品还要有特殊药品标识，购进特殊管理的药品，严格按国家有关特殊药品管理办法规定执行。

有明确的验收结论和完整的验收记录，验收记录可在有效票据中记录，标明购进日期、验收日期、验收情况、验收结论、验收人，并按规定保存。验收人员对购进的药品，坚持根据原始凭证逐批验收，合格后入库。中药饮片应保留最小外包装上的信息。

(4) 验收不合格的，不得使用　医疗机构购进药品，应当建立并执行进货检查验收制度，验明药品合格证明和其他标识；不符合规定要求的，不得购进和使用。

对所购进药品经检查验收不符合要求的应进行妥善处理或退货；有重大质量缺陷，如无批准文号（国家另有规定的除外）、进口药品无口岸药检所检验报告书或经质量检测不合格的，除按规定的要求和程序上报，还应查明质量不合格的原因，分清质量责任，及时处理并制定预防措施。对不合格药品的报废、销毁应有记录。

2. 药品的贮存与养护

(1) 根据《药品管理法》药品经营企业应当制定和执行药品保管制度，采取必要的冷藏、防冻、防潮、防虫、防鼠等措施，保证药品质量。药品入库和出库应当执行检查制度。

(2) 药品入库坚持按药品性质及温度、湿度要求贮存于相应的药库（区）中，根据药品贮存的需要，冷库（柜）温度为2～10℃；阴凉库温度不高于20℃；常温库温度为0～30℃；符合药品贮藏要求的常温（0～30℃）、相对湿度为60%±15%；对容易吸湿、虫蛀、霉变、光解的药品要有特殊保管措施。场所和设备的温湿度监测统一进行分类编号记录，每日上、下午各1次定时对库房和冷藏设备的温湿度进行检查记录，不符合标准要求时及时采取调控措施。有条件的药库，可设置电子温控网络系统，自动记录温度和超警戒温度自动报警。

（3）药品与非药品、中药材、中药饮片及危险品等，应分开存放；麻醉药品、一类精神药品、医疗用毒性药品做到专人专库（柜）加锁保管，专账记录，账物相符。

（4）仓库分设合格品区、待验品区、退货品区、不合格品区，并有显著标识，实行色标管理。统一标色分别为：合格区为绿色，退货品区、待验品区为黄色，不合格品区货位为红色。

（5）加强药品效期管理，对近效期药品要有警示措施，加强养护检查，对质量有疑问的及时抽样检验，并做好记录。在合格区域内不得存有过期药品。药品的出库应遵循"先产先出""近期先出"和按批号发放的原则。库存药品应账物相符，库存药品应有定期盘点。有药品质量定期查验措施，特别是对中药饮片的查验，不得出现假、劣及变质失效的药品。

二、药库岗位基本要求

药库的组织形式因医院建制及药学部（科）规模的不同而异，其组织机构及人员构成也不同。药库的人员配置要视其工作任务范围、工作量大小而定，大型综合医院通常配置药学技术人员4～6人。另外，还根据需要配置一定数量的辅助工作人员（搬运工人）。药库负责人应由具备大专及以上药学专业学历、主管药师或以上药学技术职称任职资格、工作认真、品德优秀的药师担任。药品采购人员应由大专及以上药学学历、主管药师及以上药学技术职称任职资格、工作认真负责、廉洁奉公、品德优秀的药师担任。

三、药库岗位注意事项

1. 采购验收注意事项

（1）药品采购要坚持质量第一、价格合理、计划采购、合理定量采购、药品供应商资质论证、主渠道进货的原则。

（2）包装上印刷内容应符合国家有关规定，在我国生产并销售的药品，其包装、标签及说明书必须使用简体中文。在我国市场销售的进口药品，外包装必须有中文名称并附有中文说明书。

（3）进口药品要验收口岸药品检验所的药品检验报告单复印件，并应盖有销售单位的红色印章，保留其复印件备查。

（4）验收员必须对入库通知单所列的项目逐一核对，包括品名、规格、数量、注册商标、批准文号、生产批号、有效期、药品合格证等各项内容，全面进行验收，符合规定标准才能签章入库。验收中应按规定的方法开箱抽样验收，发现可疑的批号，必要时应全部拆箱检验或按批号抽样做实验室检查。验收人员对入库药品按所列验收项目进行验收后，应做好记录并签名以示负责，记录保存5年。

（5）质量验收不合格的不准入库。不合格品要有明显红色标记。

2. 贮存养护注意事项

（1）药品贮存采用"分区分类、货位编号"的管理办法，保障药品的贮存安全和减少损耗，提高仓库贮存潜力。

（2）药品按照"贮藏"项下温湿度要求和药品属性分类贮存，并实行色标管理。

（3）药箱码放需平稳、整齐，不得倒置。垛与垛之间、垛与墙之间、供暖管道与贮存药品之间要按规定留有一定的间距。

（4）每月应对药品质量进行检查，检查时若发现药品质量问题有疑问，要及时送检。

第四节　临床药师技能

临床药师

一、临床药师工作内容

临床药师的一切工作都是为了提高药物治疗水平，使患者得到安全、合理而又经济的药学服务。临床药师工作内容主要包括但不限于药学查房、药学监护、药历书写、处方医嘱审核、药学会诊、药学门诊、药物重整、药物咨询、用药教育、居家药学服务等方面，具体包括：

（1）深入临床开展工作，面对患者直接参与临床用药工作，在特定的临床科室参与日常性药物治疗服务。

（2）参加临床查房和药学查房，包括查房前准备、查房过程和查房总结。药学查房的任务是获取患者的基本信息：性别、年龄、身高、体重、吸烟或饮酒史等；了解患者的既往病史、用药史、现病史、过敏史、家族史等；观察、询问患者有无药物相关问题，如有问题及时记录，并与医师沟通；确认并关注重点监护患者，建立药历详细记录患者情况和药学问题。

（3）对重点患者实施持续药学监护并建立药历，临床药师可利用药物基因检测、治疗药物监测等手段，结合药动学和药效学情况，制定个体化用药治疗方案，对患者实行用药监护。

（4）处方医嘱审核，对不合理用药进行干预并记录。审核方式可分为，①人工审核：药师对处方的合法性、规范性、适宜性各项内容进行逐一审核。②信息系统辅助审核：利用合理用药软件对处方进行初步审核，对合理用药软件不能审核的部分以及合理用药软件筛选出的不合理处方，由药师进行人工审核或复核。在药物治疗过程中，发现并解决用药问题。

（5）参与药学会诊　临床药师在接到会诊通知单后，应在48 h内到临床进行药学会诊；如临床药师被要求参加集体会诊，应在规定时间准时出席。

（6）药师门诊　药师参与包括医师-药师联合门诊和多学科合作门诊，可与团队共用诊室或独立诊室，保证患者就诊便利和保护患者隐私。出诊药师可从收集患者信息、药物治疗评价、用药方案调整、制定药物治疗相关行动计划、患者教育和随访六个环节进行药学服务。

（7）对患者进行药物重整、用药咨询和教育。药物重整过程中，药师通过与患者沟通或复核，了解在医疗交接前后的整体用药情况是否一致，与医疗团队一起对不适当的用药进行调整，并做详细全面的记录，来预防医疗过程中的药物不良事件，保证患者用药安全的过程。

（8）开展居家药学服务，为患者居家药物治疗提供个体化、全程、连续的药学服务和普及健康知识，开展药物重整、药物治疗管理、用药咨询、用药教育、科普宣教、清理家庭药箱等，帮助患者提高用药依从性，保障药品贮存和使用安全、合理，进而改进治疗结果。

（9）在临床工作实践中，药师需及时报告药品不良反应、用药错误和监测药害事件，并及时做好整理和反馈工作。认真完成科室安排的教学任务，做好实习生、研究生的带教工作。结合临床用药实践开展药学科研工作，如药物评价和合理用药调研；临床药物治疗经验总结和用药病例分析；药物上市后临床安全性和有效性研究与评价。

二、临床药师基本要求

临床药师开展临床药学工作，提供药学服务，除具备丰富临床药学理论知识与技能外，还必须具备良好的职业素质。

(1) 熟练掌握药学专业知识　除了巩固学习药理学、药剂学、生物药剂学及药代动力学等基础专业知识外，还要结合临床工作，学习常用药品的说明书。不仅掌握药品适应证和用法用量，更要关注配伍禁忌以及不良反应。药品说明书具有法律效力，超说明书用药出现不良后果，医师和药师都要承担相应法律责任。另外，药师应对抗菌药物进行系统学习，指导其合理应用抗菌药物。对同类药品药效学、药动学的特点，以及价格也要熟记于心，为对患者提供合理、有效、安全且经济的药学服务做足专业准备。

(2) 临床知识的储备　应熟悉的内科学、外科学、病理学、诊断学、微生物学、儿科学、妇产科学等。要积极参加临床科室组织的继续教育讲座及专业报告，通过各种途径充实自己，提高临床知识和临床思维。要掌握常见病的发病机制、临床表现、实验室检查项目、治疗方案等医学知识，了解患者病情，方便与临床医师沟通及提供合理的用药方案。

(3) 学习沟通技巧　与患者交流时，应把患者当作朋友，倾听患者对疾病的描述和情绪的表达，并积极做出回应。与临床医师交流时，首先要保证不干扰医师正常的诊疗工作。当对医师所用药品有不同意见时，要在适当的场合提出，避免将医师陷入被动局面。如果能提供文献或实验数据支持，可向医师出示，药师和医师共同探讨为患者制订合理用药方案。

三、临床药师工作注意事项

进入临床科室与医师、护士协作，对药师来说也是一个全新的工作环境。因此，临床药师要有足够的心理准备，以较好地融入医师和护士的治疗团队。在实际工作中，临床药师需每日处理各种用药问题。每个用药干预或咨询都关系到患者的安危，责任重大。有时提出一个用药建议，可能需临床药师查阅大量资料，付出大量时间和精力。对此，临床药师要始终保持平和的心态，切忌浮躁；要热爱临床药学工作，经得起磨练。做好医患沟通是药师进入临床开展工作的重要前提。将心理学用于临床工作，提高患者的依从性。在与医师的交流中，药师应尊重医师的处方决定权，站在医师或患者的角度考虑问题，选择恰当的语言表达方式，以使医师和患者能够接受药师的意见。

第五节　医疗机构制剂岗位技能

制剂室

医疗机构制剂是指医疗机构根据本单位临床和科研需要，依照规定的药品生产工艺规程配制的符合质量标准的药物制剂。医疗机构配制制剂，应当经所在地省、自治区、直辖市人民政府药品监督管理部门批准，取得医疗机构制剂许可证。无医疗机构制剂许可证的，不得配制制剂。

一、医疗机构制剂岗位工作内容

1. 配制人员工作内容

(1) 配制准备　配制前需对配制环境、设备、清场状况和中间品等进行检查。检查的主要内容包括：①检查配制间的卫生是否符合该区域卫生要求。②配制现场清场合格，具备在有效期内的"清场合格证"。如发现清场不合格，不得进行另一个品种或同品种不同规格或不同批号制剂的配制。③设备清洁完好，有"设备清洁状态"标志。④计量器具与称量范围相符，清洁完好，有"计量检定合格证"，并按照规定在有效期之内。⑤检查设备，有"设备完好状态"标志才允许使用；正在检修或停用的设备挂上"不得使用"的状态标志。⑥所用各种物料、中间产品应按质量标准核对检验报告单，盛装容器的桶、盖编号应一致并有明显标志。⑦盛放物料的容器外必须有标签，标签上应注明品名、规格、批号、重量或数量、加工状态、操作日期、操作人、复核人等。

(2) 配制操作 ①在分隔的区域内配制不同品种的制剂。②采用阶段性配制方式。③空气洁净度级别不同的区域应有压差控制。④在易产生交叉污染的配制区内，操作人员应穿戴该区域专用的防护服。⑤采用经过验证或已知有效的清洁和去污染操作规程进行设备清洁。⑥配制和清洁过程中应避免使用易碎、易脱屑、易发霉的器具，使用筛网时应有防止因筛网断裂而造成污染的措施。⑦液体制剂的配制、过滤、灌封、灭菌等工序应在规定时间内完成。⑧软膏剂、栓剂生产过程中的中间产品应规定贮存期和贮存条件。⑨应定期检查防止污染和交叉污染的措施，并评估其适用性和有效性。

(3) 包装操作 ①注意采取措施降低污染和交叉污染、混淆或差错的风险。②包装操作前应采取适当措施，确保工作区、包装生产线、印刷机及其他设备已处于清洁状态，没有任何与本批包装无关的制剂、物料和文件。③包装操作前，应核对待包装制剂和所用包装材料的名称、规格、数量、质量状态，且与工艺规程相符。④每一包装操作场所或包装线，应有标明包装中制剂名称、批号和批量的状态标识。⑤待分装容器在分装前应保持清洁，并注意清除容器中玻璃碎屑、金属颗粒等污染物。⑥通常情况下，制剂分装、封口后应及时贴签，否则应按照相关的操作规程操作，以确保不会发生混淆或贴错标签等差错。⑦对任何单独打印或包装过程中的打印（如制剂批号或有效期），均应进行检查，确保正确无误并予以记录。应特别注意手工打印情况并定期复核。⑧包装材料上印刷或模压的内容应清晰、不褪色、不易擦去。⑨包装期间，产品的在线控制检查应至少包括包装外观、包装是否完整、产品和包装材料是否正确、打印内容是否正确、在线监控装置的功能是否正常。样品从包装生产线取走后不应再返还，以防止产品混淆或污染。⑩只有经过专门检查、调查并由指定人员批准后，出现异常情况时的产品才可重新包装。此过程应有详细记录。⑪在物料平衡检查中，发现待包装产品、印刷包装材料以及成品数量有显著差异或异常时，应进行调查。未得到合理解释前，成品不得放行。⑫包装结束时，已打印批号的剩余包装材料应由专人负责全部计数销毁并有记录。如将未打印批号的印刷包装材料退库，应严格按照操作规程执行。

2. 药检室人员工作内容

药检室负责制剂配制全过程的检验。其主要职责如下：

(1) 制定和修订物料、中间品和成品的内控标准和检验操作规程，制定取样和留样制度。

(2) 制定检验用设备、仪器、试剂、试液、标准品（或参考品）、滴定液与培养基及实验动物等管理办法。

(3) 对物料、中间品和成品进行取样、检验、留样，并出具检验报告。

(4) 监测洁净室（区）的微生物数和尘粒数。

(5) 评价原料、中间品及成品的质量稳定性，为确定物料贮存期和制剂有效期提供数据。

(6) 在医疗机构制剂质量管理组织的领导下定期组织自检。自检应有记录并写出自检报告，包括评价及改进措施等。

(7) 配合质量管理组织分析解决制剂生产过程中的疑难问题。

二、医疗机构制剂岗位基本要求

配制制剂是医疗机构药剂工作的一项重要业务,国家对医疗机构制剂有严格的质量要求,应符合以下要求:①医疗机构制剂许可证应当标明有效期,到期重新审查发证。②应当有能够保证制剂质量的设施、管理制度、检验仪器和卫生环境。③应当按照经核准的工艺进行,所需的原料、辅料和包装材料等应当符合药用要求。④应当是本单位临床需要而市场上没有供应的品种,并应当经所在省、自治区、直辖市药品监督管理部门批准;但法律对配制中药制剂另有规定的除外。⑤医疗机构配制的制剂应当按照规定进行质量检验;合格的,凭医师处方在本单位使用。经国务院药品监督管理部门或者省、自治区、直辖市药品监督管理部门批准,医疗机构配制的制剂可以在指定的医疗机构之间调剂使用。医疗机构配制的制剂不得在市场上销售。

虽然医疗机构制剂存在品种少、剂型多、产量小、规模小、贮存短、周转快等特点,但究其性质,属药品生产范畴,因此我国对医疗机构制剂实行生产许可证管理,按 GMP 的要求进行规范管理。配制制剂除了要有符合规定的房屋与设施、设备、物料及卫生要求以外,从事制剂配制操作及药检人员均应为中专以上药学专业毕业生,非药学专业人员不能从事制剂配制工作,只能从事制剂配制的辅助性工作,非药学专业人员比例不能超过制剂室工作人员的 50%。

从事制剂生产的所有人员(包括专业人员和非专业人员)都应经过上岗前培训,培训合格后才能上岗。培训内容主要包括政策法规、岗位职责、操作规程、实际操作技能等内容上岗之后,也要定期组织培训,特别是无菌观念和无菌操作技术的培训与考核。

三、医疗机构制剂岗位注意事项

1. 制剂被污染和混淆的防止措施

防止制剂被污染和混淆,配制操作应采取下述措施:每次配制后应清场,并填写清场记录。每次配制前应确认无上次遗留物;不同制剂(包括同一制剂的不同规格)的配制操作不得在同一操作间同时进行。如确实无法避免时,必须在不同的操作台配制,并应采取防止污染和混淆的措施;在配制过程中应防止称量、过筛、粉碎等可能造成粉末飞散而引起的交叉污染;在配制过程中使用的容器须有标明物料名称、批号、状态及数量等的标志。

2. 完整的批记录

每批制剂均应有一份能反映配制各个环节的完整记录。操作人员应及时填写记录,填写字迹清晰、内容真实、数据完整,并由操作人、复核人及清场人签字。记录应保持整洁,不得撕毁和任意涂改。需要更改时,更改人应在更改处签字,并需使被更改部分可以辨认。

3. 严格验证新制剂的配制及主要设备

新制剂的配制工艺及主要设备应按验证方案进行验证。当影响制剂质量的主要因素,如配制工艺或质量控制方法、主要原辅料、主要配制设备等发生改变时,以及配制一定周期后,应进行再验证。所有验证记录应归档保存。

4. 严格质检

药检室负责制剂配制全过程的检验,质检人员应严格按照医院制剂质量标准对产品进行质量检验,经检验合格的制剂才可发放使用。

5. 使用期限

医疗机构制剂应按药品监督管理部门制定的原则并结合剂型特点、原料药的稳定性和制剂稳定性试验结果规定使用期限。

6. 制剂配发记录完整

制剂配发必须有完整的记录或凭据。内容包括：领用部门、制剂名称、批号、规格、数量等。制剂在使用过程中出现质量问题时，制剂质量管理组织应及时进行处理，出现质量问题的制剂应立即收回并填写收回记录。收回记录应包括：制剂名称、批号、规格、数量、收回部门、收回原因、处理意见及日期等。

 知识链接

医疗机构制剂注册

医疗机构制剂注册批件及制剂批准文号，由省、自治区、直辖市负责审核批准，医疗机构制剂批准文号的格式为：X 药制字 H（Z）＋4 位年号＋4 位流水号。X—省、自治区、直辖市简称，H—化学制剂，Z—中药制剂。

第六节　医院药房其他岗位

一、审方药师岗位

药师有权监督、审核处方和医嘱，干预纠正医师的不适宜用药。审方是一项知识性、技术性要求很高的工作，要求药师具有较全面的药学知识和一定的临床经验。处方管理办法明确规定，具有药师以上专业技术职务任职资格的人员负责处方审核、评估、核对、发药。药师应当对处方或医嘱用药的适宜性进行审核，处方审核工作内容见第三章。

处方或医嘱经药师审核后，认为存在用药不适宜情况时，应当告知处方医师，请其确认或者重新开具处方。药师发现严重不合理用药或者用药错误时，应当拒绝调剂并及时告知处方医师，但不得擅自更改或者配发代用药品。对于发生严重药品不合理应用和用药错误的处方，药学专业技术人员应当按有关规定进行监测与报告。

二、信息药师岗位

药学信息服务的开展对促进安全、有效、经济地使用药物具有积极的作用，有助于患者取得最佳的治疗效果。信息药师岗位的工作内容主要有：

（1）医院药学信息资料的收集、整理、保管、评价，这是药学信息活动的基础。药学信息包含：药物配伍变化、药物不良反应、药源性疾病、药量与药效的关系、药物评价、新药信息、老药新用、中毒解救、新制剂的应用、生物利用度、药物利用和药物流行病学研究等方面的资料。

（2）开展防止药源性危害的工作，如药物严重不良反应和中毒病例的收集、整理、分析与报告，用药失误监测，治疗药物监测，药物咨询以及药物利用评价等。

（3）负责本院《药品处方集》《基本用药供应目录》的编印和修订，院内刊物如《药讯》

《抗菌药物临床应用监测报告》《处方点评信息》等。

（4）为医护人员、患者提供药物咨询，向药事管理组织等提供充足的有针对性的药学信息。

（5）定期为医师、护士、实习生、进修生举办专题讲座，内容包括新颁布的医院药事管理方面的法律、法规、规章和技术规范的宣传与解读，国内外药物新进展介绍，药物临床应用现状，合理用药知识等重点问题。

（6）开展药物经济学、专项药物评价和治疗效果分析，促进药物合理使用，提高药物治疗质量。

学习小结

学习本章，应了解医院药房各岗位的主要工作职责，熟悉调剂、静脉用药调配、药库、医院制剂、临床药师等岗位工作内容、要求和注意事项，熟悉处方调剂基本要求和静脉用药调配中心各岗位的操作技能。为提高学习效果，同学们可利用到医院药房见习等机会，熟悉医院药房，树立药品质量意识和药学服务意识，提升专业素养。

目标检测

一、最佳选择题（请选择一个最佳答案）

1. 下列药品有效期的写法正确的是（　　）。
   A. 有效期至2005年3月　　　　　　B. 有效期至2005.3
   C. 有效期至05/3　　　　　　　　　D. 有效期至2005-03
   E. 有效期至05/03

2. 关于处方用药剂量与剂量单位下列说法错误的是（　　）。
   A. 凡药典收载的品种，使用剂量应以《临床用药须知》剂量为准
   B. 药典未收载的，应以法定说明书所示剂量为准
   C. 医师超剂量使用应在剂量旁重签字
   D. 剂量书写一律用阿拉伯字码，用药剂量采用公制
   E. 注射剂一般注明支数、瓶数即可

3. 医院药库的室内温度、湿度的监测要求是（　　）。
   A. 每日上午下午各记录一次　　　　B. 每日上午下午随时各记录两次
   C. 每日上午下午定时各记录一次　　D. 每日测定记录两次
   E. 每日定时测定记录两次

4. 以下不符合PIVAS操作规范的是（　　）。
   A. 收到用药医嘱后应仔细审核医嘱（处方）
   B. 静脉用药调配后的用药标签可以覆盖原输液的标签名
   C. 混合前应该使用75％乙醇消毒输液袋（瓶）的加药处
   D. 调配结束后应进行清场操作
   E. 在危害药品的外包装上要有醒目的标记

5. 符合GSP实施细则对医院药房设置不同温湿度仓库条件要求的是（　　）。
   A. 冷库低于2℃，相对湿度45％～65％
   B. 阴凉库不高于20℃，相对湿度45％～75％

C. 常温库温度为常温,相对湿度45％～75％
D. 常温库温度为0～30℃,相对湿度45％～65％
E. 常温库温度为－4～30℃,相对湿度45％～65％

6. 以下不符合医院制剂管理规范的是（   ）。
   A. 医院制剂必须取得医疗机构制剂许可证
   B. 医院制剂可以在市场上销售
   C. 医院制剂生产应符合GMP规范要求
   D. 医院制剂应符合质量检验要求
   E. 医院制剂应有完整批生产记录

7. 准备调配处方标签最应该注意的事项是（   ）。
   A. 遵医嘱   B. 语言通俗易懂
   C. 用法用量清楚   D. 不能只依赖药品说明书
   E. 需特殊保存条件的药品加贴醒目标签

8. 最容易受光线影响而变质的药品是（   ）。
   A. 注射用抗生素   B. 抗生素胶囊
   C. 氨基酸注射剂   D. 胰岛素制剂
   E. 亚硝酸异戊酯吸入剂

9. 下列因素中,不属于影响药品质量的环境因素是（   ）。
   A. 日光   B. 空气
   C. 库房温度   D. 药品包装材料
   E. 包装车间温度

10. 以下工作,不属于临床药师的工作范围的是（   ）。
    A. 药学查房   B. 药物重整
    C. 处方医嘱审核   D. 用药教育
    E. 静脉用药调配

二、配伍选择题（请从中选择一个与问题关系最密切的答案）

第1～4题
A. 药品风化失去结晶水   B. 紫外线加速药品的氧化
C. 药品吸收空气中的水分引湿   D. 药品吸收二氧化碳发生碳酸化
E. 药品放置处温度过高会很快失效

1. 肾上腺素置日光下迅速变色是由于（   ）。
2. 夏季应用脊髓灰质炎疫苗效果较差的原因是（   ）。
3. 硫酸钠放置时间越长,其质量变化越大,原因是（   ）。
4. 磺胺嘧啶钠注射液开封后久置容易出现浑浊,原因是（   ）。

第5～7题
A. 乙醚   B. 卡前列甲酯栓
C. 重组人血红素   D. 降钙鼻喷雾剂
E. 乙肝免疫球蛋白

5. 不可震荡的是（   ）。
6. 不应剧烈震动,开启前应充分降温（   ）。

7. 必须在冷处存储,不能冷冻的是( )。

三、多项选择题(从五个备选答案中选出两个或以上的正确答案)

1. 下面药师在特殊情况下的提示,正确的是( )。
   A. 患者同时使用 2 种或 2 种以上含同一成分的药品时,或合并用药较多时
   B. 患者用药后出现不良反应时,或既往曾有过不良反应史
   C. 患者依从性不好时,或患者认为疗效不理想、剂量不足以奏效时
   D. 病情需要,处方中配药剂量超过规定剂量时(需医师双签字),处方中用法用量与说明书不一致时,或非药品说明书中所指示的用法、用量、适应证时
   E. 超越说明书范围的适应证或超过说明书范围的使用剂量(需医师双签字)

2. 《医疗机构制剂许可证》登记事项变更包括( )。
   A. 医疗机构名称   B. 医疗机构类别
   C. 法定代表人   D. 注册地址
   E. 配制范围

四、综合分析选择题(题目基于同一个临床情景、病例、实例或者案例的背景信息逐题展开,每题的备选项中,只有一个最符合题意)

用药错误定义为药物在临床使用全过程中出现的、任何可以防范的用药不当。临床用药的过程一般是指开写处方、转抄医嘱、药师调剂发药、护士或患者给药以及监测用药结果等。

1. 以下用药错误的事例中,属于管理缺失的是( )。
   A. 药品包装外观相似   B. 同种药物不同规格
   C. 医师非主观意愿的诊断错误   D. 处方或医嘱书写导致辨认错误
   E. 护士对新购入药品的知识缺乏培训

2. 操作失误酿成用药错误的事例是( )。
   A. 工作环境嘈杂   B. 药品位置凌乱
   C. 患者经济拮据   D. 计算机医嘱系统缺陷
   E. 静脉用药的浓度计算错误

实训十二 静脉用药处方审核练习

一、实训目标

1. 能熟练运用处方审核"四查十对"。
2. 通过案例处方学生熟悉静脉用药配制的程序、审核要点与注意事项。
3. 能依据处方实例,分析处方配伍禁忌。

二、实训条件

1. 模拟药房。
2. 实例静脉用药处方案例。

三、考核要点

1. 考核记忆"四查十对"及静脉用药工作流程。
2. 考核静脉用药处方审核要点。

第十一章 医院药房岗位技能

四、 实训内容

请分析以下静脉用药处方是否存在配伍禁忌,并阐明原因:

案例 1　维生素 C 粉针 1 g 联合维生素 B_6 注射液 0.1 g 加入 5% 葡萄糖注射液 250 mL 静脉滴注。

案例 2　地塞米松磷酸钠注射液 5 mg 联合维生素 B_6 注射液 0.2 g 加入 5% 葡萄糖注射液 250 mL 静脉滴注。

案例 3　维生素 B_6 注射液 1 支(规格 2 mL∶0.1 g,pH 值为 3.8)与地塞米松注射液 1 支(规格 0.5 mL∶2.5 mg,pH 值为 6.5~7.0),用 250 mL 生理盐水混合后,静脉滴注。

案例 4　30% 脂肪乳注射液 250 mL 中加入氯化钾注射液 7 mL。

案例 5　往甘露醇注射液(20g/100 mL),加入浓度较高的电解质,如 KCl(1 g/10 mL)。

案例 6　调配奥美拉唑时,直接用 5% 葡萄糖注射液溶解后加入 5% 葡萄糖注射液 250 mL 中静脉滴注。

案例 7　参附注射液 40 mL 联合氯化钾注射液 5 mL,加入 5% 葡萄糖注射液 250mL 静脉滴注。

五、 实训提示

1. 通过本次实训,加深同学们对静脉用药处方审方知识点的掌握程度,能初步判断用药禁忌。

2. 能初步进行处方用药合理性分析,指导患者合理用药。

六、 实训思考

请查阅相关数据库,收集 3 份不合理静脉用药处方,并分析原因。

(陈　蓉　张春歌　黄晨蓉)

第十二章
社会药房岗位技能

学习目标

1. 掌握普通及特殊中西药品陈列的操作程序和基本技巧；掌握社会药房处方审查和计价常规要求，以及药品销售基本步骤和中西药物零售的工作过程。
2. 初步学会对在架药品和库存药品进行管理和养护；会运用自身知识，顺利完成西药、中药饮片、中成药的销售。
3. 培养学生初步树立良好的药品质量与服务意识。

案例导入

在抗感冒药货架前面的低柜里摆放着各种清热药，店员在出售感冒药时总会顺便问询顾客有无嗓子痛等症状，要不要服一些含片等，经常收到意想不到的效果。

问题：1. 药品陈列与销售有什么关系？
　　　2. 为什么要将清热药放在抗感冒药货架前面的低柜里？

第一节　药品陈列

药品陈列

一、药品陈列的原则

药品陈列是以药品为主题，利用药品固有的形状、色彩、性能，通过科学分类和艺术造型来突出重点、反映特色，以引起顾客的注意，提高顾客对药品的兴趣，增强记忆和信赖的程度，从而最大限度地引起顾客的购买欲望，最终达到提升销售的目的。药品陈列必须符合GSP管理规范要求。

药品陈列是一种视觉销售，良好的陈列能够显著增加药品的视觉冲击力，使顾客产生购买的冲动和欲望。有研究表明，同一种药品，引人注目的陈列比普通陈列可以增加10倍以上的销量。药品陈列原则如下：

1. 易见易取原则

药品正面面向顾客，不被其他药品挡住视线；货架最底层不易看到的药品要倾斜陈列或前进陈列；货架最上层不易陈列过高、过重和易碎的药品；整箱药品不要上货架，中包装药品上架前必须全部打码上架。对卖场主推的新品或直接邮寄广告（Direct Mail-advertising，DM，即通过邮寄、柜台发送等形式，将宣传品送到消费者手中、家里或公司所在地）上宣传的药品突出陈列，可以陈列在端架、堆头或黄金位置，以便容易让顾客看到药品，从而起到好的陈列效果。

2. 利于药品管理的原则

既要符合药品分类原则，还要使最上层货架的高度适宜，靠墙的货架较高，中间的货架较低，有利于防损（防盗）等管理。

3. 同一品牌垂直陈列原则

垂直陈列指将同一品牌的药品，沿上下垂直方向陈列在不同高度的货架层位上。其优点为：①顾客在挑选时移动方便；②货架的不同层次对药品的销售影响很大，垂直陈列可使各药品平等享受到货架不同的层次，不至于某药品因占据好的层次销量很好，而其他药品在比较差的层次销量很差。

垂直陈列有两种方法：①完全垂直陈列，对销量大或包装大的药品从最上一层到最下一层全部垂直陈列；②部分垂直陈列，采用主辅结合陈列原则。

4. 先产先出、近效期先出的原则

即按时间顺序或按批号先后，先产的药品、近效期的药品摆在前面先销售，后产的或批号较新的药品摆在后面。

5. 关联性原则

药品仓储式超市的陈列，尤其是自选区（OTC 区和非药品区）非常强调药品之间的关联性，如感冒药区常和清热解毒消炎药或止咳药相邻、皮肤科用药和皮肤科外用药相邻、妇科药品和儿科药品相邻、维生素类药和钙制剂在一起等。这样陈列可使顾客消费时产生连带性，方便了顾客购药。

6. 满陈列原则

满陈列就是把药品在货架上陈列得丰满些，要有量感，俗话说："货卖堆山"。据美国一项调查资料表明，满陈列的超市与做不到满陈列的超市相比较，其销售量平均可提高 24%。满陈列可以减少卖场缺货造成的销售额下降。

7. 主辅结合陈列原则

药品仓储式超市药品种类很多，根据周转率和毛利率的高低可以划分为 4 种药品：第一种为高周转率、高毛利率的药品，这是主力药品，需要在卖场中很显眼的位置进行量感陈列；第二种是高周转率、低毛利率的药品，如感康、白加黑等；第三种是低周转率、高毛利率的药品；第四种是低周转率、低毛利率的药品，这类药品将被淘汰。

主辅陈列主要是用高周转率的药品带动低周转率的药品销售。例如，将感康和复方氨酚烷胺片陈列在一起，同属于感冒药，只是制造商不一样，感康品牌好，顾客购买频率高，属于高周转率药品。但由于药品零售价格竞争激烈，使这类药品毛利非常低，所以要引进一些同类药品来增加卖场销售额。将同类药品与感康相邻陈列，陈列面要大于感康，既能使店员推销药品时有主力方向，又可以增加毛利。

8. 季节性陈列原则

在不同的季节将应季药品陈列在醒目的位置（端架或堆头陈列），其药品陈列面、陈列量较大，并悬挂 POP 广告，吸引顾客，促进销售。

 知识链接

POP 广告

POP 是英文 point of purchase 的缩写形式，即"购买点"。POP 广告的具体含义就是在购买时和购买地点出现的广告，简称"购买点广告"，是一切购物场所内外（百货公司、购物中心、商场、超市、便利店）所做的现场广告的总称。

二、药品陈列的分类方法

药品分类的目的在于使药品系统化,便于计划、统计、记账、核算成本、编制报表,便于批发、零售经营业务,便于仓库的保管与养护。药品品种繁多、性质各异,分类的方法不尽相同,各种分类法并非十分完善,应根据不同条件,因地制宜地建立适合本系统特点的药品分类法。药品常用的分类方法见图12-1。

1. 药品与非药品分开

药品与非药品分开(药品与保健品、医疗器械等非药品分开陈列)。

2. 处方药与非处方药分开

根据药品品种、规格、适应证、剂量及给药途径不同,国家食品药品监督管理总局对药品分别按处方药与非处方药进行管理。根据中华人民共和国药品管理法的规定,非处方药分为甲类非处方药和乙类非处方药两种,分别使用红色和绿色的"OTC"标志。

3. 口服药和外用药分开

为保证用药安全,陈列时,外用药品与其他药品需要分开摆放,尤其与口服药不能摆在一起,以防出错。

4. 易串味药品与一般药品分开

含碘、三碘甲烷、樟脑、薄荷脑、冰片、麝香等有特殊气味的药品容易串味,与一般药品要分开陈列。

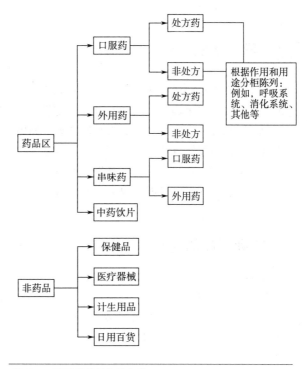

图12-1 药店常用的分类方法

有些药品本身有浓烈气味,但在密封或包装完好时并不会有气味溢出,这样的药品可以不当作"易串味药品"。

5. 根据药品在人体内的作用部位分类

由于明确了药品的作用范围,有利于按需买药时方便快捷地选药取药。

(1)消化系统用药 如雷尼替丁、奥美拉唑、甘草酸二铵、温胃舒、多潘立酮等。

(2)呼吸系统用药 如盐酸苯丙哌酮、盐酸氨溴索、联邦止咳露、神奇止咳露、念慈庵川贝枇杷膏、急支糖浆等。

(3)神经系统用药 如氟西汀、地西泮等。

(4)心脑血管循环系统用药 如辛伐他汀、地奥心血康、复方丹参滴丸、银杏叶片等。

6. 按药品的作用及用途分类

(1)全身麻醉药 如乙醚、氯胺酮。

(2)镇静催眠药 如地西泮、巴比妥类。

(3)解热镇痛药 如阿司匹林、布洛芬。

(4)抗高血压药 如利血平、米诺地尔。

(5) 强心药 如洋地黄、地高辛。
(6) 降血脂药 如氯贝丁酯、烟酸。
(7) 抗过敏药 如氯苯那敏、特非那定。
(8) 抗生素类 如青霉素、麦迪霉素。
(9) 抗病毒药 如碘苷、阿昔洛韦。

另外，还有抗糖尿病药、维生素类药、抗肿瘤药、消毒防腐药、抗心律失常药、镇痛药等。此分类方法的优点是使不同疾病的药品名目清晰，方便零售经营，指导患者合理用药。其缺点在于不同剂型混杂，不便贮藏管理。

 导入案例分析

在社会零售药房，药品的销售是从陈列开始，良好的陈列能够显著增加药品的视觉冲击力，使顾客产生购买的冲动和欲望。好的陈列能提高药品销售量，因此，必须重视药品陈列。陈列的重要原则之一是关联性原则，如感冒药区常和清热解毒消炎药或止咳药相邻、皮肤科用药和皮肤科外用药相邻、妇科药品和儿科药品相邻、维生素类药和钙制剂在一起等。在本案例中，清热药与抗感冒药相邻，消费者在购买感冒药时，附带购买清热药的概率比较大，这样可以对清热药也产生促销作用。

三、陈列药品的流程

1. 陈列前

验收合格的药品，做好记录后，按《药品经营质量管理规范》（GSP）要求的分类陈列原则进行分类整理。若有首次配送的新药品，先将其条形码和价格信息录入电脑及POS机，并规范填写相应的标价签。检查中药斗橱，将斗内饮片量不足的斗橱拉出，以备补货。

2. 陈列操作

（1）中西成药上架陈列 属原有经营品种，按卖场药品分区，对应原陈列位置，直接上架补货，并依照药品特点采取适宜的陈列方式；属首次配送的新药品，按其分类性质和药品陈列的原则，安排新的陈列位置，上架陈列，并加挂已填写好的标价签；属总部指定促销的药品，应选择端架或靠近收银台处等优势货位陈列；拆零药品集中存放于拆零专柜，并保留原包装的标签。

（2）中药材、中药饮片补货操作 将需要补货的药斗拉出，取出药斗内剩余的饮片，过筛除去饮片粉屑备用；清斗，将药斗清理干净；把新到的中药饮片核对无误后加入药斗下层，将过筛后的陈货加在上面；药斗归位并复核中药名称与内装饮片一致。为了保证饮片补货不混批，目前很多药店已经使用小包装饮片。

3. 结束过程

选择相应区域内的边柜或脚橱暂时存放剩余药品；价签复核：将新陈列上架的药品与标价签逐一核对一遍，尤其应注意药品的规格、等级、产地与价签上是否一致，以防差错；剩余中药材、中药饮片标记好后贮存；需要低温贮存的药品及时放入冷藏柜。

知识链接

药品陈列的质量控制点

(1) 货架和药斗补货时,按有效期先后排列,新货摆放在后面或底层,保证"先进先出"。

(2) 对配送的进口药品,要在价签上标明产地,要将供货商的《进口药品注册证》和《进口药品检验报告书》复印件保存在门店文档中,以备工商、药检部门核查。

(3) 由供货商制作供展示用的挂旗和挂幅、柜台陈列盒、柜台展示卡等印刷品。在柜或架上陈列时,一般要先到当地工商部门注册登记后进行,否则为非法广告。

(4) 中药药斗补货时,一定要"清斗"后再补货,从而保证中药饮片整洁卫生。

四、药品陈列的形式

1. 柜台橱窗陈列

利用柜台和柜台后的橱窗进行陈列。由于处方药不得采用开架自选的陈列形式,只能采用这种陈列形式。

2. 开架自选陈列

利用开放的货架进行陈列。除了处方药,非处方药和非药品都可以采用这种陈列形式。

五、陈列的技巧

1. 黄金位置的陈列

要陈列重点推荐的药品,如高毛利率、需重点培养、重点推销的药品。黄金线是指最易受视线关注的位置,一般在视平线下 85~155 cm 高度。

2. 药品的陈列规则

按包装规格大小或剂型摆放,采用由小至大,由左而右,由浅而深,由上而下的原则。要能表现出以下因素:品质看得见,显示受欢迎的程度,较同类产品的优势。让顾客产生没买是一种损失的心态。

3. 量陈列

量陈列产生"数大就是美"的视觉美感及"便宜""丰富"等刺激购买的冲动,如多排面陈列等。

4. 集中焦点的陈列

利用照明、色彩、形状、装饰,制造顾客视线集中的方向。

5. 容易被盗药品的陈列

容易被盗药品陈列在视线易及或可控位置。

6. 关联陈列法

将功能相同或相近的药品放在一起或就近陈列,如感冒类药和清热解毒类、维生素类药品靠近陈列。

7. 比较陈列法

将价格高的和低的,不同厂家的同类药品放在一起。

8. 悬挂式陈列

无立体感的商品悬挂起来陈列,产生立体效果,增添其他特殊陈列方法所没有的变化。

9. 除去外包装的陈列

瓶装商品（如化妆品、药酒、口服液等）除去外包装后的陈列，吸引顾客对商品的内在质地产生直观的感受，激发购买欲望。

六、药品标价签填写

门店陈列药品最好使用药品专用标价签，而且要规范填写各项内容，包括药品名称、规格或等级、剂型、质量层次、最高零售价、执行价格、计价单位、产地等。

1. 名称

在"名称"栏中如实标明药品名称，一种药品既有通用名又有商品名的要全部标明。如通用名为"阿莫西林"，商品名要填"阿莫仙""珍棒"等；中成药（中药饮片）名称填通用名一栏，如有商品名的也要如实填写；配方中药材名称应填写规范名称，如黄连（雅连）、大黄（将军）、贝母（川贝、浙贝）、当归（秦归）等。

2. 规格

在"规格"栏中准确标明药品的规格或等级，如 100 mg×12 粒×2 板、10 g×10 丸、0.5 g×100 片、6 g×1 包×30 包、12 片×4 包×60 包、1 mg×2 mL×1 支、100 mL、500 mL 等。名贵中药材应按等级、计价单位标明"××条以内""××头以上"等。

3. 剂型

在"剂型"栏中须详细标明药品的剂型，如"片"指普通口服片剂，包括包衣片（含糖衣片、薄膜衣片、肠溶片、缓释片等）、阴道片、划痕片等；"胶囊"指普通胶囊剂，包括硬胶囊、软胶囊（胶丸）、肠溶胶囊、缓释胶囊等；"注射剂"包括注射用水针剂、粉针剂（含冻干粉针）等；"丸"包括蜜丸、水蜜丸、水丸、糊丸、浓缩丸、蜡丸和微丸等；"冲剂"包括根据药典部颁标准规范后的颗粒剂等其他剂型。

4. 其他

在"质量层次"栏中须如实填写药品的质量层次，如 GMP、专利药、优质优价的中成药、单独定价的药品等。在"最高零售价"栏中须如实标明执行价格，属政府定价、政府指导价管理的药品要如实标明价格主管部门公布的最高零售价，属市场调节价的药品应标明药品生产企业制定的最高零售价，或物价部门的公示价，不得模糊标示。在"产地"栏中如实标明药品生产企业的名称或规范简称：如成都制药一厂、河北华北制药厂、哈药六厂、西安杨森等；进口药品应如实标明国名及厂名，中药材应标明药材的实际原产地。

第二节 药品贮存

一、药品贮存的工作流程

1. 药店接收配送药品

（1）核对验收 门店验收员要对配送单上所有品种，逐一核对药品的数量、品名、规格、效期、批号、产地。尤其冷链药品验收需要注意，重点确认药品运输途中的温度情况，验收时应查看药品是否损坏，运输途中是否超温。

（2）质量验收 检查药品外包装、药品形状等；鉴别中药材及饮片的真伪优劣。

(3) 办理交接手续　将验收结果在配送单上注明并签字后，由送货员将回执联和不合格的药品及"药品拒收报告单"带回。

2. 室内温度和湿度的控制

利用温度和湿度测量设备定时测量每天卖场内的温度和湿度，当温度、相对湿度超出安全范围时，要及时利用空调或通风等措施进行调控，并按时填写"室内温度和湿度记录表"。

3. 库存药品的质量检查

定期进行药品质量检查。中西成药一般以一个月为周期，分区分批检查一遍，中药材和中药饮片应每周检查一遍，发现问题能处理的及时处理，处理不了的及时上报公司质量部门，并填写"药品质量养护记录"。

4. 避光、防潮和防火措施

对怕光、怕热、易受潮、易变质的药品进行重点养护，怕光、怕热的药品陈列贮存时，要远离店内向阳的门窗位置；易受潮霉变药品，特别是中药材和饮片，要充分干燥后密封贮存；备好安全消防器材，定期检查，组织店内员工学习安全消防知识，以防患于未然。

5. 防止生物侵害

做好药品尤其是中药材及饮片的防虫、防鼠、防霉措施，橱柜要牢固、密封；贵细药材可采取传统对抗同贮法；销售周期长的药材、饮片，要经常晾晒，保持干燥。

6. 药品的效期管理

定期排查所有效期药品，并做好有效期记录，发现近效期药品，及时预警并安排促销，填写"近效期药品示意表"。

二、在店药品的养护

药品在店养护是指药品在药店贮存过程中进行的保养和维护工作。它是药店药品保管的一项经常性工作，对药品贮存安全、保证药品质量、减少损耗、促进药品流通有着重要的作用。

药品在店养护应贯彻"以防为主"的原则，基本要求是根据药品的性质和包装的质量、形状，正确地选择架位、货位堆码存放，合理地使用门店面积，提高空间利用率，并为安全保管、及时检查、盘点和药品陈列等创造便利条件；按照贮存药品性质的需要，控制和调节卖场的温度、湿度；定期进行药品的在架检查，及时了解药品的质量变化，并采取相应的防治措施；熟悉药品性能，研究影响药品质量的各种因素，掌握药品质量变化的规律，提高药品保管养护的科学水平，及时采取各种有效措施防患于未然；保持卖场的清洁卫生，做好防治微生物和鼠害、虫害工作；对久贮和接近效期的药品，要及时促销或催促有关业务部门调整，以避免和减少不应有的损失。

第三节　西药零售过程

一、西药零售的准备工作

1. 职业形象准备

医药商品是用于防病治病、康复保健的特殊商品，药品从业人员，尤其是和顾客有接触的药品销售人员得到顾客的绝对信任是顺利开展工作的基础。因此,要求销售药品的人员每天上岗前必须整理自己的外表,端庄自己的仪容仪表,做到整洁、热情、大方、富有朝气。有关内容见第二章药学服务道德与服务礼仪。

2. 环境准备

医药商品的营业环境必须整洁、明亮、舒适,让顾客一来就有一种温馨、清爽、健康的感觉。为此应做好以下工作。

(1) 清洁空气,调节温度　营业场所应做到空气清新流动、温度适宜,保持药品陈列在规定的温度和湿度环境下。因此营业前需打开换气设备,让空气通畅,同时检查温度计和湿度计,如果超过规定范围可开启空调,把温度和湿度调至适宜的范围。

(2) 清洁场地,整理台面　营业场所要保持干净卫生、整齐有序,因此应在售前清洁地面,擦抹柜台、货架、商品及有关设施,清除杂物,确保无积尘、无污迹,物品定置,展柜美观漂亮,通道畅通无阻,显示清新整齐的面貌。

(3) 播放音乐,调整灯光　销售前营业员应选播适宜的轻音乐,检查营业场所的亮度,整理活动广告牌,护理花卉盆景,使整体环境显得舒适、明亮、优美,以迎接顾客的光临。

(4) 摆放座椅,整理书刊　营业前,应在营业场所内的适当位置摆放座椅,整理书报架,备好饮水机,为顾客营造一个舒适方便的购物环境,提供细致周到的服务。

3. 设施和准备工作

营业前的准备工作是整个销售工作的一个重要环节,有序的准备工作是缩短销售时间、加快成交速度,使销售工作顺利进行的根本保证,因而具有十分重要的意义。

(1) 整理补货　经过前一天的销售,货架、柜台陈列的药品会出现不丰满或缺档的现象,营业员必须及时进行补货。对货架、柜台上以各种形式陈列的药品及其标签进行归类、整理,尽量补足药品,做到整齐、丰满、美观大方,不得有空位。如出现急缺或断货,要及时通知采购部门。在整理药品的同时,要认真检查药品质量,如发现破损、霉变、污染的药品,要及时按 GSP 规定处理。

(2) 查验标签　在整理药品的同时,必须逐个检查标价签,要求做到货价相符,标签齐全,货签对位。对各种原因引起的药品变价要及时调整标价,标签要与药品的货号、品名、产地、规格、单位、单价相符。

(3) 物品准备　营业前,营业员要根据自己出售药品的操作需要,准备好或查验好售货工具和用品,并按要求放在固定的地方,以便售货时取用。

需准备或查验的售货用具大致有如下几类:

1) 计价收银用具　常用的计价收银用具有电子收银机、电子计算器以及笔、复写纸、发票等。对其必须常校验、检查。

2) 计量用具　常用的计量用具主要是指电子秤、戥子、尺、天平等度量衡器。对其不仅要正确使用,还必须注意依法使用。

3) 包扎用具　如纸、袋、盒、绳、夹、卫生药袋等。在进行包扎时,要注意大小适宜,包扎牢靠,符合卫生标准。同时,还要注意有利于环境保护。

4) 宣传材料　宣传用具,在此是指与药品相关的广告、说明、介绍以及图片、声像、软件等。在上岗之前,应将其认真备齐,以供赠送或索取。

二、西药零售过程

(一) 西药处方调配过程

第1步：收方　从顾客处接收处方。

第2步：审方　由执业药师或依法经过资格认定的药学技术人员进行审方，审方包括"处方规范审核"和"用药适宜性审核"。

第3步：收费　按实际零售价计价收费，开具凭证。涉及医保收费的按照医保管理规定执行。

第4步：调配处方　按处方调配，调配时要仔细检查核对药品标签上的名称、规格、用法、用量等，防止出差错。调配的药品必须完全与处方相符。严格按照规章制度办事。配方人需在处方上签字。

第5步：包装、标示　于分装袋或分装容器上贴上或写上药名、规格、用法、用量、有效期限及注意事项。

第6步：核对检查　仔细核对所取药品的名称、规格、用法、用量，病人姓名、年龄、性别等，保证不出差错。复核无误后由执业药师签字。

第7步：发药　发药时应语言清晰，详细交代用法、用量、间隔时间、不良反应和注意事项，耐心回答顾客的询问。对于发放冷链药品需要有特别提示药品保存方法。

第8步：礼貌道别　送别顾客的基本要求是亲切自然，用语简单，语气委婉。如微笑着说："祝您健康！""祝您早日康复""请慢走""走好""谢谢""请拿好东西"等即可。

(二) 零售结束工作

营业员在为顾客进行药品包装时，还应询问顾客是否需要别的相关药品。当将包装好的药品交到顾客手中时，应主动向顾客表示感谢，赞扬顾客的明智选择，并请其对药品的质量放心。送走顾客后，进行自我整理。

1. 理货和补货

西药处方药售药完成后，要及时理货和补货。理货是按照"从左到右，从上到下"的顺序，按"端架—堆头—货架"的先后顺序将货品进行整理并摆放于合适的位置；理货最好在每日销售高峰期之前和之后进行。理货药品的先后次序一般是促销药品—主力药品—易混乱药品——般药品。

经过理货及补货后一般要达到以下要求：①药品的价格标签正确、干净。②药品陈列整齐；药品陈列的位置符合门店陈列图的要求；必须将不同货号的货物分开，并与其价格标签的位置一一对应；药品陈列符合"先进先出"以及安全的原则。③药品的标签、包装、保质日期经检查合格。④药品的零星散货已经回到正确的位置；药品的缺货标签正确放置；破损的药品包装被修复。⑤对补货产生的垃圾进行处理，做好药品、货架、通道的清洁工作，保持补货区域的卫生，检查通道有无遗漏的药品、卡板、垃圾、价格标签等。⑥注意药品及货架卫生，多检查，及时发现问题并解决。

2. 处方登记和保存

每次的处方必须存档，以便计算使用性消耗药品的总量，并做到及时补货。

课堂活动

学生两人一组,一个扮演药师,一个扮演顾客,进行西药销售练习,然后交换。

三、西药处方药零售的质量控制点

1. 对接受的处方进行审核

一般而言,零售审方可以参照《医疗机构处方审核规范》规定,要点如下:

(1)处方规范审核 审核处方内容是否完整、书写是否规范、字迹是否清晰、有无职业医师或执业助理医师签章、有无医疗机构盖章、涂改处有无执业医师或执业助理医师盖章等。

(2)用药适宜性审核 药品名称是否正确、用药剂量是否正确、是否重复用药、不得超过极量。如需超量者,必须经过医师再次签字始可调配。特别注意儿童、老人、孕妇、哺乳期妇女的用药剂量问题。用药方法是否正确(给药途径、间隔时间、注射速度、病人肝肾功能状态、过敏史、病情等)、处方中有否配伍禁忌的药品、药物相互作用和不良反应(药效的增强、协同、拮抗、减弱作用,副作用及毒性)。

在用药安全审核中,尽量参考《中华人民共和国药典》《新编药物学》《国家基本医疗保险药品诠释》等具有一定权威的参考书,也可参考电子计算机的药物咨询软件,切忌过于信任自己的记忆力和经验。

2. 执业药师审核签字

执业药师对处方审核后必须签字,签字后依据处方正确调配、销售药品。对处方不得擅自更改或代用,对有配伍禁忌或超剂量的处方应当拒绝调配、销售,必要时,经处方医师更正或重新签字,方可调配、销售。

3. 调配处方

(1)谨慎读方,严防药名混淆 由于病种繁杂、药品品种繁多、用药范围广泛,药品名称中相似相近的很多,如地巴唑与他巴唑(甲巯咪唑)、异丙嗪与异丙胺、优降宁(帕吉林)与优降糖(格列本脲)、利血平与利血生、心得安(普萘洛尔)与心得平(氧烯洛尔)、心痛定(硝苯地平)与心痛平(美普地尔)、肝乐(二异丙胺)与肝泰乐(葡醛内酯)、胃复康(贝那替秦)与胃复安(甲氧氯普胺)等。读方不慎,极易发生差错事故。

(2)严守规程,实行"三看三对一取药" 即取药前"看"所取药品标签药名,"对"照处方药名;"取"药时"看"所取药名称,"对"照药品性状;取药后"看"所取药品包装,"对"照所配药品。取药完毕,用于贮放药品的容器或其他包装应及时送回原定位置。处方中各种药品配齐后,要自己核对一遍。调配取药应按处方自上而下逐个进行,自核自对则应自下而上查对。

(3)用法、用量及用药注意事项标注要明确易懂 调配使用的投药包装在调配时要标注病人姓名、药品名称、发药日期、用法与用量及用药注意事项等。值得注意的是,用法与用量及用药注意事项的标注务必明确易懂,提醒患者注意。

4. 药品的核对

(1)核对药品 由于包装的小型化,绝大多数药品在调配后,仍能保持原有的性状,核对者必须熟悉各药品的基本性状特征,并根据其特征,对照处方药品,看其是否一致。有疑问者，应详细查核，找出原装药品进行比较。如片剂的颜色、味道、厚薄。针剂的容器形状、内容物颜色及包装上的标签等。发现错配情况，要及时处理。

（2）核对规格与数量　药品的规格大小，对处方所开的数量有直接的关系。在处方总量一定时，规格小，则数量多，反之则数量少。所以，必须了解各药品的具体规格。药品的数量还应联系其计量单位进行核对，不仅要核对实际调配数与处方开写数是否相符，而且要核对处方总量是否超出有关规定。

（3）核对用法与用量及有关注意事项　处方中各种药品的用法与用量及有关注意事项，必须在投药包装上反映出来，务必书写清楚、正确。核对人员应对处方中每一品种逐个检查，防止漏写、错写以及书写笔迹不清或用词不明确的情况。

5. 提醒患者注意用药注意事项

指导患者合理用药，增强患者的依从性，必须交代用药注意事项，调配使用的投药包装上应加以标注。

（1）临调配时，由调剂人员直接书写在投药包装的"备注"栏内。

（2）调配时，打印清单或标签配贴用药注意卡。注意要交代的内容常有：不宜突然停药；不宜从事驾驶车辆、管理机器及高空作业等有危险性的工作；不宜饮牛奶；不宜饮酒；避免皮肤直接接受阳光照晒，以免引起过敏；用前注意振摇均匀；要把整片药用水吞服；应放在舌下含化，让其自然溶化吸收；应先嚼碎后再用开水送服，不宜把整片药吞下；本品漱口用，每日数次，不要咽下；服药后应多饮开水；泡腾片不可直接服用；服药期间，大小便颜色可能有变化等。

可以将上述各条分别铅印在 4 cm×6 cm 的纸片上，需用时，选择配贴在投药包装上即可。

 知识链接

什么样的售货员最受欢迎

（1）仪表整洁，举止大方　从业人员穿着整洁、举止大方，证件佩戴齐全，站姿端正。接待顾客时做到"四勤"，即眼勤、嘴勤、手勤、腿勤。

（2）微笑服务，主动热情　从业人员接待顾客时，应该精神饱满、面带微笑、语言语调适当、态度和蔼，给人以亲切的感觉。要关心顾客，有问必答，不怕麻烦，向顾客详细交代药品的用法用量和注意事项，发药时对顾客要有称呼，对老年顾客要有尊称。

（3）尊重患者，人人平等　不管是新老顾客，还是亲戚朋友，都是服务对象，均应平等对待，一视同仁。由于顾客的生理和疾病的痛苦而心情不佳，从业人员要充满爱护之心，满腔热情地为他们服务。

（4）业务熟练，讲究信誉　从业人员必须具有丰富的专业知识和熟练的职业技能，才能为患者提供优质的药学服务，做到尽职尽责。同时，要认真执行药品价格政策，对紧缺药品按规定供应；对药品的质量宣传应实事求是，不随意吹嘘。

第四节　中药零售

一、中药零售的准备工作

同第三节"西药零售的准备工作"。

二、中药处方药调配过程

1. 收方

从顾客处接收处方。

2. 审方

全面审方；审查处方是新方还是旧方；在审方中注意中药名称（常规用名）的一字之差；审查处方中有无毒性中药；审查处方中有无配伍禁忌；审查处方有无临方制剂加工；审查处方有无急、重病患者用药。

3. 计价

计算每味药的价格；计算每帖药的价格；计算每张处方的总价；复核。

4. 调配处方

按下列程序进行：复审处方→对戥→称取药品→分帖。复审处方是指调配人员接到处方后需再次详细审查处方，同时对处方的药品对开、剂数、脚注、用量等项目要求进行进一步的阅读与审核，防止取用药品时发生差错。对戥是指检查戥称的准确度，避免称取药品时产生过大误差。称取药品指按照处方中的剂量与剂数要求，按处方顺序从药斗中称取处方规定数量的药品的操作过程。分帖是指将合并称取的药品总量按处方要求分为若干份，每一份即为一剂（或一帖）。

5. 复核

复核是指再次对已经调配好的药品进行检查，核实是否与处方相符，有无错配、漏配或多配现象。

6. 发药

发药是中药调剂工作的最后环节，通常由专人负责，既要对调配发的药品进行再次核对，又要向患者说明药品的用法、用量、"药引"或饮食禁忌，检查药品包扎是否牢固，药袋是否破损，附带药品是否齐全。付发药品时需要重点核对患者姓名、取药凭证号码以及药剂（帖）数，以防张冠李戴。

7. 礼貌道别

送别顾客的基本要求是亲切自然，用语简单。如微笑着说："祝您健康！""祝您早日康复""请慢走""走好""谢谢""请拿好东西"等即可。

处方调配结束后，整理好柜台环境卫生，药斗均要回位。进行处方登记，保存每次的处方必须存档，以便计算使用性消耗药品的总量，并做到及时补货。

三、中药处方药零售的质量控制

1. 对接收的处方进行审核

（1）全面审方　包括科别、患者姓名、性别、年龄、婚否、住址、处方药味、剂量、用法、剂数、医师签字、日期等。对非正式处方更要慎重。

审阅性别、年龄、婚否、脉案等。若已妊娠，则应审查处方药味中有无妊娠禁忌药品，如有妊娠禁忌药则不予调配。若因病情需要，必须经处方医师重新签字后方可调配。若处方中不写脉案者则不在此列。

根据年龄可计算药物的剂量是否合适，特别是对毒性中药，以及药性猛烈的药物如大戟、麻黄、细辛、芒硝等的剂量尤需注意。若处方中毒剧药品超量，应拒绝调配处方，或经处方医师重新签字后方可调配。

处方中应有患者工作单位及住址，以便一旦发生调剂差错、事故，可以及时查找患者而及时予以纠正。

（2）审查处方是新方还是旧方　若是旧方需向患者问清姓名及处方日期，避免错拿药方或误服事故。

（3）在审方中注意中药名称（常规用名）的一字之差　如破故纸（补骨脂）与洋故纸（木蝴蝶），忍冬花（金银花）与款冬花等。审查处方药味、剂量、用法，有无字迹模糊不清，以及漏写剂量、重开药名等。若出现上述情况应及时与处方医师联系，重新签字后方可调配。对处方中药味和剂量的书写模糊不清者，调剂人员不可主观猜测，以免错配药品。

（4）审查处方中有无毒性中药，若有毒性中药，必须按《医疗用毒性药品管理办法》进行调配。

（5）审查处方中有无相反、相畏药物　若有反畏禁忌药物，则不予调配。如病情需要必须经医师重新签字后方可调配。

（6）审查处方有无临方制剂加工　处方若需要临方制剂加工，能否按处方要求制作以及完成期限等应向患者交代清楚，经同意后再计价。在处方中需自备"药引"的应向患者说明。

（7）审查处方有无急、重病患者用药　对急、重病患者或小儿患者用药，应予以优先调配。

2. 计价

计价的原则是：①按照国家规定的价格计算，不得任意作价或改价；②计价时看好剂量、剂数、新调整价格的品种和自费药品等项；③计价时如遇到规格不同的品种或贵重药品，可在药名的上方标明单价（俗称顶码）；④计价的金额要书写清楚；⑤计价要用蓝色或黑色钢笔或圆珠笔。现多采用计算机计价收费系统。

3. 调配处方

（1）处方应付　根据中医传统用药习惯，中药处方中药品名称应当按《中华人民共和国药典》规定准确使用，《中华人民共和国药典》没有规定的，应当按照本省（区、市）或本单位中药饮片处方用名与调剂给付的规定书写，处方中某些药品以合写的形式出现称为合写或并开。处方中还可能出现同名异物或同物异名的现象，调配时应注意识别和区分，防止配发错误。

（2）随时核对　操作时需随时核对药品名称及用量，不能凭印象调配药品。调剂人员对自己所调配的品种及剂量的准确性或药品的质量负责。为避免差错，需按处方顺序逐一称取药品，并依次摆放在调剂盘中。同时，查对处方与药斗名称是否相符，取用的药品有无变质等。

（3）另包　需特殊处理的药物如先煎、后下、包煎、吞服、冲服、烊化、另煎等，必须按处方要求或配付常规予以另包并注明。质地坚硬的药物，如种子类、矿物类药物，需进行捣碎。有特殊气味的药物应另包，以免串味。

（4）填写包药袋　需填写的包药袋的内容包括患者姓名、床号、帖数，有无单包、煎煮、方药类别等，并在处方上签名负责。必要时需填写煎药单。

4. 处方药品的核对

重点核对药品品种及质量是否符合处方要求，必要时也对药品的质量进行重新称量复核；另包的药物应拆包复核，核对姓名、日期、帖数、送药时间、代煎单是否齐全或正确。

> **课堂活动**
>
> 学生两人一组，一个扮演药师，一个扮演顾客，模拟中药饮片销售，然后交换。模拟活动结束后，相互进行点评，教师进行总评。

学习小结

本章内容是社会药房工作人员必须掌握的工作技能，也是未来药学服务中最常用到的基本的工作技能。学习本章，应掌握普通及特殊中西药品陈列的操作程序和基本技巧；掌握社会药房处方审查和计价常规要求，以及药品销售基本步骤和中西药物零售的工作过程。初步学会对在架药品和库存药品进行管理和养护；会运用自身知识，顺利完成西药、中药饮片、中成药的销售。初步树立良好的药品质量与服务意识。

目标检测

一、最佳选择题（请选择一个最佳答案）

1. 拆零药品集中存放于拆零专柜，并保留原包装的（　　）。
   - A. 合格证
   - B. 标签
   - C. 生产批准文号
   - D. 外包装
   - E. 装箱单

2. 除去外包装的陈列适合于（　　）药品。
   - A. 包装破损药品
   - B. 体积大的药品
   - C. 怕热药品
   - D. 瓶装药品
   - E. 普通药品

3. 按货架上、中、下陈列时，上端应陈列（　　）药品。
   - A. 销售量稳定的
   - B. 希望顾客注意的
   - C. 周转率高的
   - D. 体积大的
   - E. 价格高的

4. 药品的在店养护应贯彻（　　）的原则。
   - A. 质量第一
   - B. 效益第一
   - C. 以防为主
   - D. 防治结合
   - E. 效率第一

5. 测定相对湿度最常用的测量仪器是（　　）。
   - A. 干湿球温度计
   - B. 毛发湿度计
   - C. 温湿度自动巡测仪
   - D. 湿度测调仪
   - E. 以上均可

6. 药物能够从空气中吸收水蒸气的性质称为药物的（　　）。
   A. 吸附性　　　　　　　　　　　B. 吸湿性
   C. 潮解　　　　　　　　　　　　D. 风化
   E. 挥发性
7. 药店内的相对湿度应该保持在（　　）。
   A. 30%～50%　　　　　　　　　B. 40%～60%
   C. 45%～75%　　　　　　　　　D. 50%～70%
   E. 25%～40%
8. 量陈列产生"数大就是美"的视觉美感和"便宜""丰富"的刺激购买的冲动，（　　）就属于量陈列的一种形式。
   A. 关联陈列　　　　　　　　　　B. 堆头陈列
   C. 筐式陈列　　　　　　　　　　D. 排面陈列
   E. 多处陈列

二、配伍选择题（请从中选择一个与问题关系最密切的答案）

第1～5题
   A. 分开陈列　　　　　　　　　　B. 开架自选
   C. 不得陈列　　　　　　　　　　D. 保证存放温度符合要求
   E. 保留原包装和标签

1. 拆零销售的药品必须存放于拆零专柜或专区，并且需要（　　）。
2. 处方药物不得采取（　　）的方式进行陈列和销售。
3. 处方药与非处方药必须（　　）。
4. 第二类精神药品、毒性中药和罂粟壳（　　）。
5. 冷藏药品放置在冷藏设备中，按规定对温度进行监测和记录并且（　　）。

第6～8题
   A. 黄金位置陈列　　　　　　　　B. 关联陈列
   C. 比较陈列

6. 将价格高和低的，不同厂商的同类药品放在一起属于（　　）。
7. 将功能相同或相近的药品放置一起，如感冒药和清热解毒药、维生素类药品靠近陈列，属于（　　）。
8. 把药品陈列于视平线下85～155 cm高度，属于（　　）。

三、多项选择题（从五个备选答案中选出两个或以上的正确答案）

1. 中药是指中药材及其（　　）的总称，通常为中医所使用的药物或制剂。
   A. 提取物　　　　　　　　　　　B. 饮片
   C. 中草药　　　　　　　　　　　D. 成药
   E. 中成药
2. 处方药是指必须凭（　　）的处方才可调配、购买和使用的药品。
   A. 医师　　　　　　　　　　　　B. 主任医师
   C. 病房护士　　　　　　　　　　D. 药师
   E. 执业助理医师
3. 黄金位置的陈列，要陈列（　　）。

A. 重点推销的药品 　　　　　　　B. 高毛利率药品
C. 畅销药品 　　　　　　　　　　D. 重点培养药品
E. 本地产品

4. 下面影响药品稳定性的外界因素包括（　　）。
A. 空气 　　　　　　　　　　　　B. 温度
C. 光线 　　　　　　　　　　　　D. 声音
E. 时间

四、 综合分析选择题（题目基于同一个临床情景、病例、实例或者案例的背景信息逐题展开，每题的备选项中，只有一个最符合题意）

某药店一营业员，拿了两个中包装的同一种药品到货架上进行陈列，她先将两个中包装打开一端，取出里面所有的药品放在一边，已空的中包装盒她没有扔，而是把其中一个中包装空盒放在货架上，把取出的药品仔细地摆放在空包装盒的上面和四周，只是在货架前沿多摆了两排。

1. 在本案例中，该营业员这样的做法符合哪种陈列技巧（　　）。
A. 黄金位置陈列 　　　　　　　　B. 量陈列
C. 关联陈列 　　　　　　　　　　D. 比较陈列
E. 立体效果陈列

2. 此种陈列方法，最大的优点是（　　）。
A. 数大即是美 　　　　　　　　　B. 实用
C. 节约成本，易操作 　　　　　　D. 减少库存
E. 以上均符合

实训十三　认识社会药房

一、 实训目标

1. 通过调查社会药房，了解社会药房的管理、药品陈列、药品存储及零售技巧等知识。
2. 熟悉《药品经营质量管理规范》（GSP）内容。

二、 实训条件

当地大型社会连锁药房。

三、 考核要点

1. 是否了解药房药品零售的步骤及质控要点。
2. 对药品的分类，是否符合 GSP 对药品陈列的基本要求。
3. 了解常规零售药品技巧。
4. 了解不同年龄层次，不同性别以及不同疾病患者的购药需求和心态。

四、 实训内容

步骤：调查之前，请同学们温习《社会药房岗位技能》，登录 SFDA 网站学习 GSP 内容。请大家利用课余时间，走访调查 1~2 家当地有影响力的社会零售药房，并完成以下任务：

1. 观察各药房药品陈列方式，比较不同类别药品陈列柜的不同点。

2. 与药房工作人员交流,调查其工作程序,药房管理要点。
3. 请简单画出药房柜台的平面布局图,并标注清楚柜台所陈列的药品类别。
4. 请观察药房内悬挂的各种法规文件(如营业执照、驻店执业药师登记等)。
5. 观察营业员是如何为消费者服务的,记录3种以上病症消费者与营业员的对话。
6. 请拍摄你在药房门店前的一张照片以及店内有特色的张贴海报、展示柜台等。

五、实训提示

1. 通过社会调查,加深学生对社会药房的认识。
2. 实训后熟悉《药品经营质量管理规范》、药房药品零售的步骤及质控要点。
3. 实训后熟悉药品的分类,药品陈列和销售技巧。

六、实训思考

1. 请写出500字左右的体会。
2. 陈列的技巧有哪些?怎么陈列能够吸引消费者的注意?

(杭 曦 徐天兰)

下篇
药学服务拓展篇

第十三章
用药评价

> **学习目标**
>
> 1. 掌握新药临床试验的分期；熟悉药物经济学评价的方法和作用及循证医学相关知识；了解药物的有效性评价和安全性评价。
> 2. 能初步熟悉药物经济学评价和循证医学的方法流程。
> 3. 培养学生初步树立安全、经济和临床合理用药的意识。

 案例导入

> 　　西布曲明为5-羟色胺/去甲肾上腺素再摄取抑制剂，可以促进患者餐后产生饱腹感及减少摄食，主要用于减肥。由于其心血管不良反应高发率，欧洲医药监管局人用医药产品委员会提议暂停销售西布曲明，随后雅培公司将西布曲明暂时撤出欧盟市场。其同类药物右芬氟拉明和芬氟拉明因被曝可致心脏瓣膜损伤而于1997年撤出市场。
> 　　问题：1. 新药上市需要经过哪些临床评价？
> 　　　　　2. 经过临床评价上市后的新药是否就安全可靠？

第一节　概述

　　药品临床评价是对药品在治疗效果、不良反应、用药方案、稳定性及药品经济学等方面进行评估，得出的结论可以指导用药安全、有效、经济和适宜，对合理用药具有重要的意义。

一、药品临床评价

药品临床评价可以分为两个阶段,即上市前评价、上市后药品临床再评价阶段。新药的临床评价通过临床试验进行,我国的临床试验分四期,即上市前要经过三期(Ⅰ、Ⅱ、Ⅲ期)临床试验;批准上市后还要经过Ⅳ期临床试验。除了传统的Ⅰ~Ⅳ期临床试验外,上市后的真实世界研究(real world study,RWS)逐步进入大众的视野,尤其是为满足临床急需药品、医疗器械等使用需求,加快审评审批,美国食品药品监督管理局、国家药品监督管理局分别出台政策,允许可附带条件批准上市,上市后按要求开展补充RWS研究。

1. 新药临床试验的分期

(1) Ⅰ期临床试验 初步的临床药理学及人体安全性评价试验,是在人体进行新药研究的起始期。主要目的是研究人体对新药的耐受程度并通过药代动力学研究,了解新药在人体内的吸收、分布、消除的规律过程,为新药Ⅱ期临床试验提供安全、有效的合理试验方案。试验对象主要为健康志愿者,试验样本数一般为20~30例。

(2) Ⅱ期临床试验 治疗作用的初步评价阶段,一般为随机盲法对照试验。目的是确定药物的疗效适应证,了解药物的毒副反应,对药物的有效性、安全性做出初步评价,为Ⅲ期临床试验研究的设计和给药剂量方案的确定提供依据。试验对象为目标适应证患者,多发病的试验样本数不少于300例,其中主要病种不少于100例,要求多中心即在3个及3个以上医院进行。

(3) Ⅲ期临床试验 新药得到试批准生产后进行的扩大的临床试验阶段。进一步验证药物对目标适应证患者的治疗作用和安全性,评价利益与风险的关系,最终为药物注册申请获得批准提供充分依据。

(4) Ⅳ期临床试验 上市后药品临床再评价阶段。其目的是进一步考察新药的安全性、有效性,即在新药上市后,临床广泛使用的最初阶段,对新药的疗效、适应证、不良反应、治疗方案可进一步扩大临床试验,以期对新药的临床应用价值做出进一步评价,进一步了解疗效、适应证与不良反应情况,指导临床合理用药。常见病的试验样本数不少于2000例。

Ⅳ期临床试验的内容包括:①扩大临床试验:针对主要适应证进行临床研究,积累科学资料,对新药的安全性、有效性进一步评价。②特殊对象临床试验:新药上市后在其安全性、有效性基本肯定的条件下,针对小儿、孕妇、哺乳期妇女、老年人及肝肾功能不全的患者等特殊对象的不同情况,设计临床试验方案,在临床药理研究人员与临床医师的配合下,对新药在以上特殊对象中的安全性、有效性做出评价,并为临床提供合理使用的治疗方案。③补充临床试验:上市前临床试验考察不全的新药,在监测期应按新药审批时提出的要求补充临床试验,重点是适应证的有效性观察及不良反应考察。④不良反应考察:一些发生率较低的不良反应不易在新药Ⅱ、Ⅲ期临床试验中被发现,需在Ⅳ期临床试验期间继续进行考察,并且在Ⅳ期临床试验结束后应继续纳入药物不良反应监测计划内,进行长期的监察。

2. 真实世界研究

真实世界研究(RWS)属于上市后药品临床再评价阶段。国家鼓励以人民健康为中心,以药品临床价值为导向,利用真实世界数据开展药品安全性、有效性、经济性、创新性、适宜性、可及性等多维度的临床综合评价。RWS的开展须从临床问题的确定、现有数据情况的评估切入,可采用既往回顾性数据或前瞻性采集数据,应科学地选择研究设计,通过严格的数据收集、系统的处理、正确的统计分析以及多维度的结果解读,才能产生真实世界证据。RWS同样有样本量的要求,应根据研究设计,在临床医师、统计师和流行病学家等的合作下共同完成样本量的估算。RWS 可应用于罕见病治疗药物的批准、扩展药品适应证以及上市后药物的再评价等场景。值得注意的是，由于 RWS 可能存在一些内在的偏倚，这些偏倚可能限制真实世界数据在因果关系上的推理和解读。

 导入案例分析

> 新药上市需要经过上市前评价、上市后药品临床再评价阶段。新药的临床评价通过临床试验进行，我国的临床试验分为四期，即上市前要经过三期（Ⅰ、Ⅱ、Ⅲ期）临床试验；批准上市后还要经过Ⅳ期临床试验。由于多种因素的限制，导致临床评价的局限性，因此新药经过临床评价上市后并不意味百分之百的安全可靠，需要进一步观察。

3. 新药四期临床评价的局限性

新药临床评价是按照研发试验设计的要求进行的，受到许多人为因素的限制，不能充分反映临床上可能遇到的多变且复杂的实际问题，因此存在一些局限性。

（1）病例数量少　我国新药审批办法规定Ⅲ期临床试验病例数不少于 300 例，一些发生频率低于 1% 的不良反应在此期间很难被发现。

（2）观察时间短　上市前临床试验的疗程和观察时间一般较短，故一些需要长时间应用才能发生的或停药后迟发的不良反应在此期间不能被发现。

（3）基于伦理学要求，研究对象有局限性　Ⅳ期临床试验一般将老年人、妊娠及哺乳期妇女、婴幼儿及 18 岁以下未成年人，以及肝、肾功能不全的人群排除在外，因此药品在特殊人群中使用会遇到的问题在此期间不能被发现。

（4）考察不全面　上市前临床试验观测的指标只限于试验设计所规定的内容，因此未列入规定要求观察的一些临床指标在此期间容易被忽视。

（5）管理有漏洞　上市前临床试验可能因管理不善、试验设计（随机、盲法、对照）不严谨，以致引入药物研制单位或研究人员的主观偏倚，可能对药物有效性和安全性评价失实，此虽属非正常现象，但在 GCP 实施不完善的情况下仍有可能发生，应引起注意。

 知识链接

> **临床试验志愿者试药环节**
>
> 1. 医药企业提出申请　医药企业与医院专设的医药临床试验机构办公室接洽并合作，将这项新药物试验项目报送到医院伦理委员会审批。
>
> 2. 伦理委员会进行审批　伦理委员会判定该药是否属于国家规定可以试验的药物，是否有国家药品监督管理局批准证件的临床试验批件，若是，可审批通过。
>
> 3. 召开启动会进行解释　院校临床试验基地召开医药临床试验启动大会，向执行该试验的临床医师及相关人员解释药物情况和用药过程中的注意事项。
>
> 4. 招募志愿者健康检查　临床医师开始寻求适合该项试验的入组人员，对志愿者做常规的检查如抽血、拍片和全身检查等，通过筛选确定体检合格的志愿者。
>
> 5. 签订知情同意书正式试药　医院与志愿者签订《知情同意书》后，给其服药，并随时观测其身体状况，多次抽血检验或进行心率监测等。

二、治疗药物有效性评价

一个新药按 GCP 管理要求必须经过四期的临床试验，即上市前药品经过三期（Ⅰ期、Ⅱ期、Ⅲ期）临床试验；批准上市后还要经过Ⅳ期临床试验，此为狭义的临床再评价阶段。广义的上市后药品临床再评价贯穿在药品的整个生命过程中，是大规模的人群使用后随时都在进行的评价。新药临床评价分为四期。临床疗效评价一般属于药物临床试验的Ⅱ期、Ⅲ期。Ⅱ期、Ⅲ期临床试验以观察药物明确的疗效指标为目的。如抗肿瘤药抑制肿瘤的程度，抗高血压药降压水平，调血脂药的调脂达标率等。此外，还要观察用药后患者的症状变化及对疾病过程的感觉程度。

三、治疗药物安全性评价

(一) 药物安全性评价的重要性

众所周知，药物从研发到上市是一个漫长的历程，而影响药物应用的因素不仅是其临床疗效，安全性也是重要因素之一。

药物治疗可能存在继发性或近期、远期不良反应的危害，这方面的教训是沉痛的。如 20 世纪 50 年代最先在德国上市的沙利度胺（又名"反应停"），作为镇静剂和止痛剂，主要用于治疗妊娠恶心、呕吐，因其疗效显著，不良反应轻且少，迅速在全球广泛使用。但是在短短的几年内，全球发生了以往极其罕见的上万例海豹肢畸形儿。调查研究发现，导致这些畸形儿的罪魁祸首就是当时风靡全球的沙利度胺。由此可见，药物的安全性评价是至关重要的。因此，世界各国对药物研究中的安全性试验和评价有严格规定。基于苯丙醇胺（PPA）上市后发现对人体存在严重不良反应，我国药品监督管理局禁止含有 PPA 的药物在临床继续使用。

> **课堂活动**
>
> 为什么药物上市前的临床研究不能取代上市后的不良反应监测？

(二) 药物安全性评价的内容

药物用于临床必须保证患者的用药安全，需进行一系列安全性评价试验。药物安全性评价分为实验室评价和临床评价两部分。

动物毒性试验包括急性毒性试验、亚急性和慢性毒性试验，特殊毒性试验包括对听力、视觉的影响，对肝、肾等重要脏器的影响，局部刺激性、过敏反应、热原试验及致畸、致癌、致突变试验。

药物临床评价主要以药物上市后的不良反应监测为主。如果某种药物的不良反应明显影响其治疗作用，则非常必要停止其研究与使用。如奥美替丁是继西咪替丁、雷尼替丁上市后又一强效组胺 H_2 受体拮抗剂，美国在临床试验期间发现其可引起患者的谷丙转氨酶升高，因此终止临床试验。

知识链接

药物上市后的不良反应

临床试验志愿者试药环节药物不良反应（ADR），是制药公司在新药开发过程所必须面临的一大挑战，其主要体现在对上市药品或新药未知的不良反应进行挖掘及预测。新药研发通常需要耗费10亿美元以上，并且需要大约超过10年的持续投资，以及针对同一药物进行特定受众群体的抽样研究。在新药研发过程中，未被发现的药物不良反应通常会造成临床试验在"最后一公里"阶段而失败。

在英国，1992~2002年，已有12种新药在上市后发现在临床阶段未检测出的不良反应而被废弃使用；在美国，1976~2005年，严重的ADR导致28种药物退出美国市场，安全性方面的原因主要集中在肝毒性、肾毒性、心脏毒性、横纹肌溶解等。如罗非考昔，1999年被FDA批准上市，全球使用范围极广，5年后，由于心脏毒性问题被要求撤市，这个品种也是有史以来使用最为广泛并要求撤市的药物之一。

一篇论文中指出，自1975~1999年通过临床试验的548种新药中，有16种药物因在大规模使用后导致严重的、未在临床试验阶段发现的不良反应，而被废弃使用。同时，另一篇论文中也指出，在新药投入市场进行大规模使用前，如果能够将新药潜在不良反应的监测成功率从1/5提升至1/3，则可以为制药公司在新药研发阶段节省大约2.21亿美元，以及在新药上市后的监测过程中节省大约1.29亿美元。因此，对药物不良反应的预测在新药研发和后期的药物监测过程中具有重要的作用和研究价值。

第二节 药物的经济学评价

一、药物经济学概念

1. 药物经济学

药物经济学是研究如何使用有限的药物资源实现最大程度的健康效果改善的交叉学科。药物经济学应用经济学的理论基础，系统、科学地比较分析医药技术之间的经济成本和健康产出，进而形成决策所需的优选方案，旨在提高医药资源配置的总体效率。

治疗药物经济学评价的任务，是评价临床药物治疗方案及药物治疗方案与其他方案（如手术及其他各种治疗手段）相比，对疾病治疗的相对经济效果进行评价，为临床科学，合理、经济地使用药物提供依据。

2. 成本

成本是指社会在实施某一药物治疗方案的整个过程中所投入的全部财力资源、物质资源和人力资源的消耗。从整个社会角度来看，药物经济学研究中所讲的成本包括直接成本、间接成本和隐性成本。

（1）直接成本 是指直接用于提供诊疗或药品等医疗服务所花费的成本，它由两部分组成。①直接医疗费用，包括提供的药品和服务、医师的诊断与治疗、护理、检验、住院等一切费用。②非医疗费用，包括患者求诊时的交通费、食宿费、营养费及家属陪护费等费用。一般情况下，只计算直接医疗费用，而非医疗费用因条件差别大，并且一般情况下所占比例小，多数研究未计算在内，应在分析中加以说明。

（2）间接成本　是指由于伤病或死亡造成的费用损失，它包括休学、休工、过早死亡所造成的工资、奖金等损失。由于评价困难（例如，在同一组病例中农民的误工费与经理的误工费相差很大），间接成本难以估算，因此多数研究也未包括在内。也可以当地政府公布的人均收入为参考，加以计算，但因在分析中加以说明。

（3）隐性成本　一般是指因疾病或实施预防、诊断等医疗服务所引起肉体的疼痛，精神上的紧张、不安和痛苦，生活与行动的某些不便等。这类成本难以确定、无法用货币准确表示，主要用于生命质量的考核，在成本-效益分析中使用。在其他几种分析法中多少也未计算在内，也应在分析中加以说明。

3. 用药结果

药物经济学评价的用药结果主要有三种形式：①效果：以客观指标表示的用药结果，如发病率、治愈率、不良反应发生率等。②效益：转化为货币值的用药结果。③效用：以主观指标表示的用药结果，如患者对治疗结果的满意程度、舒适程度和保健相关的生活质量等。

二、药物经济学评价的应用

（一）指导新药研制和生产药物

经济研究对新药研发的重要性可以从世界各大制药企业纷纷设立以药物经济学为指导的各种各样的"信息研究"或"产业发展"部门看出端倪。由于新药的投入资金多，企业风险大，研究周期长，而成功率相对较低，这就要求对所研制的新药到一定阶段以后是否继续投入资金而进行药物经济学评价和论证。过去失败的教训证明至少有1/3的新药上市后不能替代市场上原有的"老药"，说明这种新药没有开发意义。我国实行的是社会主义市场经济，在市场经济中，药品虽为特殊商品，但仍具有商品特征，故其需要同样取决于其价格和质量（即治疗效果）。因此，在我国药品上市前后也都应该进行药物经济学评价（包括制订药品价格）。

（二）为合理用药提供科学依据

药物经济学研究旨在寻求最佳药物治疗方案，以期充分提高药物治疗价值，其研究结论为实行临床"安全、有效、经济"的合理用药原则提供了科学依据。对于临床药物治疗方案的评价必须兼顾成本和效果两个因素。只考虑效果不顾及成本，在现实生活中并不可取。仅考虑成本不顾及效果亦失去治疗学的意义。药物经济学评价认定的最佳药物治疗方案，体现了药物治疗效果与成本的平衡，因此是促进合理用药不可或缺的工具。

目前，我国不少地区为控制医疗费用过速增长，开始运用药物经济学研究成果，将成本-效果好的药品纳入医院用药目录，使药品费用增长幅度控制在合理范围内。

（三）有利于制订《国家基本医疗保险药品目录》

《国家基本医疗保险药品目录》既要考虑临床需要，又要考虑药物治疗过程中的其他费用，如检查费、化验费、住院费等；还要考虑药物的成本-效益比。

（四）有利于医院制订用药目录

药物经济学的研究结果有助于医院将成本-效果好的药物选进医院用药目录中。同时，医院用药目录的制订可规范医师的用药行为，节制不合理用药，降低患者和社会的负担。

三、药物经济学评价方法

（一）最小成本分析

最小成本分析又称成本分析法，是成本-效果分析的一种特例，它是在几种药物治疗方案取得临床疗效完全相同的情况下，比较何种干预方案的成本最小。因此必须首先证明不同药物治疗方案所得结果之间无统计学意义，然后才能分析找出最小成本者。因其要求药物临床治疗效果（包括疗效、不良反应、持续时间）完全相同，因此这一方法的应用范围较局限。

（二）成本-效果分析

效果是指所实施药物治疗方案的临床结果，即在一定人群中实施一项干预措施，达到预期目的的程度。如人群健康的期望寿命、疾病治愈率、好转率以及细菌转阴率等。

成本-效果分析是比较多种治疗方案所达到健康效果的差别和成本的差别，其结果以单位健康效果增加所需成本值（CEA比值）来表示。其特点是治疗结果不以货币作为单位，而采用临床指标作为单位，如降低血压的单位（mmHg）、延长生命的时间单位（年）等。虽然成本-效果分析受到其临床效果单位的限制，不能进行不同临床效果间的比较，但是其结果易被临床医务人员和公众接受，是药物经济学较为完备的评价方法和常用手段。

（三）成本-效益分析

效益是指实施某项药物治疗方案所产生的有用结果，以货币单位表示。效益包括直接效益、间接效益和无形效益。直接效益是指实施某项药物治疗方案或防治方案后，患者健康状况的改善、寿命的延长，或人群发病率的降低，进而减少临床诊断、检查等费用所节省的卫生资源；间接效益是指所实施的某项药物治疗方案或者防治方案后减少其他方面的经济损失，如患者因获得早日康复而节省的费用和因恢复工作所创造的财富等；无形效益又称隐形效益，是指实施某项药物治疗方案而减轻或消除患者身体和精神痛苦及由健康带来的愉悦等感受。

成本-效益分析与成本-效果分析的差异在于，药物治疗的结果不以临床指标为单位显示，而是用货币为单位来表示。效益可以是多方面的，如效益是挽救患者生命或降低疾病并发率，那么与生存者相当的货币价值或避免因发病所消耗的卫生资源的货币价值就是效益。

（四）成本-效用分析

成本-效用分析是在结合考虑患者意愿、偏好和生活质量的基础上，比较不同治疗方案的经济合理性。其结果侧重生存质量的改善，常用单位是质量校正生命年。

成本-效用分析是更细化的成分-效果分析，测量结果也是采用临床指标作为最终结果的衡量参数。所不同的是成本-效果为某种单纯的生物指标（如延长寿命、降低血压等），成本-效益分析中的结果则与生活质量密切相关。因此，成本-效用分析法目的在于评估与比较改进生命质量所需费用的大小和每增加一个生命质量年（QALY）所需费用多少，以此来描述人民在身心健康上花费一定费用所获得的最大满意程度。然而，不同疾病影响患者的不同生活方面，通用的生活质量指标各学者的意见不一，更不能反映疾病的特殊性。故成本-效用分析的合理性尚有争议。

知识链接

药物经济学评价步骤

①确定拟评价的药物经济学问题；②确立分析问题的角度；③区分和确定用于评价的备选方案；④选择适当的药物经济学分析方法；⑤鉴别、剂量成本；⑥鉴别结果；⑦确定贴现率，计算贴现值；⑧区分不确定因素，进行敏感度分析；⑨对结果进行统计学分析，确定最佳方案；⑩结果陈述与总结。

第三节 基于循证医学的用药评价

一、循证医学概念

循证医学（EBM）又称有据医学、求证医学，即遵循证据的医学。循证医学定义：医务人员应慎重、准确和明智地应用目前可获取的最佳研究证据，同时结合临床医生个人的专业技能和长期临床经验，考虑患者的价值观和意愿，完美地将三者结合在一起，制订具体的治疗方案。

循证医学不同于传统医学。传统医学是以经验医学为主，即根据非实验性的临床经验、临床资料和对疾病基础知识的理解来诊治患者。循证医学并非要取代临床技能、临床经验、临床资料和医师专业知识，它只是强调任何医疗决策应建立在最佳科学研究证据基础上。

 知识链接

循证医学与传统医学的不同

传统医学以经验医学为主，即根据非实验性的临床经验、临床资料和对疾病基础知识的理解来诊治患者。循证医学评价是针对某一具体问题，按照规定的方法对现有的相关信息证据进行收集归类分析，并形成一个系统的评价结果的过程。其实质就是利用信息技术对证据进行挖掘深加工从而解决一个实际的医（药）学问题。与传统的经验医学相比，循证医学更注重全面、系统、高质量的研究证据，以及证据对临床治疗的支持。

由于循证医学来源于具有说服力的证明，人们逐渐认识到长期、广泛应用的治疗方法并非都是有效的。一些理论上应当有效而实际弊大于利的治疗措施可能被长期、广泛地应用于临床，而一些似乎无效的治疗方法经大样本、多中心随机对照试验或随机对照试验的统计评价后，被证实真正有效或利大于弊而被推广应用。人们也因此从更高的角度来审视预防和治疗用药的选择，以便使药物充分发挥防病治病的作用。

循证医学强调任何医疗决策应建立在最近科学研究证据基础上。循证医学的核心是在医疗决策中将临床证据、个人经验与患者的实际情况和意愿三者结合。临床证据主要来自大样本的随机对照临床试验（RCT）和系统性评价或荟萃分析。

二、循证医学的要素与证据分类

(一) 三个要素

1. 最佳证据

证据是循证医学的基石,最佳证据主要指临床研究证据,特别是以患者为中心的关于诊断、预后、治疗、预防及康复等各方面的高素质临床研究证据。

2. 临床专业技能

临床专业技能是指医师长期实践积累的对个体患者的诊治经验。再好的证据也不一定适合所有患者,忽视医师个人的临床专业技能和经验,临床实践将有被外在证据左右的危险。因此,在临床实践中,应对研究对象、研究方案、研究结果进行辨证分析和评价,结合具体病例采用更加安全、有效、经济、合理的证据。

3. 患者的选择

患者的选择是指患者对诊疗方案的特殊选择和需要。合格的临床医师必须诚心诚意地服务于患者,临床决策时理应考虑患者的要求和价值,制订最佳治疗方案。

临床医师和临床药学工作者只有将这三个要素进行综合考虑,才能为患者提供最佳治疗方案,达到最佳治疗效果和生活质量。

(二) 证据分类

循证医学的证据,主要是指临床人体研究的证据,包括病因、诊断、预防、治疗、康复等方面的研究。对于研究证据进行分级是实现科学、高效临床决策的基础,表13-1是牛津大学循证医学中心(EMB)关于文献类型的标准,目前全球包括我国在内的绝大多数循证医学中心均采纳这个标准。

表 13-1 牛津大学循证医学证据分级和推荐标准

特点	等级	治疗/预防,病因学/危害
证据力强,设计严谨,偏差少	1a	随机对照的系统评价
	1b	随机对照
	1c	全或无病例研究
并非所有临床问题都可找到最高等级文献,但应尽可能使用等级高的证据来源	2a	队列研究的系统评价
	2b	队列研究或较差随机对照
	2c	"结果"研究;生态学研究
	3a	病例对照研究的系统评价
	3b	病例对照研究
证据力弱,设计薄弱,偏差多	4	单个病例系列研究
	5	未经明确讨论或基于生理学、实验室研究或"第一原则"的专家意见

三、循证医学方法在用药评价中的应用

(一) 用于疾病的诊断和治疗

循证医学正在改变着许多医师多年来形成的单凭书本和经验进行诊治的习惯和行为。如

在英国过去对低血容量、烧伤和低血浆白蛋白患者的常规治疗方法是补充白蛋白,但是在柯克朗系统评述(CSR)发表后,证实这种常规治疗方法使苏格兰和威尔士每年 1000~3000 人死亡,因而英国医师开始改变盲目使用白蛋白的行为。

(二)用于学校的教学和科研

循证医学作为一门实用课程已被多国医学院校开设。意大利、英国、美国等都用柯克朗系统对全科医师实施循证医学教育。我国华西医科大学也把循证医学纳入本科生和研究生的教学计划。循证医学有助于医学院校的科研选题和技术评估,在开题报告的查新一栏应有 CSR,证明其项目的科学性和先进性。

(三)用于行政的参考和决策

各国政府的卫生行政机构和药品监管机构在制定各种疾病的防治指南、国家基本药物目录、非处方药目录、医疗保险目录等以及药品淘汰时都要参考循证医学的研究结果,根据 CSR 进行决策。我国颁布了《中国高血压防治指南》《中国脑血管疾病防治指南》等。英国颁布了《骨质疏松防治指南》,澳大利亚颁布了《晚期乳腺癌治疗指南》等。

(四)用于新药开发和药品临床评价

新药开发必须有科学研究的论证,国际上的制药企业为了摆脱无序竞争和低水平重复,都要根据 CSR 掌握市场信息,提高新药报批的成功率。在科学评价药物疗效方面,循证医学和循证药物信息起着重要的作用。

 知识链接

循证医学的局限性

循证医学也存在局限性。如由于不同的临床试验设计的科学性和规模大小不一致,造成临床试验所获取的可靠性程度不同。不同临床试验中,入选和排除的标准不能盲目推广到所有患者。临床试验尚有很多不明确的问题存在。因此,只有将临床医师的专业知识、临床经验和循证医学的最新证据相结合,才能形成"有权威性的科学"。必须强调的是,循证医学只能作为一种方法学和标准,决不能代替传统的基础训练和学习。

学习小结

学习本章,应掌握临床评价的分期,熟悉药物经济学评价的方法和作用以及循证医学相关知识,了解药物的有效性评价和安全性评价。能够具备初步评价药物安全性、经济学评价和循证医学研究的基本能力,培养学生养成安全、经济和临床合理用药的意识。

目标检测

一、最佳选择题(请选择一个最佳答案)

1. 上市后药品再评价属于(   )。
A. Ⅰ期　　　　　　　　　　　　　　B. Ⅱ期
C. Ⅲ期　　　　　　　　　　　　　　D. Ⅳ期
E. Ⅴ期

2. Ⅰ期临床试验受试对象主要为健康志愿者，样本数量一般为（   ）。
   A. 10～18　　　　　　　　　B. 10～20
   C. 20～30　　　　　　　　　D. 30～40
   E. 20～25

3. 药品临床评价分期，不包括（   ）。
   A. Ⅰ期　　　　　　　　　　B. Ⅱ期
   C. Ⅲ期　　　　　　　　　　D. Ⅳ期
   E. Ⅴ期

4. Ⅳ期临床试验是在广泛使用条件下，考察药品疗效和不良反应，样本数常见病不少于（   ）。
   A. 100例　　　　　　　　　 B. 200例
   C. 1 000例　　　　　　　　 D. 2 000例
   E. 5 000例

5. 自从一权威文献报道盲目使用白蛋白可导致死亡病例之后，临床医师开始改变滥用白蛋白的行为，此例属于（   ）。
   A. 药品利用研究应用　　　　B. 循证医学实践应用
   C. 药物经济学研究应用　　　D. 药物不良反应研究应用
   E. 药物流行病学研究应用

6. 药物治疗的效果不以货币为单位表示，而是用其他量化的方法如延长患者生命时间表达治疗目的的药物经济学评价方法是（   ）。
   A. 最小成本法　　　　　　　B. 最大成本法
   C. 成本-效益分析　　　　　 D. 成本效果分析
   E. 成本效用分析

7. 药物经济学研究的4种方法主要差别在于（   ）。
   A. 用药成本的不同测量上　　B. 计算不同类型的成本
   C. 对于用药结果的不同测量　D. 所采用的实验研究方法不同
   E. 研究对象不同

8. 在考虑患者主观满意程度的基础上，比较不同治疗方案的经济合理性，应选用的药物经济学研究方法是（   ）。
   A. 成本效果分析　　　　　　B. 成本-效益分析
   C. 成本效用分析　　　　　　D. 最小成本分析
   E. 最大效益分析

9. 可以为总体医疗费用的控制和医疗资源优化配置提供基本信息的经济学研究评价是（   ）。
   A. 最小成本法　　　　　　　B. 最大成本法
   C. 成本效果分析　　　　　　D. 成本-效益分析
   E. 成本效用分析

10. 新药得到试批准生产后进行的扩大的临床试验阶段属于（   ）。
    A. Ⅰ期　　　　　　　　　　B. Ⅱ期
    C. Ⅲ期　　　　　　　　　　D. Ⅳ期
    E. Ⅴ期

二、配伍选择题（请从中选择一个与问题关系最密切的答案）

第1～3题
A. 20～30例
B. ≥300例
C. 主要病种≥300例
D. 多发病≥300例，其中主要病种≥100例
E. 常见病≥2000例

1. Ⅰ期临床试验（　　）。
2. Ⅱ期临床试验（　　）。
3. Ⅳ期临床试验（　　）。

第4～7题
A. 1a级
B. 2a级
C. 3a级
D. 4级
E. 5级

4. 随机对照的系统评价属于（　　）。
5. 队列研究的系统评价属于（　　）。
6. 单个病例的系列研究属于（　　）。
7. 未经明确讨论或基于生理学、实验研究或"第一原则"的专家意见属于（　　）。

第8～10题
A. 有助于个体化给药
B. 有利诊断特殊疾病
C. 改变降脂治疗观念
D. 列为行政决策的依据
E. 证明一些常规治疗方法是盲目

8. "自从一权威文献报道盲目使用白蛋白可导致死亡病例之后，临床医师开始改变滥用白蛋白的行为"表明（　　）。
9. "制定疾病的防治指南、国家基本药物目录、非处方药目录、医疗保险目录等以及药品淘汰时都参考循证医学的研究结果"表明（　　）。
10. "美国心脏病学院与美国心脏协会2014年颁布成人降胆固醇治疗降低动脉粥样硬化性心血管疾病风险指南，强调他汀类药物在降低急性冠脉综合征风险方面的获益"表明（　　）。

三、多项选择题（从五个备选答案中选出两个或以上的正确答案）

1. 循证医学的要素有（　　）。
A. 临床病例
B. 临床经验
C. 患者的选择
D. 疾病的特点
E. 最佳证据

2. 新药四期临床评价的局限性包括（　　）。
A. 病例数量少
B. 研究对象有局限性
C. 观察时间短
D. 考察不全面
E. 管理有漏洞

3. 药物经济学研究的方法有（　　）。
A. 成果效能分析法
B. 成本效果分析法
C. 成本效用分析法
D. 最小成本分析法
E. 差别成本分析法

第十三章　用药评价

四、综合分析选择题（题目基于同一个临床情景、病例、实例或者案例的背景信息逐题展开，每题的备选项中，只有一个最符合题意）

某地区大肠癌防治项目的实施，需要投入资金50万元，预计可避免280人发病。如果280人发病，由此造成的治疗费用约300万元。判断此项目的经济性。

1. 在本案例中，适合用何种经济学评价方法（　　）。
A. 最小成本法　　　　　　　　B. 最大成本法
C. 成本效果分析　　　　　　　D. 成本-效益分析
E. 成本效用分析

2. 此项目的经济性，下列说法正确的是（　　）。
A. 该项目具有经济性　　　　　B. 该项目不具有经济性
C. 该项目成本太高　　　　　　D. 无可比性
E. 无法判断

实训十四　抗抑郁药物的经济学评价

一、实训目标

1. 掌握药物经济学评价意义和常用方法。
2. 使学生能够将理论与实践知识相结合，培养学生正确的科研思维与独立思考及解决临床研究问题的能力。

二、实训条件

1. 常用抗抑郁药物的使用情况调查表。
2. 常用抗抑郁药物处方。
3. 医院用药情况数据。

三、考核要点

1. 能了解药物经济学评价的意义。
2. 能理解成本-效果比（C/E）评价法的概念及应用。

四、实训内容

（一）常用抗菌药物的用药调查

1. 方法：分组到医院精神科进行药物使用情况调查。
2. 处方抗抑郁药物的使用情况调查：从成人处方中随机抽取100张处方，每个病例设定1张处方，填写处方用药情况调查表（表13-2）。

表13-2　处方抗抑郁药物的使用情况调查

序号	年龄	诊断	药品品种数	抗抑郁药使用情况			处方金额（元）
				通用名、规格、包装、数量	用法用量	用药途径	
1							
2							
...							

续表

序号	年龄	诊断	药品品种数	抗抑郁药使用情况			处方金额（元）
				通用名、规格、包装、数量	用法用量	用药途径	
99							
100							

100张处方统计分析	A. 处方用药品种数＝				B. 平均用药品种数＝		
	C. 使用抗抑郁药物的处方数＝				D. 使用抗抑郁药物处方百分率（C/100）＝		
	E. 处方总金额＝				F. 处方平均金额＝		
	G. 使用抗抑郁药物的处方总金额＝				H. 每张抗抑郁药物处方平均金额（G/C）＝		

（二）对某医院2015年1月至2016年12月收治的135例抑郁症患者进行一个治疗周期内四种抗抑郁药物单用治疗的药物经济学研究。各研究预计相关的数据如下表示，请运用药物经济学研究评价准则，对以下4种给药方案进行优选。

1. 病例选择标准　符合抑郁症诊断标准患者。
2. 给药方案　采用药品说明和临床经验相结合的治疗方案。A、B、D三种给药方案均为每日1片（厂家：××，规格：5 mg×20片）；C方案为每日早晚各1片（厂家：××，规格：20 mg×30片）。
3. 病例基本情况　各药物治疗组间年龄、性别、病程、给药时间、诊断量表差异无统计学意义。
4. 成本计算　药品价格以当地当年物价局定零售价为准。总成本包括治疗方案有关的药品成本、相关给药材料费和手续费以及相关的检查费用、诊疗费和护理费，在所有病例中，C组和D组共有3例出现轻微不良反应，停药后恢复正常，无需特殊处理，故费用不计。据此得出4组方案总成本分别为A＝2667.40元，B＝3101.29元，C＝4076.71元，D＝1577.17元。
5. 评价效果　依据汉密尔顿抑郁量化评分及减分率评价症状恢复程度（治愈、显效、好转、无效）。总有效率＝（治愈＋显效）/总例数×100％。结果见表13-3。

表13-3　4种给药方案的临床效果及费用

给药方案	总例数	临床疗效				不良反应	用药总成本/元
		治愈	显效	好转	无效		
A	30	19	7	2	2	—	2667.40
B	27	24	1	1	—	—	3101.29
C	32	21	6	2	3	1	4076.71
D	46	15	16	5	10	2	1577.17

采用成本-效果比（C/E）和增量成本-效果比（$\Delta C/\Delta E$）进行分析，结果见表13-4。

表 13-4　4 种不同给药方案的可能结果

药物种类	用药总成本(C)/元	效果(E)/%		(C/E)/%		(ΔC/ΔE)/%	
		总有效率	治愈率	总有效率	治愈率	总有效率	治愈率
A	2667.4	86.7	63.3	30.77	42.14	54.49	35.5
B	3101.29	96.3	68.9	32.2	34.89	52.74	27.07
C	4076.71	84.4	65.6	48.3	62.14	147.03	75.73
D	1577.17	67.4	32.6	23.4	48.38	—	—

6. 敏感性分析　将药品价格分别下调 50%，其余费用不变，成本-效益比如表 13-5。

表 13-5　敏感性分析

药物种类	用药总成本(C)/元	(C/E)/%		(ΔC/ΔE)/%	
		总有效率	治愈率	总有效率	治愈率
A	2667.4	20.18	27.64	20.18	14.41
B	3101.29	19.55	21.17	19.55	10.22
C	4076.71	121.27	38.12	70.23	36.18
D	1577.17	19.39	40.09	—	—

7. 讨论　分组讨论哪种给药方案是最优选择？为什么？敏感性分析可以得出什么结论？

五、实训提示

1. 通过实训，加深学生对药物经济学在用药评价中重要作用的理解。
2. 实训后，同学们能运用基本的药物经济学研究方法进行用药评价。

六、实训思考

1. 本试验有何局限性？
2. 进一步探讨药物经济学评价的其他方法的差异。

（李　文　朱建国　张晶晶）

第十四章
用药咨询与健康教育

> 1. 掌握药物咨询和健康教育的内容；熟悉不同人群用药咨询的内容和用药咨询的注意事项。
> 2. 能够运用药物咨询的方法与沟通的技巧，实施药物咨询工作。
> 3. 能够在用药咨询的同时，开展对患者的健康教育。

案例导入

> 一男性患者，既往有慢性支气管炎，曾经注射用胸腺肽（20 mg，皮下注射，BIW）。来窗口咨询药师，使用胸腺肽期间是否可以接种流感疫苗？甲流感 H1N1 疫苗有效保护期多久？

第一节 用药咨询

用药咨询是药师为参与临床用药过程的相关人员提供自身所掌握的药学知识和药物信息，以保证用药安全、提高临床疗效的活动。用药咨询贯穿临床药物的合理选用、正确使用和科学贮存的全过程，是临床合理用药的关键，对保证合理用药具有重要的意义。

一、药物咨询的基本要素

1. 药物咨询环境

（1）药物咨询应该有咨询室或咨询台　咨询室或咨询台宜紧邻门诊药房或设在药店大堂的明显处，目的是方便患者向药师咨询与用药相关的问题，在取药后发现问题，及时方便地进行咨询，从而解决用药中的疑惑和用药中的问题。

（2）标志明确　咨询室或咨询台位置应明确、显而易见，使购药者购药后能清晰看到咨询药师。

（3）环境舒适　咨询环境应舒适且相对安静，较少受到外界的干扰，创造一个让患者感觉信任和舒适的咨询环境。有等待座位和咨询座位，咨询位置与等待位置有一定距离，保障咨询者的隐私。

（4）必要材料和设施　咨询室或咨询台要准备好医学、药学方面的书籍、参考资料、设备，如《新编药物学》《临床用药须知》《中国药典》等，药品说明书，药物信息查询系统，计算机和打印机等，以便随时参考和查阅。同时，还要准备面对患者及公众发放的医药科普宣传资料。

2. 咨询人员

咨询人员应具有主管药师及以上专业技术职务任职资格。他们应掌握常用药品的名称、规格、用法用量、适应证、禁忌证、药理作用、药物-药物及药物-食物相互作用、主要不良反应及注意事项；掌握药品不良反应识别、评价和上报流程；掌握特殊剂型药品的使用等技能；掌握常用医药工具书、数据库和软件等的信息检索方法。

二、用药咨询的主要内容

根据药物咨询对象的不同，可以将其分为医师、护士、患者和公众的用药咨询。不同人群咨询的内容各有侧重。

1. 医师用药咨询

医师用药咨询的主要内容是用药方案选择的问题，其次是不良反应、用法用量、治疗药物监测、特殊人群用药等。以下举例说明。

(1) 用药方案的选择　用药方案选择是临床医师经常咨询的问题，下面以案例来说明。

咨询案例1　某人工心脏瓣膜置换患者术后发生感染，血培养为鲍曼不动杆菌，药物敏感试验提示头孢哌酮/舒巴坦、亚胺培南/西司他丁敏感，单用头孢哌酮/舒巴坦效果欠佳，主治医师咨询能否联合使用亚胺培南/西司他丁。

药师解答：因为头孢哌酮/舒巴坦和亚胺培南/西司他丁均属于 β-内酰胺类抗菌药物，一般不建议联用，但对于广泛耐药鲍曼不动杆菌感染的患者，头孢哌酮/舒巴坦疗效肯定，为一线用药，而联合使用亚胺培南/西司他丁，能明显提高临床治愈率，两药联合使用为推荐治疗方案。

咨询案例2　痛风性关节炎伴高血压患者如何选药？

药师解答：痛风是由于患者体内尿酸升高引起的。利尿剂作为治疗高血压的基础用药，分为速效利尿药呋塞米、中效利尿药氢氯噻嗪、低效利尿药氨苯蝶啶等，这些药物均有升高尿酸、增加肾脏尿酸盐沉积等不良作用，故有高尿酸血症或痛风病史应慎用。不同钙拮抗剂对血尿酸影响程度不同，硝苯地平长期服用可使血尿酸水平升高，氨氯地平通过增加尿酸排泄等机制，兼具弱的降尿酸作用。β 受体阻滞剂中普萘洛尔可能升高尿酸水平，而美托洛尔一般不会使尿酸升高。目前，血管紧张素转换酶抑制剂对于尿酸的影响存在争议，而血管紧张素Ⅱ受体拮抗剂氯沙坦是目前临床上公认的一种既可以降低血压又可以降低尿酸水平的药物，通过促进尿酸排泄作用，可使心血管事件减少 13%~29%。因此，痛风性关节炎的患者应首选氯沙坦钾片进行治疗。

(2) 治疗药物监测（TDM）　目前，TDM 工作已经从最初的对地高辛、氨基糖苷类药、抗癫痫药的监测扩展到对移植患者使用免疫抑制剂（环孢素和他克莫司等）、危重症患者使用抗菌药物的监测等。通过 TDM，保证了治疗药物的安全有效，得到医师们和患者的认可及好评。药师以 TDM 工作为依托，积极参与临床用药方案的设计，也是药师开展用药咨询的工作内容。

(3) 特殊人群用药　特殊人群用药是临床医师关注的问题，因此咨询频率比较高。

咨询案例3　一位患者产后 26 天，纯母乳喂养，乳儿发育正常。患者产后情绪低落明显，伴有入睡困难、食欲减退、体重减轻，诊断为产后抑郁，医师给予舍曲林 25 mg，问能否继续哺乳？

药师解答：可以继续哺乳。一些研究已经证明舍曲林及其代谢物极少转运给婴儿。母亲服用舍曲林后相对婴儿吸收的剂量只有 0.4%~2.2%。Hale 博士哺乳风险等级为 L2，是哺乳期妇女使用较多的一类抗抑郁药。每天服用剂量小于 150 mg，母乳喂养是可以的。同时建议哺乳后立即服药。

(4) 药物的注意事项　用药注意事项涉及内容多，如用药时间、合并用药等。

咨询案例4　服用头孢克肟分散片后为什么不能喝酒？

药师解答：头孢克肟能引起双硫仑样反应，服用后饮酒，药物可抑制乙醛脱氢酶和多巴胺β-羟化酶活性，导致乙醇氧化代谢的中间产物乙醛在体内大量蓄积，体内多巴胺代谢受阻，浓度升高，从而出现一系列血管运动性和神经精神性症状，如头痛、头晕、面部发热、口干、心悸、胸闷等，严重的可导致意识不清、呼吸抑制、心律失常、心肌和肝肾损害等。这些药物抑制酶的作用是可逆的，一般在停药后14~20天可恢复到正常水平，因而不但在用药期间不能饮酒，停药后20天之内也不要饮酒，心脏病和脑血管疾病患者更应特别警惕。

2. 护士用药咨询

护士的用药咨询主要内容为药物的剂量、用法、注射剂配制溶剂、浓度、输液滴注速度、配制顺序以及输液药物的稳定性和配伍的理化性质变化、配伍禁忌等信息。

(1) 药物适当的溶剂

咨询案例5　医嘱注射用灯盏花素50 mg溶于5%葡萄糖注射液250 mL静脉滴注，可以吗？蔗糖铁要用什么溶液稀释？

药师解答：说明书中要求注射用灯盏花素"不得与低于pH值为4.2的输液合用"。该药pH值为6.0~8.0，有效成分在pH值<4.2的酸性环境中易析出。《中国药典》规定葡萄糖注射液pH值为3.2~5.5，因此建议将溶剂改为0.9%氯化钠注射液250 mL。蔗糖铁注射液说明书规定：只能用0.9%氯化钠注射液稀释。该药物生产过程中加入NaOH以调节其pH值为10.5~11.0，而葡萄糖注射液pH值为3.2~6.5，若用其作溶剂，会中和蔗糖铁注射液中的NaOH，造成蔗糖铁注射液的不稳定。葡萄糖含醛基具有还原性，会将蔗糖铁注射液中的Fe^{3+}还原为Fe^{2+}，而血液中的转铁蛋白只能结合Fe^{3+}，因此蔗糖铁注射液不能用葡萄糖注射液稀释。

(2) 药物的稀释容积

咨询案例6　青霉素加入500 mL溶剂中，是否可以？

药师解答：青霉素结构中含β-内酰胺环，极易裂解，不宜加入500 mL溶剂中。宜将一次剂量的青霉素溶于50~100 mL氯化钠注射液中，于30 min滴毕，既可在短时间内形成较高的血浆浓度，又可减少因药物分解而致敏的机会。

(3) 注射药物的滴速

咨询案例7　静脉滴注万古霉素有无需要注意的地方？

药师解答：静脉滴注盐酸万古霉素时，应十分注意药液的浓度和静脉滴注的速度。快速注射或短时内静脉滴注本药可使组胺释放，出现红人综合征。其特点为面部、颈躯干红斑性充血、瘙痒，也可发生呼吸困难以及低血压，所以滴注速度应小于$10 \text{ mg} \cdot \text{min}^{-1}$，每次静脉滴注应在60 min以上。

(4) 药物的给药时间

咨询案例8　有些药物每12 h服用一次，应该是早、晚服药，具体时间有无规定？

药师解答：是早8:00、晚20:00，还是早9:00、晚21:00呢？还是其他时间点？以羟考酮为例，对于羟考酮q12 h口服用药时间的安排，推荐在7:00~19:00，当然也可以安排在8:00~20:00。因为口服羟考酮给药前及给药后1 h要进行疼痛评估，早7:00、晚19:00对于患者的进食、睡眠等影响相对比较少，且这个时间段也方便护士进行疼痛评估。

（5）药物配伍禁忌

咨询案例9　甘露醇与地塞米松可以配伍吗？

药师解答：甘露醇与地塞米松属配伍禁忌（可能析出结晶）。甘露醇为过饱和溶液，原则上不宜和任何药物配伍在一起使用。地塞米松为磷酸酯的钠盐注射液，内含0.2%亚硫酸钠，与过饱和甘露醇注射液混合，可使甘露醇发生盐析反应，此反应与两者浓度、温度气候变化有关，故不推荐临床将这两种药配伍使用。

3. 患者用药咨询

患者用药咨询服务是用药咨询的主要内容，广大患者大多不具有药品的相关专业知识，对药品的使用方法不太清楚。错误地使用药物容易导致治疗失败甚至是不良反应的发生，所以对患者的用药咨询服务既符合患者需求，也是临床合理用药的客观要求。

（1）用法用量问题　患者咨询最多的是药品的用法用量，主要原因有：对患者而言，拿到药品后，什么时候吃？怎样吃？吃多少？这些问题往往是患者最关心的，患者不满足于"每日几次，每次几片"的简单交代，而是希望了解自己服用药物的具体时间，咨询药师应该根据药物性质、疾病情况，结合时辰药理学为患者选择最佳服药时间。如早晨7:00～8:00人体激素分泌到达高峰，此时给予外源性激素对肾上腺皮质功能影响较小，故一般糖皮质激素宜晨起7:00～8:00给药。由于夜间睡眠时迷走神经兴奋，胃酸在夜间分泌多于日间，故控制夜间的胃酸分泌对于胃溃疡的患者相当重要。H_2受体阻断剂的最佳服用时间为睡前；而铝碳酸镁类中和胃酸的药物宜在餐后1～2 h胃酸分泌的高峰期服用，同时在睡前加服，以中和夜间胃酸分泌高峰。人体血压大多呈"两峰一谷"的"长柄杓型"，抗高血压药最好能在血压达峰前30 min使用，这样药物作用高峰能与血压生理高峰重合，从而平稳控制血压，故抗高血压药一般建议清晨顿服，如果下午有血压高峰可加服1次。部分高血压病患者夜间血压不降低或下降幅度较小，即呈"非杓型"，此类患者应注意对夜间血压的控制，一般建议在午后或是睡前用药以控制血压，减少血压高峰对靶器官的损害。

（2）联合用药问题　涉及多种药物能否一起服用。多种药物配伍使用，可能表现为药理作用的协同或拮抗、不良反应的加重或减轻等。如华法林是一种维生素K拮抗药，主要用于抗凝治疗，患者如果还同时使用头孢菌素类、氟喹诺酮类、三环类抗抑郁药、降脂药等其他药物时将影响华法林的抗凝作用。因此，服用华法林时应注意监测国际标准化比值，根据比值来调整华法林的用量。再如，有一例慢性肾脏病合并高尿酸血症患者同时服用琥珀酸亚铁和别嘌醇，因别嘌醇不宜与铁剂同服，二者合用可导致铁在体内过量蓄积，这种情况下，药师可建议患者两种药物服用时间至少间隔2 h。

（3）用药安全性咨询　随着社会对用药安全的重视，患者的自我保护意识增强，咨询药品不良反应的问题也越来越多。患者在服药时通过阅读药物说明书，对标明的不良反应心存疑虑，不敢服药，影响患者用药的依从性。比如，一位哮喘反复发作的患者，自述没有按照医嘱每日用药，而经常隔日用药，因为他认为沙美特罗替卡松粉吸入剂中含有激素，长期使用会有很多不良反应。对此类患者，药师要进行重点用药教育，关照患者不能自行改变药物的用法用量。药师需从疾病治疗原则、药物剂量及剂型等方面进行讲解。吸入疗法是目前哮喘预防和治疗的最有效的给药方法，其特点是药物直接到达靶器官，局部药物浓度高，起效快，疗效好，所用药物剂量小，避免或减少全身用药可能产生的不良反应。哮喘是一种慢性气道疾病，长期规律用药非常重要，可以减少患者急性发作次数，提高生活质量，降低疾病的长期危害。

导入案例分析

胸腺肽合用病毒性疫苗，可能增强疫苗的免疫应答，同时也会增加不良反应（过敏性反应）的发生，因此，建议接种疫苗前停用胸腺肽，除非患者确实存在免疫受损。流感疫苗的免疫期为6~10个月。

4. 公众用药咨询

目前公众的自我保健意识不断加强，人们更加注重日常保健和疾病预防，药师需要承担起新的责任。

（1）在接受公众用药咨询，尤其是在减肥、补钙、补充营养素等方面要给予科学的用药指导。

（2）提高公众鉴别真伪药品和虚假宣传广告的能力。

（3）提高公众的安全用药意识，纠正错误的用药习惯。如：经常要求输液，认为输液比口服药物起效快；盲目地补充维生素，造成经济上的浪费，甚至身体上的损害等。

总之，药师应主动承接公众自我保健的咨询，积极提供健康教育，增强公众健康意识，减少影响健康的危险因素。

三、用药咨询过程中的注意事项

药师在用药咨询中，会遇到各种各样的问题，比如患者对疾病的咨询、是否医保目录中的药品、中药及保健品等相关问题。因此，要胜任药物咨询的工作，对药师自身的内在素质要求较高。药师在宣传医药知识的同时，还要讲解生活方式、环境、锻炼等因素与健康的关系，有助于提升大众战胜疾病的信心，也可提高患者药物治疗的效果。在用药咨询过程中咨询药师有一些需要注意的事项。

1. 尊重患者隐私

医疗是特殊的服务，关爱患者、尊重患者与治疗身体病痛同等重要。保护患者隐私、尊重患者权利、赋予患者人性化关怀，应当成为医疗从业人员必须遵守的基本职业伦理。同样，对于从事药物咨询的药师也应当遵循这一准则。

对于需要保护隐私的患者（如计划生育、妇产科、泌尿外科、皮肤及性病科和传染科患者）应当在一个比较隐蔽的咨询环境，用诚恳的态度、温和的言语使患者放心、大胆地提出问题，愿意对药师吐露出自己和用药相关的难言之隐。同时，尽可能地保证咨询内容不被他人知晓。在回答完患者的用药问题后，可以留下咨询的联系方式，方便患者有问题及时咨询。有效地保护患者用药的隐私，使其在就诊过程中隐私不受到伤害，不仅能避免医患纠纷，还能很好地构建和谐的医患关系。

2. 学会倾听与反馈

倾听是进行交流的前提，只有倾听好患者的语言，药师才能获取更多有用的信息，给予患者及其家属合理的解释及心理上的满足。没有信息反馈的沟通不能称为有效沟通，倾听的同时学会反馈患者的提问。与患者进行交流时使用简单的字，如："好，是，行"等，容易让患者觉得药师对其怠慢、不负责。相反，药师多说的一句话或几个字，就可以增加药患之间的理解与支持，化解很多矛盾。

3. 遇到难以确定的问题，不要替患者做决定

用药咨询过程中，有时候会遇到患者希望药师能够为他们做决定的情况。比如说有些妊娠妇女，在不知道自己妊娠期间使用了妊娠禁用的药物，她们很担心药物会对胎儿造成不良影响,希望药师能够为她们做决定,是否继续妊娠。对于这种难以确定的问题,药师们不应该去为这些孕妈妈们做出任何的决定,而是用权威的资料和统计数据通过启发和教育来帮助孕妈妈们自愿地做出选择。因为药师为孕妈妈做出决定很有可能要承担医疗风险,药师在做用药咨询的时候切记一点——要有效地去规避风险。

4. 不对医师的用药方案做评述

在面对患者关于医师用药方案的咨询问题时,推荐的做法是使用中性的语言,尽可能地采用迂回的策略,从药学和单纯药物应用方面来给予患者答复,不对医师的用药方案做决断性的评价。如:"具体的用药方案您可以与主治医师多沟通,还需要与临床检查情况结合"。这类答案避免了药师因为一些非本专业或不熟悉的情况而妄下结论引发药患矛盾。

5. 不对患者用药效果做出承诺

很多进行药物咨询的患者最为关心的问题就是用药效果。经常会有患者问"这次用药后能恢复到什么程度,是否可以达到预期效果"等类似问题。这是患者用药依从性积极的一面,但鉴于个体差异及药物治疗存在的不确定因素,药师在回答此类关于用药效果的问题时,需要注意语言的分寸,不宜对用药效果做出承诺。这样可以避免患者完成药物治疗后没有达到预期值而引发不必要的纠纷。

 知识链接

家庭药品的贮存

每个家庭或多或少地都会存放一些药品,如何正确地保存这些药品?正确的做法是:按照药品说明书上"贮藏"一项的要求贮存。药品的保存应该有正确的方法,否则药品很容易受到光线、温度和湿度等环境因素的影响而发生物理、化学变化,从而失去药物应有的作用。

1. 温度因素

常温:指药品在10~30℃处存放,大多数口服制剂为常温贮存,没有特殊说明均可在常温贮存。阴凉处:要求不高于20℃。凉暗处:避光且温度不高于20℃。冷藏药品则需放置于冰箱中,保持温度在2~8℃。如果温度过高(超过40℃)栓剂可能会出现软化、融化或变形的情况,影响药物的使用。栓剂一般应放置于阴凉处或冰箱中冷藏。

2. 光线因素

通常情况下,应避免药品受到阳光直射。贮藏项下如标明了遮光、阴暗处,则需要避光,可放在棕色容器或黑纸包裹的无色透明、半透明容器内,或者直接保存在原包装的药盒里。

3. 湿度因素

当湿度比较高时,空气中的水蒸气就会被一些药品吸收,导致药品变潮湿,从而出现发霉、潮解、稀释及变形等现象。因此没有特殊温度要求的药品不要存放于冰箱,同时避免将药品存放于浴室等湿度高的场所,相对湿度建议低于60%。

4. 空气因素

空气中氧气和二氧化碳对药品的质量影响比较大,所以大多数药品需要密闭保存。

药品正确保存除了关注以上主要的四种影响因素外,还建议应该合理分类摆放。外用药、内服药应分开摆放,避免服错,避免串味。同时,由于大多数药品的贮存期限都是有限的,建议每3~6个月清理一次药品,最好用记号笔标记药品的保质期。

第二节 健康教育

一、健康的概念

健康是指一个人在身体、精神和社会等方面都处于良好的状态。健康包括两方面的内容：①主要脏器无疾病，身体形态发育良好，体形均匀，人体各系统具有良好的生理功能，有较强的身体活动能力和劳动能力，这是对健康最基本的要求。②对疾病的抵抗能力较强，能够适应环境变化、各种生理刺激以及致病因素对身体的作用。传统的健康观是"无病即健康"，现代人的健康观是整体健康，世界卫生组织提出健康不仅是没有疾病，而且包括躯体健康、心理健康、社会适应良好和道德健康。

常用的健康指数包括：

1. 体重指数（BMI）

体重过低：BMI<18.5 kg/m^2；体重正常：BMI 18.5～23.9 kg/m^2；超重：BMI 24～27.9 kg/m^2；肥胖 BMI≥28 kg/m^2。

2. 腰围

正常腰围的判断标准是男性腰围应不大于 85 cm，85～90 cm 为超重，>90 cm 为肥胖；女性腰围应不大于 80 cm，80～85 cm 为超重，>85 cm 为肥胖。

3. 正常血压

《中国高血压防治指南》2018 年修订版指出，高血压的定义为：在未使用降压药物的情况下，非同日 3 次测量诊室血压，收缩压≥140 mmHg 和/或舒张压≥90 mmHg。患者既往有高血压史，目前正在使用降压药物，血压虽然低于 140/90 mmHg，仍应诊断为高血压。高血压患者的降压目标值为收缩压<140 mmHg 和舒张压<90 mmHg。

4. 正常血脂

一般成年人低密度脂蛋白胆固醇 0～3.1 mmol/L；甘油三酯：0.56～1.7 mmol/L。

5. 正常血糖

是指空腹血糖为 3.9～6.1 mmol/L，口服 2 h 葡萄糖耐量试验（oral glucose tolerance test，OGTT）<7.8 mmol/L。

二、用药咨询中的健康教育

在药物治疗疾病的过程中，对于很多疾病来说，药物的应用是一方面，患者自身的生活方式也是很重要的一方面。因此，药师在接受患者用药咨询的同时，也需要对患者进行健康教育，主要涉及健康生活方式的教育。健康生活方式是指有益于健康的习惯化的行为方式，具体表现为：健康饮食、适量运动、不吸烟、不酗酒，保持心理平衡、充足的睡眠、讲究日常卫生等。健康的生活方式不仅可以有助于抵御传染性疾病，更是预防和控制心脑血管疾病、恶性肿瘤、呼吸系统疾病、糖尿病等慢性非传染性疾病的基础。

1. 慢性疾病患者用药咨询中的健康教育

（1）心脑血管病 倡导"合理膳食、适量运动、戒烟限酒、心理平衡"的健康生活方式，饮食上要注意减少钠盐摄入量，戒烟限酒，增加体力活动，适当控制体重。定期在家庭或诊室测量血压、血脂，提高自我管理的能力，并评估靶器官损害程度。

（2）糖尿病 从饮食、运动上严格控制，"管住嘴、迈开腿"。教会患者根据自己的体重、身高、性别、运动量等个体情况计算饮食量，保证合理的营养，严格控制甜食。同时戒烟限酒，适当运动，依照患者的身体情况选择活动种类，如步行、慢跑、骑自行车、打太极拳、球类运动等有氧运动。必须坚持循序渐进、持之以恒的原则。每日定期监测血糖，同时控制血压、血脂水平，避免并发症的出现。

（3）骨质疏松　注意节制饮食，戒烟、戒酒，戒饮浓茶和浓咖啡，防止过饱，饮食要清淡、低盐饮食。在补钙的同时，增加户外运动，多晒太阳。适当参加体育锻炼，循序渐进增加运动量。防止各种意外伤害，尤其要防止跌倒。

（4）消化性溃疡　注意休息，生活有规律，劳逸结合，避免过度精神紧张及情绪不稳定。每日三餐应有一定的时间规律，不要饥饱无常，三餐尤其是晚餐不要吃得太饱；饮食要清淡、新鲜，少吃腌菜，少吃或不吃辛辣刺激性的食物。食物要软，避免坚硬；少吃生冷、油腻的食品；不空腹喝牛奶；不喝浓茶、咖啡，戒烟、戒酒。

（5）便秘　叮嘱患者养成定时排便的习惯，有便意时需及时排便，避免抑制排便。改变不良的饮食习惯，提倡均衡饮食，戒烟、戒酒，多食用蔬菜和水果，适量增加膳食纤维的摄入，多饮水。适量运动，可进行步行、慢跑，同时配合腹部的自我按摩。避免滥用药物。

2. 特殊人群用药咨询中的健康教育

特殊人群包括老年人、妊娠、哺乳期妇女、儿童等。对于特殊人群也有不同的健康教育方式和教育内容。

（1）老年人的健康教育　要指导老年人树立正确的健康观，科学运用自我保健的方法来提高防病抗病能力，养成良好的卫生习惯，不断提高生活质量。

健康教育的内容针对性要强，应结合老年人的实际需要。教育的内容可以包括：饮食指导、用药指导、生活方式指导、家庭护理技术操作、心理指导和安全行为指导等。

教育方法：①直观形象教育　直观形象教育即采用通俗易懂的语言及生动活泼的教学方式，理论联系实际，使老人直观、形象地掌握和记忆所学知识。如：举例法（现身说法、介绍病例等），图片法（辅以图表讲解等）及示教法（将常用的家庭护理技术进行示范等）。②重复记忆教育　即通过反复教育，不断强化，使老年人牢记所学知识。通常可以采取随机教育的方法，充分利用每次接触老年人的机会，穿插进行健康教育；而后通过观察、提问等评价手段，了解老年人掌握的程度，对未明白的问题再次进行宣传教育，直至老年人识记为止。③少而精的教育　老年人尤其是慢性病患者，需要学习和掌握的知识很多。为了避免给老年人加重负担，教育的内容要尽量浓缩到最少的程度，避免提供需要以外的内容。教育应分层次有侧重点地进行，循序渐进，应从老年人最关心、最需要、最重要的内容讲起。④归纳综合性教育　老年人常同时患有多种疾病，因此牵涉健康教育的面比较广，如康复锻炼、合理用药及合理膳食等。老年人往往缺乏综合归纳能力，在实施过程中顾此失彼，不易达到预期目标。药师可以通过归纳综合法将老年人所需的众多内容进行归纳总结，如可以为老年人设计一张图表，这种综合归纳后的图表无需更多的记忆，可以使老年人更有效地完成预定目标。

（2）妊娠妇女的健康教育　妊娠期为重要的生理时期，其间孕妇健康状况在很大程度上决定了新生儿的健康。需针对不同孕期孕妇开展针对性教育干预。孕早期应进行早孕指导，对孕妇及胎儿生理特点、变化等进行详细讲解，指导孕妇保持良好的情绪，减少与有害物质、二手烟草烟雾的接触。患病时应及时就医，并在医师指导下用药和治疗，避免药物对胎儿产生影响。孕中期应告知孕妇平衡膳食，注意体重的控制，并监测胎动，指导其掌握并发症的早期症状和危险因素。孕晚期要强调产前检查，详细说明临产征兆和分娩注意事项，告知其一旦出现并发症相关表现,立即就医以采取处置措施。

(3) 儿童的健康教育　对儿童的健康教育主要是针对家长的宣传教育。需要使家长能够对相关疾病的预防知识做到心中有数,还要积极的对家长普及一些关于儿童生长发育方面的相关知识,积极促进心理健康的引导。如果儿童突然出现相关的病症或者突然出现不良反应,家长需要冷静,避免慌乱而导致延误治疗等相关情况出现。指导儿童的家长了解基本的急救知识,以便于在突发相关病症之后进行必要的急救后及时送医治疗。此外,应重视对儿童饮食习惯的培养,重视对儿童的生活方式引导,使儿童养成良好的饮食习惯。尽量确保儿童的每日餐食都有丰富的营养和高维生素,以便于确保儿童的健康发育,还要重视儿童日常的卫生习惯培养,督促儿童能够养成饭前便后洗手的习惯。

学习小结

用药咨询贯穿临床药物的合理选用、正确使用和科学贮存的全过程,是临床合理用药的关键,对保证合理用药具有重要的意义。根据药物咨询对象的不同,可以将其分为医师、护士、患者和公众的用药咨询。他们咨询的内容也各有侧重。在咨询过程中患者用药咨询服务是主体,做好对患者的用药咨询服务,既符合患者需求,同时也是临床合理用药的客观要求。药师通过健康教育正确指导人们合理用药、正当饮食、健康生活。使患者在用药过程中了解疾病、药物、饮食、生活方式等对药物的影响,这样才能够提高患者用药的依从性和安全性。

目标检测

一、最佳选择题(请从中选择一个最佳答案)

1. 对咨询药师的要求是(　　)。
 A. 应具有主管药师及以上专业技术职务任职资格
 B. 必须是临床药师
 C. 应具有药师及以上职称
 D. 必须经过药物治疗管理培训
 E. 应具有药士及以上职称
2. 下列不属于针对心脑血管疾病患者倡导的健康生活方式是(　　)。
 A. 合理膳食　　　　　　　　B. 注意休息
 C. 大量运动　　　　　　　　D. 戒烟限酒
 E. 心理平衡
3. 下列一般不属于护士用药咨询的主要内容是(　　)。
 A. 药物的适当溶剂　　　　　B. 药物的稀释容积
 C. 注射药物的滴速　　　　　D. 药物的给药方案
 E. 药物配伍禁忌
4. 老年人健康教育的方法中不包括(　　)。
 A. 直观形象教育　　　　　　B. 重复记忆教育
 C. 少而精的教育　　　　　　D. 归纳综合性教育
 E. 专业抽象教育
5. 药师需要主动向患者提供咨询的情况不包括(　　)。

A. 使用需要进行 TDM 的患者时
B. 患者使用剂量明确、疗效确切的非处方药时
C. 当同一种药品有多少种适应证或用法用量复杂时
D. 患者所用药药品说明书有修改时
E. 患者所用药品近期发现严重不良反应时

6. 不宜选择葡萄糖注射液作为溶剂的药物是（　　）。

A. 阿昔洛韦 　　　　　　　　B. 两性霉素 B
C. 红霉素 　　　　　　　　　D. 环丙沙星
E. 甲硝唑

7. 氯化钾正确给药方法是（　　）。

A. 直接静脉注射 　　　　　　B. 稀释后静脉注射
C. 直接肌内注射 　　　　　　D. 稀释后肌内注射
E. 以上都正确

8. 服用头孢克肟分散片后为什么不能喝酒的原因是（　　）。

A. 头孢克肟能引起双硫仑样反应 　　B. 头孢克肟能引起醉酒样反应
C. 头孢克肟可抑制乙醇脱氢酶 　　　D. 头孢克肟可导致体内多巴胺代谢加快
E. 以上均不正确

9. 药师在接受护士用药咨询时候应重点关注（　　）。

A. 药品经济学知识 　　　　　B. 药物制剂的等效性
C. 药品的生产厂商和批号 　　D. 药品在人体内的药代动力学参数
E. 注射剂的配置、溶剂、浓度和滴注速度

10. 以下不属于第二类精神药品的是（　　）。

A. 阿司匹林 　　　　　　　　B. 艾司唑仑
C. 地西泮 　　　　　　　　　D. 曲马多
E. 苯巴比妥

二、配伍选择题（请从中选择一个与问题关系最密切的答案）

第 1～4 题

A. 补充营养素 　　　　　　　B. 输液滴注速度
C. 治疗药物监测 　　　　　　D. 患者依从性不好或认为疗效不理想时
E. 药品适应证是否与患者病情相对应

1. 公众用药常咨询内容是（　　）。
2. 医师用药常咨询内容是（　　）。
3. 护士用药常咨询内容是（　　）。
4. 患者用药常咨询的内容是（　　）。

第 5～7 题

A. 多潘立酮 　　　　　　　　B. 酵母片
C. 乳酶生 　　　　　　　　　D. 甲氧氯普胺
E. 铝碳酸镁咀嚼片

5. 患者，女，48 岁，因进食高蛋白质食物过多导致消化不良，胃胀气到药店购药，药师应推荐的药品是（　　）。

6. 患者，女，60岁，因胃食管反流病而致腹痛来药店购药，药师应推荐的药品是（　　）。

7. 患者，男，53岁，因纳差、食欲减退来药店购药，药师应推荐的药品是（　　）。

第8～10题

A. 山莨菪碱 B. 布洛芬
C. 麦角胺咖啡因 D. 卡马西平
E. 吗啡

8. 患者，女，47岁，出现一侧颜部骤然发作性闪痛，诊断为三叉神经痛，应选用的药物是（　　）。

9. 患者，女，25岁，痛经，应选用的药物是（　　）。

10. 患者，男，38岁，因腹部受寒导致胃部痉挛性疼痛，应选用的药物是（　　）。

三、多项选择题（从五个备选答案中选出两个或以上的正确答案）

1. 临床上青霉素加入500 mL溶剂中溶解输液是禁止的，其原因有（　　）。
   A. 青霉素结构中含β-内酰胺环，极易裂解
   B. 输液时间需要延长，可导致青霉素降解
   C. 青霉素滴注时间一般控制在30 min内
   D. 青霉素结构中含β-内酰胺环，不易裂解
   E. 以上均正确

2. 患者用药咨询内容包括（　　）。
   A. 药品名称 B. 适应证
   C. 药品价格 D. 药品鉴定辨识
   E. 有无替代药品或疗法

3. 关于老年人健康教育的方法有（　　）。
   A. 直观形象教育 B. 重复记忆教育
   C. 少而精的教育 D. 归纳综合性教育
   E. 以上均包括

四、综合分析选择题（题目基于同一个临床情景、病例、实例或者案例的背景信息逐题展开，每题的备选项中，只有一个最符合题意）

患者，女，49岁，近日因发热、咳嗽、咳黄痰就诊，临床诊断为细菌性上呼吸道感染，医师处方如下：

左氧氟沙星片 0.5g tid po

氨溴索片 30 mg tid po

阿司匹林泡腾片 0.5g，prn 冲服

维生素C片 0.2g tid po

板蓝根冲剂 1袋 tid po

1. 药师审核医嘱认为存在不合理用药，其分析理由和结论，下列说法正确的是（　　）。
   A. 左氧氟沙星片给药间隔不合理 B. 氨溴索片给药剂量不合理
   C. 阿司匹林泡腾片给药剂量不合理 D. 维生素C片用法与用量不合理
   E. 板蓝根冲剂给药间隔不合理

2. 服药1周后,患者出现上腹疼痛,大便呈黑色,经胃镜检查诊断为胃溃疡,可能引起该患者发生胃溃疡的药物是(　　)。

A. 阿司匹林泡腾片　　　　　　　B. 左氧氟沙星片
C. 氨溴索片　　　　　　　　　　D. 维生素C片
E. 板蓝根冲剂

3. 患者Hp(+),采用PPI、克拉霉素、甲硝唑、铋剂的治疗。关于该患者用药指导的说法,正确的是(　　)。

A. 质子泵抑制剂餐后服用　　　　B. 甲硝唑餐前服用
C. 铋剂餐后服用　　　　　　　　D. 甲硝唑餐后服用
E. 铋剂餐中服用

实训十五　患者用药咨询情景模拟

一、实训目标

1. 掌握药物咨询的内容。
2. 掌握用药咨询中的注意事项。
3. 了解特殊人群用药咨询过程中健康教育的内容和方法。

二、实训条件

1. 用柜台、货架设计一个小型模拟药房,并根据咨询内容准备药物数种。
2. 实训同学,每两人一组,分别模拟患者、药师。

三、考核要点

1. 能够运用掌握的药学知识和药物信息,为患者提供满意的用药咨询;
2. 能够在进行药物咨询的同时,有针对性地进行健康教育。

四、实训内容

(一)用药咨询

药师根据患者主诉,推荐合适药物给患者,在咨询中注意沟通技巧的应用、态度和蔼亲切、语言通俗易懂、选药合理。

1. 一例男性患者,因胃溃疡出血收入消化科,护士按医嘱配制奥美拉唑注射液进行抑酸治疗,配制后发现溶液变色,咨询药师其变色的原因。

2. 一例女性患者,以胃大部分切除术后远期并发症入院,胃大部切除后,胃酸降低,含铁食物不经过十二指肠,导致铁吸收不良出现贫血。患者入院后口服铁剂无效而改用静脉输注铁剂(蔗糖铁),用药一周后患者血常规检查结果显示血红蛋白(Hb)值并未升高,医师咨询临床药师是否需换用其他静脉输注的铁剂。

3. 医师电话咨询:曲马多胶囊是否要用精神类处方开具?最大用量是多少?

4. 患者,男,49岁。咨询:胃不好,还有点贫血,医师开的这些药(奥美拉唑和多糖铁复合物)是否符合病情?是否可以一起吃?

(二)健康教育

药师根据不同的患者、不同的疾病,给咨询的对象进行不同内容的健康教育,使其树立正确的健康观。

五、实训提示

1. 通过用药咨询模拟训练,加深学生对健康教育和药物咨询内容、意义的理解。
2. 实训后,学生能熟练地表述药物咨询的主要内容和注意事项。
3. 实训后,能阐述药物咨询的主要程序。

六、实训思考

1. 请复习用药咨询的相关理论内容,学生能就如何做好用药咨询,阐述自己的观点。
2. 请阐述健康教育的主要内容。

(孟彦波　邵明鸣)

第十五章
智慧药学服务

> **学习目标**
>
> 1. 掌握智慧药学服务概念和药学信息资源内容；熟悉智慧药学服务特点及对从业人员的要求；了解智慧药学服务国内外发展情况。
> 2. 能初步掌握智慧药学服务的具体工作。
> 3. 培养学生初步建立智慧药学服务理念和基本素质。

案例导入

一位高血压患者通过手机端向在线药师咨询，原来血压一直控制良好，最近血压经常忽高忽低，想了解造成这种情况的原因和解决办法。

问题：1. 如果你是医院药师，可能的解决方案？

2. 作为未来的药师，如何结合最新的信息技术和专业知识为患者提供适当的服务？

随着物联网、区块链、量子计算、大数据和 5G 通信等信息技术的快速发展和广泛应用，人们的生活场景发生了巨大的改变。特别是面对突发公共卫生事件，传统的药学管理模式在满足药学服务效率、质量和职业暴露风险时面临巨大的挑战。顺应新时期药学高质量发展和加快互联网医疗开展的需求，智慧药学应运而生。

第一节 概述

一、智慧药学的概念

智慧药学是应用人工智能、大数据、云计算、物联网和区块链等信息技术，以高度智能化、高度集中化、综合全方位医药学信息平台为支撑，结合智能控制系统，辅助科学决策，实现药品流通可追溯和精细化全流程管理；通过以处方或者医嘱审核为手段结合以药物为核心的药学科研，实现在药学视角下以患者为中心的一体化临床药学服务。智慧药学将随着政策导向、临床需求和技术发展不断拓展和提升。

"智慧药学服务"是在近几年药房设备自动化和药学管理信息化基础上，以信息技术的快速发展为支撑，围绕患者用药安全、有效、适宜为目标逐渐成熟和发展起来。智慧药学的发展离不开药学信息，智慧药学的基础少不了药学信息资源。

二、药学信息资源

药学信息（pharmaceutical information，PI），是指有关药学的各种知识。包含药学领域所有的知识和数据，这是信息的系统性决定的，这包括与药物直接相关的信息，如药物作用机制、药物代谢动力学、不良反应、药物相互作用、妊娠危险度分级、药物经济学等，也包括与药物间接相关，如疾病变化、耐药性、生理病理状态、健康保健等信息，已经成为一门独立的分支学科。药物信息是其中主要的内容，药物信息（drug information，DI）是药物的自然属性，是物质、疾病和人三方面的知识和信息的集合。药学信息涉及药物的研究、生产、流通和使用领域，是信息科学的一个分支。

药物信息按照其最初来源分为三级，以期刊发表的原创性论著属于一级信息源，二级信息源以引文和摘要为主，三级信息源以参考书和数据库为主。一级信息源包括实验研究结果、队列研究、病例报告等，数量最大。当原始文献一经发表或交流，其信息就会成为二级信息源的内容。二级信息源是为数据库中的该研究文献建立的专业索引工具，也是获取一级文献的门户。三级信息源是在一级和二级文献基础上归纳、综合、整理后的出版物，包括教科书、手册、指南、目录、杂志上的综述以及互联网上的药物信息和数据库等，这类资源非常实用，能满足大多数药学信息服务的要求。目前，这三级信息来源都在向互联网和云服务发展，传统的纸质文献逐渐被电子文献所取代。

在我国，药学信息服务的范围尚无相关法律或文件做出具体界定，但在国外对药学信息服务已有明确标准，基本内容包括：向患者、家属、健康工作者和其他人员提供药学信息服务；以疗效、安全性、费用和患者因素为科学依据，建立和维护处方集；参与药品不良事件的报告和分析；改善患者和医疗服务提供者的行为方式，以支持合理用药；出版《药讯》，就药品的使用等对患者及其家属、健康工作者进行教育；对医师、药师、药学学生和其他健康工作者进行教育和培训；对药品的使用进行评价等。

信息检索载体的选择是十分重要的，主要载体有以下形式：

（1）图书 药典、辞典、手册、专著、教科书、科普读物、年鉴、指南等工具书，以及各种官方文件及其汇编等，其信息来源可靠，结论清晰，利用方便。但有的手册中有印刷错误，要注意甄别。

药典是药物信息的法定来源，由政府颁布实施。涉及药品质量纠纷问题时，药典乃唯一依据。《中国药典》（2020年版）已被制作成电子版，可以用计算机快速查询。其他国家的药典有：《美国药典》，从2020年第43版起只提供互联网在线版；《英国药典》，包含《欧洲药典》所有标准；《日本药典》；《英国国家处方集》；《澳大利亚药物处方集》等。

《中国国家处方集》是我国第一部统一的国家级权威性的处方集，它既是合理用药的指导性文件，也是实施国家药物政策的重要文件。"处方集"所遴选的药品品种涵盖了国家基本药物目录、国家医保药品目录中的全部药物和其他一些常用药物，基本满足了临床常见病、多发病及重大、疑难、复杂疾病抢救、治疗的需要。

药品集类，如《新编药物学》《中药大辞典》等。《药物治疗处方手册》标注了妊娠用药分类的药物手册，对孕妇用药具有重要的参考价值。

《马丁代尔药品集》（*Martindale*）（1st edt 1883）详细介绍世界各国药典收载和未收载的药品的适应证、药动学、药物相互作用、用量等。

《默克索引》（*the Merck index*）（1st edt 1889）可以查到万余个化学物质的普通名称、标准化学名称、结构式、理化性质、专利号以及重要的参考文献。

《药品注射剂手册》(Handbook on Injectable drug)由美国卫生系统药师协会（ASHP）出版，书中以表格形式提供各种药物配伍、稳定性、给药途径及规格等资料，查阅方便。

《医师案头参考》(Physician's Desk Reference)是美国市场上常用处方药说明书汇编，具有较大的参考价值。

《国家基本药物处方集》用于指导和规范基层医疗卫生机构医务人员合理使用基本药物，治疗基层常见病和多发病。基本药物是20世纪70年代世界卫生组织提出的理念，并据此制订了基本药物示范目录，同时制订了标准治疗指南和处方集，促进基本药物的公平可及、安全有效、合理使用。

《中华人民共和国药典临床用药须知》由国家药典委员会组织编写，对指导合理用药有较大的参考价值。

(2) 学术期刊　学术期刊是药学信息的主要载体，也是辞书等二手文献的来源。尽管杂志设有级别之分，但受地域影响，每种杂志的刊登重点不尽相同，实际上是一个信息的初步分类，但又互有交叉，为信息的检索增加了困难。药学期刊也比较多，如《药学学报》《中国药学杂志》《中国药理学报》《中草药》《中国医院药学杂志》《中国新药与临床》等，发表论著各有侧重。国外有关药学期刊的数目就更多了，如《临床药理学和治疗学》(Clinical Pharmacology and Thera-peutics)、《临床药理学杂志》(J. of Clinical Pharmacology)、《治疗药物监测》(Therapeutic Drug Monitoring)等。

《中国药学年鉴》是系统反映我国药学领域各方面的发展和主要成就的药学学科年鉴，内容涉及药学研究、药学教育、药物生产与流通、医院药学、药政管理、药学书刊、药学、人物、学会及学术活动等。各科学术会议文献，研究简讯，国内外医药界各专业学科交流发表的论文及各国政府出版物。

随着临床药学的发展，相关医学杂志也成为药学从业者必须了解的，包括顶尖的国际医学期刊：《新英格兰医学杂志》(NEJM)、《柳叶刀》(Lancet)、《美国医学会杂志》(JA-MA)、《英国医学杂志》(BMJ)等。

(3) 常用药学数据库　互联网技术发展，各种药学数据库为智慧药学服务带来了很多方便。由于更新快且便于搜索、使用、携带，在线数据库和药学应用软件发展较快。

MCDEX合理用药信息支持系统，收集了国内外各种药品的基本信息、药品说明书、药物专论、药物相互作用、注射剂配伍信息，还收录了国内外多种临床实践指南供医师药师参考。

丁香园是中国医疗领域连接者以及数字化领域专业服务提供商，丁香园打造了国内医疗学术论坛及一系列移动产品并全资筹建了线下诊所。通过专业的内容分享平台、丰富的数据积累、标准化医疗服务，丁香园连接医院、医师、科研人士、患者、生物医药企业和保险，覆盖千万大众用户。

合理用药监测系统是用药实时监测系统，可实现处方自动审查、医药信息查询功能，帮助医师、药师等临床专业人员在用药过程中及时掌握和利用医药知识，促进临床合理用药。目前，国内有多家公司参与开发并得到了医疗机构的广泛应用。

其他类似软件有临床药物咨询系统、药物咨询及用药安全监测系统、处方审核与点评系统、抗菌药品使用分析及控制系统等，这些软件紧扣卫生行政部门政策，极大方便和规范了临床医师的处方行为。

文献数据库：随着移动互联网时代的到来，可从很多专业数据库获取药物信息。目前常用的中、外文数据库及其特点，如表15-1。

表 15-1 常用数据库的文献收载特点

常用数据库	文献收载特点
中国生物医学数据库（CBM）	文摘型数据库，提供类似 Pubmed 的主题词检索功能，文献收载覆盖面最为全面，查全率和查准率较为理想
中国期刊全文数据库（CNKI）	全文型数据库，收载标准较为严格
重庆维普信息数据库（VIP）	全文型数据库，以关键词检索
万方数字化全文数据库	全文型数据库
Pubmed/Medline	提供包括医学、公共卫生、护理学、药学及生物医学等临床科学的文献摘要，免费提供部分全文或指向全文的链接
荷兰医学文摘（Embase）	与 Pubmed 收载的文献有较多重复，但在药事管理等方面有许多独家文献资源
国际药学文摘（IPA）	主要侧重药物临床和技术信息、药学实践、药学教育、药学和药物的相关法律等方面，而在药理学、临床药理学方面文献较少
美国化学文摘（CA）	世界最大的化学文摘库，涉及的领域极广泛，包括化学、化工、药学、医学、毒物学、生物学甚至物理学、冶金学等诸多方面

免费网上检索 Medline 数据库（https：//pubmed.ncbi.nlm.nih.gov/）虽然不是药学专业网址，但 Medline 是美国国立医学图书馆编辑出版的国际综合生物医学信息书目数据库，是当今世界上最大、最权威的生物医学文献数据库。它收录了 1965 年以来世界 70 多个国家和地区出版的大约 3900 余种生物医学核心期刊的文献题录和文摘，累计文献量已达 1200 万篇，并以每年 40 万条记录递增，88% 的文献原文是英文，76% 的文献有英文摘要。涉及的主要学科领域有：基础医学、临床医学、护理学、口腔医学、兽医学、卫生保健及预防医学等。

（4）一些常用的药学信息官网　政府网站：如国家药品监督管理局（NMPA）（https：//www.nmpa.gov.cn/）、国家卫生健康委员会（http：//www.nhc.gov.cn/）、中国疾病预防控制中心（http：//www.chinacdc.cn/）、国家中医药管理局（http：//www.satcm.gov.cn/）、国家知识产权局（https：//www.cnipa.gov.cn/）、美国食品药品监督管理局（FDA）（https：//www.fda.gov/）、世界卫生组织（WHO）（https：//www.who.int/）、美国国立卫生研究院（NIH）（https：//www.nih.gov/）、欧盟药监局（EMA）（https：//www.ema.europa.eu/en）等，提供各国药品政策法规、不良反应通报、重大疾病或流行病发生情况等信息，是查询官方权威数据信息的重要来源。

 知识链接

如何在 FDA 网站检索信息

FDA 主页中间上方是图片新闻，下方为食品、药品、生物制品、医疗器械、兽药、化妆品、烟草制品等图标链接。各个页面均有搜索引擎，可以方便快捷地查阅到所需信息。FDA 网站是利用关键词条件查询，例如：在 Search 对话框中输入欲查询的关键词句，即可得到相关的匹配信息，也可利用"menu"，快速进入相关链接。FDA 网站由于内容更新较快，所以不同时间查询相同相关词，会得到不同数量的信息。

药学专业相关网站：如中国药学会（https：//www.cpa.org.cn/）、中华中医药学会（http：//www.cacm.org.cn）、中国医药信息网（http：//www.cpi.ac.cn/publish/default/）、药智数据（https：//db.yaozh.com/）等，提供了最新医药数据，信息量大，更新速度较快。中医药知识服务平台（http：//www.tcmkb.cn）、古今医案云平台（http：//www.yiankb.com）等中医药相关的数据平台也逐渐成熟并运用于临床药学服务中。

网上处方药物索引（http：//www.rxlist.com/script/main/hp.asp），它是美国的一个处方查询网址，其数据库包含 5000 种以上的药物，并列出每年度美国市场使用频率最高的 200 个药物，占美国处方中处方药出现频率的 2/3，具有一定的用药合理性，综合分析及指导意义。这个网站的特点是药学信息资源广泛、丰富。输入关键词获得全球范围内的有关文献摘要。

美国临床药理及治疗学会（https：//www.ascpt.org/）、美国药剂师协会（https：//www.ashp.org/）等也提供大量药物信息。

第二节　智慧药学服务的应用

智慧药学实践和思考

一、智慧化药品供应保障体系

药品供应保障是药学服务的基石，随着新医改的推进，两票制、国家集采和三医联动等一系列医药改革政策的落地，加强药品遴选、采购、供应、贮存、临床使用等全流程规范管理，推进与政策相匹配的药品配备和运营模式转变，保障药品供给的同时，提质增效、降低运营成本已成为医药领域管理改革的重点。

1. 智慧药房模块

整体的医疗机构智慧药房大致可以分成 3 个模块：院内物流、院内调剂和延伸药房。目前，社会药店和延伸药房正日趋融合。当前相关的智能化设备都比较成熟：智能发药系统、智能麻醉精神药品管理系统、静脉输液集中调配中心的智能统排系统、智能贴签机和智能分拣系统以及病区药房采用的智能分包机、病区智能管理综合柜等；智能物流传送系统（包括中型轨道物流、气动物流、智能轨道小车、智能运输机器人）和智能中药调剂系统在很多医院都有不同程度的应用。延伸药房：云药房和中药煎制中心正日趋成熟，而城市中央药房等目前还在探索过程中，未来的社会药店和医疗机构延伸药房也会逐步融合，以区域化的集中式药品调剂模式将成为发展趋势（图 15-1）。

2. 医疗机构院内的药品物流体系

医疗机构院内的药品物流体系大致可分为 9 个部分：药库、门急诊药房、药房、静脉输液集中调配中心、中药房、手术室药房、病区智能药柜、自助式发药机和药物临床试验（GCP）药房等。在整个供应链环节中，药品的批号信息从供应商到二级库已基本实现全程溯源，但由于目前还缺少全国统一的药品编码体系，药品在使用环节的溯源信息产生缺失。2019 年 4 月国家药监局发布《药品信息化追溯体系建设指导原则》和《药品追溯码编码要求》两项信息化标准，率先实现疫苗、特殊药品和国家集中采购药品"一物一码，物码同追"。相信在不久的将来可以实现所有药品的全程溯源。库房作为药品供应的保障部门，从验收、入库、仓位管理养护和药品出库等全程信息化管理已日趋完善，相应的管理模式也逐

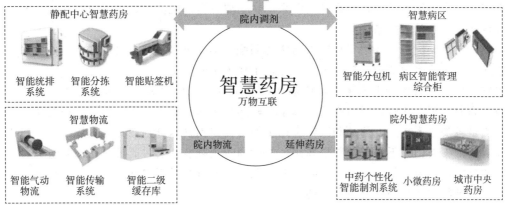

图 15-1 智慧化药品供应保障体系模式

渐规范。而保证合理库存，制订科学采购计划这一核心任务伴随着信息技术的发展也由大数据智能分析替代传统的经验判断。在充分考虑季节、品种、规格、药品供应、临床医师用药习惯和政策因素等诸多条件，运用循环神经网络系统，建立一级库和二级库的信息联动模式，构建智能化药品消耗预测模型，制订精准合理的采购计划已成为可能。

医疗机构门急诊药房的智能化设备正日益完善，无药架全流程信息化管理药房成为发展方向。快速发药机、高速发药机、智能（异形药品）发药机、智能冰箱和智能麻精药品发药机已普遍采用，利用轨道传输系统，通过和医院数据集成平台对接，大大地提升了配发药的准确率和工作效率。同时，所有药品根据不同属性纳入相应的智能设备管理并可进行实时动态管理。发药核对机在发药终端可以通过桌面平板的图像识别技术，通过不同颜色的指示灯，快速反馈核对结果，人机协同大幅降低出门差错。

为减少患者候药时间，目前大部分医疗机构都采用预调配模式。排队叫号机能够实现患者到达取药区再进行自助式窗口分配，除了智能分配取药窗口，减少等候时间，更重要的是缩短冷链药品暴露在室温环境中的时间，对保障患者用药安全至关重要。

麻醉精神药品管理机通过对药师生物特征识别和药品智能管控，不仅实现了麻精药品"五专"的规范化管理，还可以通过和门诊电子病历关联，实现麻醉病历电子化管理。同时，利用区块链技术可以实现麻醉药品的区域联动和疼痛药学服务的在线管理。

随着数据可视化技术兴起，将药品发药系统数据库中各类数据项作为单个图形元素表示，将药品、处方、调剂人员及设备工作状态等大量的数据集构成数据图像，同时将数据的各个属性值以多维数据的形式表示，可以从不同的维度实时观察药房工作状态成为现实。管理人员通过可视化数据分析，对智能设备和调剂人员实现远程动态管理，实时优化工作状态，提高药品调剂效率。

3. 对住院患者药品的使用管理

把传统的病房药房、静脉用药集中调配中心、手术室药房及病区智能药柜纳入统一管理，可以称为中心药房。把原来的病房药品调剂分为针剂和口服药（含其他类）两大调剂区域，利用智能针剂、智能盒装调剂设备、智能药架以及单剂量分包及核对设备，实现自动化调剂和信息化管理。

智能静脉用药集中调配中心充分利用信息化技术和自动化设备，建立智能化调配管理体系，保障静脉用药调配的安全、高效。主要包括如下部分：①静脉用药医嘱审核系统；②智能摆药系统；③自动贴签系统；④智能调配系统：主要有自动配液泵、多工位调配设备和全自动调配设备；⑤自动分拣系统。

目前，全自动调配机主要用于细胞毒药物的调配，不仅可以实现全自动加药，同时对冲配好的输液可以进行表面清洁，最大限度地保证工作人员的安全。

手术室药房主要服务于手术患者，麻醉药的使用量大，品种多，不同的手术需求不一样，规范、高效、智能化管理成为必然。基于物联网技术的智能化，手术麻醉药房配备各类套餐箱，满足各类手术需要，药师和医师利用生物特征识别技术分别在独立区域操作，可以实现在没有药师参与情况下麻醉师随取随用，同时通过视频装置实时监控空瓶回收过程。

病区的智能调剂组合柜主要解决临时医嘱的调配，通过在线双向管理，不仅对针剂、口服药，对管控类特殊药品的管理更有优势。

伴随着疫情防控的需要，自助式取药机得到了快速发展，特别是实现医保脱卡支付和移动支付，使自助取药真正落地。利用基于人工智能视觉核对系统和人机交互系统，不仅大大地提高了出药的准确率，也提供了实时在线药学服务，同时在取药终端配备紫外灭菌装置，防止二次污染。

4. 中药的智能调剂设备

中药的智能调剂设备，特别是颗粒剂调剂设备，由于其机动性和便捷性，在疫情防控中发挥独特的作用。但对于目前普遍采用的小包装饮片的智能调剂设备需要充分评估场地和处方量。智能化设备是药品调剂的发展趋势，也是一个渐进的过程。不同的设备有不同的应用场景，对于社区药房、连锁药店和社会药店要根据药物品种结构、销售额和市场需求因地制宜，按需配置，只有适合的才是最好的。

 课堂活动

如何理解智慧药房？智慧药房和无人药房的区别？

二、智慧化临床药学服务

智能化的集成平台，从处方前置审核、个体化精准用药、临床药师工作站（不良反应监测）、循证文献智能检索和药物临床评价及慢病管理，通过数据共享和资源整合，实现PC端和移动终端的互联互通是未来发展的方向。

1. 处方（医嘱）审核

全面、规范、科学并能根据药物治疗最新进展实时更新的用药知识库和审核规则库是智慧化前置审方系统的核心建设内容。通过整合药品说明书、临床路径、诊疗指南、用药安全（药物过敏、肝肾功能异常）等用药规则，构建处方审核规则引擎，以保证循证用药。建立以功效分类为主，结合部分病证分类的中成药亚类的分类原则，对西医诊断与中成药进行对应关系的梳理和匹对，完善中成药处方审核规则库建设。对于肿瘤相关用药审核，推荐在基础规则库基础上补充特有的子规则库，依据合法性审核→患者评估审核→方案审核→器官功能及实验室指标审核→预处理审核→非常规处方审核的"六步法"原则设定审核程序。对于缺乏标准化治疗方案疾病的超说明书用药审核，处方医师应提供循证证据，并结合多学科协作诊疗（multidisciplinary team，MDT）模式进行处理。药师应当通过定期质控、点评等手段在实践中不断完善审方规则细则，持续减少假阴性及假阳性审核结果，避免警示疲劳，保证医疗工作的流畅度。

处方审核的流程一般以前置审核为主，处方审核通过后患者才能缴费取药，既提高医师处方合格率，也降低问题处方处理成本，提高患者的就医体验。医师开具处方时，前置审核系统即通过基于患者病理生理状况的智能用药推荐、自动用药剂量计算和风险提示功能为医师提供临床决策支持，基于全面触发工具（global trigger tool，GTT）等研究基础的不良事件智能预警功能可及时辅助纠正不合理处方。医师开具处方后，系统自动判断问题处方，可以通过"红绿灯"规则提示医师和药师，审方药师针对有争议的处方问题，通过医师-药师实时交互平台沟通反馈处方修改意见，对于不接受审核意见强行生成的处方信息系统自动留痕，便于后期追溯。同时，审方系统还具备处方点评功能，并可以自行汇总统计分析，甚至可以进行全样本点评，为审方系统的数据库和规则库的完善提供依据。

2. 个体化精准用药系统

通过基于治疗药物监测、药物基因组检测、定量药理学、代谢组学、大数据分析等技术手段，在电子病历系统中建立相应的个体化用药智能模块，辅助药师开展相应工作。通过对真实世界患者个体特征、检验检查与用药情况等各类参数的大数据智能分析和药代药动模型的深度学习，利用人工智能模拟算法，可以自动生成报告并给临床提供精准的给药建议，实现对患者用药的精准指导。同时，根据模型预测药物可能产生的不良反应。目前，针对迫切需要个体化用药规范的临床常用药物，如抗癫痫药物、抗感染药物、抗肿瘤药物和治疗窗窄、安全性低的药物，已建立相应的个体化用药智能模块，随着应用范围的扩大和样本量的不断增加，相关数据模型日臻完善，推荐的结果更加准确。

3. 循证药学和药学科研

随着临床药学服务的深入开展以及药学学科建设对药学科研的需求，循证药学得到了快速发展。循证药学来源于循证医学的理念，同样强调对患者的任何决策都需要将当前最佳证据、药师的专业技能和经验、患者的意愿三者结合；循证药学借鉴循证医学的"五步法"，采用"提出临床问题→系统检索相关文献→评价文献找出最佳证据→应用证据→后效评价"五个步骤。循证药学最重要的工作之一——如何快速获取有价值的参考文献成为巨大挑战。筛选海量文献，人工阅读周期很长，文献质量参差不齐，文献可能存在于多个数据库，收录冗余，效率低下，机械去重容易造成文献遗漏。建立采用基于深度学习的多层次算法架构进行类脑模拟研究者的筛选逻辑，加入文献模糊去重算法模块，建立语义知识库、医药学知识库和 AI 词汇联想模块，使用深度学习技术进行 AI 筛选，使我们摆脱了烦琐枯燥的工作，不仅为临床药学服务提供快速的循证依据，同时也满足药学科研对高质量的文献的要求。

4. 临床药师工作站

住院患者的药学监护是临床药学服务的工作重心，通过临床药师工作站，不仅可以快速了解所在病区患者的基本情况，实时查看患者临床数据，实现与医师、护士和患者可视化互动，开展药学监护，参与多学科会诊，实现 PC 端和移动终端同步操作的临床药学服务。同时，通过 AI、大数据技术对患者临床特征、用药方案进行分析汇总，将相关评估结果反馈到临床，形成闭环管理。针对患者的监护要点以及药学监护需求迫切的特殊人群（如儿童、妊娠与哺乳期患者、老年患者），可以根据专科特点和患者的个体差异建立相应的药学监护路径，便于药师开展相应工作，同时每位临床药师的工作状态也可以通过可视化图表的形式实时获取。

5. 药物治疗管理系统

大部分患者的治疗都会维持一定的时间，对于门诊和居家治疗的患者，贯彻全程化药学服务理念成为共识。建立基于疾病用药药学监护知识图谱，针对三级医院—二级医院—社区服务中心—居家场所下的药物治疗管理服务多元化需求，面向药师、医师和患者提供药物治疗管理服务，包括患者评估、药物重整、用药教育、患者随访等专业药学服务。同时，也可以通过管理系统开展药学门诊或医药联合门诊以及线上和线下的用药咨询服务，在提供专业指导的同时也可以强化患者饮食、运动等生活方式的干预，实现医联-医共体模式下药物治疗管理服务的标准化和同质化，并保证服务的连续性及完成度，成为药学服务的重要环节，特别是在慢病管理中发挥至关重要的作用。全程化药学服务离不开信息共享，以区块链技术结合移动终端打造的慢病管理平台，使患者从入院到门诊，从社区到居家实现无缝管理。同时还可以利用可穿戴设备对依从性较差患者进行实时有效管理，最终帮助患者实现自我用药管理。

6. 药物临床综合评价系统

医学发展及国家政策要求，需要对药品使用情况进行监测分析和临床综合评价，应用于临床用药决策、药物适应人群研究和基本药物遴选及动态调整等。大部分药品在上市前研究有一定的局限性，上市后存在一定的用药风险。如何利用真实世界的海量数据对药物的临床应用开展综合评价，随着人工智能、大数据分析、云计算等技术的发展成为可能。通过人工智能技术构建监测分析平台、药物遴选平台、循证研究平台、真实世界数据库和机器学习研究平台，挖掘出特定人群的重要特征，开展用药风险预测及扩大适应证研究。国家集采药品的临床综合评价对保障患者的用药安全和疗效以及国家相关政策的推进起到积极的作用。

7. 数字药物

最近几年数字药物异军突起，成为未来药物研发的发展方向之一。从2017年9月全球首款FDA认证的用以帮助药物滥用障碍症患者的处方数字疗法产品重启移动应用，到2017年11月FDA第一个获批的数字药物——日本大冢公司的阿立哌唑，该药物包含带传感器的药丸、贴片、移动应用，可实时观测到患者体内药物的代谢情况；以及FDA 2020年6月批准销售首款基于游戏的数字治疗设备，主要用于帮助患有多动症的儿童提高注意力的游戏软件，数字药物迎来了快速发展，很多医药公司和信息技术公司相继投入这一领域。但不可避免，数字药物应用在使临床获益的同时也会产生不良反应和相互作用等问题，特别是数字药物的安全性和患者隐私的保护也成为制约其发展的重要因素。

8. "互联网＋药学服务"体系建设

"互联网＋药学服务"体系是以患者为中心，利用5G、区块链、云计算和大数据等技术，以信息化、智能化、规范化的互联网药学服务平台为支撑，强化药师综合素质建设，逐步推进药师服务能力的转型升级，实现药学服务与互联网技术及资源的有效融合，促进药学服务全链条各节点的互联互通，打造高效、便捷的无边界药学服务。积极推进包括系统运行环境、基础设施、核心协议、智能合约、应用端程序（包括移动终端）以及药学服务各模块的标准化建设，通过创建区域药事服务云平台，集成药学采供、处方审核、药物临床综合评价、合理用药监测及指导、药事管理等功能，整合医院药学、互联网医院、社会药店、社区医疗机构等资源，完善区域性"互联网＋药学服务"体系建设，形成标准统一、流程通畅、区域协同、安全高效的"互联网＋药学服务"新模式（图15-2）。

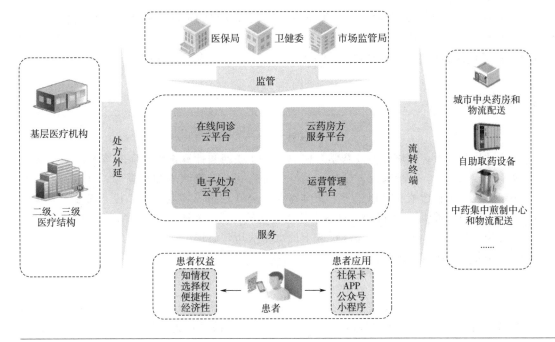

图 15-2 "互联网+药学服务"新模式示意

9. 科普宣教

药学科普是社会需求,是药师责任。随着自媒体日益为大众所接受,互联网成为人们获取医药健康知识的主要渠道。如何利用各种传媒以浅显的、通俗易懂的方式,让公众接受合理用药知识、倡导健康生活方法、传播正确用药理念成为药师义不容辞的责任。充分利用多种媒体途径(微信公众号、抖音、快手、海报、演讲等),以文字、语音和视频等一种或多种形式的融合,使大众对人体疾病的用药要点有所了解,有意识且有能力进行自我健康管理,从而对日常用药和健康管理产生正向引导作用。

导入案例分析

本案中患者采用线上咨询,可以先了解患者的用药史和生活史(包括气候、环境、饮食、情绪等,并排除血压计故障),如果的确某个环节出现问题,可以建议先试调整观察1~2天,如果没有改善,建议到医院就诊。药学服务,为大众健康服务。作为未来的一名药师,可以充分利用各种终端的数据库结合患者的生理病理指标,提供恰当的建议。如果患者有用药依从性问题,可以尝试使用可穿戴设备,提高患者用药依从性,保持正常血压。

三、智慧药学服务的未来发展

目前,药学服务模式的创新成为新常态,多学科融合成为创新的一种源动力而拥抱互联网,合理利用前沿信息技术,针对不同应用场景开展线上和线下服务,合理配置资源,如何可持续发展,是我们必须要去思考和解决的。

能否利用大数据分析结果为药品保障供应提供信息支持?比如对各类新闻事件敏锐的洞

察力：如政治事件、自然灾害和公共卫生事件；对气候变化的推演；是否可以对流行病学的趋势和疾病谱的变化做出科学预测以及对药品生产（包括原料药）及研发信息的分析等，为药品的采购提供决策依据。随着信息技术的成熟，药品短缺将不复存在。

 知识链接

区块链

从科技层面来看，区块链涉及数学、密码学、互联网和计算机编程等很多科学技术问题。从应用视角来看，简单来说，区块链是一个分布式的共享账本和数据库，具有去中心化、不可篡改、全程留痕、可以追溯、集体维护、公开透明等特点。这些特点保证了区块链的"诚实"与"透明"，为区块链创造信任奠定基础。区块链医疗方面最主要的应用是对个人医疗记录的保存，可以理解为区块链上的电子病历，而这个病历真正的掌握者是患者自己，而不是某个医院或第三方机构。

构建区域药品信息云平台，解除药品信息孤岛，使有限资源合理分配（如急抢救药品、孤儿药、短缺药等），这也是目前智慧药学应该解决也可以解决的问题。同时随着人工智能的快速发展和物流配送体系的日益完善，院外智慧药房将会成为可能。区域性的城市中央药房与中药集中煎制中心和自助取药设备的组合不仅节约成本（人力、场地、设备等），同时药品直接配送到家，使互联网医院能够真正落地。同样，区域性的静脉用药集中调配中心在未来也会成为一种发展方向，但这些都依赖于技术的不断完善和政策的支持。信息技术只是一种手段，药师才是智慧药学服务的灵魂。让我们共享新科技，拥抱新未来，共创智慧药学美好明天。

学习小结

学习本章，应掌握智慧药学服务概念的内涵，熟悉药学信息资源和智慧药学服务的工作内容，包括两大部分：智慧化药品供应保障体系和智慧化临床药学服务。以平台建设为基础，结合现代信息技术和自动化实践，建设智慧药房；以临床需求为导向，以人工智能等为支撑，建立多终端药学服务平台。了解在不同应用常景下，如何开展智慧药学服务。

目标检测

一、最佳选择题（请选择一个最佳答案）

1. 下面属于三医联动内容的是（　　）。
   A. 医生　　　　　　　　B. 医保
   C. 医护　　　　　　　　D. 医改
   E. 以上均不是
2. 智慧药学服务的基础是（　　）。
   A. 物联网　　　　　　　B. 人工智能
   C. 5G　　　　　　　　　D. 区块链
   E. 集成平台
3. 数字药学服务可以包括（　　）。
   A. 数字疗法评估　　　　B. 数字疗法处方审核

C. 数字疗法不良反应（ADR）监测　　D. 数字疗法患者管理

E. 以上都是

4. 下列说法正确的是（　　）。

A. 智慧药学就是尽可能多的以机器代替人工

B. 智慧药学将随着政策导向、临床需求和技术发展不断拓展和提升

C. 把现代信息技术和药学融合在一起就是智慧药学

D. 实施智慧药学主要依靠信息工程师

E. 智慧药学就是"互联网＋药学"

5. 信息技术中目前作为管理手段被大量采用的是（　　）。

A. 人工智能　　　　　　　　　　B. 量子计算

C. 云计算　　　　　　　　　　　D. 数据可视化

E. 以上均不正确

6. 相关药学信息检索时，首选的网站是（　　）。

A. 百度　　　　　　　　　　　　B. NMPA

C. 搜狗　　　　　　　　　　　　D. 必应

E. Google

7. 开展药学信息服务必须具备（　　）。

A. 信息安全意识　　　　　　　　B. 人文关怀意识

C. 良好服务意识　　　　　　　　D. 专业素养和诚信意识

E. 以上都是

8. 药学信息载体中的图书包含（　　）。

A. 药典、辞典　　　　　　　　　B. 手册、专著

C. 教科书、科普读物　　　　　　D. 年鉴、指南、官方文件及汇编

E. 以上都是

9. 下面属于药学信息服务的特点的是（　　）。

A. 迅速　　　　　　　　　　　　B. 实用

C. 可信　　　　　　　　　　　　D. 综合检索

E. 以上都是

10. 信息的构成包括（　　）。

A. 信息源、内容、载体、传输、接受者　　B. 信息源、内容、载体、传输

C. 信息源、内容、载体、接受者　　　　　D. 信息源、内容、传输、接受者

E. 内容、载体、传输、接受者

二、配伍选择题（请从中选择一个与问题关系最密切的答案）

第 1~5 题

A. 药师为第一责任人

B. 有关药学的各种知识

C. 药物的自然属性，是物质、疾病和人三方面的知识和信息的集合

D. 循证药物信息

E. 国家规范处方行为和指导临床合理用药的法规性和专业性指导文件

1. 处方（医嘱）审核是指（　　）。

2. 药学信息是指（　　）。
3. 药物信息是指（　　）。
4. 评价药物信息的重要手段是指（　　）。
5. 中国国家处方集是指（　　）。

第6～10题

A. 药师运用专业知识，向公众提供直接的、可靠的、与用药有关的服务，从而确保用药行为的合理性，实现药物治疗的安全性、有效性和经济性

B. 通过基于治疗药物监测、药物基因组检测、定量药理学、代谢组学、大数据分析等技术手段，在电子病历系统中建立相应的个体化用药智能模块，辅助药师开展相应工作

C. 以数字技术为基础，以网络为载体进行信息传播的媒介

D. 经过专门训练，掌握药学信息的专职人员，是具备现代医药学知识背景和医药信息处理的基本理论与实践技能，掌握扎实药学信息基础知识；以药学信息服务为核心，能运用现代信息技术对各类药学信息进行加工、处理、开发和服务的复合型药学人才

E. 包含基于临床证据的软件或硬件产品，这些产品能够用来测量或干预人类健康

6. 个体化精准用药系统是指（　　）。
7. 临床药学服务是指（　　）。
8. 数字药物是指（　　）。
9. 信息药师是指（　　）。
10. 新媒体是指（　　）。

三、多项选择题（从五个备选答案中选出两个或以上的正确答案）

1. 药物信息按照其最初来源分为（　　）。
   A. 一级信息源　　　　　　B. 二级信息源
   C. 三级信息源　　　　　　D. 四级信息源
   E. 五级信息源

2. 药学信息的主要载体有（　　）。
   A. 图书　　　　　　　　　B. 学术期刊
   C. 药学数据库　　　　　　D. 常用的药学信息官网
   E. 药学科普宣传资料

3. 药学信息评价的要点是（　　）。
   A. 目的性　　　　　　　　B. 新颖性
   C. 客观性　　　　　　　　D. 准确性
   E. 全面性

四、综合分析选择题（题目基于同一个临床情景、病例、实例或者案例的背景信息逐题展开，每题的备选项中，只有一个最符合题意）

某男性住院患者，80岁，因肺部肿瘤住院治疗后感到全身乏力，伴有咽干、咳嗽、恶心等症状，临床药师查房后了解到患者患有高血压、糖尿病和前列腺增生，服用药物较多，临床药师根据患者情况进行药物重整，并制定了详细的服药清单，标注每个药物具体的服用时间和方法，出院随访患者上述症状基本缓解。

1. 在本案例中，药物重整的药物包含（　　）。
   A. 处方药

B. 非处方药（OTC）、中草药、疫苗
C. 诊断和对比剂、替代治疗药物（如天然药物）
D. 放射药物、血液制品、保健品等
E. 以上所有

2. 在此案例中，最能体现药学服务的具体工作内容是（　　）。
A. 药学查房　　　　　　　　　B. 药物重整
C. 患者教育　　　　　　　　　D. 出院随访
E. 以上全部

实训十六　认识智慧药学服务

一、实训目标

1. 掌握智慧药学服务的概念、服务内容和模式。
2. 了解智慧药学服务的现况及未来发展趋势。

二、实训条件

1. 当地三级甲等医院药学部药房。
2. 当地三甲医院中心审方室（含区域审方）。
3. 中国期刊网数据库及各卫生和药学相关官网。

三、考核要点

1. 能说出智慧药学服务的概念、服务内容和模式。
2. 能简单叙述智慧药学服务国内现况及未来发展趋势。

四、实训内容

（一）参观药房

参观当地三甲医院药房，了解智慧药房的运作模式，观看审方药师的工作流程（审方中心负责社区医院处方审核），了解智慧药学服务内容、服务规范和服务流程，培养学生智慧药学服务理念。

（二）资料检索

在中国期刊网数据库、卫生及药学相关官网中，检索介绍智慧药学服务的文章，并完成一篇智慧药学服务进展相关综述。

五、实训提示

1. 通过参观医院药房及审方中心，加深学生对智慧药学服务概念的理解。
2. 实训后，学生能流畅表述智慧药学服务的主要内容和工作模式。
3. 实训后，能阐述智慧药学服务的具体内容和能力素质要求。

六、实训思考

1. 请复习智慧药学服务相关理论内容，学生能就如何培养智慧药学服务能力，阐述自己的观点。
2. 请检索关于智慧药学服务的文献并完成一篇综述。

（程宗琦　虞　勋）

第十六章
常用医学检查指标

学习目标

1. 掌握主要医学检查指标的正常值参考范围及检查结果的临床意义。
2. 学会分析血常规、尿常规、肝功能、肾功能、血生化检测报告。
3. 培养学生初步树立良好的药学服务意识。

案例导入

患者，男，25岁，高热、畏寒、头痛，血常规 WBC $3.01\times10^9/L$，中性粒细胞百分比 10%，淋巴细胞百分比 67%，单核细胞百分比 19%，RBC $4.8\times10^{12}/L$，Hb 140 g/L，PLT $158\times10^9/L$。请分析原因。

医学检查指标是疾病治疗中需要监控的指标，亦是诊断疾病的重要依据。药师在参与药学服务、用药方案设计和调整时，要善于学习和掌握常用医学检查的指标，并了解其主要的临床意义，以便于与医师沟通，观察疾病的病理状态和进程，对药物治疗方案和疾病的监测指标作出判断，提高疗效和减少药品不良反应的发生率。

第一节 血液检查

血常规检查

血液是在中枢神经系统的调节下流动在心脏和血管内的不透明红色液体。血液具有输送营养、氧气、抗体、激素和排泄废物及调节水分、体温、渗透压、酸碱度等功能。一般成人的血液占体重的 7%~8%，总量为 4000~5000 mL，血液的 pH 值为 7.35~7.45，比重为 1.05~1.06。血液由血浆（无形成分）和血细胞（有形成分）组成。血浆为去细胞后的液体部分，占血液总量的 55%~60%。血浆中除 91%~92% 的水分外，还包括有蛋白质、葡萄糖、无机盐、酶、激素等；而血细胞在正常情况下主要包括红细胞、白细胞、血小板等。血液检查的内容通常包括红细胞、白细胞、血红蛋白及血小板等参数的检查。

一、白细胞计数

1. 概述

白细胞计数（white blood cell count，WBC）指计数单位体积血液中含的白细胞数目。白细胞是血液中有形成分的重要组成部分，是无色有核的球形细胞。白细胞一般有活跃的移动能力，可以从血管内迁移到血管外，或从血管外组织迁移到血管内，是机体抵御病原微生物等异物入侵的免疫细胞。正常的外周血液中常见的白细胞有中性粒细胞、嗜酸性粒细胞、嗜碱性粒细胞、淋巴细胞和单核细胞。

【正常参考范围】

成人末梢血　$(4.0\sim10.0)\times10^9/L$

成人静脉血　$(3.5\sim10.0)\times10^9/L$

新生儿　$(15.0\sim20.0)\times10^9/L$

6 个月至 2 岁婴幼儿　$(11.0\sim12.0)\times10^9/L$

2. 临床意义

白细胞总数高于正常值称为白细胞增多，低于正常值称为白细胞减少。白细胞总数的增多或减少主要受中性粒细胞数目的影响，淋巴细胞等数量上的改变也会引起白细胞总数的变化。

白细胞的临床意义详见白细胞分类计数中临床意义的相关内容。

二、白细胞分类计数

白细胞是一个大家族，白细胞分类计数（white blood cell differential count）是指对不同类型的白细胞分别计数并计算其百分比。正常血液中白细胞以细胞质内有无颗粒而分为有粒和无粒两大类，前者粒细胞根据颗粒的被瑞氏染料染色特点分为中性、嗜酸性、嗜碱性三种；后者包括单核细胞、淋巴细胞。每类细胞的形态、功能、性质各异。

【正常参考范围】

中性分叶核粒细胞（中性粒细胞）　0.50～0.70（50%～70%）

中性杆状核粒细胞　0.01～0.05（1%～5%）

嗜酸性粒细胞　0.01～0.05（1%～5%）

儿童　0.005～0.05（0.5%～5%）

嗜碱性粒细胞　0～0.01（0～1%）

淋巴细胞　0.20～0.40（20%～40%）

单核细胞　0.03～0.08（3%～8%）

（一）中性粒细胞（中性分叶核粒细胞）

中性粒细胞（neutroplil，N）为血液中的主要吞噬细胞，细胞体呈圆形，直径 10～14 μm。在白细胞中占的比例最高，在急性感染中起重要的作用，具有吞噬和杀灭病毒、疟原虫、隐球菌、结核分枝杆菌等的作用。

1. 生理变化

（1）年龄　新生儿白细胞较高，通常出生 3～4 天后降至 $10\times10^9/L$ 左右，约保持 3 个月，然后逐渐降至成人水平。初生儿外周血白细胞主要为中性粒细胞，到第 6～9 天下降至与淋巴细胞大致相等，以后淋巴细胞逐渐增加，整个婴儿期淋巴细胞均较高，可达 70%。到 2～3 岁后淋巴细胞又逐渐下降，中性粒细胞逐渐上升，到 4～5 岁二者基本相等，形成中性粒细胞和淋巴细胞变化曲线的两次交叉，至青春期与成人基本相同。

（2）日间变化　一般安静松弛时较低，活动和进食后较高；早晨较低，下午较高；一日之间最高值与最低值之间可相差 1 倍。

（3）运动、疼痛和情绪影响　一般脑力和体力活动，冷热水浴、日光或紫外线照射均可使白细胞轻度增加，而剧烈运动、剧痛和激动可使中性粒细胞显著增高。当运动结束后迅速恢复原来水平。

（4）妊娠与分娩　妊娠后期及分娩时，中性粒细胞暂时性升高。

2. 病理变化

（1）中性粒细胞增加　由于中性粒细胞在白细胞所占百分率高（50%～70%），因此它的数值增减是影响白细胞总数的关键。①急性感染和化脓性炎症：为中性粒细胞增多最常见的原因，尤其是各种球菌感染最为明显。病毒及立克次体增多程度则与病原种类，感染部位和程度，年龄和机体反应性有关。②中毒：代谢性中毒，如尿毒症、糖尿病酸中毒；急性化学药物中毒，如汞中毒、铅中毒等。③急性大出血。④白血病、骨髓增殖性疾病及恶性肿瘤等。⑤严重的组织损伤及大量红细胞破坏：严重外伤、大手术、大面积烧伤、心肌梗死及严重的血管内溶血后。

（2）中性粒细胞减少　①特殊感染如革兰氏阴性菌感染（伤寒、副伤寒）、结核分枝杆菌感染、病毒感染（风疹、肝炎）、寄生虫感染（疟疾）及流行性感冒。②物理化学损害，如X线、γ射线、放射性核素等物理因素，化学物质如苯及其衍生物、铅、汞等，应用化学药物如磺胺药、解热镇痛药、部分抗生素、抗甲状腺制剂、抗肿瘤药等。③血液病，如再生障碍性贫血、白细胞减少性白血病、粒细胞缺乏症等。④过敏性休克、重度恶病质。⑤脾功能亢进和自身免疫性疾病。

（3）中性粒细胞异常改变　①核象变化，包括核左移、核右移。核左移现象：杆状核增多或见晚幼粒甚至出现更早期的粒细胞。若白细胞总数不增高而核左移，常见于严重感染或患者机体抵抗力低下，如中毒性休克等。核右移现象：五叶核及五叶核以上增多，超过5%是骨髓功能减退的表现，核右移出现于感染如肺炎、败血症等急性细菌性感染，巨幼细胞贫血及造血功能衰退，也可见于应用抗代谢药（如阿糖胞苷或6-巯基嘌呤等）。②毒性变化与退行性变，在严重感染或中毒时，中性粒细胞的细胞质中可出现中毒颗粒，或细胞质内出现空泡，核膨胀或核固缩等变性。

（二）嗜酸性粒细胞

嗜酸性粒细胞（eosinophil，E）呈圆形，直径为13～15 μm，具有变形运动和吞噬功能，可吞噬抗原抗体复合物或细菌。嗜酸性粒细胞可释放组胺酶，抑制嗜碱性粒细胞及肥大细胞中活性物质的合成与释放，或灭活上述物质。其临床意义如下：

1. 嗜酸性粒细胞增多

（1）过敏性疾病　支气管哮喘、荨麻疹、药物性皮疹、血管神经性水肿、食物过敏、热带嗜酸性粒细胞增多症、血清病、过敏性肺炎等。

（2）皮肤病与寄生虫病　银屑病、湿疹、天疱疮、疱疹样皮炎、真菌性皮肤病、肺吸虫病、钩虫病、包囊虫病、血吸虫病、丝虫病、绦虫病等。

（3）血液病　慢性粒细胞性白血病、嗜酸性粒细胞性白血病等。

（4）药物　应用头孢拉定、头孢氨苄、头孢呋辛、头孢哌酮等抗生素等。

（5）恶性肿瘤　某些上皮系肿瘤，如肺癌等。

（6）传染病　猩红热。

（7）其他疾病　风湿性疾病、肾上腺皮质功能减低症等。

2. 嗜酸性粒细胞减少

（1）疾病或创伤：见于伤寒、副伤寒，大手术后、严重烧伤等应激状态。

（2）长期应用肾上腺皮质激素、坎地沙坦、甲基多巴等。

(三)嗜碱性粒细胞

嗜碱性粒细胞(basophilia,B)胞体呈圆形,直径为10~12 μm,无吞噬功能,颗粒中有许多生物活性物质,其中主要为肝素、组胺、慢反应物质、血小板激活因子等,在免疫反应中与IgG具有较强的结合力,结合了IgG的嗜碱性粒细胞再次接触相应的过敏原时,发生抗原抗体反应,细胞发生脱颗粒现象。继而引起毛细血管扩张、通透性增加、平滑肌收缩、腺体分泌增加等变态反应。

1. 嗜碱性粒细胞增多

(1) 过敏性疾病,如过敏性结肠炎、药物、食物、吸入物超敏反应等。

(2) 血液病慢性粒细胞白血病,常伴嗜碱性粒细胞增多,可达10%以上;或淋巴网状细胞瘤、红细胞增多症,罕见嗜碱性粒细胞白血病、骨髓纤维化。

(3) 恶性肿瘤特别是转移癌,机制不清楚。

(4) 创伤及中毒脾切除术后,铅中毒、铋中毒以及注射疫苗后也可见增多。

2. 嗜碱性粒细胞减少

(1) 疾病 速发型过敏反应,如荨麻疹、过敏性休克等。

(2) 药物 见于促皮质素、肾上腺皮质激素应用过量及应激反应。

(四)淋巴细胞

淋巴细胞(lymphocyte,L)胞体呈圆形或椭圆形,可分为大淋巴细胞和小淋巴细胞,前者直径为10~15 μm,占10%;后者直径为6~10 μm,占90%。在免疫过程中具有重要的作用,B淋巴细胞在抗原刺激下转化为浆细胞,分泌特异性抗体,参与体液免疫。

1. 淋巴细胞增多

(1) 传染病 百日咳、传染性单核细胞增多症、传染性淋巴细胞增多症、结核病、水痘、麻疹、风疹、流行性腮腺炎、传染性肝炎、结核及许多传染病的恢复期。

(2) 血液病 急、慢性淋巴细胞白血病,白血病性淋巴肉瘤等,可引起淋巴细胞计数绝对性增多;再生障碍性贫血、粒细胞缺乏症也可引起淋巴细胞百分率相对性增多。

(3) 移植排斥反应。

2. 淋巴细胞减少

多见于传染病的急性期、放射病、细胞免疫缺陷病、长期应用肾上腺皮质激素后或接触放射线等。此外,发生各种中性粒细胞增多症时,淋巴细胞相对减少。

(五)单核细胞

单核细胞(monocyte,M)胞体大,直径为15~22 μm,呈圆形或不规则形。单核细胞具有活跃的变形运动和强大的吞噬功能,其进入组织后转化为巨噬细胞,除了能吞噬一般细菌、组织碎片、衰老的红细胞、细胞内细菌(结核分枝杆菌)外,尚可通过吞噬抗原,传递免疫信息,活化T、B淋巴细胞,在特异性免疫中起重要的作用。

单核细胞增多可见于:

(1) 血液病 单核细胞性白血病、粒细胞缺乏症恢复期。

(2) 传染病或寄生虫病 如结核、伤寒、急性传染病的恢复期、疟疾、黑热病。

(3) 其他疾病 亚急性细菌性心内膜炎。

三、红细胞计数

(一) 概述

红细胞计数(red blood cell count,RBC)是指单位体积血液中所含的红细胞数目。红细胞是血液中数量最多的有形成分,为双凹圆盘形,在正常情况下几乎占血容量的1/2,因其含有血红蛋白,故使血液呈红色黏稠的混悬液。红细胞能通过血红蛋白携带和释放氧气至全身各个组织,而组织中新陈代谢的二氧化碳也通过红细胞运输到肺部并排出体外。此外,红细胞还有协同调节维持酸碱平衡和免疫黏附作用。免疫黏附作用可增强吞噬性白细胞对微生物的吞噬作用,消除抗原抗体复合物的作用,防止复合物在易感区域形成可能有害的沉淀物。红细胞在骨髓内生成,释放入血液后寿命约为120天,衰老的红细胞在单核吞噬系统破坏,分解为铁、珠蛋白和原卟啉。

【正常参考范围】

新生儿　$(6.0 \sim 7.0) \times 10^{12}/L$
成人　男性　$(4.0 \sim 5.5) \times 10^{12}/L$
　　　女性　$(3.5 \sim 5.0) \times 10^{12}/L$

(二) 临床意义

1. 生理变化

(1) 时间的影响　红细胞和血红蛋白在一天内不同的时间存在着波动。研究表明上午7时出现高峰,随后下降。

(2) 年龄的影响　随年龄的增长,红细胞和血红蛋白可以升高或降低。新生儿红细胞和血红蛋白均高于成人。约30岁时达到最高峰,30岁以后逐渐下降,至60岁时尚有下降倾向。

(3) 采血部位　静脉血比毛细血管血的结果低10%～15%,这可能与静脉血的流速较快有关。

(4) 精神因素　精神兴奋、感情冲动、恐惧、冷水浴刺激,均可使肾上腺素分泌增多,继而红细胞和血红蛋白暂时增多。

(5) 气压　高山地区居住人群和登山运动员的红细胞和血红蛋白高于正常,这是因为当气压低时,因缺氧刺激,红细胞代偿性增生。

(6) 献血　长期多次献血者红细胞也可代偿性增多。

(7) 特殊人群　6个月至2岁婴幼儿生长发育迅速,造血原料相对不足;某些老年人造血功能减退,均可导致红细胞和血红蛋白下降;妊娠中后期,孕妇血浆量明显增多,血液被稀释。

2. 病理变化

(1) 红细胞增多　①相对增多:因大量失水使血浆减少,血液浓缩,血中各种有形成分包括红细胞相对增多,见于严重呕吐、腹泻、大量出汗、大面积烧伤等,仅为一种暂时的现象。②继发性增多:常继发于慢性肺源性心脏病、肺气肿、高原病和肿瘤(肾癌、肾上腺肿瘤)患者,可引起红细胞代偿性增生。③原发性增多:又称真性红细胞增多,为原因未明的慢性骨髓功能亢进。目前认为原发性红细胞增多是多能造血干细胞受累所致,红细胞计数可达$(7.0 \sim 12.0) \times 10^{12}/L$。

(2) 红细胞减少　见于各种贫血,病因如下。①红细胞生成减少:包括造血干细胞的数量减少,如再生障碍性贫血;红系祖细胞、幼红细胞或红细胞生成素免疫性破坏,如单纯红细胞再生障碍性贫血;骨髓被异常细胞或组织所浸润,如骨髓病性贫血;维生素 B_{12} 和叶酸缺乏导致脱氧核糖核酸合成障碍,如巨幼细胞性贫血;红细胞生成素产生减少和作用迟钝,如慢性病贫血,肾性贫血。②红细胞破坏过多:包括红细胞内在异常,如膜结构缺陷导致的遗传性球形红细胞增多症等;酶活性缺陷导致的葡萄糖-6-磷酸脱氢酶缺陷等;珠蛋白肽链量改变及分子结构变异导致的血红蛋白病等。红细胞外在异常:如血清中存在红细胞抗体或补体导致的自身免疫性溶血性贫血;机械性、化学、物理及生物因素、脾功能亢进等导致的红细胞破坏过多。③急性、慢性红细胞丢失过多,常由消化道溃疡、痔疮、十二指肠钩虫病等原因的出血引起。

四、血红蛋白

(一) 概述

血红蛋白 (hemoglobin,Hb) 是红细胞的主要成分,又称为血色素。每个血红蛋白分子由 4 个血红素基团与珠蛋白构成,每个血红素又由 4 个吡咯环组成,在环中央有一个铁原子。血红蛋白中的铁在二价状态时,可与氧呈可逆性结合(氧合血红蛋白),如果铁氧化为三价状态,血红蛋白则转变为高铁血红蛋白,就失去了载氧能力。血红蛋白在体内的作用主要为运输氧和二氧化碳,携带氧的血红蛋白称为氧合血红蛋白,携带二氧化碳的血红蛋白称为还原血红蛋白。血红蛋白除能与氧结合形成氧合血红蛋白外,尚可与某些物质作用形成多种血红蛋白衍生物,在临床上可用于诊断某些变性血红蛋白症和血液系统疾病。

【正常参考范围】
男性　　120~160 g/L
女性　　110~150 g/L
新生儿　170~200 g/L

(二) 临床意义

血红蛋白增减的临床意义基本上与红细胞增减的意义相同,但血红蛋白能更好地反映贫血的程度。贫血按严重程度可分为:轻度贫血,Hb 量<90 g/L 与低于正常参考的下限之间;中度贫血,Hb 量在 61~90 g/L;重度贫血,Hb 量在 31~60 g/L;极重度贫血,Hb 量<30 g/L。

五、血小板计数

(一) 概述

血小板 (platelet,PLT) 是哺乳动物血液中的有形成分之一,是从骨髓成熟的巨核细胞胞质裂解脱落下来的具有生物活性的小块胞质,每个巨核细胞可以产生 2 000~3 000 个血小板。血小板体积小,无细胞核,呈双面微凹的圆盘状,生存期为 8~11 天,具有黏附、聚集、释放等多种功能。

血小板在正常血液中有较恒定的数量,在止血、伤口愈合、炎症反应、血栓形成及器官移植排斥等生理和病理过程中有重要的作用。血小板计数是研究止血和凝血障碍的重要指标之一,是出血性疾病必不可少的检测项目。

【正常参考范围】
$(100~300) \times 10^9/L$

(二) 临床意义

1. 生理变化

(1) 正常人每天血小板数有 6%～10% 的波动，一般晨间较低，午后略高。春季较低，冬季略高，平原居民较低，高原居民略高。静脉血平均值较周围血稍高。

(2) 新生儿较婴儿为低，出生 3 个月后，才达到成人水平。

(3) 妇女月经前血小板降低，经期后逐渐上升。妊娠中晚期升高，分娩后 1～2 天降低。

(4) 剧烈活动和饱餐后血小板升高，休息后可恢复到原来水平。

2. 病理变化

(1) 血小板数减低　①血小板生成减少，见于造血功能损伤（再生障碍性贫血、急性白血病）、遗传性血小板减少症、周期性血小板减少症、新生儿风疹、促血小板生成素缺乏以及母亲服用噻嗪类利尿剂导致婴儿血小板减少症等。②血小板破坏过多，见于免疫性或继发性血小板减少性紫癜，变态反应，新生儿血小板减少性紫癜、体外循环及脾功能亢进等。③血小板消耗过多，如弥散性血管内凝血。④血小板分布异常：如脾肿大。⑤药物中毒或过敏引起，如氯霉素、甲砜霉素有骨髓抑制作用，可引起血小板减少；抗血小板药噻氯匹定、阿司匹林、阿加曲班，抗凝血药肝素钠、依诺肝素、磺达肝癸钠也可引起血小板减少；应用某些抗肿瘤药、抗生素、磺胺药、细胞毒性药亦可引起血小板减少。

(2) 血小板数增多　①常见于慢性粒细胞白血病、真性红细胞增多症、急性化脓性感染、急性出血及溶血后、脾切除手术后、溃疡性结肠炎、多发性骨髓瘤以及许多慢性肿瘤的早期。②创伤急性失血性贫血，脾摘除术后、骨折、出血后，可见一过性血小板增多。

导入案例分析

该病人白细胞稍低，中性粒细胞变化不大，淋巴细胞增多，单核细胞增多，红细胞、血红蛋白、血小板正常，初步判断为病毒感染。

六、红细胞沉降率

(一) 概述

红细胞沉降率（erythrocyte sedimentation rate，ESR）简称为血沉，是指红细胞在一定的条件下的沉降速率。红细胞的密度大于血浆密度，在地心引力的作用下产生自然向下的沉力。血沉受多种因素影响：①血浆中各种蛋白的比例改变，如血浆中纤维蛋白原或球蛋白增加或清蛋白减少；②红细胞数量和形状：红细胞减少时血沉加快，球形红细胞增多血沉减慢。一般说来，除一些生理性因素外，凡体内有感染或坏死组织的情况，血沉就可加快，提示有病变的存在。

【正常参考范围】

男性　0～15 mm/h

女性　0～20 m/h

(二) 临床意义

1. ESR 增快

(1) 生理性增快　见于女性月经期、妊娠 3 个月以上（至分娩后 3 周内）。

(2) 病理性增快　①各种炎症性疾病：急性细菌性感染、结核病所致的炎症，活动期血沉常增快，当病情好转或稳定，血沉也逐渐恢复正常。②组织损伤及坏死：心肌梗死时血沉明显增快，心绞痛时血沉多正常。较大的手术或创伤可致血沉加速，多于2~3周恢复正常。③恶性肿瘤：迅速增长的恶性肿瘤患者血沉增快，而良性肿瘤患者血沉多正常。④各种原因造成的血浆球蛋白相对或绝对增高，如慢性肾炎、肝硬化、系统性红斑狼疮、巨球蛋白血症、亚急性细菌性心内膜炎。多发性骨髓瘤的血浆中出现大量异常球蛋白，血沉加速非常显著，因而血沉为重要的诊断指标之一。⑤其他：部分贫血患者血沉增快与贫血程度相关，贫血越严重，血沉增快越明显。当低色素性贫血时，因红细胞体积较小，血红蛋白量不足而血沉缓慢。遗传性球形细胞增多症、镰状细胞贫血时，红细胞形态不利于聚集，血沉反而减慢。动脉粥样硬化、糖尿病、肾病综合征、黏液性水肿患者，血中胆固醇高，血沉亦增快。

2. 血沉减慢

一般临床意义较小。

  课堂活动

请阅读下面病例内容，分析患病原因。

患儿，男，5岁，3天前因膝盖受伤伤口化脓入院，膝盖伤口周围红斑肿痛，入院查体，血常规 WBC $14.81×10^9$/L，中性粒细胞百分比 13.01%，淋巴细胞百分比 25%，单核细胞百分比 19%，RBC $5.0×10^{12}$/L，Hb 140g/L，PLT $158×10^9$/L。

第二节　尿液检查

尿常规和肝功能检查

尿液是血液经过肾小球滤过、肾小管和集合管重吸收和分泌所产生的终末代谢产物，尿液的组成和性状可反映机体的代谢状况，并受机体各系统功能状态的影响。正常尿液常为黄色或淡黄色，清澈透明，新鲜尿液呈弱酸性。正常人每日排出尿液 1000~2000 mL；儿童每小时排出尿液 3~4 mL/kg。其中 97% 为水分，而在 3% 的固体物质中，主要含有有机物（尿素、尿酸、肌酐等蛋白质代谢产物）和无机物（氯化钠、磷酸盐、硫酸盐、铵盐等）。尿液检测不仅对泌尿系统疾病的诊断、疗效观察有重要的意义，而且对其他系统疾病的诊断、预后判断也有重要的参考价值。

(1) 协助泌尿系统疾病的诊断和疗效观察　泌尿系统感染、结石、结核、肿瘤、血管及淋巴管病变、肾移植等疾病相关的代谢物可直接进入尿液，因此，尿液检查可作为泌尿系统疾病诊治的首选。

(2) 协助血液及代谢系统疾病的诊断　糖尿病、胰腺炎、肝炎、溶血性疾病等，在尿液中的代谢物也有所改变。

(3) 协助职业病的诊断　急性汞、四氯化碳中毒，慢性铅、镉、铋、钨中毒，均可引起肾功能损害，尿液中出现异常改变。

(4) 药物安全性监测　某些具有肾毒性或治疗安全窗窄的药物，如庆大霉素、卡那霉素、多黏菌素 B、磺胺药等，可引起肾功能损害，尿液检查可指导药品不良反应的防范和治疗。

 知识链接

尿液检查时留取尿液的注意事项

1. 尿常规检查时，留取尿液不少于 10 mL。
2. 一般要求女性留取尿液标本时应避开经期，以防止阴道分泌物混入尿液中，影响检查结果。
3. 最好留取中段尿。按排尿的先后次序，可将尿液分为前段、中段、后段。由于前段尿和后段尿容易被污染，因此做尿常规和尿细菌学检查时，一般都留取中段尿。
4. 留取尿液应使用清洁干燥的容器，即医院提供的一次性尿杯和尿试管。
5. 所留尿液应尽快送实验室检查，因为时间过长会有葡萄糖被细菌分解，管型破坏，细胞溶解等问题出现，影响检查结果的准确性。

一、尿液酸碱度

（一）概述

肾小管上皮细胞分泌的 H^+ 与肾小管滤液中的 NH_3 或 HPO_4^{2-} 结合，形成 NH_4^+ 或可滴定酸随尿排出。正常的尿液呈中性或弱酸性，尿液 pH 值受饮食、用药和疾病的影响而变化，肾小球滤过率及肾血流量可影响尿酸碱度。

【正常参考范围】

晨尿　pH 值 5.5～6.5

随机尿　pH 值 4.5～8.0

（二）临床意义

1. 尿 pH 值增高

（1）疾病　见于代谢性或呼吸性碱中毒、高钾血症、感染性膀胱炎、长期呕吐、草酸盐和磷酸盐结石症、肾小管性酸中毒等。

（2）药物　应用碱性药物，如碳酸氢钠、乳酸钠、氨丁三醇等，使尿液 pH 值增高。

2. 尿 pH 值降低

（1）疾病　见于代谢性或呼吸性酸中毒、糖尿病酮症酸中毒、痛风、尿酸盐和胱氨酸结石、尿路结核、肾炎、失钾性的代谢性碱中毒、严重腹泻及饥饿状态等。

（2）药物　应用酸性药物，如维生素 C、氯化铵等，使尿液 pH 值降低。

二、尿比重

（一）概述

尿比重（urine specific gravity，USG）是指在 4℃ 时尿液与同体积纯水的重量之比。USG 受尿中所含可溶性物质的数量、质量及尿量的影响，即取决于尿液中溶解物质（尿素、氯化钠）的浓度，其中尿素主要反映食物中蛋白质的含量，氯化钠反映盐的含量。

【正常参考范围】

成人晨尿　1.015～1.025

成人随机尿　1.003～1.030（一般为 1.010～1.025）
新生儿随机尿　1.002～1.004

(二) 临床意义

1. USG 增高

USG 增高见于急性肾小球肾炎、心力衰竭、糖尿病、蛋白尿、脱水、高热、休克、腹水、周围循环衰竭、泌尿系统梗阻、妊娠高血压综合征等。

2. USG 降低

USG 降低见于慢性肾炎、慢性肾功能不全、慢性肾盂肾炎、肾小球损害性疾病、急性肾衰竭多尿期、尿毒症多尿期、结缔组织病、尿崩症、营养不良、恶性高血压、低钙血症，以及肾性或原发性、先天性或获得性肾小管功能异常等。

三、尿蛋白

(一) 概述

尿中蛋白质（urine protein）是尿液检查的核心项目之一。正常情况下，由于肾小球基底膜滤过膜的孔径屏障及电荷屏障和肾小管的重吸收作用，正常人 24 h 尿液中的尿蛋白含量极微，应用一般定性方法常检测不出。但当人体肾脏的肾小球滤过膜通透能力增加（肾炎）或血浆中低分子蛋白质过多时，蛋白质进入尿液中，超过肾小管的重吸收能力，便会出现蛋白尿。此外，当近曲小管上皮细胞受损，重吸收能力降低或丧失，也会产生蛋白尿。

【正常参考范围】

尿液蛋白质定性试验　阴性
尿液蛋白质定量试验　＜100 mg/L，＜150 mg/24 h 尿

(二) 临床意义

蛋白尿大体上可分为生理性蛋白尿和病理性蛋白尿。

1. 生理性蛋白尿

生理性蛋白尿又称为功能性蛋白尿，指泌尿系统无器质性病变，尿内暂时出现蛋白尿，程度较轻，持续时间短，诱因解除后消失。如机体在剧烈运动、高热、严寒、精神过度紧张等情况下出现的蛋白尿，常见于青少年。妊娠期妇女也会有轻微蛋白尿。

2. 病理性蛋白尿

因各种肾脏及肾脏外疾病所致的蛋白尿，多为持续性蛋白尿。

(1) 肾小球性蛋白尿　这是最常见的一种蛋白尿。各种原因引起肾小球滤膜通透性及电荷屏障受损后，血浆蛋白会大量滤入原尿，一旦超过肾小管重吸收能力，即产生肾小球性蛋白尿。见于急性和慢性肾小球肾炎、肾盂肾炎、肾病综合征、肾肿瘤、糖尿病肾小球硬化症、狼疮性肾炎、过敏性紫癜性肾炎、肾动脉硬化、肾静脉血栓形成、心功能不全等。尿蛋白通常小于 3 g/24 h，但严重时也可达到 20 g/24 h（肾病综合征）。但蛋白量的多少不能反映肾脏病变的程度及预后。

(2) 肾小管性蛋白尿　炎症或者中毒因素引起近曲小管对低分子量蛋白质的重吸收减弱所致，通常以 α_1、β_2、微球蛋白等小分子量蛋白增多为主，尿液蛋白一般不超过 1 g/24 h 尿。常见于活动性肾盂肾炎、间质性肾炎、肾小管性酸中毒、肾小管重金属（汞、镉、铅）损伤及肾移植后排斥反应等。

(3) 混合性蛋白尿　肾小管和肾小球同时受损所致的蛋白尿。高、低分子量的蛋白质都

大量增加。在临床上较为多见,见于慢性肾炎、慢性肾盂肾炎、肾病综合征、糖尿病肾病、狼疮性肾炎等。

(4) 溢出性蛋白尿　因血浆中出现异常增多的低分子量蛋白,超过肾小管重吸收阈值所致的蛋白尿。多见于急性溶血、肌肉损伤、多发性骨髓瘤、原发性巨球蛋白症、骨骼肌严重损伤及大面积心肌梗死等。不伴有肾小管、肾小球病变,但可引起肾脏损害。此种蛋白尿以血红蛋白、免疫球蛋白为主。

(5) 组织性蛋白尿　由于肾组织破坏或肾小管分泌蛋白增多所致的蛋白尿。多见于肾脏炎症、中毒时排出。

(6) 假性蛋白尿　由于尿中混有大量血、脓、黏液等成分而导致蛋白质定性试验阳性。一般不伴有肾本身的损害,经治疗后很快恢复正常。见于膀胱炎、肾盂肾炎等。

(7) 药物　应用氨基糖苷类抗生素（庆大霉素）、多肽类抗生素（多黏菌素）、抗肿瘤药（甲氨蝶呤）、抗真菌药（灰黄霉素）、抗精神病药（氯丙嗪）等药物,可引发肾毒性蛋白尿。

四、尿糖

(一) 概述

一般尿糖检查均指尿液葡萄糖（urine glucose, GLU）检查。正常人 24 h 尿液中可有微量的葡萄糖,用一般检测方法呈阴性反应。尿液中是否出现葡萄糖取决于血糖水平、肾小球滤过葡萄糖速度、近端肾小管重吸收葡萄糖速度和尿流量。当血糖阈值超过肾阈值或肾小管重吸收葡萄糖阈值下降时,肾小球滤过葡萄糖量超过肾小管重吸收的最大能力时,将导致尿中出现大量葡萄糖。

【正常参考范围】

定性　阴性

定量　成人　<0.56～2.8 mmol/24 h 尿

(二) 临床意义

尿糖定性试验出现阳性,称为糖尿（glycosuria）,一般指葡萄糖尿。

1. 血糖增高性糖尿

主要原因为血糖超过肾糖阈。

(1) 内分泌疾病　糖尿病可出现高血糖和糖尿,尿糖除作为糖尿病的诊断依据外,还可作为病情严重程度及疗效监测的指标。其他使血糖升高的内分泌疾病有垂体和肾上腺疾病如肢端肥大症,肾上腺皮质功能亢进,功能性 α、β 细胞胰腺肿瘤,甲状腺功能亢进。

(2) 肥胖、心肌梗死、肝脏疾病、糖原累积症、胰腺炎、肿瘤、膀胱囊性纤维化等也可见。

2. 血糖正常性糖尿

血糖浓度正常,由于肾小管病变导致葡萄糖重吸收能力降低,肾阈值下降产生的糖尿,也称为肾性糖尿。主要见于肾性肾小球肾炎、肾病综合征、间质性肾炎等。

3. 暂时性糖尿

①生理性糖尿：如进食大量碳水化合物或静脉注射大量的葡萄糖后一过性血糖升高,尿糖阳性；②应激性糖尿：见于剧烈运动后,头部外伤,脑出血,癫痫发作,各种中毒,肾上腺皮质激素用量过大等。

4. 其他

感染、烧伤、骨折、脑血管意外、应用药物（肾上腺糖皮质激素、口服避孕药、蛋白同化激素）也可引起尿糖阳性。

5. 特殊人群

妊娠期妇女由于肾小球滤过增加，肾小管重吸收能力降低，可能发生妊娠性糖尿。新生儿肾小管重吸收功能发育不全可导致新生儿糖尿。

6. 假性糖尿

假性糖尿是指尿液中含有还原性物质引起尿糖定性出现阳性反应。如含维生素 C、尿酸、阿司匹林、异烟肼等。

五、尿胆红素

（一）概述

胆红素是血红蛋白的降解产物，非结合胆红素不能通过肾小球屏障，因此不能在尿中出现，而结合胆红素为水溶性，能够过肾小球基膜在尿中出现。在正常尿液中含有微量胆红素，通常的检验方法不能发现。当血中结合胆红素浓度超过肾阈时，可自尿中排出。尿胆红素（urine bilirubin，BIL）的检出是显示肝细胞损伤和鉴别黄疸的重要指标，在诊断和预后上有重要的意义。

【正常参考范围】

定性　阴性

（二）临床意义

尿胆红素检测仅作为黄疸实验室鉴别的一个项目，实际应用时，尚需与血清胆红素、尿胆原、粪胆原等检测结果一起综合分析。尿胆红素阳性见于：

（1）阻塞性黄疸　如化脓性胆管炎、胆囊结石、胆管肿瘤、胰腺肿瘤、原发性肝癌、手术创伤所致的胆管狭窄等。

（2）肝细胞性黄疸　如病毒性肝炎、肝硬化、酒精性肝炎、药物性肝损伤。急性病毒性肝炎或药物诱导的胆汁淤积，尿胆红素阳性常出现于黄疸之前。

六、尿胆原

（一）概述

在胆红素肝肠循环的过程中，仅有极少量的尿胆原逸入血液循环，从肾脏排出。尿中尿胆原为无色不稳定物质，可与苯甲醛发生醛化反应，生成紫红色化合物，从而可进行定性和定量的检查。

【正常参考范围】

定量　阴性或弱阳性

（二）临床意义

在生理情况下，尿内仅有微量尿胆原，但尿胆原会受进食和尿液酸碱度的影响。在餐后或碱性尿中，由于肠道尿胆原生成增加或肾小管对尿胆原重吸收减少，会导致尿中尿胆原稍微增加；反之，在饥饿状态或在酸性尿中，该值则减少。

1. 尿胆原增多

见于：①肝细胞受损，如病毒性肝炎、药物或中毒性肝损害及某些门脉性肝硬化患者。②循环中红细胞破坏增加及红细胞前体细胞在骨髓内破坏增加，如溶血性贫血及巨幼细胞性贫血。③内出血时，由于胆红素生成增加，尿胆原排出随之增加。充血性心力衰竭伴肝淤血时，影响胆汁中尿胆原转运及再分泌，进入血中的尿胆原增加。④其他，如肠梗阻、顽固性便秘，是肠道对尿胆原回吸收增加，使尿中尿胆原排出增加。

2. 尿胆原减少

见于：①胆道梗阻，如胆石症、胆管肿瘤、胰头癌等，完全梗阻时尿胆原缺如，不完全梗阻时则减少，同时伴有尿胆红素增加。②新生儿及长期服用广谱抗生素者，由于肠道细菌缺如或受到药物抑制，使尿胆原生成减少。

七、尿液隐血

(一) 概述

当尿液中混合0.1%以上血液时，肉眼可观察到血尿。当尿液中混合的血液量在0.1%以下时，仅能通过潜血反应发现。尿液隐血（urine latent blood，BLD）反映尿液中存在血红蛋白和肌红蛋白，正常人尿液中不能测出。

【正常参考范围】

尿血红蛋白：试管法　阴性

尿肌红蛋白：试管法　阴性

(二) 临床意义

1. 尿血红蛋白阳性

红细胞被大量破坏，产生过多的游离血红蛋白，经肾由尿液排出。

(1) 阵发性睡眠性血红蛋白尿及引起血尿的疾病，如肾炎、肾结石、肿瘤、感染、疟疾。

(2) 创伤心瓣膜手术、严重烧伤、剧烈运动、肌肉和血管组织严重损伤、经尿道前列腺切除术等。

(3) 微血管性溶血性贫血、溶血性尿毒症、肾皮质坏死。

(4) 应用阿司匹林、磺胺药、伯氨喹、硝基呋喃类、万古霉素、卡那霉素、吲哚美辛、他汀类调节血脂药、秋水仙碱、吡罗昔康等药物。

2. 尿肌红蛋白阳性

(1) 原发性肌肉疾病，如肌肉萎缩、皮肌炎及多发性肌炎、肌营养不良。

(2) 创伤挤压综合征、电击伤、烧伤、手术创伤及痉挛。

(3) 局部缺血性肌红蛋白尿：心肌梗死、动脉阻塞。

(4) 代谢性疾病，如肌糖原累积病、糖尿病、酸中毒。

(5) 药物（两性霉素B、海洛因、巴比妥类）、酒精中毒。

八、尿沉渣白细胞

(一) 概述

正常成人的尿液中可有少数白细胞，超过一定数量时则为异常，尿中白细胞多为中性粒细胞，也可见到少量淋巴细胞和单核细胞。脓细胞是指在炎症过程中破坏和死亡的中性粒细胞。尿沉渣白细胞（urine leukocytes）是检测离心尿沉淀物中白细胞的数量。结果以白细胞数/高倍视野（WBC/HPF）或白细胞数/微升（WBC/μL）表示。

【正常参考范围】

干化学试带法　阴性

镜检法（正常人尿样混匀后，取一滴测定）　WBC<0～3/HPF，离心尿WBC<0～5/HPF

(二) 临床意义

尿中若有大量白细胞，多见于泌尿系统感染、慢性肾盂肾炎、膀胱炎、前列腺炎。女性白带混入尿液时，也可发现较多的白细胞。另外，由药品所致的过敏反应，尿中会出现多量嗜酸性粒细胞。

九、尿肌酐

(一) 概述

肌酐是人体肌肉组织代谢的产物，每 20 g 肌肉代谢可产生 1 mg 肌酐。肌酐绝大部分由肾小球滤出，肾小管不重吸收，排泌至尿液中，成为尿肌酐（urine creatinine）。人体每日的尿肌酐排出量较为恒定。尿液肌酐检测是判断肾小球滤过功能的一项指标。

【正常参考范围】

婴儿　88～177 $\mu mol \cdot kg^{-1}$/24 h 尿

儿童　71～195 $\mu mol \cdot kg^{-1}$/24 h 尿

成人　男性　7.1～17.7 mmol/24 h 尿

　　　女性　5.3～15.9 mmol/24 h 尿

(二) 临床意义

1. 尿肌酐病理性增加

(1) 内分泌与代谢系统疾病　肢端肥大症、糖尿病、甲状腺功能减退等。

(2) 消耗性疾病　伤寒、斑疹伤寒、破伤风等。

2. 尿肌酐病理性减少

(1) 疾病　严重进行性肌萎缩、进行性肌营养不良、贫血、瘫痪、急性肾小球肾炎、慢性肾小球肾炎失代偿期、急性或慢性肾功能不全、硬皮病、甲状腺功能亢进等。

(2) 其他　碱中毒、重度充血性心功能不全等。

十、尿尿酸

(一) 概述

尿酸为体内嘌呤类代谢分解产物，人体尿酸来自体内细胞核蛋白分解代谢（内源性占80%）和食物的分解代谢（外源性占20%）过程，尿酸具有酸性，以钾、钠盐的形式从尿液中排出。尿尿酸（urine uric acid）是送检尿液中的尿酸含量。

【正常参考范围】

磷钨酸还原法　15～45 mmol/24 h

(二) 临床意义

1. 尿酸增高

(1) 生理性　食用高嘌呤食物，木糖醇摄入过多，剧烈运动，禁食。

(2) 疾病　痛风或某些疾病，如肺炎、子痫等，可导致组织大量破坏，引起尿酸增高。

(3) 核蛋白代谢增强　如粒细胞性白血病、骨髓细胞增生不良、溶血性贫血、恶性贫血、红细胞增多症、甲状腺功能亢进、一氧化碳中毒、银屑病等。

(4) 肾小管重吸收障碍　如肝豆状核变性，或使用促皮质素、肾上腺皮质激素，此类疾病血尿酸减少，尿尿酸增多。

2. 尿酸减少

(1) 饮食　高糖、高脂肪饮食。

(2) 疾病　肾功能不全、痛风发作前期。

十一、尿淀粉酶

(一) 概述

淀粉酶（urine amylase）主要由胰腺分泌，称为胰淀粉酶。由唾液腺分泌的淀粉酶，称为唾液淀粉酶。淀粉酶对食物中多糖化合物的消化起重要的作用，很容易从肾脏排出。

【正常参考范围】

0～1200 U/L

(二) 临床意义

1. 尿淀粉酶增高

(1) 急性胰腺炎、慢性胰腺炎急性发作、胰腺癌、胰腺囊肿、胰腺导管阻塞、急性胆囊炎、胃溃疡、腮腺炎等。急性胰腺炎发作期尿淀粉酶活性上升稍晚于血清淀粉酶，且维持时间稍长。

(2) 胰头癌、流行性腮腺炎、胃溃疡穿孔也可见尿淀粉酶上升。如患者伴有急性肾衰竭时，尿淀粉酶不能作为诊断的依据。

2. 尿淀粉酶减少

尿淀粉酶减少见于重症肝炎、肝硬化、严重烧伤、糖尿病等。

第三节　肝功能检查

肝脏是人体内最大的实质性腺体器官，在机体代谢、生物转化、分泌、排泄中发挥着非常重要的作用，是机体的一个巨大的"化工厂"。首先，肝脏具有强大的代谢功能。肝细胞能摄取葡萄糖，并将其合成为肝糖原贮存起来，当血糖浓度降低时，肝糖原迅速分解，生成葡萄糖补充血糖，还能通过糖异生将非糖物质转化为糖原或葡萄糖。肝脏在脂类的消化、吸收、分解、合成及运输等代谢过程中均起着重要的作用。其次，肝脏还有生物转化和解毒功能，所有进入人体的药物或毒物等，都会在肝脏发生氧化、还原、水解、结合等化学反应，不同程度地被代谢，最后以原形药或代谢物的形式排出体外。再次，肝脏还有分泌和排泄功能。肝细胞分泌胆汁，在脂类消化吸收和维持胆汁中胆固醇的溶解状态中起着重要的作用。肝内代谢产物可以随胆汁分泌排入肠腔，随粪便排出体外。

由于肝细胞不断地从血液中吸取原料，难以避免遭受有毒物质或病毒、毒素和寄生虫的感染或损害，轻者丧失一定的功能，重者造成肝细胞坏死，最后发展为肝硬化、肝癌及肝衰竭，甚至发生肝性脑病。肝功能检查指标在临床上具有十分重要的意义。

一、丙氨酸氨基转移酶

(一) 概述

丙氨酸氨基转移酶（alanine transaminase，ALT）是一组催化 L-丙氨酸与 α-酮戊二酸之间的氨基转移反应的酶类，主要分布在肝脏，其次是肾脏、心肌、骨骼肌等组织中。当富含 ALT 的组织与细胞受损时，ALT 释放增加，进入血液后导致 ALT 活力增高的程度主要与肝细胞被破坏的程度相关。

【正常参考范围】

速率法　ALT　　成人　＜40 U/L

(二) 临床意义

ALT 的测定可评估肝细胞损伤的程度，ALT 升高常见于以下疾病。

(1) 肝胆疾病　反映肝损伤、传染性肝炎、中毒性肝炎、肝癌、肝硬化活动期、肝脓肿、脂肪肝、梗阻性黄疸、胆汁淤积症、胆管炎、胆囊炎。

(2) 其他疾病　急性心肌梗死、心肌炎、心力衰竭所致肝脏淤血，以及骨骼肌病、传染性单核细胞增多症、胰腺炎、外伤、严重烧伤、休克等。

(3) 用药与接触化学品　服用有肝毒性的药物或接触某些化学物质，如氯丙嗪、异烟肼、奎宁、水杨酸、氨苄西林、利福平、四氯化碳、乙醇、汞、铅、有机磷等。

二、天门冬氨酸氨基转移酶

(一) 概述

天门冬氨酸氨基转移酶（aspartate transaminase，AST）同样是体内最重要的氨基转移酶之一，AST 主要存在于心肌、肝、肾、骨骼肌、胰腺、脾、肺、红细胞等组织细胞中；同时，AST 也存在于正常人血浆、胆汁、脑脊液及唾液中。当富含 AST 的组织细胞受损时，细胞通透性增加，AST 从细胞释放增加，进入血液后导致 AST 活性上升。

【正常参考范围】

速率法　AST　　成人　＜40 U/L

(二) 临床意义

ALT 的测定可评估肝细胞损伤的程度，AST 升高常见于肝脏疾病，如传染性肝炎、中毒性肝炎、肝硬化活动期等；在急性或轻型肝炎时，血清 AST 升高，但升高的幅度不如 ALT，AST/ALT 比值＜1；在慢性肝炎肝硬化时，AST 上升的幅度高于 ALT。故 AST/ALT 比值测定有助于肝脏疾病的鉴别诊断。

三、血清 γ-谷氨酰转移酶

(一) 概述

血清 γ-谷氨酰转移酶（γ-glutamyltransferase，GGT），作用是催化谷胱甘肽上 γ-谷氨酰基转移至另一个肽或氨基酸上。GGT 主要存在于细胞膜和微粒体上。血清及肾、胰、肝、大肠、心肌组织等除肌肉外的所有组织中均有 GGT，其中以肾脏最高。在肝脏中 GGT 广泛地分布于肝细胞的毛细胆管一侧和整个胆管系统，当肝内合成亢进或胆汁排出受阻时，血清中 GGT 增高。

【正常参考范围】

男性　11～50 U/L

女性　7～32 U/L

(二) 临床意义

GGT 升高见于：

(1) 肝胆疾病 ①胆管阻塞性疾病：肝内或肝后胆管梗阻者血清 GGT 上升最高，可达正常水平的 5~30 倍，GGT 对阻塞性黄疸性胆管炎、胆囊炎的敏感性高于碱性磷酸酶，原发性或继发性肝炎患者的 GGT 水平也会升高，且较其他肝脏酶类上升显著。慢性肝炎、肝硬化患者的 GGT 水平持续升高，提示病情不稳定或有恶化趋势；GGT 水平逐渐下降，则提示肝内病变向非活动区域移行。原发性肝癌时，血清 GGT 活性显著升高，特别在判断恶性肿瘤患者有无肝转移和肝癌术后有无复发时，阳性率可达 90%。②急、慢性病毒性肝炎、肝硬化：急性肝炎时，GGT 呈中度升高；慢性肝炎、肝硬化的非活动期，酶活性正常，若 GGT 持续升高，提示病变活动或病情恶化。③急、慢性酒精性肝炎、药物性肝炎：GGT 可呈明显或中度以上升高（300~1000 U/L），ALT 和 AST 仅轻度增高，甚至正常。酗酒者戒酒后 GGT 可随之下降。

(2) 胰腺疾病 急、慢性胰腺炎，胰腺肿瘤时，GGT 水平可达参考上限的 5~15 倍。胰腺囊性纤维化（胰纤维性囊肿瘤）伴有肝脏并发症时 GGT 值可升高。

(3) 其他疾病 脂肪肝、心肌梗死、前列腺肿瘤。

(4) 药物 抗惊厥药苯妥英钠、镇静药苯巴比妥或乙醇常致 GGT 升高。

四、血清碱性磷酸酶

(一) 概述

碱性磷酸酶（alkaline phosphates，ALP）在碱性环境中能水解磷酸酯产生磷酸，并有转移磷酸基的作用。ALP 广泛地存在于人体组织和体液中，其中以骨、肝、乳腺、小肠、肾脏的浓度较高。当上述器官病变时，此酶的活性增强。

【正常参考范围】
女性 1~12 岁＜500 U/L，大于 15 岁 40~150 U/L
男性 1~12 岁＜500 U/L，12~15 岁＜750 U/L，大于 25 岁 40~150 U/L

(二) 临床意义

碱性磷酸酶增高见于：

(1) 肝胆系统疾病 各种肝内、外胆管阻塞性疾病，如胰头癌、胆道结石引起的胆管阻塞、原发性胆汁性肝硬化、肝内胆汁淤积等，ALP 明显升高，且与血清胆红素升高相平行；累及肝实质细胞的肝胆疾病（如肝炎、肝硬化），ALP 轻度升高。

(2) 骨骼疾病 骨损伤、骨疾病、变形性骨炎症（Paget 病），使成骨细胞内有高度的 ALP 释放入血，如纤维骨炎、骨折恢复期、佝偻病、骨软化症、成骨不全等，因为 ALP 生成亢进，血清 ALP 或活性升高。

(3) 药物 羟甲戊二酰辅酶 A 还原酶抑制剂（他汀类药）的不良反应，可导致 ALP 升高。

五、血清总蛋白、白蛋白和球蛋白

(一) 概述

血清总蛋白（total protein）为白蛋白（albumin）和球蛋白（globulin）之和，白蛋白由肝脏细胞合成。球蛋白又分为 α_1 球蛋白、α_2 球蛋白、β 球蛋白和 γ 球蛋白。血清蛋白具有维持正常的血浆胶体渗透压、运输及营养等生理功能。球蛋白与机体免疫、血液黏度密切相关。根据血清蛋白与球蛋白的量，可计算出白蛋白和球蛋白的比值（A/G）。当肝脏受损时，血清蛋白减少，在炎症性肝细胞破坏和抗原性改变时，可刺激免疫系统致 γ-球蛋白比例增高，此时总蛋白量变化不大，但 A/G 比值会变小，甚至发生倒置。为了反映肝脏功能的实际情况，在做血清总蛋白测定的同时，尚需要测定 A/G 比值。

【正常参考范围】

总蛋白(TP)　双缩脲法：新生儿 46～70 g/L，成人 60～80 g/L

白蛋白　溴甲酚绿法：新生儿 28～44 g/L，成人 35～55 g/L

球蛋白　20～30 g/L

A/G 比值　（1.5～2.5）∶1

(二) 临床意义

1. 总蛋白

(1) 总蛋白增高　①主要由于水分减少，使单位容积总蛋白浓度增加，而全身总蛋白量并未增加，如各种原因脱水所致的血液浓缩：呕吐、腹泻、休克、高热、肾上腺皮质功能减退等。②血清蛋白合成增加：如多发性骨髓瘤、巨球蛋白血症等。

(2) 总蛋白降低　①各种原因引起的血清蛋白丢失和摄入不足：营养不良、消化吸收不良。②血液稀释：可导致总蛋白浓度相对减少，如水钠潴留或静脉应用过多的低渗溶液。③疾病：患有多种慢性消耗性疾病，如结核、肿瘤、急性大出血、严重烧伤、甲状腺功能亢进、慢性肾脏病变、肾病综合征、胸腹腔积液、肝功能障碍、蛋白质合成障碍。

血清总蛋白的参数常与白蛋白、球蛋白及血清蛋白电泳等指标综合分析。

2. 白蛋白

在肝脏合成，属于非急性时相蛋白，在维持血浆胶体渗透压、体内运输、营养方面均起着非常重要的作用。

(1) 白蛋白浓度降低　①营养不良：摄入不足、消化吸收不良。②消耗增加：多种慢性疾病，如结核、恶性肿瘤、甲状腺功能亢进；或蛋白丢失过多，如急性大出血、严重烧伤、慢性肾脏病变。③合成障碍：主要是肝功能障碍，若持续低于 30 g/L，则提示有慢性肝炎或肝硬化。

(2) 白蛋白浓度增高　见于严重失水而致的血浆浓缩。

3. 球蛋白

球蛋白是多种蛋白质的混合物，增高主要以 γ-球蛋白增高为主。

> **课堂活动**
>
> 张先生，40 岁，无抽烟、饮酒等不良嗜好，单位体检报告中肝功能生化检查 ALT 152 U/L，AST 65 U/L，乙肝两对半阴性，其余指标都正常。张先生前来咨询该体检报告中异常指标含义，还需要进一步检查什么项目，如何进行治疗？你作为一名药师，请给予解答。

(1) 球蛋白增高　当球蛋白>35 g/L 时称为高球蛋白血症。可见于：①慢性肝脏疾病：包括自身免疫性慢性肝炎、慢性活动性肝炎、肝硬化、慢性酒精性肝病、原发性胆汁性肝硬化等。②慢性炎症或慢性感染性疾病：如结核、疟疾、黑热病、麻风病、血吸虫病、亚急性心内膜炎。③自身免疫性疾病：风湿热、系统性红斑狼疮、类风湿关节炎、肝硬化。④骨髓瘤和淋巴瘤、原发性巨球蛋白血症。

(2) 球蛋白减少　可见于①生理性减少：出生后至 3 岁。②免疫功能抑制：如长期应用肾上腺皮质激素和免疫抑制剂。③先天性低 γ-球蛋白血症。

4. A/G 比值

（1）A/G 比值小于 1，提示有慢性肝炎、肝硬化、肝实质性损害、肾病综合征。

（2）肝炎早期，白蛋白量可不变或稍低，γ-球蛋白量轻度增多，所以血清总蛋白量可以不变。此时白蛋白量仍高于球蛋白，因此 A/G 比值仍可正常。A/G 比值的动态变化，有助于观察病情的发展与预后，如病情恶化时，白蛋白逐渐减少，A/G 比值下降，A/G 比值持续倒置提示预后较差。肝硬化和慢性肝炎时，血清白蛋白量减少，总蛋白量则视球蛋白量的改变而异。若球蛋白量正常，则总蛋白量减少，A/G 比值正常或减少；若球蛋白量增多，则总蛋白量可正常或增加，A/G 比值减少或低于 1。

> **知识链接**
>
> **乙肝"大三阳"和"小三阳"**
>
> 如在血液中检出乙型肝炎病毒表面抗原（HBsAg）、e 抗原（HBeAg）、核心抗体（HBcAb）三者均为阳性，在临床上称为"大三阳"；在其血液中检测出乙型肝炎病毒表面抗原、e 抗体（HBeAb）、核心抗体同为阳性，在临床上称为"小三阳"。
>
> "大三阳"说明 HBV 在人体内复制活跃，带有传染性，如同时见 AST 及 ALT 升高，为最具有传染性的一类肝炎，应尽快隔离。"小三阳"说明 HBV 在人体内复制减少，传染性小，如肝功能正常，又无症状，称为乙型肝炎病毒无症状携带者，传染性小，不需要隔离。
>
> 有人说，"小三阳"要比"大三阳"好，且没有传染性。这是个错误的观念。"小三阳"照样有传染性，只不过血液中病毒含量相对低一些而已。乙肝病毒感染者情况好不好，与是否为"小三阳"或"大三阳"无关，而与感染者有无肝功能受损有关。

第四节　肾功能检查

肾功能检查

肾脏是一个重要的生命器官，其功能主要是分泌和排泄尿液、废物、毒物和药物，维持体内水、电解质、蛋白质和酸碱等代谢平衡。同时，也兼有内分泌的功能，如产生肾素、红细胞生成素、活性维生素 D 等，调节血压、钙磷代谢和红细胞生成。变态反应、感染、肾血管病变、代谢异常、先天性疾病、全身循环和代谢性疾病、药物、毒素对肾脏的损害，均可影响肾功能，主要表现为肾功能检查指标的异常，在临床诊断和治疗上具有重要的意义。

一、血清尿素氮

（一）概述

血清尿素氮（ulood urea nitrogen，BUN）是蛋白质代谢的终末产物，体内氨基酸脱氨基分解成 α-酮基和 NH_3，NH_3 在肝脏内和 CO_2 生成尿素，因此尿素的生成量取决于蛋白质摄入量、组织蛋白分解代谢及肝功能状况。体内尿素氮 90% 以上经肾小球滤过而随尿液排出体外。当肾实质受到损害时，肾小球滤过率降低，致使血清尿素氮浓度增加。因此，目前临床上常通过测定尿素氮，粗略了解肾小球的滤过功能。

【正常参考范围】

成人　3.2～7.1 mmol/L

婴儿、儿童　1.8～6.5 mmol/L

(二) 临床意义

1. 血清尿素氮增高

(1) 器质性肾功能损害　肾盂肾炎、严重的肾盂肾炎等。肾功能轻度受损时，尿素氮可无变化，但肾小球滤过率下降至50%以下，BUN才能升高。当BUN值高于正常时，说明有效肾单位的60%～70%已受损害。因此，血清尿素氮测定不能作为早期肾功能指标。但对肾衰竭，尤其是氮质血症的诊断有特殊的价值。

(2) 肾前性少尿　重脱水、大量腹水、心脏循环功能衰竭、肝肾综合征等所致的血容量不足，肾血流量减少、灌注不足致少尿时，可造成BUN升高，但肌酐升高不明显，称为肾前性氮质血症。

(3) 泌尿系统疾病　泌尿道结石、肿瘤、前列腺疾病使尿路梗阻引起尿量显著减少或尿闭时，可造成血清尿素氮检测值增高（肾后性氮质血症）。

2. 血清尿素氮降低

急性肝萎缩、中毒性肝炎、类脂质肾病等。

二、血肌酐

(一) 概述

血肌酐由外源性和内源性两类组成，外源性肌酐是肉食类食物在体内代谢的产物，内源性肌酐是体内肌肉组织代谢的产物。血肌酐主要由肾小球滤过排出体外，肾小管基本不重吸收且分泌量也较少。在外源性肌酐摄入量稳定，体内肌酐生成量恒定的情况下，其浓度取决于肾小球滤过功能。

当肾实质损害，肾小球滤过率降低至正常人的1/3时，血肌酐浓度就会明显上升，故测定血肌酐浓度可作为肾小球滤过率受损的指标。血肌酐的敏感性较BUN好，但并非早期诊断指标。

【正常参考范围】

酶法　成年男性：59～104 μmol/L

　　　成年女性：45～84 μmol/L

　　　儿童：0～7天　53～97 μmol/L

　　　　　　1周～1个月　27～62 μmol/L

　　　　　　1个月～1岁　18～35 μmol/L

　　　　　　1～16岁　18～62 μmol/L

(二) 临床意义

血肌酐增高见于：

(1) 急慢性肾小球肾炎、肾硬化、多囊肾、肾移植后的排斥反应等，造成肾小球滤过功能减退时，早期或轻度损害时，由于肾的储备力和代偿力还很强，血肌酐浓度可以表现正常，仅当肾小球滤过功能下降到正常人的30%～50%时，血肌酐数值才会明显上升。血肌酐和尿素氮同时测定更有意义，如两者同时增高，提示肾功能已受到严重的损害。

(2) 其他　休克、心力衰竭、肢端肥大症、巨人症、失血、脱水、剧烈活动。

第五节　常用血生化检查

一、淀粉酶

（一）概述

淀粉酶（amylase，AMY）是一种水解淀粉、糊精和糖原的酶，对食物中的多糖类化合物的消化有重要的作用。血清淀粉酶主要来自胰腺和唾液腺，分子量较小，可从肾小管滤过直接排出。

【正常参考范围】

速率法　血清　80～220 U/L

（二）临床意义

1. 淀粉酶增高

（1）胰腺炎　急性胰腺炎是 AMY 增高最常见的原因，AMY 活性测定可以用于其诊断。血清 AMY 一般于发病 2～12 h 开始升高，12～72 h 达到高峰，3～4 天恢复正常。虽然 AMY 活性升高程度不一定与胰腺组织的损伤程度有相关性，但 AMY 增高越明显，其损伤越严重。

（2）胰腺癌　胰腺癌早期 AMY 增高，其原因是：①肿瘤压迫造成胰腺导管阻塞并使其压力增高，使 AMY 逸入血液中。②短时间内大量胰腺组织破坏，组织中的 AMY 进入血液中。

（3）非胰腺疾病　腮腺炎、消化性溃疡穿孔、肾功能不全、肠梗阻、腹膜炎、急性阑尾炎、异位妊娠破裂、创伤性休克、大手术后、酮症酸中毒、肾移植后、肺炎、急性酒精中毒等。

2. 淀粉酶降低

淀粉酶降低可见于肝癌、肝硬化、糖尿病等。淀粉酶、血清脂肪酶、胰凝乳蛋白酶的联合测定可提高对急性胰腺炎诊断的特异性和准确性。同时，测定淀粉酶清除率及肌酐清除率并计算其比值可提高对急性胰腺炎诊断的敏感性和特异性。

二、血清总胆固醇

（一）概述

人体胆固醇（cholesterol，CHO）中 70% 为胆固醇酯（cholesterol esterase，CE）、30% 为游离胆固醇（free cholesterol，FC），总称为总胆固醇（total cholesterol，TC）。胆固醇的来源有两种，一种是从食物中获取，一种是机体以乙酰辅酶 A 为原料自身合成的。食物的主要来源是动物的内脏、蛋黄、奶油及肉等动物性食品。人体内含胆固醇约 140 g，其中 25% 分布于脑和神经组织中，在肾、脾、皮肤、肝和胆汁中含量也高。肝脏是合成、贮藏和供给胆固醇的主要器官。胆固醇是合成胆汁酸、肾上腺皮质激素、性激素及维生素 D 的重要原料，也是构成细胞膜的主要成分之一。胆固醇的合成具有昼夜节律变化。此外，胆固醇的水平易受饮食、年龄、性别等多种因素的影响。

【正常参考范围】

<5.2 mmol/L

知识链接

什么叫高脂血症

高脂血症是由于脂类代谢异常或脂类运转异常使血浆中的脂类浓度高于正常,可分为高胆固醇血症、高甘油三酯血症、混合型高脂血症、低高密度脂蛋白血症四种类型。根据病因,高脂血症又分为原发性和继发性两种,前者与环境、家庭遗传有关;后者由糖尿病、甲状腺功能低下、肥胖症、胰腺疾病等引起。高脂血症是导致动脉粥样硬化和冠心病的主要因素之一,对肾脏、胰腺、末梢循环、免疫系统、血液系统也产生不容忽视的影响。合理的饮食与生活方式对预防高脂血症有着重要的意义,尤其是对于有遗传性倾向的高脂血症患者,药物治疗无明显改善时,主要通过调节饮食结构来改善。

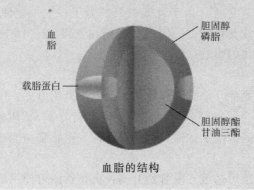

血脂的结构

(二)临床意义

1. 胆固醇升高

(1)粥样硬化斑块、动脉硬化、冠状动脉粥样硬化性心脏病及高脂血症等疾病时,常伴有胆固醇升高。

(2)其他疾病 肾病综合征、慢性肾炎肾病期、类脂性肾病、糖尿病、甲状腺功能减退、胆管梗阻、饮酒过量、急性失血及家族性高胆固醇血症。糖尿病特别是并发高血糖昏迷时,几乎都有总胆固醇升高。胆总管阻塞时,总胆固醇增高且伴有黄疸,但胆固醇酯与总胆固醇的比值仍正常。

(3)药物 服用避孕药、甲状腺激素、肾上腺糖皮质激素、抗精神病药(如氯氮平)可影响胆固醇水平。

2. 胆固醇降低

(1)疾病 如甲状腺功能亢进、严重肝衰竭、溶血性贫血、感染和营养不良、严重的肝脏疾病、急性肝坏死、肝硬化时,血清总胆固醇降低,胆固醇酯与总胆固醇的比值也降低。

(2)贫血 如再生障碍性贫血、溶血性贫血、缺铁性贫血等,因骨髓及红细胞合成胆固醇的功能受到影响,血清总胆固醇降低。

血清中总胆固醇的浓度可以作为脂类代谢的指标,但脂类代谢又常与糖类和激素等其他物质的代谢密切相关。因此,其他物质代谢异常时也可以影响血清总胆固醇的浓度。

三、三酰甘油

(一)概述

三酰甘油(甘油三酯)(triglyceride,TG)是甘油和3个脂肪酸所形成的酯,是人体贮存能量的形式，主要来源于食物。内源性的三酰甘油主要在肝脏合成；人体的小肠黏膜在类脂吸收后也合成大量的三酰甘油。三酰甘油大约占总脂的25%，为乳糜微粒和极低密度脂蛋白的主要成分，并直接参与胆固醇和胆固醇酯的合成。在正常情况下，人的三酰甘油水平保持在正常值范围内，伴随年龄的增长而逐渐增高。

【正常参考范围】

0.56～1.70 mmol/L

(二) 临床意义

血清三酰甘油受生活习惯、饮食和年龄等的影响，在个体内及个体间的波动较大。由于三酰甘油的半衰期短（5～15 min），进食高脂、高糖和高热饮食后，外源性三酰甘油可明显增高，且以乳糜微粒的形式存在。由于乳糜微粒的分子较大，能使光线散射而引起血浆浑浊，甚至呈乳糜样，称为饮食性脂血。因此，必须在空腹12～16 h后静脉采集三酰甘油测定样本，以排除和减少饮食的影响。

1. 三酰甘油升高

（1）动脉硬化及高脂血症　动脉粥样硬化、原发性高脂血症、家族性高三酰甘油血症。

（2）其他疾病　胰腺炎、肝胆疾病（脂肪肝、胆汁淤积）、阻塞性黄疸、皮质增多症、肥胖、糖尿病、糖原累积症、严重贫血、肾病综合征、甲状腺功能减退等疾病都有三酰甘油升高的现象。

（3）生理性　长期饥饿可造成三酰甘油升高；大量饮酒可使三酰甘油出现假性升高。

（4）药物　应用雌激素、避孕药可出现三酰甘油升高。

2. 三酰甘油降低

甲状腺功能亢进、甲状旁腺功能亢进、肾上腺皮质功能减退、肝功能严重障碍等。

四、低密度脂蛋白

(一) 概述

低密度脂蛋白（low density lipoprotein，LDL）是富含胆固醇的脂蛋白，其中21%为蛋白质，79%为酯质。低密度脂蛋白胆固醇（low density lipoprotein cholesterol，LDL-C）是LDL中的胆固醇。LDL-C是在血浆中由极低密度脂蛋白胆固醇（VLDL-C）转变而来的，其合成部位主要在血管内，降解部位在肝脏。LDL-C是空腹血浆中的主要脂蛋白，约占血浆脂蛋白的2/3。其是运输胆固醇到肝外组织的主要运载工具。LDL经过化学修饰后，蛋白质部分变性，被吞噬细胞摄取，形成泡沫并停留在血管壁内，导致大量胆固醇沉积，促使动脉壁形成动脉粥样硬化斑块，故LDL-C的含量与心血管疾病的发病率以及病变程度相关，被认为是动脉粥样硬化的主要致病因子。

【正常参考范围】

2.1～3.1 mmol/L

(二) 临床意义

1. LDL 升高

患者如果有LDL升高，或LDL升高伴胆固醇、TG水平升高的情形时，其临床表现为Ⅱa型或Ⅱb型高脂蛋白血症，常见于高胆固醇饮食、甲状腺功能减退、肾病综合征、慢性肾衰竭、肝脏疾病、糖尿病、血卟啉症、妊娠等。

2. LDL 降低

LDL 降低见于营养不良、慢性贫血、肠吸收不良、骨髓瘤、严重肝脏疾病、甲状腺功能亢进、急性心肌梗死等，临床常与 TC、TG、VLDL、HDL 等脂蛋白参数综合分析。

五、高密度脂蛋白

(一) 概述

高密度脂蛋白（high density lipoprotein，HDL）主要在肝脏合成，是血清中密度最大的一组脂蛋白，主要作用是将肝脏以外组织中的胆固醇转运到肝脏进行分解代谢，由胆汁排出体外。其在限制动脉壁胆固醇的积存速度和促进胆固醇的清除上起着一定的积极作用，故 HDL 被认为是抗动脉粥样硬化因子。

【正常参考范围】

直接遮蔽法　1.03～2.07 mmol/L

(二) 临床意义

1. HDL 升高

HDL 升高对防止动脉粥样硬化、预防冠心病的发生有重要的作用。HDL 与三酰甘油水平成负相关，也与冠心病的发病成负相关。HDL 升高还可见于慢性肝炎、原发性胆汁性肝硬化等。

2. HDL 降低

HDL 降低常见于动脉粥样硬化及高脂血症、急性感染、重症肝硬化、重症肝炎、肾病综合征、尿毒症等。吸烟、肥胖、严重营养不良、静脉内高营养治疗及应激反应后可以出现。

六、血糖

(一) 概述

血糖是指血液中葡萄糖（blood glucose，GLU）的浓度，食物中的淀粉、牛奶乳糖、蔗糖和麦芽糖等经消化、吸收或分解而生成葡萄糖，肝内肝糖原与肌内肌糖原也会分解成葡萄糖。大部分葡萄糖贮存于肝脏和肌肉内，供应生命活动的能量。正常情况下，在胰岛素等激素的参与下，葡萄糖的合成、分解与代谢处于动态平衡状态，血糖保持相对稳定。临床通过监测空腹、餐后血糖的变化来诊断疾病，掌握糖尿病的病情和治疗效果。

【正常参考范围】

空腹血糖　成人 3.9～6.1 mmol/L

餐后 2h 血糖　＜7.8 mmol/L

(二) 临床意义

1. 血糖增高

（1）胰岛素功能低下　胰岛素分泌不足导致的糖尿病。

（2）导致血糖升高的激素分泌增多　嗜铬细胞瘤、肾上腺皮质功能亢进症（库欣综合征）、腺垂体功能亢进症（巨人症、肢端肥大症）、甲状腺功能亢进症、胰高血糖素瘤等。

（3）其他疾病　颅内压增高、急性脑血管病、颅脑外伤、妊娠呕吐、大面积烧伤等。

（4）药物　如肾上腺糖皮质激素（泼尼松、泼尼松龙、甲泼尼松、氢化可的松、地塞米松等）可调节糖代谢，在长期应用时可出现多种代谢异常，包括高血糖；利尿剂（呋塞米、依他尼酸、氢氯噻嗪）可抑制胰岛素释放，使糖耐量降低，血糖升高或尿糖阳性；甲状腺激素（左甲状腺素钠）可使胰岛素水平下降；加替沙星可致严重或致死性低血糖或高血糖；非甾体抗炎药（阿司匹林、吲哚美辛、阿西美辛等）偶可引起高血糖。

2. 血糖降低

（1）胰岛素分泌过多　胰岛B细胞瘤。

（2）导致血糖升高的激素分泌减退　肾上腺皮质功能减退症（Addison病）、腺垂体功能减退症、甲状腺功能减退症等。

（3）其他病症　严重营养不良、肝癌、重症肝炎、Ⅰ型与Ⅲ型糖原贮积症、酒精中毒等。

（4）药物　应用磺酰脲类促胰岛素分泌剂过量等。

七、糖化血红蛋白

（一）概述

糖化血红蛋白（glycosylated hemoglobin）为葡萄糖与红细胞中血红蛋白的结合物，且结合后不再解离，并持续于红细胞的生命周期中。由于红细胞的平均寿命约为120天，因此，测定糖化血红蛋白和血红蛋白的百分率能客观反映测定前3个月内的平均血糖水平，可用于糖尿病患者用药疗效的观察和治疗药物监测。

【正常参考范围】

高效液相色谱法　5.0%～8.0%

（二）临床意义

糖化血红蛋白反映过去3个月的平均血糖水平，其增高主要见于糖尿病及其他高血糖状态。

第六节　细菌药敏试验

细菌药敏试验即用于检测细菌对抗菌药物的敏感性，以便指导临床用药、监测耐药变化，其在感染性疾病的目标性治疗中至关重要。

一、细菌药敏试验报告

一般来讲，细菌药敏试验报告包括以下四个部分。

1. 基本信息

患者（姓名、性别、年龄、病案号等）、临床信息（送检科室、临床诊断、标本类型等）、实验室信息（标本采集时间、送检时间、接收时间、操作人等）。

2. 涂片、培养鉴定

按照涂片、培养鉴定依次呈现，注意涂片、培养鉴定结果的准确性及完整性。对于痰标本而言，检验人需报告痰的白细胞数、上皮细胞数，以方便临床医师判断此标本有无意义。

3. 药敏试验

药敏试验包括细菌名称、药物名称以及敏感结果判定。细菌名称应规范化，需避免"大肠杆菌""绿脓杆菌"等不规范名称。药物名称需使用通用名,禁止使用商品名。

具体的药敏试验方法包括稀释法（肉汤稀释法、琼脂稀释法）、纸片扩散法、浓度梯度法（E-test 法）等。其中稀释法和 E-test 法均为通过读取抗菌药物的最小抑菌浓度（MIC），并将其与美国临床和实验室标准协会（Clinical and Laboratory Standards Institute，CLSI）规定的敏感耐药的浓度值对比,最终得出不同药物的敏感性结果。纸片扩散法是通过比较含药纸片在培养基上产生的抑菌圈直径（mm）与 CLSI 规定的敏感、中介、耐药的直径值,从而判断细菌对不同药物的敏感性。

4. 结果判读

结果包括敏感（susceptible，S）、耐药（resistant，R）、中介（intermediate，I）、剂量依赖性敏感（susceptible-dose dependent，SDD）。其中"敏感"指常规推荐剂量的抗菌药物治疗时,抗菌药物在感染部位所能达到的浓度可抑制该菌株的生长。"中介"表示抗菌药物的 MIC 与血液和组织中可达到的浓度相近,但分离株的临床应答率可能低于敏感株。此外,部分抗菌药物在一些感染部位有所富集,浓度较高,则其常规剂量治疗该部位感染可能有效。"耐药"指常规推荐剂量的抗菌药物治疗时,患者感染部位的药物浓度无法抑制菌株生长。剂量依赖性敏感是指菌株敏感性取决于患者所用药物的剂量。当药敏试验结果为 SDD 时,通过提高给药剂量或增加用药频率（在药物剂量安全范围内）,可提高临床疗效。

二、药物敏感性预测

（1）苯唑西林可预测葡萄球菌属对 β-内酰胺药物（除头孢洛林外）的敏感性。
（2）药物敏感试验结果如显示四环素敏感,可预测多西环素和米诺环素敏感。
（3）药物敏感试验结果如显示红霉素敏感,可预测克拉霉素、阿奇霉素敏感。
（4）药物敏感试验结果如显示万古霉素敏感,可预测替考拉宁敏感。
（5）肠球菌对青霉素敏感,可预测该菌对氨苄西林、阿莫西林、哌拉西林等也敏感;但如果药敏试验结果显示肠球菌对氨苄西林敏感,则不能预测青霉素敏感。
（6）肺炎链球菌对左氧氟沙星敏感,可预测其对莫西沙星敏感;反之不能。
（7）β溶血性链球菌对青霉素敏感,可预测其对氨苄西林、阿莫西林、阿莫西林-克拉维酸、氨苄西林-舒巴坦、头孢唑林、头孢吡肟、头孢拉定、头孢噻肟、头孢曲松、厄他培南、亚胺培南、美罗培南敏感。

三、注意事项

1. 关注药敏结果是否有纰漏

有些细菌对某些药物呈天然耐药,如果发现以下情况,可联系检验科复核。阴沟肠杆菌对第一代/第二代头孢菌素类、氨苄西林、阿莫西林-克拉维酸敏感;嗜麦芽窄食单胞菌对碳青霉烯类敏感;铜绿假单胞菌对头孢曲松、头孢噻肟、氨苄西林、阿莫西林敏感;粪肠球菌对头孢菌素类、克林霉素、阿米卡星、复方磺胺甲噁唑敏感。

2. 关注菌落计数

举例：青年女性无任何症状,体检发现清洁中段尿培养为粪肠球菌,菌落计数为 10^3 cfu/mL,是否考虑为"无症状菌尿"？答案为不属于"无症状菌尿"。参考《尿路感染诊断与治疗中国专家共识》,对于无症状女性,尿培养的菌落计数应大于 10^5 cfu/mL,因此本例中的女性患者不属于"无症状菌尿"。由此可见,药敏报告的一些细节会影响诊断。

在临床上，有时出现药敏报告回报细菌对某种抗菌药物敏感，但临床治疗效果不佳的情况。提示药敏试验报告实际上仅为一种参考，治疗上不能完全依附于它。我们治疗的是患者而不是细菌，不能仅依赖于药敏试验结果的"敏感"或"耐药"就做出临床决策，更重要的是关注患者临床情况的变化。

学习小结

学习本章，应掌握主要医学检查指标的正常值参考范围及检查结果的临床意义，包括血常规检查、尿常规检查、肝功能、肾功能、常用血生化检查指标的正常值参考范围及检查结果的临床意义。在反复进行实践训练的基础上学会分析血常规、尿常规、肝功能、肾功能、血生化检测报告。只有具备这些专业知识以及专业技能再加上良好的职业道德，才能为大众提供优质药学服务。

目标检测

一、最佳选择题（请从中选择一个最佳答案）

1. 以下不同人群中，白细胞或红细胞计数参考范围的数值最高的是（ ）。
   A. 儿童　　　　　　　　　　　B. 新生儿
   C. 成人女性　　　　　　　　　D. 成人男性
   E. 6个月至2岁儿童

2. 正常情况下，人血白细胞群体中占比例最小的分类细胞是（ ）。
   A. 淋巴细胞　　　　　　　　　B. 单核细胞
   C. 嗜酸性粒细胞　　　　　　　D. 嗜碱性粒细胞
   E. 中性粒细胞

3. 在人体血中白细胞群体中，中性粒细胞的正常比例范围是（ ）。
   A. 0.50～0.70　　　　　　　　B. 0.20～0.40
   C. 0.03～0.08　　　　　　　　D. 0.01～0.05
   E. 0～0.01

4. 成年女性红细胞（RBC）正常的参考区间是（ ）。
   A. $(6.0\sim7.0)\times10^{12}/L$　　　　B. $(3.5\sim5.0)\times10^{12}/L$
   C. $(4.2\sim5.2)\times10^{12}/L$　　　　D. $(4.0\sim5.5)\times10^{12}/L$
   E. $(5.2\sim7.0)\times10^{12}/L$

5. 下列药物中，一般不会改变血红蛋白正常值的是（ ）。
   A. 伯氨喹　　　　　　　　　　B. 维生素K
   C. 硝酸甘油　　　　　　　　　D. 维生素B
   E. 对氨基水杨酸钠

6. 以下所列药物中，最可能引起血小板减少的是（ ）。
   A. 呋塞米　　　　　　　　　　B. 硝酸甘油
   C. 维生素E　　　　　　　　　 D. 阿司匹林
   E. 对乙酰氨基酚

7. 尿液蛋白质定量试验正常参考区间是（ ）。
   A. <100 mg/L尿　　　　　　　B. <150 mg/24 h尿

C. <150 mg/L 尿　　　　　　　　　　D. <100 mg/L 尿，<150 mg/24 h 尿

E. <150 mg/L 尿，<150 mg/24 h 尿

8. 尿隐血检查阳性的患者中，最可能导致尿血红蛋白阳性的药物是（　　）。

A. 海洛因　　　　　　　　　　　　B. 巴比妥类

C. 酒精中毒　　　　　　　　　　　D. 阿司匹林

E. 两性霉素 B

9. 血糖正常、尿葡萄糖阳性可以提示患者可能（　　）。

A. 伴心肌梗死　　　　　　　　　　B. 伴肾性肾小球肾炎

C. 伴甲状腺功能亢进　　　　　　　D. 伴活动性肢端肥大症

E. 伴肾上腺皮质功能亢进

10. 以下粪便细胞显微镜检出物中，能提示患者大量或长期应用广谱抗生素（　　）。

A. 真菌　　　　　　　　　　　　　B. 红细胞

C. 上皮细胞　　　　　　　　　　　D. 白细胞增多

E. 吞噬细胞增多

二、配伍选择题（请从中选择一个与问题关系最密切的答案）

第 1～5 题

A. 淋巴细胞增多　　　　　　　　　B. 单核细胞增多

C. 中性粒细胞增多　　　　　　　　D. 嗜酸性粒细胞增多

E. 嗜碱性粒细胞增多

1. 急性感染和化脓性炎症可呈现（　　）。
2. 结核病、水痘、麻疹等传染病可呈现（　　）。
3. 过敏性疾病、皮肤病与寄生虫病可呈现（　　）。
4. 血液病、创伤及铅、铋中毒可呈现（　　）。
5. 急性传染病的恢复期可呈现（　　）。

第 6～8 题

A. 红细胞生成过多　　　　　　　　B. 红细胞生成减少

C. 红细胞丢失过多　　　　　　　　D. 血红蛋白生成减少

E. 红细胞生成素产生减少和作用迟钝

6. 再生障碍性贫血可导致（　　）。
7. 慢性病贫血、肾性贫血可导致（　　）。
8. 缺铁性贫血、铅中毒贫血是由于（　　）。

第 9、10 题

A. 尿蛋白　　　　　　　　　　　　B. 尿葡萄糖

C. 尿液隐血　　　　　　　　　　　D. 尿胆红素

E. 尿液的酸碱度改变

9. 多黏菌素可能引起（　　）。
10. 肾上腺皮质激素可能引起（　　）。

三、多项选择题（从五个备选答案中选出两个或以上的正确答案）

1. 下列药物中，可能引起中性粒细胞减少（　　）。

A. 磺胺类药　　　　　　　　　　　B. 抗肿瘤药

第十六章　常用医学检查指标

C. 调节血脂药 D. 解热镇痛药
E. 抗甲状腺制剂

2. 以下所列药物中,可能引起血小板减少( )。
   A. 氯霉素 B. 磺胺类药
   C. 头孢菌素 D. 甲砜霉素
   E. 氯吡格雷

3. 可能引起尿液酸碱度变化的下列药物( )。
   A. 氯化钠 B. 乳酸钠
   C. 氯化铵 D. 维生素 C
   E. 氨丁三醇

四、综合分析选择题(题目基于同一个临床情景、病例、实例或者案例的背景信息逐题展开,每题的备选项中,只有一个最符合题意)

患者,男性,45岁,因"持续性上腹疼痛2日"入院。体格检查:体温38℃,中上腹及左上腹有压痛。化验结果:白细胞计数 17.7×10^9,血清淀粉酶 1783 U/L,尿淀粉酶 5236 U/L。

1. 该病例患者诊断可考虑是( )。
   A. 急性胰腺炎 B. 急性胃炎
   C. 急性阑尾炎 D. 急性肠梗阻
   E. 急性胆囊炎

2. 血清淀粉酶主要对食物中的多糖类化合物起消化作用,依据"血清淀粉酶超过正常值"可以诊断的疾病是( )。
   A. 高血压 B. 高脂血症
   C. 生病综合征 D. 胰腺疾病
   E. 肝癌

实训十七 血常规检测报告分析训练

一、实训目标
1. 能熟练地记忆血常规检查报告中常用指标的正常值范围。
2. 能正确地分析血常规检查报告。

二、实训条件
1. 模拟药房。
2. 模拟药店。

三、考核要点
1. 收集到3张以上血常规检测报告单。
2. 能否在不看报告单正常值范围的前提下,迅速指出哪些指标异常。
3. 能否正确地分析异常指标提示的意义,初步分析服务对象所罹患的疾病。

四、实训内容
1. 每人查找3张以上血常规检测报告单,班级统一汇总。

2. 每人随机抽取 2～3 张血常规监测报告单。

3. 两人一组,一人扮演药师,另一人扮演服务对象,由药师向服务对象指出异常指标,解释异常指标的意义,分析可能罹患的疾病。

五、实训提示

1. 通过对血常规检测报告阅读训练,加深学生对血常规知识点理解。

2. 实训后,学生能对迅速发现血常规检测报告指标异常值,并能说出这些异常值可能提示的临床疾病。

六、实训思考

1. 请检索一篇关于医学检查指标方面的文献,并结合本章节内容进行分析。

2. 某患者,男性,血常规检测报告数据如下:红细胞 5.24×10^{12}/L;血红蛋白 90 g/L;血细胞比容 31.5%;红细胞平均体积 60.1 fl;红细胞平均血红蛋白 17.2 pg,红细胞平均血红蛋白浓度 286 g/L;红细胞分布宽度变异系数 25.2%;中性粒细胞比例 46.3%;单核细胞比例 13.6%;其他数据正常,请分析该患者可能患何种疾病?

(梁 睿)

第十七章
医疗器械基本知识

> 1. 掌握常用医疗器械在使用中的注意事项;熟悉常用医疗器械的分类和工作原理;了解常用医疗器械的基本知识。
> 2. 能正确使用各种常用的医疗器械。
> 3. 培养学生初步具有通过常见医疗器械开展药学服务的实践能力。

 案例导入

有一位糖尿病患者前来药店购买血糖仪试纸,因其血糖仪是 4 年前购买的,现在已经购买不到与其血糖仪匹配的试纸,现欲购买同一品牌一字之差的试纸,是否可以通用?

问题:1. 如果你是驻店药师,应该给患者解释,如果不能通用,该如何解决患者监测血糖的问题?

2. 作为未来的药师,如何提高自身业务素养以便更好地为患者服务?

随着人们生活水平的提高,医疗器械成为人们追求高质量生活不可或缺的产品,在医疗保健、防病治病方面发挥重要的作用。学习常用简易医疗器械知识,为消费者提供安全、合理、有效、经济的指导工作,是药学技术人员的职责之一。

第一节 概述

一、医疗器械的定义

医疗器械是指单独或者组合使用于人体的仪器、设备、器具、材料或者其他物品,包括所需要的软件。其用于人体体表及体内的作用不是通过药理学、免疫学或者代谢的手段获得,但是可能有这些手段参与并起一定的辅助作用。

二、使用医疗器械的目的

(1) 对疾病的预防、诊断、治疗、监护、缓解。
(2) 对损伤或者残疾的诊断、治疗、监护、缓解、补偿。
(3) 生理结构或者生理过程的检验、替代、调节或者支持。
(4) 妊娠控制。
(5) 通过对来自人体的样本进行检查,为医疗或者诊断目的提供信息。

三、医疗器械的基本质量特性

根据产品质量法的解释,产品质量是指产品满足需要的有效性、安全性、适用性、可靠性、维修性、经济性和环境等所具有的特征和特性的总和。不同产品的质量特性,其侧重点也不相同。医疗器械是关系人民生命健康的特殊产品,它的基本质量特性是安全性和有效性。

1. 医疗器械的安全性

(1) 医用电气设备的安全要求,即指对使用电源驱动(交流电源或直流电源)的医疗器械。

(2) 对无电源驱动的医疗器械,如包括植入人体的医疗器械和一次性医疗用品等。

2. 医疗器械的有效性

任何商品都有其相应的使用性能。医疗器械作为使用于人体的特殊商品,重要的是它能否真如使用说明书所示能达到有效诊治、防病的目的。医疗器械的使用性能也就是临床上使用的有效性。

四、医疗器械的分类

国家对医疗器械按照风险程度实行分类管理。评价医疗器械风险程度,应当考虑医疗器械的预期目的、结构特征、使用方法等因素。

第一类是风险程度低,实行常规管理可以保证其安全、有效的医疗器械。如外科手术器械的大部分、听诊器、医用X线胶片、医用X线防护装置、全自动电泳仪、医用离心机、切片机、牙科椅、煮沸消毒器、纱布绷带、创可贴、手术衣、手术帽、口罩、集尿袋等。

第二类是具有中度风险,需要严格控制管理以保证其安全、有效的医疗器械。如体温计、血压计、心电图机、脑电图机、手术显微镜、(中医用)针灸针、助听器、皮肤缝合钉、避孕套、避孕帽、无菌医用手套、睡眠监护系统软件、超声三维系统软件、脉象仪软件等。

第三类是具有较高风险,需要采取特别措施严格控制管理以保证其安全、有效的医疗器械。如植入式心脏起搏器、体外反搏装置、血管内镜、超声肿瘤聚焦刀、高频电刀、微波手术刀、医用磁共振成像设备、^{60}Co治疗机、正电子发射断层扫描装置(PECT)、植入器材、植入式人工器官、血管支架、血管内导管、一次性使用输液器、输血器等。

五、医疗器械的监督管理

医疗器械监管法律法规体系主要包括法规和部门规章。

(一)法规

《医疗器械监督管理条例》(国务院令第650号,自2014年6月1日起施行)。

(二)部门规章

1. 注册

(1)《医疗器械注册管理办法》(CFDA局令第4号,自2014年10月1日施行)。

(2)《体外诊断试剂注册管理办法》(CFDA局令第5号,自2014年10月1日施行)。

(3)《医疗器械新产品审批规定(试行)》(CFDA局令第17号,自2000年4月20日起施行)。

2. 生产

(1)《医疗器械生产监督管理办法》(CFDA局令第7号,根据2017年11月7日CFDA

局务会议《关于修改部分规章的决定》修正)。

(2)《医疗器械生产企业质量体系考核办法》(CFDA 局令第 22 号,自 2000 年 7 月 1 日起施行)。

3. 经营

(1)《医疗器械经营监督管理办法》(2014 年 CFDA 局令第 8 号,根据 2017 年 11 月 7 日 CFDA 局务会议《关于修改部分规章的决定》修正)。

(2)《医疗器械召回管理办法(试行)》(2011 年 5 月 20 日卫生部令第 82 号,自 2011 年 7 月 1 日起施行)。

4. 使用

《医疗器械使用质量监督管理办法》(CFDA 局令第 18 号,自 2016 年 2 月 1 日施行)。

5. 包装、标签和说明书

《医疗器械说明书和标签管理规定》(CFDA 局令第 6 号,自 2014 年 10 月 1 日施行)。

6. 广告

(1)《药品、医疗器械、保健食品、特殊医学用途配方食品广告审查管理暂行办法》(2019 年 12 月 24 日 CFDA 局令第 21 号,自 2020 年 3 月 1 日起施行)。

(2)《医疗器械广告审查发布标准》(2009 年 4 月 28 日国家工商行政管理总局、卫生部、国家食品药品监督管理局令第 40 号,自 2009 年 5 月 20 日起施行)。

7. 进出口

《进出口医疗器械检验监督管理办法》(2007 年 6 月 18 日国家质量监督检验检疫总局令第 95 号,自 2007 年 12 月 1 日起施行)。

8. 分类

《医疗器械分类规则》(2015 年 7 月 14 日 CFDA 局令第 15 号,自 2016 年 1 月 1 日起执行)。

9. 标准

《医疗器械标准管理办法》(2017 年 4 月 17 日 CFDA 局令第 33 号,自 2017 年 7 月 1 日起施行)。

10. 其他

(1)《一次性使用无菌医疗器械监督管理办法(暂行)》(2000 年 10 月 13 日 CFDA 第 24 号,2000 年 10 月 13 日起施行)。

(2)《医疗器械拓展性临床试验管理规定(试行)》(2020 年 3 月 14 日中华人民共和国国家卫生健康委员会公告 2020 年第 41 号,自 2020 年 3 月 14 日起施行)。

第二节 常用医疗器械

一、卫生材料及敷料

(一)医用纱布

医用纱布是由未经重复加工的成熟种子的棉纤维,经纺纱织造成平纹棉布,再经脱脂、漂白、精制而成,供医疗用的脱脂纱布。主要适用于医院、医务室的外科手术及家庭保健等一次性吸血、敷药使用。一般出厂的医用纱布成品有两种方式,一种是无菌方式,另一种是非无菌方式。无菌方式包装的医用纱布可以直接使用。而以非无菌方式包装的纱布必须经高温高压蒸汽或环氧乙烷等消毒后方可使用。购买医用纱布应注意以下两点。

（1）看成品的包装标识和产品说明书　无论是无菌还是非无菌方式出厂，厂方的产品说明书或成品包装上都应具有包装标识。无菌方式包装的医用纱布，包装标识中必须具有灭菌有效期、出厂日期或生产批号、包装破损禁用说明或标识、一次性使用说明或禁止再次使用标识。选购时核对产品有效期，发现包装破损应不再选购或使用。

（2）看产品的外观　产品应柔软，无臭、无味，色泽纯白，不含其他纤维和加工物质，在紫外光灯下不应显示强蓝色的荧光。

（二）医用绷带

绷带是用以固定和保护手术或受伤部位的材料，为外科手术所必备。最简单的一种是单绷带，由纱布或棉布制成，适用于四肢、尾部、头部以及胸腹部。复绷带是按部位和形状而制成的各种形状的绷带，材料为双层棉布，其间可夹不同厚度的棉花，周边有布条，以便打结固定，如眼绷带、背腰绷带、前胸绷带、腹绷带和鬐甲绷带等。特殊绷带多在四肢和关节部位作固定用。

医用绷带可分为棉纱布绷带和弹性绷带两种。棉纱布绷带主要供医院外科及家庭的体外创伤敷药后的包扎、固定用。弹性绷带供下肢静脉曲张患者、骨伤科患者等固定包扎，以防肢体肿胀，改善血液循环。医用绷带也能代替手术后的多头腹带，用于人体不同部位的加压包扎或一般创伤的包扎。

（三）医用橡皮膏

医用橡皮膏以织物为基材，涂上氧化锌与橡胶为主要原料的膏浆制成，供一般外科手术绊创或其他医疗粘贴固定用。传统的创可贴是以医用橡皮膏为载体，配以呋喃西林止血纱布，将伤口敷料和医用橡皮膏合二为一的药物性敷料。新一代创可贴在载体和垫材上作了改进，载体以带有膏黏剂的塑料薄膜作基材，上附一层吸收性强的保护性复合垫制成。将创可贴的吸收垫覆盖在伤口，具有止血、护创等功能，可用于小创伤、擦伤等患处。

医用橡皮膏有助于防止细菌和异物的侵入，保护伤口卫生，加速伤口的愈合。

（四）医用棉花

医用棉花是采用锦葵科棉属植物成熟种子的棉纤维，经除去夹杂物、脱脂、漂白加工而成的医用脱脂棉。主要供医院临床作敷料用。

 知识链接

网状绷带

网状绷带是弹性绷带家族的一名新成员，它突破了传统绷带的概念，在设计时充分结合了弹力袜的优点，绷带不需一圈一圈地缠绕使用。使用时根据需固定部位的大小选取某一型号的网状绷带，按需固定部位长度：网状绷带长度＝4∶1 的比例剪取网状绷带，再根据需固定部位的实际形状进行整理，把固定部位套入即可。网状绷带不仅使临床工作变得十分简单、经济、方便，富有效率，还可使伤口大幅度透气，有利于恢复；其富有弹性，可曲附于任何复杂形状，适用于身体任何部位外伤包扎的固定，特别是传统绷带不方便固定的部位。

二、体温计

(一) 体温计测量的位置

1. 口腔

口腔温度的采集适于能将温度计正确且安全地放置到口腔的患者使用。应该注意的是,当患者在使用口腔式温度计前如果有饮用热饮或冷饮,就必须考虑其他的温度测量方法。

2. 直肠

在直肠测量时,特别是由他人来测量时应涂抹润滑剂。虽然直肠温度最为准确,但是要考量患者对这种行为的接受程度。另外,如果置入温度计的方式不正确则会让患者感到不舒服,甚至疼痛。婴儿通常都使用直肠温度测量,大多由护士来进行操作。使用前先用水溶性的润滑剂润滑体温计。让婴儿俯卧,双腿下垂,操作者可以用膝盖夹住婴儿双腿或者将其双腿放在床的边缘,轻缓地将体温计滑入肛门(成人 3~4 cm,婴儿不超过 1.27 cm),在测量过程中稳固体温计,不要任意移动。注意一旦体温计用于直肠测量后,就不要再用于口腔测量。

3. 腋下

保证腋下干爽清洁。将体温计探头向上放在腋窝里,合上上臂以免进入空气并稳固体温计,不让其任意移动。测量腋下体温操作方便,但存在的缺点是由于腋下测温是通过皮肤测量温度,所以比其他方式所需要的测量时间长。为准确地测量体温,在测量腋窝温度时,以测量 10 min 为宜。

4. 耳内

耳内测量体温,就是测量耳道内鼓膜的温度。鼓膜温度能够很好地反映视丘下部灌流的内颈动脉的血温,被认为最适合作为脑温的指标。因为能够很好地反映体温调节中枢的温度,同时鼓膜温度具有不受外界气温的影响等特征,所以捕捉鼓膜温度能够正确地测定体温。可利用红外线量测技术测量耳内温度。耳局部炎症会导致不正确的结果(比实际值高);耳垢会导致不正确的结果(比实际值低)。另外,由于不容易在外耳道找到正确的测量位置而导致结果不准确。

5. 前额

可利用红外线量测技术测量前额的温度。当体温升高或降低时,机体首先由大脑的体温调节中枢调节体温,前额由心脏→大动脉→颈动脉→颞动脉供血,能真实地反映体温。

(二) 体温测量的仪器

1. 玻璃体温计

玻璃体温计又称为医用温度计,由感温泡、毛细孔(管)、真空腔组成。它是利用水银在感温泡与毛细孔(管)内的膨胀作用来测量温度的。测量体温时,感温泡内的水银体积膨胀,可上升到毛细孔(管)内的某位置,管内水银柱的长度发生明显的变化。当与体温达到热平衡时,水银柱不再伸长。当体温计离开人体后,外界气温较低,水银遇冷,体积收缩,在狭窄的曲颈部分断开,使已升入管内的部分水银退不回来,仍保持水银柱在与人体接触时所达到的高度。

由于玻璃的结构比较致密,水银的性能非常稳定,所以玻璃体温计具有示值准确、稳定性高的特点,还有价格低廉、不用外接电源的优点,深受人们特别是医务工作者的信赖。但玻璃体温计的缺陷也比较明显,如易破碎,存在汞污染的可能;测量时间比较长,对急重症患者、老年人、婴幼儿等使用不方便,读数比较麻烦等。

玻璃体温计可分为新生儿棒式（口腔用、腋下用、肛门用）、三角形棒式（口腔用、肛门用）、元宝型棒式（口腔用）和内标式（腋下用）四种类型。新生儿棒式体温计的测量范围在 30～40℃，其余类型的体温计的测量范围一般在 32.0～42.9℃。

2. 电子式体温计

电子式体温计能快速、准确地测量人体体温，读数方便、测量时间短、测量精准度高，能记忆并有蜂鸣提示，不含水银，对人体及周围环境无害，特别适合在家庭、医院等场合使用。电子式体温计由温度传感器、液晶显示器、纽扣电池、专用集成电路及其他电子元器件组成。其利用某些物质的物理参数（如电阻、电压、电流等）与环境温度之间存在的确定关系，将体温以数字的形式显示出来。

3. 耳式体温计

体温计一般在腋下、口腔、直肠等处使用，在实际应用中，人们普遍感觉不方便或不舒服。耳式体温计是通过测量鼓膜的辐射亮度，非接触地实现对人体温度的测量。只需将探头对准内耳道，按下测量钮，仅用几秒就可得到测量数据，非常适合急重症患者、老年人、婴幼儿等使用。但在使用初期，由于使用者不太熟悉这种操作方式，可能会得到几个不同的测量数据，一般来讲，实测最大值即是所要数据。使用者熟悉后会比较满意这种体温计。

4. 片式体温计

片式体温计也称为点阵式体温计。这种体温计长 6～7 cm、宽约 0.5 cm，上面分布着一些附有数字的排列整齐的圆点。在进行体温测量后，某一数值以下的圆点会全都变暗，而其余圆点颜色不变，使用者即可根据上述变化确定体温。这种温度计价格不高，体积较小，便于携带和贮存，特别适用于医疗机构，可以一次性使用，避免交叉感染。

5. 红外线体温计

红外线体温计是一种利用红外接收原理测量人体体温的测量计。使用时，只需将探测窗口对准额头位置，就能快速、准确地测得人体温度。非接触红外体温计包括便携式红外体温计、在线式红外体温计和扫描式红外体温计三大系列，并备有各种选件和计算机软件，每一系列中又有各种型号及规格。

三、血压计

测量血压的仪器称为血压计。目前常用的血压计有水银柱式血压计和电子（无液）血压计两大类。水银柱式血压计体积较大，携带不方便。临床上通常使用水银（汞）柱式血压计加听诊器来间接测量动脉血压，该法目前在国际上仍是经典常用方法，称为柯氏音法。收缩压：心脏收缩时血液从心脏进入动脉，动脉内血压升高。舒张压：心脏舒张时，血液继续向前流动，血压就下降。而电子血压计是在水银柱式血压计的基础上引入微电脑技术进行自动血压测量显示的一种电子式血压测量仪。其优点是结构轻巧、易于携带、便于自我测量，可作为家庭保健的一种手段。

（一）血压计的工作原理

1. 水银（汞柱式）血压计

水银血压计是根据流体静力平衡原理，由连通器将贮汞瓶与示值管连通，当贮汞瓶内的水银表面受压后，迫使示值管内的水银（汞）柱升高，汞柱所指的刻度为压力值。其水银血压计主要由刻度标尺、贮汞瓶、臂带、橡胶球（袋、管）和示值管组成，常配合听诊器使用。

2. 电子血压计

电子血压计是一种由使用者手动或血压计自动加压完成臂带充气过程,并以数字形式显示出收缩压和舒张压的电子仪器。它主要由气压系统和血压显示装置组成。

(二) 使用方法

1. 水银(汞柱式)血压计

(1) 患者选择舒适体位(坐、平躺)、直立位,应坐在有靠背的椅子上,卷袖露臂,手掌向上,肘部伸直。无论何种体位,患者上臂中点与心脏应在同一水平上。姿势摆好后测量。

(2) 打开血压计,垂直放妥,开启水银槽开关。使用大小合适的臂带,驱尽臂带内空气,平整地缠于上臂中部,臂带内的气囊至少应包裹80%的上臂,下缘距肘窝2~3 cm,松紧以能插入一指为宜。

(3) 听诊器置肱动脉搏动最明显处,一只手固定,另一只手握加压气球,关气门,注气至肱动脉搏动消失再升高20~30 mmHg。缓慢放气,速度以水银柱每秒下降4 mmHg为宜。

(4) 当听诊器中出现第一声搏动声,此时水银柱所指的刻度即为收缩压;当搏动声变弱或消失时,此时水银柱所指的刻度为舒张压。一般测量2次取平均值,必要时测量双侧上肢血压对照,左侧较右侧高5~10 mmHg。血压的国际通用单位为kPa(1 kPa=7.5 mmHg)。

(5) 测量结束,排尽臂带内的余气,扣紧压力阀门,整理后放入盒内;血压计盒盖右倾45°,使水银全部流回槽内,关闭水银槽开关,盖上盒盖,平稳放置。柯式音法测血压的重点在于测量者通过听诊器胸件进行听诊,而听诊所测血压的精度会受测量者的情绪、听力及环境噪声、受测者的紧张度等一系列因素的影响。

2. 电子血压计

(1) 分类 电子血压计常用的为臂式和腕式。腕式电子血压计所测得的压力值为"腕搏压力值",而老年人及有血液循环障碍(如糖尿病、高血脂、高血压等)的特殊人群,其测量值相差很大,其手腕与上臂的血压测量值相差很大,建议选择臂式电子血压计。

(2) 使用方法

1) 手腕式电子血压计:在安静、放松、自然的环境中,嘱患者移开手腕处的所有衣服,以便腕带缠绕在裸露的皮肤上,扣上腕带,松紧度以患者感觉舒适为主,血压计显示屏向上。将前臂向上弯曲,并贴近于胸前放置,使腕带与心脏平齐,右手轻托左胳膊肘。按开始键,待自动放气,完全放气后,就可以直接从显示屏读取血压数据。一般连续测2~3次,取最低值。

2) 手臂式电子血压计:原理与水银血压计相近。尽量保持坐姿进行测量,将裸露的手臂放在桌面上,掌心朝上,将臂带缠绕在上臂处。臂带缠绕高度与心脏保持同一水平位置,臂带下边缘处于肘关节以上1~2 cm处。按开始/停止按钮,待自动充气、完全放气后,可直接从显示器屏读取血压数据,记录数据。

电子血压计使用时勿靠近处于开机状态的手机、电视机及正在使用的微波炉,以免测量受到干扰。血压被测者勿在喝酒、吸烟、喝咖啡、洗澡、运动、有尿意、情绪激动等状态下测量血压。

课堂活动

血压计的咨询服务

有一位中年女性顾客到药店,想给父母购买血压计,她父母已经 70 多岁,视力不好。如果你作为药店的药师,请你给该顾客介绍适合其父母使用的血压计,教会她血压计的使用方法并交代使用过程的注意事项。

四、家用血糖仪

(一) 家用血糖分析仪的原理

目前,市场上的家用血糖仪按照测糖原理分为电化学法测试和光反射技术测试两大类。电化学法采用检测反应过程中产生的电流信号原理来反映血糖值,即酶与葡萄糖反应产生的电子通过电流计数设施,读取电子的数量,再转化成葡萄糖浓度读数。

光反射法是检测反应过程中试条的颜色变化来反映血糖值,即通过酶与葡萄糖反应产生的中间物(带颜色的物质),运用检测器检测试纸反射面的反射光强度,将这些反射光的强度转化成葡萄糖浓度,准确度更高。

(二) 家用血糖仪的使用

血糖仪的使用方法基本相同,先用温水和肥皂将手洗干净,并完全干燥;取出试纸,把采血针装入采血笔;将试纸端部的 3 根黑线一端插入试纸端口,直到试纸完全插入;启动血糖仪;采血、测量,等待出现测量结果。

1. 血样采集

彻底清洗和干燥双手,温暖并按摩手指以增加血液循环,将手臂短暂下垂,让血液流至指尖,用拇指顶紧要采血的指间关节,再用采血笔在指尖一侧刺破皮肤。刺皮后勿加力挤压,以免组织液混入血样,造成检测结果偏差。

2. 血糖检测频次

血糖监测间隔时间视糖尿病类型和病情而定,以将血糖控制在目标范围内为原则。应该按医师的建议检测血糖。

(1) 全天血糖谱,包括三餐前后、睡前、夜间共 8 个时间点,对病情不稳定者、妊娠糖尿病患者、使用胰岛素者适用,每 2~4 日测 1 次全天血糖谱。

(2) 初发病及调整药物者,每周测 4 次,每次选 8 个时间点中的不同时间点。

(3) 病情稳定者,每月测 4~7 次,每次选不同的时间点。

(4) 手术前后、感冒、旅游等血糖不稳定时,每日至少测 4 次,每次选不同的时间点。

3. 采血针的使用

严格来说,采血针不可反复使用。采血针一经使用,其针尖不再锋利,针尖会随着使用次数的增加而越来越钝。采血时,会因为针尖变钝而增加疼痛感。更应注意的是,使用过的采血针上容易有细菌繁殖,可能会直接危害健康。因此,血糖检测完毕后,应立即将使用过的试纸及采血针妥当地弃置。

4. 血糖仪的存放

通常仪器的保存温度应在 $-40 \sim +70°C$,以免损坏。相对湿度应在 85% 以下。避免将仪器存放在电磁场(如移动电话、微波炉等)附近。

5. 试纸的保存

试纸应干燥、避光和密封保存，试纸筒盖内的干燥剂能使试纸保持干燥。每次取出试纸后都应立即盖紧筒盖，以免试纸受潮，也可避免干燥剂因暴露在空气中而失效。旧试纸筒应丢弃，不要用旧试纸筒装盛其他东西（尤其是乙醇），以免筒盖混淆，造成试纸受潮。要保证未用的试纸始终贮存在原装筒内。不能将试纸分装在其他容器（包括旧筒）内，也不能将已用过的试纸混装在现用的试纸筒内。注意试纸失效期，并确保在有效期内用完。试纸通常需要保存在阴凉干燥处，如需放入冰箱，取出后应先等待试纸筒回复至室温，再开盖取试纸进行检测。

6. 血糖的正常范围

若检测结果保持在 2.8 mmol/L 以上、空腹血糖低于 6.1 mmol/L，而餐后 2 h 血糖在 7.8 mmol/L 以下，表明血糖控制良好。在日常生活中应注意避免低血糖（<2.8 mmol/L）的发生。

（三）血糖仪产生误差的原因

任何计量产品都会有误差，血糖仪也不例外，血糖仪产生误差的原因主要在于操作者操作技术有误，如血滴过少或挤手指太用力使组织液稀释血液等不规范采血样的方式。未按说明书规定操作，如未校正试纸代码，保存试纸不当，消毒液不正确等也是造成误差的常见原因。

血内有内源性或外源性干扰物质，如维生素 C、胆固醇、布洛芬、四环素、三酰甘油及尿酸等会影响血糖。有些患者血脂很高，血呈油状，会使比色的光反射出错，如用比色法的袖珍血糖仪将会影响结果。血糖太高或太低易出现误差。各仪器有不同测定范围一般在 2~33 mmol/L，超出测定范围即不准。因血糖仪是电子仪器，如操作时附近用手机或其他无线电器材会干扰其操作（针对所有血糖仪）；因试纸反应需氧，故在缺氧环境下（高原）应用也会受影响，使血糖仪反应迟钝（针对所有血糖仪）；麦芽糖、半乳糖、木糖可与葡萄糖相互作用，干扰血糖仪测定血糖值（主要针对脱氢酶测量法）。

（四）血糖仪的相关注意事项

1. 购买血糖仪时应注意的问题

（1）应了解血糖仪的种类。血糖仪按工作原理分为两大类：光化学法和电极法。光化学法血糖仪稳定性、准确性较好；电极法血糖仪因为电极材质的不同，内置矫正系统的差异，准确性、稳定性有较大差异，这类血糖仪需血量少，测试结果快（数秒）。

（2）应注意性价比，包括试纸的价格。

（3）应注意售后服务，试纸较易买到。

（4）买到一个血糖仪，应该仔细地阅读使用说明书，注意了解仪器的特点和特殊要求，测试过程中如有疑问，应及时与专业人士沟通。

 导入案例分析

1. 不可以通用。厂家生产的血糖仪与试纸是匹配使用的。虽然是同一品牌的试纸，即使是一字之差其构造是不同的，在采血量、测试时间和灵敏度上，也是有区别的。若试纸和血糖仪不对应，可能测试不出结果，或者测试结果误差较大。建议患者重新购买血糖仪，现在很多新的血糖仪会附送匹配的试纸，非常方便配套使用，患者更容易接受。

2. 作为未来的药师，除熟练掌握专业知识外，还应掌握相关的法律、法规知识及医学基础知识。要不断更新观念，更新知识。在进行药学服务时要具有高度的责任心和敬业精神，还应具有良好的职业道德。

2. 采血时应注意问题

取血点如果选在手指正中是很痛的。一般建议取血点在手指偏侧面，这里的神经分布较手指正中少，痛感较轻。但也不要太接近指甲边缘，这样不易消毒和挤血。取血点可在 10 个手指轮换选取，多数人选取除大拇指外的其余八指。取血前可用温水洗手，手臂下垂 10~15 s，使手指血管充盈，容易采血。采血笔刺破手指后，应从指根向指端（采血点）方向轻轻用力挤血，不要用大力挤血，否则挤出的血浆组织液占较大比例，影响准确性。如果挤不出血或血量较少可能与下列原因有关：①末梢（手指）循环差，可采取温水洗手，适当延长手臂下垂的时间等。②采血的深度不够，采血笔有不同的刻度，要了解自己采血时适合的刻度。③没掌握挤血的技巧。除了上述的"轻轻用力"外，挤血的用力处应在取血点至少 0.5 cm 以上，挤血时可以看到出血点处的皮肤充血。如果在距离出血点太近的地方用力挤血，血管被"压扁"，就不容易挤出血来。

3. 血糖仪的测试过程中应注意的问题

（1）尽量在室温下。

（2）避免将仪器置于电磁场（如移动电话、微波炉等）附近。

（3）采血量不能过多或过少。

 课堂活动

有一位老年男性顾客到药店为自己购买血糖仪，作为药店的药师请你给该顾客介绍适宜的血糖仪，教会他血糖仪的使用方法并交代使用过程的注意事项。

五、一次性使用无菌医疗器械

（一）一次性使用无菌医疗器械的概念

一次性使用无菌医疗器械，是指在符合规定的洁净厂房内，按一次性使用无菌器械的生产工艺流程要求组织生产、经灭菌消毒后才能销售、使用的产品。本类产品一旦启封就应立即使用，用后也必须销毁以防继续留用。由于目前国际上某些血源性传染病，特别是性传播疾病（如艾滋病）传播形势严峻，故在我国推广使用一次性使用无菌医疗器械，已成为防止疾病的交叉感染不可或缺的手段之一。

（二）一次性使用无菌注射器和注射针

一次性使用无菌注射器的型式按结构分为二件型和三件型两种。其中，三件型注射器是由外套、芯杆和橡胶活塞组成，而二件型注射器则无橡胶活塞，只有外套和芯杆（芯杆的头部起活塞作用）两件组成。在三件型注射器的橡胶活塞上涂有很薄的一层医用硅油，而在二件型注射器外套内含有润滑剂，以减少芯杆滑动的阻力。在各种型号注射器的外套上，均刻有标示注射容量的刻度线。刻度的公称容量根据不同规格分别刻以 1 mL、5 mL、10 mL、20 mL、50 mL 等。在一次性使用无菌注射器的小包装中，通常配有相配套的无菌注射针。适用于抽吸药液，并立即进行皮下、皮内、肌内或静脉注射等。

（三）一次性使用输液器

一次性使用输液器分为进气式输液器和非进气式输液器两种。其中，进气式输液器是由瓶塞穿刺器、空气过滤器、进气器件、滴斗、药液过滤器、软管、流量调节器、外圆锥接头组成。而非进气式输液器除不带空气过滤器外，其余配件与进气式输液器基本相同。在一次性使用输液器的小包装中，通常配有与其相配套的静脉输液针器件，适用于重力输液式的一次性静脉输液用。

六、天然胶乳胶橡胶避孕套

天然胶乳橡胶避孕套是目前广泛使用的避孕套品种之一，按照美国FDA的定义，是由天然胶乳橡胶制成的套，用紧贴体表的胶膜完全覆盖男性生殖器，用于避孕、降低性疾病传播的风险。

(一) 基本质量要求

（1）设计　避孕套的开口端应为卷边。每只长度应不小于160 mm，标称宽度应在±2 mm范围内。

（2）爆破压力和体积　未经处理的避孕套承受的爆破压力应不小于1.0 kPa，避孕套宽度小于50.0 mm，爆破体积应不小于16.0 dm^3；避孕套宽度大于或等于50.0 mm且小于56.0 mm，爆破体积应不小于18.0 dm^3；避孕套宽度大于56.0 mm，爆破体积应不小于22.0 dm^3。

（3）针孔　每批可见和不可见以及撕裂的避孕套总和的接收质量限（acceptable quality limit，AQL）为0.25。

（4）可见缺陷　每批可见缺陷的避孕套总和的AQL为0.4。

（5）包装　每个避孕套应有单个包装，可将若干单个包装另行包装作为消费包装。单个包装或消费包装均应避光，单个包装的设计应容易撕开。

(二) 选购方法

（1）适宜的尺寸和型号　避孕套的规格按开口部直径大小可分为大、中、小、特小四种型号。35 mm为大号、33 mm为中号、31 mm为小号、29 mm为特小号，根据阴茎勃起的实际长度和粗细程度选择合适的型号。

（2）适宜的薄厚度　避孕套的厚度直接影响性心理和舒适度，超薄型的避孕套可以减少房事时的异物感，偏厚的避孕套可以增加使用时的防破裂保险系数。对于那些射精较快、早泄、年龄较大且自控力较差的男性来说，可选择厚一些的避孕套。

（3）根据双方的具体需求可选择不同的外观、色彩和香味，或能释放药物以达到延时、杀精、清爽体验的避孕套。

（4）质量标准　应购买经过医疗器械产品许可和注册的正规产品，国内产品应符合GB 7544标准；进口产品应符合国际ISO 4047标准。优质名牌的避孕套包装上注明为国家行政主管部门推荐产品，或青少年预防艾滋病基金企业的产品。

（5）有效期　避孕套的保质期一般为5年，添加药物的为3年。

(三) 注意事项

（1）目前，没有一种避孕套可达到100%的有效避孕及预防性病和艾滋病的感染，所以我国相关机构提倡性行为时使用避孕套，减少性伴侣，这样才可能控制性传播疾病的流行。

（2）避孕套应保存在阴凉、干燥处，避免阳光直射，不接触酸、碱、油，不应将其放置于贴身的口袋中或靠近其他热源以免老化。不使用发生粘连或变脆的避孕套。

（3）使用前应先查看避孕套有无针孔、撕裂、破损和包装上的有效期，有针孔、撕裂、破损和过期的均应禁用。

（4）小心撕开单个包装，避免使用剪刀等利器，避免被指甲、珠宝饰物、拉链、扣环等弄破。

（5）在阴茎勃起与对方身体有任何接触前戴上避孕套，戴套前挤出避孕套前段储精囊内的空气。如使用者对乳胶过敏应停止使用。

（6）射精后在阴茎仍勃起时立即从阴茎根部按住避孕套，抽出阴茎，用纸巾包好放进垃圾桶。摘下避孕套后应避免生殖器官的直接接触。

（7）避孕套为一次性使用非无菌用品，再次使用会增加传播疾病的感染及受孕概率。

学习小结

学习本章，应掌握常用医疗器械的定义，使用医疗器械的目的及医疗器械基本质量特性，熟悉医疗器械的分类，了解常用医疗器械的基本知识。医疗器械作为保障广大人民群众身体健康和生命安全的医疗产品，越来越受到社会各方面的关注。学习本章后，应能正确地使用各种常见的医疗器械。

目标检测

一、最佳选择题（请选择一个最佳答案）

1. 医疗器械是指（　　）。
   A. 能治病的设备　　　　　　　　　　B. 可以诊断疾病的仪器
   C. 对疾病治愈率达到80%的器具　　　D. 用于治疗、预防和诊断人类疾病的物质
   E. 单独或组合使用于人体的仪器、设备、器具、材料或其他物品，包括所需要的软件

2. 医疗器械的基本质量特性是（　　）。
   A. 安全性和适用性　　　　　　　　　B. 适用性和有效性
   C. 安全性和经济性　　　　　　　　　D. 安全性和有效性
   E. 安全性和可靠性

3. 以下属于第一类医疗器械的是（　　）。
   A. 体温计　　　　　　　　　　　　　B. 血压计
   C. 避孕套　　　　　　　　　　　　　D. 听诊器
   E. 有创内镜

4. 以下属于第二类医疗器械的是（　　）。
   A. 睡眠监护系统软件　　　　　　　　B. 医用脱脂棉
   C. 纱布绷带　　　　　　　　　　　　D. 牙科椅
   E. 口罩

5. 一次性无菌注射器使用后必须（　　）。
   A. 立即消毒，以备再用　　　　　　　B. 可用环氧乙烷消毒
   C. 可用高温蒸汽消毒　　　　　　　　D. 经过煮沸消毒
   E. 用后销毁

6. 对水银体温计的质量要求不包括（　　）。
   A. 泡内不得有明显的气泡　　　　　　B. 测量范围一般在30.0~40.9℃
   C. 体温计感温液柱不应中断　　　　　D. 体温计感温液柱不应让自流
   E. 体温计感温液柱不应难甩

7. 目前，国际上经典而常用的测量动脉血压的方法是使用（　　）来进行测量，又称为柯氏音法。

　　A. 水银血压计　　　　　　　　　　B. 电子血压计

　　C. 半自动电子血压计　　　　　　　D. 水银血压计和听诊器

　　E. 电子血压计和听诊

8. 非无菌方式包装的脱脂棉和药用纱布必经（　　）。

　　A. 乙醇消毒　　　　　　　　　　　B. 煮沸消毒

　　C. 高温蒸汽或者环氧乙烷消毒　　　D. 洗涤后直接使用

　　E. 过氧化氢消毒

9. 以下哪项表明血糖控制良好（　　）。

　　A. 空腹血糖 7.1 mmol/L　　　　　 B. 空腹血糖 2.6 mmol/L

　　C. 餐后 2 h 血糖 8.1 mmol/L　　　 D. 空腹血糖 5.1 mmol/L

　　E. 餐后 2 h 血糖 10.2 mmol/L

10. 关于天然乳胶避孕套，下列说法错误的是（　　）。

　　A. 避孕套应保存在阴凉、干燥处，避免阳光直射

　　B. 使用前应先查看有无针孔、撕裂、破损和包装上的有效期

　　C. 可反复使用

　　D. 正确地使用可有效防止怀孕

　　E. 正确地使用有助于防止性病传播

二、配伍选择题（请从中选择一个与问题关系最密切的答案）

第 1～5 题

　　A. 体温测量位置：口腔　　　　　　B. 体温测量位置：直肠

　　C. 体温测量位置：腋下　　　　　　D. 体温测量位置：耳内

　　E. 体温测量位置：前额

1. 呕吐的患者不适合采用哪个体温测量位置（　　）。
2. 几秒就可得到测量数据，非常适合急重症患者、老年人、婴幼儿等使用（　　）。
3. 最为准确，但要考虑对方的接受度（　　）。
4. 可利用红外线量测技术测量（　　）。
5. 比其他方式所需要的测量时间长（　　）。

第 6～10 题

　　A. 口罩　　　　　　　　　　　　　B. 医用脱脂棉和脱脂纱布

　　C. 血压计　　　　　　　　　　　　D. 集尿袋

　　E. 一次性输液器

6. 属于第二类医疗器械的是（　　）。
7. 属于第三类医疗器械的是（　　）。
8. 需用高温蒸汽或环氧乙烷消毒的卫生材料是（　　）。
9. 包装上应有"无热源""无菌""失效日期"的是（　　）。
10. 分为臂式和腕式的是（　　）。

三、多项选择题（从五个备选答案中选出两个或以上的正确答案）

1. 下列属于第三类医疗器械的是（　　）。

A. 植入式心脏起搏器　　　　　　　B. 医用磁共振成像设备
C. 输血器　　　　　　　　　　　　D. 有创内镜
E. 手术衣

2. 选购和使用手持式家用血糖分析仪时应注意（　　）。
A. 要选好的品牌和服务质量好的企业　　B. 在使用前应仔细阅读使用说明书
C. 要向专业人员学会正确的使用方法　　D. 注意测试条的型号与仪器是否相配
E. 应定期对仪器进行校正

3. 目前使用以下三种方法评价血压水平（　　）。
A. 诊所血压　　　　　　　　　　B. 静态血压
C. 自测血压　　　　　　　　　　D. 动态血压
E. 白大衣血压

四、 综合分析选择题（题目基于同一个临床情景、病例、实例或者案例的背景信息逐题展开，每题的备选项中，只有一个最符合题意）

某男性患者，52岁，既往高血压3年病史，因最近3个月来出现多饮多食多尿且体重下降前去医院就诊，诊断为二型糖尿病。前来药店购买血糖仪，驻店药师了解患者病情后，推荐了某种血糖仪，并就如何使用对患者及家属进行了指导。

1. 在本案例中，下列注意事项中药师指导的不正确的一项是（　　）。
A. 一般建议取血点在手指偏侧面　　B. 取血点可在10个手指轮换选取
C. 可以大力挤血　　　　　　　　　D. 采血量不能过多或过少
E. 不要太接近指甲边缘

2. 在此案例中，下列不属于药师应该开展的用药指导的一项是（　　）。
A. 提醒患者要监测血糖
B. 提醒患者在监测血糖的同时也要坚持监测血压
C. 强调按时吃药
D. 高血压和糖尿病可以完全通过药物自我治疗
E. 普及高血压、糖尿病相关健康教育

实训十八　电子血压计的使用

一、实训目标
1. 掌握正确地使用臂式电子血压计的方法，学会准确测定血压。
2. 熟悉理想血压的范围和高血压分级标准，知道影响血压测定的因素。

二、实训条件
臂式电子血压计若干，模拟药房实训室。

三、考核要点
1. 能否能用臂式电子血压计正确地测定收缩压和舒张压。
2. 能清楚阐述受测者在使用电子血压计时的操作要点和注意事项。
3. 能否知道理想血压的范围和高血压分级标准。

四、实训内容

1. 将全班同学分组，按照2人1组，相互测定各自血压三次，并记录血压值。
2. 血压测定操作步骤

第一步：受测者取坐位或仰卧位，将衣袖上卷至腋窝或脱掉一侧衣袖（初次测量需要分别测量左右上肢的血压值，然后选取血压值较高的那个手臂作为今后固定测量的手臂），然后将手臂放在与心脏同一水平的高度（即坐时手臂应与第四肋骨在同一高度上，仰卧时手臂应与腋中线保持水平）并外展45°。

第二步：操作者将电子血压计袖带内的气体排空，然后将袖带平整地缚于受测者的上臂（不能有毛衣等厚的衣服，袖带要与肌肤接触或只能有一个薄的衣服），袖带不可过松或过紧，以免影响测量值的准确性。在缠缚袖带时，操作者应注意将袖带的中部（多数电子血压计在袖带上都有标记）置于受测者肘窝的肱动脉处（即手臂内侧、肘窝上2 cm处，用拇指按压肱动脉可感觉到脉搏跳动），以免降低压力感受器的敏感度。

第三步：操作者开启电子血压计进行测量。在袖带打气时，操作者应注意观察袖带黏合口是否裂开。若黏合口裂开，操作者应为受测者重新缠紧袖带进行测量。待电子血压计显示数值后，操作者应记录血压计所显示的血压值。

第四步：在袖带内的空气排尽后，操作者应将袖带从受测者的上臂取下，让受测者休息片刻（至少1 min），然后再次按照上述方法测量血压值1~2次。最后取几次测得血压的平均值，该数值即为受测者的真实血压值。

血压记录表

项目	第1次	第2次	第3次	平均值
收缩压/mmHg				
舒张压/mmHg				

五、实训提示

在使用电子血压计时应注意：①测量的环境应保持安静，室温最好保持在20℃左右。②测量前，受测者不能饮用酒、咖啡和浓茶，要停止吸烟并排空尿液。同时，受测者还应保持精神放松，最好休息20~30 min。③在测量过程中，手臂放松，手掌张开，不要握拳。在休息3~5 min后再次测量一遍，取平均值即为此次测量的结果。测量的时间最好是在起床后的1 h或睡觉前的1 h为最佳。④选择质量有保证的电子血压计。由于我国暂时还未颁布电子血压计的检测标准，所以目前心血管专家比较推荐使用的电子血压计主要是经过英国高血压协会（BHS）和美国医疗仪器促进协会（AAMI）认证的电子血压计。

如果受测者需要确定自己是否患有高血压，则还应在同一天的不同时间（至少3个不同的时间）、采用相同的体位、用同一血压计测量同一手臂的血压值，这样才能确定自己是否患有高血压。

六、实训思考

1. 参与血压调节的因素主要有哪些？与抗高血压药的作用及分类的关系如何？
2. 检索相关资料，结合抗高血压药物，如何合理应用抗高血压药物。

（夏　瀛）

目标检测参考答案

第一章 绪论

一、最佳选择题
1. A；2. A；3. D；4. E；5. A；6. C；7. A；8. B；9. B；10. E

二、配伍选择题
1. C；2. B；3. A；4. E；5. D；6. A；7. C；8. E；9. D；10. B

三、多项选择题
1. BDE；2. BC；3. ABE

四、综合分析选择题
1. D；2. B

第二章 药学服务道德与服务礼仪

一、最佳选择题
1. E；2. B；3. C；4. A；5. E；6. E；7. D；8. D；9. A；10. E

二、配伍选择题
1. E；2. A；3. B；4. D；5. C；6. C；7. A；8. D；9. B；10. E

三、多项选择题
1. ABE；2. ABDE；3. BCDE

四、综合分析选择题
1. B；2. D

第三章 药品基础知识

一、最佳选择题
1. B；2. D；3. C；4. E；5. A；6. E；7. A；8. C；9. E；10. A

二、配伍选择题
1. A；2. B；3. C；4. D；5. E；6. A；7. B；8. D；9. C；10. E

三、多项选择题
1. ABDE；2. ABCDE；3. BCDE

四、综合分析选择题
1. C；2. B

第四章 药学服务基础计算

一、最佳选择题
1. D；2. B；3. B；4. B；5. C；6. D；7. C；8. D；9. B；10. A

二、综合分析选择题

1. A；2. D

三、计算题

1. 每天实际服药 60/6＝10 片；患者每天应服用 24 h/6 h＝4 片，没有按照处方服药。每天实际服用对乙酰氨基酚 10×650 mg＝6500 mg。

2. 患儿每次用药 15 mL。

第五章　给药方法与途径

一、最佳选择题

1. C；2. D；3. B；4. A；5. B；6. B；7. A；8. E；9. C；10. A

二、配伍选择题

1. A；2. D；3. A；4. C；5. D

三、多项选择题

1. ABCD；2. BD；3. ABCD

四、综合分析选择题

1. B；2. E

第六章　治疗药物监测与个体化给药

一、最佳选择题

1. A；2. B；3. A；4. B；5. E；6. B；7. E；8. E；9. B；10. E

二、配伍选择题

1. A；2. B；3. C；4. D；5. E；6. D；7. B；8. A；9. E；10. C

三、多项选择题

1. ABDE；2. ACE；3. BDE

四、综合分析选择题

1. A；2. B

第七章　用药安全

一、最佳选择题

1. D；2. E；3. C；4. B；5. B；6. B；7. E；8. B；9. D；10. B

二、配伍选择题

1. E；2. C；3. D；4. A；5. A；6. C；7. D；8. E；9. D；10. B；11. E

三、多项选择题

1. BCDE；2. CE；3. ABCDE

四、综合分析选择题

1. C；2. D

第八章　特殊人群的用药

一、最佳选择题

1. C；2. C；3. B；4. E；5. C；6. B；7. C；8. A；9. C；10. B

二、配伍选择题

1. E；2. C；3. D；4. C；5. D；6. B；7. E

三、多项选择题

1. DE；2. ABDE；3. ABCDE

四、综合分析选择题

1. A；2. E；3. B

第九章　常见病症的健康管理

一、最佳选择题

1. A；2. E；3. C；4. E；5. A；6. E；7. E；8. A；9. B；10. A

二、配伍选择题

1. D；2. A；3. C；4. B；5. D；6. B；7. C；8. A

三、多项选择题

1. ABCD；2. ABCDE；3. ACDE

四、综合分析选择题

1. A；2. D；3. A

第十章　居家用药指导

一、最佳选择题

1. C；2. D；3. A；4. A；5. A；6. B；7. E；8. B；9. A；10. C

二、配伍选择题

1. C；2. E；3. B；4. D；5. A；6. D；7. E；8. A；9. C

三、多项选择题

1. ABCD；2. BCDE；3. ABE；4. ABCD

四、综合分析选择题

1. C；2. C；3. C；4. D

第十一章　医院药房岗位技能

一、最佳选择题

1. A；2. E；3. C；4. B；5. B；6. B；7. D；8. C；9. D；10. E

二、配伍选择题

1. B；2. E；3. A；4. D；5. C；6. A；7. E

三、多项选择题

1. ABCDE；2. ABCDE

四、综合分析选择题

1. E；2. E

第十二章 社会药房岗位技能

一、最佳选择题

1. B；2. D；3. B；4. C；5. A；6. C；7. C；8. D

二、配伍选择题

1. E；2. B；3. A；4. C；5. D；6. C；7. B；8. A

三、多项选择题

1. BE；2. AE；3. ABD；4. ABCE

四、综合分析选择题

1. B；2. E

第十三章 用药评价

一、最佳选择题

1. D；2. C；3. E；4. D；5. B；6. D；7. C；8. C；9. A；10. C

二、配伍选择题

1. A；2. D；3. E；4. A；5. B；6. D；7. E；8. A；9. D；10. C

三、多项选择题

1. BCE；2. ABCDE；3. BCD

四、综合分析选择题

1. D；2. A

第十四章 用药咨询与健康教育

一、最佳选择题

1. A；2. C；3. D；4. E；5. B；6. A；7. B；8. A；9. E；10. A

二、配伍选择题

1. A；2. C；3. B；4. E；5. C；6. E；7. B；8. D；9. B；10. A

三、多项选择题

1. ABC；2. ABCDE；3. ABCDE

四、综合分析选择题

1. A；2. A；3. D

第十五章 智慧药学服务

一、最佳选择题
1. B；2. E；3. E；4. B；5. D；6. B；7. E；8. E；9. E；10. A

二、配伍选择题
1. A；2. B；3. C；4. D；5. E；6. E；7. A；8. E；9. D；10. C

三、多项选择题
1. ABC；2. ABCD；3. ABCDE

四、综合分析选择题
1. E；2. E

第十六章 常用医学检查指标

一、最佳选择题
1. B；2. D；3. A；4. B；5. D；6. D；7. D；8. D；9. B；10. A

二、配伍选择题
1. C；2. A；3. D；4. E；5. B；6. B；7. E；8. D；9. A；10. B

三、多项选择题
1. ABDE；2. ABDE；3. BCDE

四、综合分析选择题
1. A；2. D

第十七章 医疗器械基本知识

一、最佳选择题
1. E；2. D；3. D；4. A；5. E；6. B；7. D；8. C；9. D；10. C

二、配伍选择题
1. A；2. D；3. B；4. E；5. C；6. C；7. E；8. B；9. E；10. C

三、多项选择题
1. ABCD；2. ABCDE；3. ACD

四、综合分析选择题
1. C；2. D

参考文献

[1] 国家食品药品监督管理总局．药学综合知识与技能［M］.8 版．北京：中国医药科技出版社，2020.
[2] 蒋红艳，向敏．药学服务［M］．北京：高等教育出版社，2020.
[3] 秦红兵，陈俊荣．药学服务实务［M］．北京：人民卫生出版社，2018.
[4] 丁选胜．药学服务概论［M］．北京：人民卫生出版社，2016.
[5] 李俊．临床药理学［M］.6 版．北京：人民卫生出版社，2020.
[6] 杨宝峰，陈建国．药理学［M］.9 版．北京：人民卫生出版社，2018.
[7] 向敏，缪丽燕．基础药学服务［M］.2 版．北京：化学工业出版社，2016.
[8] 陈地龙，张庆．药学服务实务［M］．北京：中国科技出版社，2017.
[9] 国家食品药品监督管理总局．药事管理与法规［M］.8 版．北京：中国医药科技出版社，2020.
[10] 中国药学会医院药学专委会．医疗机构药学工作质量管理规范操作手册［M］．北京：人民卫生出版社，2016.
[11] 方士英，赵文．临床药物治疗学［M］．北京：中国医药科技出版社，2017.